U0320670

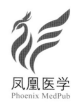

凤凰医学
Phoenix MedPub

# Laparoscopic Gastric Cancer Surgery

# 胃癌腹腔镜手术学

主　编　徐泽宽

副主编　杨　力　徐　皓　张殿彩　王林俊

江苏凤凰科学技术出版社 · 南京

**图书在版编目（CIP）数据**

胃癌腹腔镜手术学 / 徐泽宽主编. —南京: 江苏凤凰科学技术出版社，
2023.6

ISBN 978-7-5713-3588-5

Ⅰ. ①胃… Ⅱ. ①徐… Ⅲ. ①腹腔镜检—应用—胃癌—外科手术
Ⅳ. ①R656.6

中国国家版本馆 CIP 数据核字 (2023) 第 098655 号

**胃癌腹腔镜手术学**

| | |
|---|---|
| 主　　　编 | 徐泽宽 |
| 策　　　划 | 傅永红 |
| 责 任 编 辑 | 易莉炜　徐祝平 |
| 责 任 校 对 | 仲　敏 |
| 责 任 监 制 | 刘文洋 |

| | |
|---|---|
| 出 版 发 行 | 江苏凤凰科学技术出版社 |
| 出版社地址 | 南京市湖南路 1 号 A 楼，邮编：210009 |
| 出版社网址 | http://www.pspress.cn |
| 印　　　刷 | 徐州绪权印刷有限公司 |

| | |
|---|---|
| 开　　　本 | 787 mm × 1092 mm　1/16 |
| 印　　　张 | 24 |
| 插　　　页 | 4 |
| 字　　　数 | 540 000 |
| 版　　　次 | 2023 年 6 月第 1 版 |
| 印　　　次 | 2023 年 6 月第 1 次印刷 |

| | |
|---|---|
| 标 准 书 号 | ISBN 978-7-5713-3588-5 |
| 定　　　价 | 258.00 元（精） |

图书如有印装质量问题，可随时向我社印务部调换。

# 主编简介

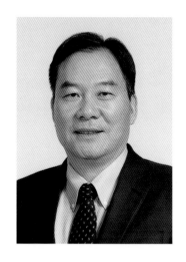

**徐泽宽** 医学博士，教授（二级），主任医师，博士生及博士后导师。现任南京医科大学第一附属医院普通外科主任、胃肠外科中心主任，南京医科大学胃癌研究所所长，中华医学会外科学分会委员，中国医师协会外科医师分会常委，国家癌症中心国家肿瘤质控中心胃癌质控专家委员会副主任委员，中华医学会外科学分会胃肠外科学组委员，中国医师协会外科医师分会上消化道外科医师委员会副主任委员，中国研究型医院学会消化道肿瘤专业委员会副主任委员，中国抗癌协会胃癌专业委员会常委，中国抗癌协会胃癌专业委员会微创外科学组副组长，江苏省医学会外科学分会主任委员，江苏省医师协会外科医师分会候任会长，江苏省普通外科医疗质量控制中心主任，江苏胃癌联盟主席，国际胃癌协会（International Gastric Cancer Association，IGCA）理事会理事，美国外科医师协会（American College of Surgeons，ACS）会员，美国胃肠内镜外科医师协会（Society of American Gastrointestinal and Endoscopic Surgeons，SAGES）会员。

徐教授从事普通外科的临床、教学和科研工作30余年，特别在胃癌的规范化诊疗及微创外科治疗方面具有极深的造诣，目前积累了近5000台腹腔镜胃癌手术经验。在全国首先开展全腹腔镜远端胃切除非离断式（Uncut）Roux-en-Y 吻合术、腹腔镜全胃切除食管空肠 π 吻合术、腹腔镜近端胃切除双肌瓣吻合术等先进术式，通过经验积累，在全球范围内首创腹腔镜全胃切除食管空肠预断系膜 π 吻合术。

徐教授牵头及参与CLASS-08等10余项国内外多中心临床研究，主持制定了《近端胃切除消化道重建中国专家共识（2020版）》，并执笔或参与制定20余项临床指南或共识。累计获得包括1项国家自然科学基金国际合作项目、7项国家自然科学基金在内的课题20余项；近5年发表SCI论文82篇，总影响因子近400分，单篇最高引用近500次。先后多次获得中华医学科技二等奖、江苏省科学技术进步一等奖、江苏省医学科技一等奖、江苏省医学新技术引进一等奖等奖项。

# 编著者名单

主　　编　徐泽宽

副主编　杨　力　徐　皓　张殿彩　王林俊

编　　者（按姓氏笔画排序）

于　泓　南京医科大学第一附属医院消化内镜中心

王　敏　南京医科大学第一附属医院消化内镜中心

王　森　南京医科大学第一附属医院胃肠外科中心

王　翔　南京医科大学第一附属医院消化内镜中心

王志纬　福建医科大学附属肿瘤医院胃肠肿瘤外科

王林俊　南京医科大学第一附属医院胃肠外科中心

艾世超　南京大学医学院附属鼓楼医院胃肠外科

平晓春　南京医科大学第一附属医院胃肠外科中心

冯秋霞　南京医科大学第一附属医院放射科

吕嘉伦　南京医科大学第一附属医院胃肠外科中心

朱一超　南京医科大学基础医学院生理学系

朱纯超　上海交通大学医学院附属仁济医院胃肠外科

刘文居　福建医科大学附属肿瘤医院胃肠肿瘤外科

刘文婕　南京医科大学第一附属医院消化内镜中心

刘希胜　南京医科大学第一附属医院放射科

刘宏达　南京医科大学第一附属医院胃肠外科中心

许玮月　南京医科大学第一附属医院放射科

孙娜娜　南京医科大学第一附属医院放射科

李　铮　南京医科大学第一附属医院胃肠外科中心

李　琼　南京医科大学第一附属医院放射科

李沣员　南京医科大学第一附属医院胃肠外科中心

李清雅　南京医科大学第一附属医院胃肠外科中心

李博文　南京医科大学第一附属医院胃肠外科中心

杨　力　南京医科大学第一附属医院胃肠外科中心

杨春静　南京医科大学第一附属医院胃肠外科中心

肖　军　福建医科大学附属肿瘤医院胃肠肿瘤外科

吴永友　苏州大学附属第二医院胃肠外科

何中原　南京医科大学第一附属医院胃肠外科中心

汪未知　南京医科大学第一附属医院胃肠外科中心

张以罡　南京医科大学第一附属医院胃肠外科中心

张殿彩　南京医科大学第一附属医院胃肠外科中心

陆晓峰　南京大学医学院附属鼓楼医院胃肠外科

陈　丽　南京医科大学第一附属医院胃肠外科中心

周　杰　南京医科大学第一附属医院麻醉手术科

侯　慧　南京医科大学第一附属医院胃肠外科中心

姜键平　福建医科大学附属肿瘤医院胃肠肿瘤外科

宣　哲　南京医科大学第一附属医院胃肠外科中心

夏义文　南京医科大学第一附属医院胃肠外科中心

钱亚伟　南京医科大学第一附属医院胃肠外科中心

徐　皓　南京医科大学第一附属医院胃肠外科中心

徐江浩　南京医科大学第一附属医院胃肠外科中心

徐泽宽　南京医科大学第一附属医院胃肠外科中心

黄　河　南京医科大学第一附属医院麻醉手术科

曹　晖　上海交通大学医学院附属仁济医院胃肠外科

葛　晗　南京医科大学第一附属医院胃肠外科中心

谢　黎　南京医科大学第一附属医院胃肠外科中心

臧卫东　福建医科大学附属肿瘤医院胃肠肿瘤外科

管文贤　南京大学医学院附属鼓楼医院胃肠外科

滕文浩　福建医科大学附属肿瘤医院胃肠肿瘤外科

**编写秘书**　李沣员　南京医科大学第一附属医院胃肠外科中心

宣　哲　南京医科大学第一附属医院胃肠外科中心

# 序 一

胃癌是我国最常见的恶性肿瘤之一，每年胃癌发病人数约为 40 万，并有超过 30 万患者死于胃癌。根据流行病学预测，我国胃癌的发病率及病死率在未来 20 年将会持续增高，2030 年发病人数将达 86 万，死亡人数增至 67 万。因此，规范我国胃癌诊治，提高患者生存率，是我们目前迫切而艰巨的任务。胃癌根治性手术是目前最重要的治疗手段，规范化和精准化的外科手术则是提高胃癌治疗效果的关键。自 1994 年 Kitano 开展了世界上第一例腹腔镜辅助远端胃大部切除术后，腹腔镜下胃切除术的应用越来越广泛。已有多项由中国、日本及韩国学者发起的多中心随机对照试验证实，腹腔镜胃癌根治术可以获得与开放胃癌手术相类似的效果。腹腔镜胃癌根治术的路径选择、淋巴结清扫范围、消化道重建方式已经成为胃外科医生关注的焦点。

南京医科大学第一附属医院胃肠外科中心徐泽宽教授微创外科技术娴熟，在国内较早开展腹腔镜胃癌根治术，其腹腔镜技术在国内素负盛名，2022 年其中心腹腔镜胃癌手术已超过 1000 例。徐泽宽教授勤于思考和善于总结，在手术流程优化和胃癌患者全程管理方面积累了大量经验。由徐泽宽教授主编的《胃癌腹腔镜手术学》详细地介绍了胃的解剖及生理功能，翔实地阐述了腹腔镜胃癌领域中最新进展和前沿技术，从围手术期管理、腹腔镜器械和设备的应用、淋巴结清扫、消化道重建到术后并发症处理，作者都做了系统的描述。书中还配有色彩分明的解剖绘图、精美的手术照片，使读者能够充分了解腹腔镜胃癌手术的详细过程、操作技巧及相关临床要点，非常便于广大读者学习。此外，徐泽宽教授还总结和分享了其团队腹腔镜胃癌手术过程中的具体经验和体会，旨在为推动和普及腹腔镜胃癌手术规范化和精准化治疗做出贡献。

我十分荣幸获邀为此专著作序，在此我向编辑及作者们祝贺本书的成功出版。作为在胃癌领域已工作多年的临床医生，我诚挚地向广大胃肠外科医生朋友推荐本书，相信本书的出版对我国胃肠外科腹腔镜技术的发展有所裨益，尤其是对青年医生会有很大帮助。

复旦大学普通外科研究所所长
中华医学会外科学分会副主任委员
中华医学会外科学分会胃肠外科学组组长

（秦新裕）

2023 年 6 月

# 序 二

我国胃癌的发病率和死亡率均位居恶性肿瘤第三位。根据中国胃肠肿瘤外科联盟2020—2022年数据，我国收治的胃癌病例中早期胃癌仅占20.3%，而局部进展期却高达70.5%。以手术为主的综合治疗仍然是当前进展期胃癌治疗中不可动摇的基石，提高胃癌手术水平是改善胃癌患者预后的关键，也是广大胃癌外科学者的共同追求。

近20年来，在外科同行的共同努力下，我国腹腔镜技术迅速成熟，涌现出大量临床研究并获得了丰硕成果，为胃癌患者远期生存的改善做出了重大贡献。然而，从国情出发，各地区之间医疗资源仍存在分配不均、胃癌微创手术水平参差不齐等问题。因此，推广胃癌微创手术的同质化发展至关重要。

以理念领先带动发展争先，南京医科大学第一附属医院徐泽宽教授团队较早将腹腔镜下非离断式（Uncut）Roux-en-Y吻合术、π吻合术、Kamikawa吻合术等先进技术引入国内并在国内进行推广应用。在过去10多年中，徐教授带领团队一直致力于腹腔镜胃癌手术的临床和基础研究，取得了丰硕的成果，为我国腹腔镜胃癌手术的规范化推广做出了重要贡献。其执笔的《近端胃切除消化道重建中国专家共识（2020版）》为近端胃消化道重建提供了规范，其主持的CLASS-08研究及参与的多项CLASS研究为国际腹腔镜胃癌诊疗指南提供了高级别循证医学证据。徐教授带领团队积极参与国际交流，于今年成功当选为第15届国际胃癌协会理事会理事。

为了更好地规范腹腔镜胃癌手术，徐泽宽教授组织编写了《胃癌腹腔镜手术学》。这本书是徐泽宽教授团队总结归纳多年临床经验的力作，以循证医学为核心涵盖了胃癌病理生理、腹腔镜胃癌手术操作要点、围手术期诊疗模式及腹腔镜胃癌临床研究等多个方面，为广大医生提供了全面、翔实的腹腔镜胃癌外科理论基础与实践技能内容。此外，全书配有大量手术图片和示意图，清晰明了、色彩分明，为读者正确理解手术操作要点提供了极大便利。

一本书的推出不足以解决我国胃癌面临的诸多问题，但总要有人去做一些事、出一份力，"不积跬步，无以至千里；不积小流，无以成江海"。我坚信《胃癌腹腔镜手术学》的推出能够进一步推动我国腹腔镜胃癌手术的规范化、同质化发展。读书破万卷，"刀"下如有神，我也坚信广大外科学者一定能够学有所思、学有所获，以更专业、更从容的姿态为广大患者服务。

北京大学肿瘤医院大外科主任、胃肠肿瘤中心主任
中华医学会外科学分会常委兼秘书长
国家肿瘤质控中心胃癌质控专家委员会主任委员

（季加孚）

2023年6月

# 前　言

　　自 20 世纪 90 年代日本学者率先探索腹腔镜胃癌手术已近 30 年，腹腔镜胃癌手术在全球范围内从无到有、从少到多，至今渐成广泛开展之势。我国从事腹腔镜胃癌手术的学者勇于开拓创新，不断突破专业壁垒，取得了举世瞩目的成果。"路漫漫其修远分，吾将上下而求索"，2010 年以后，中国及日韩学者逐渐完成了初始技术积累，将大量的临床病例和丰富的手术经验转化为高质量的指南和共识，引领了全球腹腔镜胃癌手术的不断普及和进步。

　　腹腔镜胃癌手术在我国蓬勃发展，但其技术难度和理念桎梏注定了其推广道路不是一帆风顺的。各级医院的腹腔镜胃癌手术水平参差不齐，知识碎片化、理论不系统、操作不规范等问题仍然存在，尤其是适应证掌握和手术技巧等方面仍有欠缺。"雄关漫道真如铁，而今迈步从头越"，鉴于此，在攀登腹腔镜胃癌外科手术高峰的道路上，我们总结 10 余年近 5000 台腹腔镜胃癌手术的经验，并结合目前腹腔镜胃癌领域的共识、指南编写了这本《胃癌腹腔镜手术学》。我们由衷地希望外科医生能从本书中有所收获，尤其是基层医院的医生能够提高胃癌规范化诊疗水平，也希望年轻医生通过本书开拓思维、积累经验，为胃癌规范化诊疗做出更大贡献。

　　本书从腹腔镜胃癌手术入手，系统介绍胃的解剖生理、腹腔镜胃癌手术围手术期处理、手术操作及术后并发症的防治等。特别在腹腔镜胃癌根治术淋巴结清扫和消化道重建部分，我们展示了大量的手术照片以期提高读者的临场感，以便对实际手术操作有更深的理解。对于每一种术式，我们不仅详细讲述了规范的操作步骤，还重点指出了操作要点，希望帮助读者更加深入理解腹腔镜胃癌手术。术中及术后并发症防治部分希望可以帮助读者掌握术中如何预防并发症，术后如何处理并发症，提高手术的安全性。我们也介绍了护理与麻醉团队的相关经验，这对于成功的围手术期管理具有至关重要的作用。最后，我们汇总了迄今为止具有重要影响力的腹腔镜胃癌相关临床研究，以便读者了解最前沿的腹腔镜胃癌研究成果。

　　当然，由于腹腔镜手术技术还在不断地发展和完善中，本书也难免存在局限之处，希望读者在学习中灵活运用，也欢迎批评指正，以利交流与改进。

　　十载共行，勠力至今；臻于至善，止于至精；继往开来，团结奋进；雄关漫道，笃行致远。希望当代外科医生能够在"传承、创新、规范、提高"之路上，循着前人的脚步，勇于探索，开拓创新，找到技术突破和科研创新的新方向，将我国腹腔镜胃癌外科事业推向新的高峰。

南京医科大学第一附属医院普通外科主任、胃肠外科中心主任
中华医学会外科学分会委员
中国医师协会外科医师分会常委
国际胃癌协会（IGCA）理事会理事

徐泽宽

（徐泽宽）

2023 年 6 月

# 目　录

## 第一篇　腹腔镜胃癌手术总论

第一章　**概　述** ………………………………………………………… 2

第二章　**胃的解剖** ……………………………………………………… 5

　　第一节　胃的发生和结构 ……………………………………………… 5

　　第二节　胃的血管和神经 ……………………………………………… 9

　　第三节　胃周淋巴结和淋巴回流 …………………………………… 16

第三章　**胃的生理功能** ……………………………………………… 20

第四章　**腹腔镜胃癌围手术期管理** ………………………………… 27

　　第一节　术前基础情况评估和准备 ………………………………… 27

　　第二节　胃癌病灶的内镜评估和准备 ……………………………… 30

　　第三节　胃癌病灶的影像学评估 …………………………………… 36

　　第四节　腹腔镜胃癌手术麻醉管理 ………………………………… 53

　　第五节　胃癌术后管理 ……………………………………………… 57

第五章　**腹腔镜胃癌手术常用器械及使用** ………………………… 60

　　第一节　腹腔镜胃癌手术的普通器械 ……………………………… 60

　　第二节　腹腔镜胃癌手术的能量器械 ……………………………… 65

　　第三节　腹腔镜成像系统 …………………………………………… 76

第六章　**腹腔镜胃癌患者围手术期护理** …………………………… 79

　　第一节　腹腔镜胃癌患者术前护理 ………………………………… 79

　　第二节　腹腔镜胃癌患者术后护理 ………………………………… 82

第七章　**胃癌术后随访** ……………………………………………… 103

## 第二篇　腹腔镜胃癌根治术淋巴结清扫

第一章　**概　述** ……………………………………………………… 108

第二章　**腹腔镜幽门下区域淋巴结清扫** …………………………… 110

第三章　**腹腔镜胰腺上缘区域淋巴结清扫** ………………………… 115

第四章　**腹腔镜脾门区域淋巴结清扫** ……………………………… 125

第五章　腹腔镜食管胃结合部区域淋巴结清扫 ···················································· 130

第六章　腹腔镜胃癌淋巴结示踪术 ································································· 135

# 第三篇　腹腔镜胃癌根治术消化道重建

第一章　概　述 ················································································· 144

第二章　腹腔镜根治性远端胃切除消化道重建 ···················································· 147

  第一节　Billroth Ⅰ式吻合（三角吻合） ·················································· 147

  第二节　Billroth Ⅱ式吻合 ······························································ 154

  第三节　Roux-en-Y 吻合 ································································· 159

  第四节　非离断式（Uncut）Roux-en-Y 吻合 ············································ 160

第三章　腹腔镜根治性全胃切除消化道重建 ······················································ 165

  第一节　线型切割吻合器吻合法 ·························································· 165

  第二节　圆型吻合器吻合法 ······························································ 172

第四章　腹腔镜根治性近端胃切除消化道重建 ···················································· 178

  第一节　近端胃切除双通道消化道重建 ···················································· 178

  第二节　近端胃切除双肌瓣消化道重建 ···················································· 182

  第三节　近端胃切除单肌瓣消化道重建 ···················································· 187

  第四节　近端胃切除 Side-overlap 重建 ·················································· 195

  第五节　近端胃切除管型胃食管吻合重建 ·················································· 198

# 第四篇　腹腔镜胃癌其他根治术

第一章　腹腔镜保留幽门的胃切除术 ···························································· 204

第二章　单孔加一孔腹腔镜胃癌根治术 ·························································· 215

  第一节　单孔加一孔腹腔镜胃癌手术淋巴结清扫 ············································ 216

  第二节　单孔加一孔腹腔镜胃切除术后消化道重建 ·········································· 222

  第三节　单孔加一孔腹腔镜胃癌手术注意事项 ·············································· 227

# 第五篇　腹腔镜胃癌手术相关并发症

第一章　术中并发症及处理 ···································································· 230

  第一节　穿刺器并发症 ·································································· 230

  第二节　术中 $CO_2$ 气腹相关并发症 ···················································· 232

  第三节　术中组织器官损伤 ······························································ 238

  第四节　术中出血 ······································································ 250

  第五节　吻合器使用相关并发症 ·························································· 255

第二章　术后手术相关并发症及处理 ················· 257
　　第一节　腹腔内出血 ··························· 257
　　第二节　吻合口出血 ··························· 259
　　第三节　吻合口漏 ····························· 262
　　第四节　十二指肠残端瘘 ····················· 267
　　第五节　胰瘘和胰腺炎 ······················· 270
　　第六节　淋巴漏 ······························· 271
　　第七节　胃　瘫 ······························· 272
　　第八节　吻合口狭窄 ··························· 273
　　第九节　腹内疝 ······························· 276
　　第十节　胃空肠吻合输入袢或输出袢梗阻 ······· 277
　　第十一节　肠套叠 ····························· 278
　　第十二节　倾倒综合征 ······················· 279
　　第十三节　胆囊结石 ··························· 280
　　第十四节　术后早期炎性肠梗阻 ··············· 281
　　第十五节　营养不良与贫血 ··················· 282
　　第十六节　残胃癌 ····························· 283
　　第十七节　切口并发症 ······················· 284
第三章　术后系统并发症及处理 ··················· 288
　　第一节　术后发热 ····························· 288
　　第二节　呼吸系统并发症 ····················· 290
　　第三节　循环系统并发症 ····················· 296
　　第四节　消化系统并发症 ····················· 307
　　第五节　泌尿系统并发症 ····················· 312
　　第六节　内分泌系统并发症 ··················· 313

第六篇　腹腔镜胃癌手术相关临床研究

第一章　腹腔镜胃癌远端胃切除术的临床研究 ············· 318
第二章　腹腔镜胃癌全胃切除术的临床研究 ··············· 331
第三章　腹腔镜胃癌近端胃切除术的临床研究 ············· 340

参考文献 ········································· 344

中文索引 ········································· 360

英文索引 ········································· 364

## 第一篇

# 腹腔镜胃癌手术总论

# 第一章

# 概 述

　　胃癌是全世界常见且致命的恶性肿瘤之一。最新数据显示，胃癌居全世界恶性肿瘤发病率第 6 位，每年有约 109 万新发病例。与欧美国家相比，亚洲国家胃癌发病率处在相对较高水平。目前，中国每年约 40 万人被确诊为胃癌，患病人数居全世界之首，胃癌是严重危及我国人民健康的疾病之一。

　　自 1881 年 Billroth 成功开展第 1 例胃癌外科手术至今，胃癌外科治疗已有 140 余年历史。随着认识的不断深入，胃癌外科治疗方式发生了巨大的变化，由 19 世纪末 20 世纪初简单的胃切除术逐渐发展至今天不同方式的胃癌根治术联合系统淋巴结清扫，胃癌患者的外科治疗结局也由 20 世纪初 3 年生存率 10% 提高到现今 5 年生存率超过 60%，对于早期胃癌 5 年生存率甚至已达到 90%~95%。这无疑给了医务工作者和胃癌患者更大的信心，这一结果的实现凝聚了包括中国在内全球所有胃癌领域专家的努力和心血。

　　自 1994 年 Kitano 等报道完成第 1 例腹腔镜胃癌根治术以来，以腹腔镜技术为代表的微创外科技术由于其独特的优势，很快获得了全球同道广泛的认同，并得到快速发展。腹腔镜胃癌手术在世界各地医疗中心迅速开展并普及。腹腔镜技术可将手术创伤最小化，在减少手术并发症的同时加速患者康复。因此，腹腔镜技术在胃癌外科领域已逐渐获得更多关注，成为现代胃癌外科的发展方向及常规使用技术。

　　时至今日，世界范围内开展腹腔镜胃癌手术已有近 30 年。其间，日本临床肿瘤研究组（Japan Clinical Oncology Group, JCOG）进行了多项关于腹腔镜胃癌手术的临床研究，并已在日本胃癌指南中将腹腔镜胃癌根治术作为早期胃癌的首选推荐治疗方式。韩国也于 2004 年成立韩国腹腔镜胃肠外科研究组（Korean Laparoscopic Gastrointestinal Surgery Study Group, KLASS），发起多项与腹腔镜胃癌根治术相关的临床研究并制定腹腔镜胃癌诊疗规范，证实了腹腔镜胃癌手术的安全性和有效性。在此期间，腹腔镜胃癌根治术的淋巴结清扫技术逐渐规范，吻合技术不断进步，而新的微创技术与器械也层出不穷，大大推动了全球腹腔镜胃癌外科的发展。

　　我国腹腔镜胃癌根治术的开展也有 20 余年，取得了长足的进步，部分领域位居世界前列。腹腔镜胃癌手术在中国的初期摸索始于 1999 年，郑成竹团队报道 2 例对早期胃癌成功施行腹腔镜辅助胃癌根治手术的病例，成为中国腹腔镜胃癌外科手术的开端。在其后数年间，国内其他医疗中心陆续开始尝试早期胃癌的腹腔镜手术，而那一时期，腹腔镜胃癌的最佳手术路径、淋巴结清扫流程及安全的消化道重建方法尚处于摸索阶段。国内腹腔镜胃癌先驱者为此做了大量创新性的探索工作，为随后中国腹腔镜胃癌手术的快速发展与技术进步打下了坚实的基础。2004年，余佩武等对13例进展期胃癌患者进行了腹腔镜下D2根治术，这是国内首次完成并报道的腹腔镜下进展期胃癌D2根治术。2007年，中华医学会外科学分会腹腔镜与内镜外科学组制定了《腹腔镜胃癌手术操作指南（2007版）》，这一指南有力推动了我国腹腔镜胃癌手术及D2根治术的发展。自2008年起，季加孚教授等逐渐开展D2根治术全国范围巡讲，大幅度促进了D2根治术在全国的普及，并主导将D2手术写入卫生部（现为国家卫健委）胃癌诊疗规范与临床实践指南。随后，开展腹腔镜胃癌手术特别是D2根治术的中心数量快速增加，腹腔镜胃癌手术的普及度大幅上升，中国腹腔镜胃癌手术迎来了快速发展期，对于腹腔镜胃癌手术技术的认识也在快速更新，新的高级别循证医学证据不断出现。李国新教授于2009年牵头成立了中国最早的多中心腹腔镜外科临床研究协作组织——中国腹腔镜胃肠外科研究组（Chinese Laparoscopic Gastrointestinal Surgery Study Group, CLASS）。这一组织开启了中国腹腔镜胃癌临床研究的先河，结合中国胃癌患者情况，先后发起了11项全国多中心临床研究并承担了1项国际合作研究，大大促进了我国腹腔镜胃癌手术的发展和成熟，并逐渐在国际上拥有更多话语权。2016年之后《腹腔镜胃癌手术操作指南（2016版）》及《中国腹腔镜胃癌根治手术质量控制专家共识（2017版）》等一系列指南发布，从这一阶段开始，中国腹腔镜胃癌根治术淋巴结清扫和消化道重建已经基本成熟。已有部分大型胃癌中心根据自身实践经验总结了腹腔镜手术淋巴结清扫及消化道重建的操作流程和步骤，证实腹腔镜下淋巴结清扫和消化道重建的安全性和可靠性，并进一步推广腹腔镜胃癌手术的标准化和规范化。

消化道重建作为胃癌手术的重点之一，在腹腔镜胃癌手术发展初期一直是难点。由于吻合技术的限制，在初期需要行腹部正中切口进行吻合操作，而这种方式有悖于腹腔镜微创的初衷。随着腹腔镜器械及技术的发展，腹腔镜下胃癌手术消化道重建也经历了一系列发展和创新，在体内进行全腹腔镜吻合逐渐成为主流。目前，我国腹腔镜胃癌手术形成了全腹腔镜吻合和腹腔镜辅助吻合并重，远端胃、全胃、近端胃吻合共行的局面。2018年，《中国实用外科杂志》发表了《完全腹腔镜胃癌手术消化道重建专家共识及手术操作指南（2018版）》，该指南对于进行腹腔镜下胃癌手术消化道重建方法的选择具有较强的指导和推动作用。《近端胃切除消化道重建中国专家共识（2020版）》等共识的出现逐渐使远端胃、近端胃和全胃吻合方法有了全国性的共识和标准。这一系列指南和共识使国内腹腔镜胃癌手术技术规范化和统一化。目前，根据中国胃肠肿瘤外科联盟数据显示，全国进展期和早期胃癌的腹腔镜手术比例均超过50%，这一结果说明腹腔镜胃癌手术已成为国内胃癌治疗的主流方式。

进入新时代，随着腹腔镜技术的普及及科技的进步，更多高级别循证医学证据开始出现。中国CLASS系列研究开始不断发展，与日韩高级别临床试验证据相互补充和佐证。CLASS-01研究首次提供了腹腔镜微创治疗局部进展期胃癌的高级别循证医学证据，揭示了腹腔镜微创手术治疗局部进展期胃癌具有确切的远期疗效和显著的微创获益。CLASS-02研究显示，对于临床Ⅰ期胃癌，由经验丰富的外科医生实施的腹腔镜全胃切除术联合淋巴结清扫与开放全胃切除术的安全性相当。CLASS-08研究聚焦于全腹腔镜和腹腔镜辅助全胃切除术在早期胃癌中的安全性和可行性。由此可见，目前大量多中心临床研究已经逐渐将研究视角向进展期胃癌和全腹腔镜下手术转变，而这些成果将不仅为中国，而且为全球胃癌微创外科手术的开展提供高级别临床证据，造福全球胃癌患者。

纵观我国腹腔镜胃癌根治术的发展历程，无论是从技术层面，还是从临床研究层面，我国在胃癌微创治疗领域已经从过去的跟随者，成为如今的参与者，部分方向已成为未来的引领者，而本书则是结合笔者团队近年来在腹腔镜胃癌手术中积累的经验和国内外腹腔镜胃癌所涉及的相关知识进行总结和归纳。笔者希望本书能够启发和指导胃癌外科医生进一步完善腹腔镜技术，促进我国腹腔镜胃癌外科水平均衡发展。相信在未来，通过不懈努力，我国在腹腔镜胃癌外科领域将有更响亮的声音、更多的话语权，为更多全国乃至全球的胃癌患者提供服务，抗击胃癌病痛，促进人类健康。

（徐泽宽　王　森）

第二章

# 胃的解剖

## 第一节　胃的发生和结构

### 一、胃的发生

　　在胎儿初期，来源于前肠、中肠、后肠的肠管由肠系膜固定在腹腔后壁，在此期间，胃由前肠发展而来。胃由背侧肠系膜（背侧胃系膜）和腹侧肠系膜（腹侧胃系膜）固定在腹腔内。脾起源于背侧胃系膜，肝起源于腹侧胃系膜内。和胃相连的十二指肠背侧、腹侧存在十二指肠系膜（图1-2-1）。背侧胰腺和腹侧胰腺发生于此，在粘连的背侧胃系膜内发展，

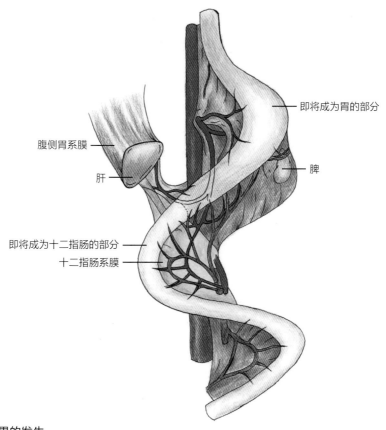

腹侧胃系膜

肝

即将成为胃的部分

脾

即将成为十二指肠的部分

十二指肠系膜

图 1-2-1　胃的发生

固定于后腹壁。胎儿6周时，背侧胃系膜向左侧膨胀，胃沿纵轴旋转90°，由于生长速度不同，背侧缘为胃大弯侧，腹侧缘为胃小弯侧，右侧壁为胃后壁，左侧壁为胃前壁。膨胀的背侧胃系膜呈囊状结构，形成腹腔内的第二腔隙，即网膜囊（omental bursa），其前部形成大网膜（图1-2-2）。腹侧胃系膜向右侧头侧翻转，协助胃旋转的发生，此系膜即后期我们所称的小网膜（lesser omentum）。

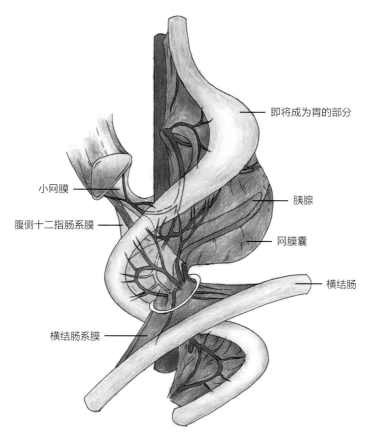

即将成为胃的部分

小网膜

腹侧十二指肠系膜

胰腺

网膜囊

横结肠

横结肠系膜

图 1-2-2　网膜囊的形成

　　腹侧十二指肠系膜后期成为小网膜右侧缘，与肝相连，包裹肝门静脉、肝固有动脉、胆总管，解剖上称为肝十二指肠韧带。

　　接下来，中肠以肠系膜上动脉（superior mesenteric artery, SMA）为轴，逆时针旋转，从脐管内回到腹腔内。虽说以肠系膜上动脉为轴，但其旋转中心为胃网膜右静脉（right gastroepiploic vein, RGEV）和副右结肠静脉汇合而成的胃结肠静脉干（Henle 干）与肠系膜上静脉（superior mesenteric vein, SMV）汇合的附近（图1-2-3）。

　　中肠旋转后，横行的结肠系膜与膨胀的背侧胃系膜相融合，形成新的横结肠系膜。外科将原本的横结肠系膜称为后叶，来源于背侧胃系膜的部分称为前叶，即横结肠系膜前叶为背侧胃系膜（图1-2-4）。

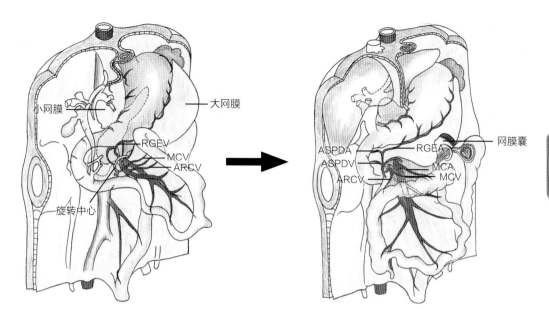

图 1-2-3 **中肠的旋转。**RGEA：right gastroepiploic artery，胃网膜右动脉；RGEV：right gastroepiploic vein，胃网膜右静脉；MCA：middle colic artery，中结肠动脉；MCV：middle colic vein，中结肠静脉；ARCV：accessory right colic vein，副右结肠静脉；ASPDA：anterior superior pancreaticoduodenal artery，胰十二指肠上前动脉；ASPDV：anterior superior pancreaticoduodenal vein，胰十二指肠上前静脉

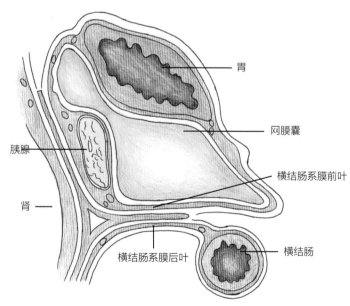

图 1-2-4 结肠系膜与胃系膜的融合

　　横结肠系膜位于旋转中心的十二指肠附近，与十二指肠系膜前面相连。膨胀的背侧胃系膜形成大网膜，与十二指肠系膜前面及横结肠系膜腹侧相连，即大网膜为胃的固有系膜。

　　在消化道发生过程中，肠系膜和腹膜相融合，形成密度较高的膜样结缔组织，称为融合筋膜（图 1-2-5）。在胰腺周围存在 3 个融合筋膜，分别为：① 包裹胰腺的十二指肠系膜

7

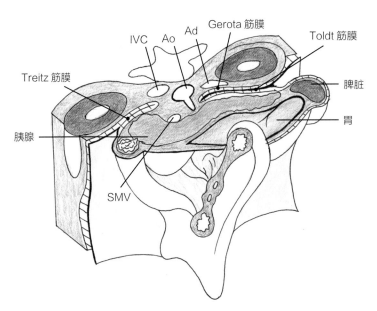

**图 1-2-5** 胃周围的融合筋膜。IVC：inferior vena cava，下腔静脉；Ao：abdominal aorta，腹主动脉；Ad：adrenal gland，肾上腺；SMV：superior mesenteric vein，肠系膜上静脉

背侧中间靠右侧与后腹壁固定，形成 Treitz 筋膜；② 背侧胃系膜中间靠左侧与后腹壁固定，形成 Toldt 筋膜；③ 大网膜右侧结肠肝曲与十二指肠系膜融合。虽然筋膜发生融合，但此结构上的改变仅存在于表面，其下方组织仍存在可剥离层。后腹膜侧的 Gerota 筋膜与肠系膜侧的胰后筋膜相连，并于此处发生返折。由此返折点内侧进入即为肠系膜基底部，此处有脏器、肠管的淋巴管通过并汇合到腹主动脉周围。因此，在行 D2 清扫时，重要的并不是剥离淋巴结，而是切断包含淋巴结和淋巴管在内的脂肪组织，阻止淋巴回流。

## 二、胃的结构

胃沿大弯及小弯侧三等分，分为上部（upper body，U）、中部（middle body，M）、下部（lower body，L）三部分。胃按横断面分为四等分，分别为小弯（lesser curvature，Less）、大弯（greater curvature，Gre）、前壁（anterior wall，Ant）、后壁（posterior wall，Post）。若肿瘤中心位于食管胃结合部（esophagogastric junction，EGJ），不论组织类型均称为食管胃结合部癌（图 1-2-6）。

胃壁分为 4 层：黏膜层、黏膜下层、固有肌层、浆膜层。

**1.黏膜层** 黏膜组织呈多样性，由表层的腺上皮和固有腺体形成。固有腺体分为贲门腺、胃底腺和幽门腺。黏膜肌层属于黏膜层，是由内斜、外纵两层平滑肌组成的薄层组织，其间有细小的动静脉走行。

（1）贲门腺：位于胃入口的 1~2 cm 处，由黏液细胞组成，主要分泌黏液保护胃黏膜。

（2）胃底腺：位于胃体部，由分泌胃蛋白酶原的主细胞、分泌盐酸的壁细胞、分泌黏液的黏液细胞组成。

（3）幽门腺：位于幽门部，由分泌黏液的黏液细胞和分泌胃泌素的 G 细胞组成。

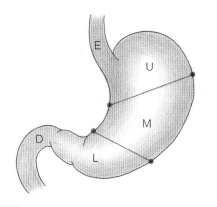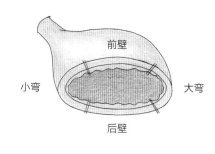

**图 1-2-6** 胃的构造。E：esophagus，食管；D：duodenum，十二指肠

**2. 黏膜下层**　由包含脂肪组织的疏松纤维结缔组织组成，其间有血管、淋巴管、神经走行。

**3. 固有肌层**　由较厚的平滑肌组成，包括内斜、中环、外纵 3 层结构，有时也可仅存在 2 层结构。

**4. 浆膜层**　由和腹膜连续的扁平上皮细胞组成。其下层的包含脂肪组织的疏松结缔组织为浆膜下层，有血管、淋巴管、神经走行。

# 第二节　胃的血管和神经

## 一、胃的动脉

胃受腹腔干发出的血管支配，腹腔干同时供给十二指肠、肝、胆、胰、脾等多个脏器，因此腹腔干从腹主动脉分出后即发出胃左动脉（left gastric artery，LGA），脾动脉（splenic artery，SPA），肝总动脉（common hepatic artery，CHA）（图 1-2-7）。

脾动脉的终末支为胃网膜左动脉（left gastroepiploic artery，LGEA），营养胃近端大弯侧。脾动脉的上极动脉发出分支较多，变异较大。在行全胃切除 + 保脾手术时，需注意脾动脉近端分支，勿将其误认为胃后动脉（posterior gastric artery，PGA）。脾动脉发出数支胃短动脉，营养胃底大弯侧。

肝总动脉可分出胃十二指肠动脉（gastroduodenal artery，GDA）和肝固有动脉（proper hepatic artery，PHA）。胃十二指肠动脉分出胃网膜右动脉（right gastroepiploic artery，RGEA），营养胃远端大弯侧。

幽门下动脉（infrapyloric artery，IPA）营养距幽门环口侧 4～5 cm 的大弯侧胃窦，常发自胰十二指肠上动脉、胃网膜右动脉和胃十二指肠动脉。

肝固有动脉沿腹侧十二指肠系膜向肝脏走行，发出胃右动脉（right gastric artery，RGA）。十二指肠球部小弯侧由十二指肠上动脉（supraduodenal artery，SDA）供应营养。

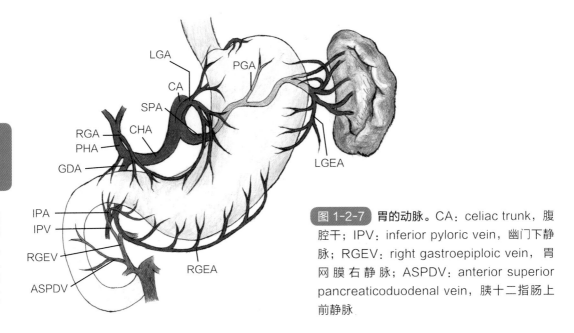

图 1-2-7 胃的动脉。CA：celiac trunk, 腹腔干；IPV：inferior pyloric vein, 幽门下静脉；RGEV：right gastroepiploic vein, 胃网膜右静脉；ASPDV：anterior superior pancreaticoduodenal vein, 胰十二指肠上前静脉

十二指肠上动脉多发自肝固有动脉，且其口侧第一分支与胃右动脉第一分支之间的小网膜多为无血管区域。

胃左动脉下行支分为前支和后支，后支基本上沿胃小弯侧后壁走行，并与胃右动脉汇合。

左膈下动脉发出的食管贲门分支常供给胃背侧上部的营养，此分支也可能缺如。胃十二指肠动脉发出胰十二指肠前、后动脉分支，供给近端十二指肠营养。胰十二指肠下动脉（inferior pancreaticoduodenal artery, IPDA）多与第一空肠动脉有共通的血管根部，发自肠系膜上动脉。胰十二指肠上动脉和下动脉在胰腺前后缘相吻合，形成胰十二指肠血管弓，营养远端十二指肠（图 1-2-8）。肝右动脉若单独起源于肠系膜上动脉时，则常行走于胰腺背侧。

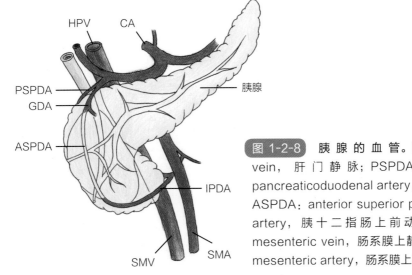

图 1-2-8 胰腺的血管。HPV：hepatic portal vein, 肝门静脉；PSPDA：posterior superior pancreaticoduodenal artery, 胰十二指肠上后动脉；ASPDA：anterior superior pancreaticoduodenal artery, 胰十二指肠上前动脉；SMV：superior mesenteric vein, 肠系膜上静脉；SMA：superior mesenteric artery, 肠系膜上动脉

## 二、胃的静脉

胃静脉在胃壁附近与同名动脉伴行，最终汇入肝门静脉（hepatic portal vein，HPV），在远离胃的部分，静脉与同名动脉分开走行。

胃左静脉（left gastric vein，LGV）又称冠状静脉，与胃右静脉沿小弯侧形成血管网，通过胃胰襞在肝门静脉、脾静脉，或与其汇合处形成环流。若回流入脾静脉，则胃左静脉位于肝总动脉前，或位于脾动脉前下，其走行变异较多。

幽门下静脉分支较复杂，胃网膜右静脉（right gastroepiploic vein，RGEV）在胰头前方与胰十二指肠上前静脉（anterior superior pancreaticoduodenal vein，ASPDV）汇合后，与副右结肠静脉汇合形成 Henle 干，多汇入肠系膜上静脉。

肠系膜旋转中心附近有中结肠静脉（middle colic vein，MCV）汇入（图 1-2-9）。在胃癌手术过程中，若对胃网膜右静脉根部处理不佳时，可能会造成分支甚至肠系膜上静脉的损伤，造成严重的出血。

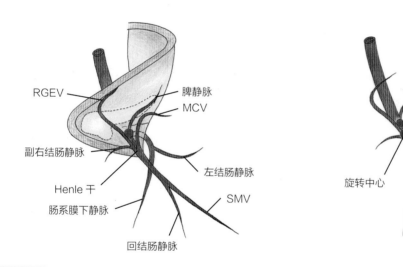

**图 1-2-9** 中结肠静脉的汇入位置

胃网膜右静脉和胰十二指肠上静脉汇合部，通常位于胃网膜右动脉和胰十二指肠上动脉分叉处数厘米的下方。

幽门下静脉（inferior pyloric vein，IPV）可直接汇入胃网膜右静脉，也可与胰十二指肠上静脉汇合，也可存在多个分支。此外，有数支小静脉从胰腺实质发出，汇入胃网膜右静脉，因此，在处理静脉根部时需注意血管变异。

## 三、胃血管变异

1. 腹腔干　Adachi 分型（表 1-2-1）。

11

2. **胃左静脉** 变异比例见表 1-2-2。

3. **胃左动脉** Michels 分型（表 1-2-3）。

表 1-2-1　腹腔干 Adachi 分型

| 分型 | 描述 | 比例 |
|---|---|---|
| HGL 型 | 肝总动脉、胃左动脉和脾动脉共干，这是腹腔干的正常型 | 87.7% |
| HL 型 | 肝总动脉和脾动脉共干，胃左动脉多发自腹主动脉 | 6.3% |
| HLM 型 | 肝总动脉、脾动脉和肠系膜上动脉共干 | 1.2% |
| HGLM 型 | 肝总动脉、胃左动脉、脾动脉和肠系膜上动脉共干 | 2.4% |
| GL+HM 型 | 胃左动脉和脾动脉共干 + 肝总动脉和肠系膜上动脉共干 | 0.4% |
| GL 型 | 胃左动脉和脾动脉共干 | 2.0% |

　　HGL：hepar-gaster-lien trunk，肝胃脾干；HL：hepar-lien trunk，肝脾干；HLM：hepar-lien-mesenterium trunk，肝脾肠系膜干；HGLM：hepar-gaster-lien-mesenterium trunk，肝胃脾肠系膜干；GL + HM：gaster-lien trunk + hepar-mesenterium trunk，胃脾干加肝肠系膜干；GL：gaster-lien trunk，胃脾干

表 1-2-2　胃左静脉变异比例

| 作者 | Ⅰ型：位于脾动脉前方 | Ⅱ型：位于肝总动脉前方 | Ⅲ型：位于肝总动脉后方 | Ⅳ型：位于脾动脉后方 | Ⅴ型：回流入肝脏 | 缺如 | 患者总数 |
|---|---|---|---|---|---|---|---|
| Miyaki 等 | | | | | 2 (0.8%) | | 245 |
| Lee 等 | | 21 (51.2%) | 20 (48.8%) | | | | 41 |
| Kawasaki 等 | 17 (21.0%) | 18 (22.2%) | 40 (49.4%) | 2 (2.5%) | | 2 (2.5%) | 81 |
| Natsumi 等 | 28 (22.4%) | 42 (33.6%) | 49 (39.2%) | 6 (4.8%) | | | 125 |
| Miyaki 等 | 20 (28.2%) | 13 (18.3%) | 30 (42.3%) | 8 (11.3%) | | | 71 |
| 黄昌明 等 | 743 (56.1%) | | 550 (41.5%) | 4 (0.3%) | 21 (1.6%) | 7 (0.5%) | 1325 |

表 1-2-3　胃左动脉 Michels 分型

| 分型 | 描述 | 比例 |
|---|---|---|
| Ⅰ型 | 胃左动脉、肝总动脉、脾动脉共同起自腹腔干 | 86.3% |
| Ⅱ型 | 肝总动脉和脾动脉起自腹腔干，胃左动脉起自腹主动脉、肝总动脉或脾动脉 | 6.7% |
| Ⅲ型 | 胃左动脉起自腹腔干，肝总动脉和脾动脉起自肠系膜上动脉 | 少见 |
| Ⅳ型 | 胃左动脉和肝总动脉起自腹腔干，脾动脉起自肠系膜上动脉 | 少见 |
| Ⅴ型 | 脾动脉和胃左动脉起自腹腔干，肝总动脉起自肠系膜上动脉或其他血管 | 1.0% |
| Ⅵ型 | 胃左动脉、肝总动脉、脾动脉和肠系膜上动脉共干 | 0.7% |
| Ⅶ型 | 其他变异 | 5.3% |

4. **肝总动脉** Michels 分型见表 1-2-4，Hiatt 分型见表 1-2-5。

5. **脾动脉** 脾动脉走行见表 1-2-6，脾动脉分型见表 1-2-7，脾叶动脉分型见表 1-2-8。

表 1-2-4　肝总动脉 Michels 分型

| 分型 | | 描述 | 比例 |
|---|---|---|---|
| Ⅰ型 | | 肝总动脉起源于腹腔干，发出肝固有动脉及胃十二指肠动脉，前者继续分出胃右动脉及肝左右动脉 | 54.4% |
| Ⅱ型 | | 胃左动脉发出肝左动脉 | 9.9% |
| Ⅲ型 | | 肠系膜上动脉发出肝右动脉 | 10.9% |
| Ⅳ型 | | 胃左动脉发出肝左动脉 + 肠系膜上动脉发出肝右动脉 | 1.0% |
| Ⅴ型 | | 胃左动脉发出副肝左动脉 | 7.9% |
| Ⅵ型 | | 肠系膜上动脉发出副肝右动脉 | 6.9% |
| Ⅶ型 | | 胃左动脉发出副肝左动脉 + 肠系膜上动脉发出副肝右动脉 | 1.0% |
| Ⅷ型 | Ⅷ a 型 | 肠系膜上动脉发出肝右动脉 + 胃左动脉发出副肝左动脉 | 2.0% |
| | Ⅷ b 型 | 胃左动脉发出肝左动脉 + 肠系膜上动脉发出副肝右动脉 | |
| Ⅸ型 | | 肠系膜上动脉发出肝总动脉 | 2.5% |
| Ⅹ型 | | 胃左动脉发出肝总动脉 | 0.5% |
| 其他 | | | 3.0% |

表 1-2-5　肝总动脉 Hiatt 分型

| 分型 | 描述 | 比例 |
|---|---|---|
| Ⅰ型 | 肝总动脉起源于腹腔干，发出肝固有动脉及胃十二指肠动脉，前者继续分出胃右动脉及肝左右动脉 | 75.7% |
| Ⅱ型 | 胃左动脉发出肝左动脉，或胃左动脉发出副肝左动脉 | 9.7% |
| Ⅲ型 | 肠系膜上动脉发出肝右动脉，或肠系膜上动脉发出副肝右动脉 | 10.6% |
| Ⅳ型 | 胃左动脉发出肝左动脉，或胃左动脉发出副肝左动脉 + 肠系膜上动脉发出肝右动脉，或肠系膜上动脉发出副肝右动脉 | 2.3% |
| Ⅴ型 | 肠系膜上动脉发出肝总动脉 | 1.5% |
| Ⅵ型 | 腹主动脉发出肝总动脉 | 0.2% |

表 1-2-6　脾动脉走行

| 分型 | 描述 | 比例 |
|---|---|---|
| Ⅰ型 | 脾动脉自腹腔干发出，沿胰腺上缘走行至脾门 | 47% |
| Ⅱ型 | 脾动脉中间 1/2 位于胰腺背侧或胰腺内 | 14% |
| Ⅲ型 | 脾动脉远端 1/2 位于胰腺背侧或胰腺内 | 6% |
| Ⅳ型 | 脾动脉远端 3/4 全部位于胰腺背侧或胰腺内 | 33% |

**表 1-2-7　脾动脉分型**

| 分型 | 描述 | 比例 |
| --- | --- | --- |
| 分散型 | 脾动脉距脾门 2.1~6 cm 处分出终末支 | 80% |
| 集中型 | 脾动脉距脾门 0.6~2 cm 处分出终末支 | 14% |
| 梳状型 | 脾动脉紧贴脾门处分为多个终末支 | 6% |

**表 1-2-8　脾叶动脉分型**

| 分型 | 描述 | 比例 |
| --- | --- | --- |
| 一支型 | 脾动脉终末支在脾门处呈单干弓形进入脾实质内，沿途分出数支 | 3.0%~5.2% |
| 二支型 | 脾动脉在脾门处分出 2 个终末支，进入脾实质内，即脾上叶动脉和下叶动脉 | 76.0%~98.0% |
| 三支型 | 脾动脉在脾门附近分出 3 个终末支，即脾上叶动脉、中叶动脉和下叶动脉 | 2.0%~23% |

脾上极动脉：指不经过脾门而直接进入脾上极段的动脉。出现率为 14%~62%。

脾下极动脉：指不经过脾门而直接进入脾下极段的动脉。出现率为 22%~82%。

6. **胃右动脉**　变异比例见表 1-2-9。

7. **胃网膜右静脉**　分型见表 1-2-10。

8. **幽门下动脉**　分型见表 1-2-11，走行见图 1-2-10。

**表 1-2-9　胃右动脉变异比例**

| 作者 | 起源于肝固有动脉 | 起源于胃十二指肠动脉 | 起源于肝左动脉 | 起源于肝总动脉 | 起源于肝右动脉 | 起源于肝中动脉 | 患者总数 |
| --- | --- | --- | --- | --- | --- | --- | --- |
| 周义成等 | 51.3% | 14.3% | 12.5% | 11.9% | 9.4% | 0.6% | 160 |
| 李家开等 | 56.3% | | 33.3% | | 8.6% | 1.8% | 682 |
| 林志东等 | 44.2% | 9.3% | 39.5% | 2.3% | 4.7% | | 72 |

**表 1-2-10　胃网膜右静脉分型**

| 分型 | 描述 | 比例 |
| --- | --- | --- |
| Ⅰ型 | 汇入胰十二指肠上静脉，参与结肠静脉回流 | 36.81% |
| Ⅱ型 | 汇入胰十二指肠上静脉，不参与结肠静脉回流 | 18.75% |
| Ⅲ型 | 汇入胰十二指肠上静脉，参与右结肠上静脉和右结肠静脉回流 | 14.58% |
| Ⅳ型 | 汇入胰十二指肠上静脉和结肠静脉的共干 | 10.42% |
| Ⅴ型 | 汇入结肠静脉，不参与胰十二指肠上静脉回流 | 13.19% |
| Ⅵ型 | 作为肠系膜上静脉独立分支 | 6.25% |

表 1-2-11　幽门下动脉分型

| 分型 | 描述 | 比例 |
| --- | --- | --- |
| Distal 型 | 发自胰十二指肠上动脉 | 64.2% |
| Caudal 型 | 发自胃网膜右动脉 | 23.1% |
| Proximal 型 | 发自胃十二指肠动脉 | 12.7% |

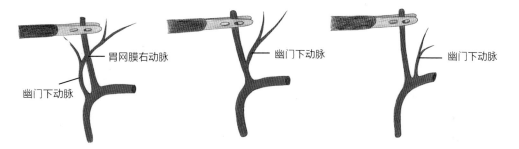

图 1-2-10　幽门下动脉走行

## 四、胃的神经

腹腔神经节发出的交感神经分支、左右迷走神经发出的副交感神经分支支配胃，调控胃的分泌和蠕动等功能。在两种神经之间，存在神经纤维交换。

在胃发生过程中，左右迷走神经伴随胃一同发生旋转，在食管裂孔附近的左侧形成前干，右侧形成后干（图 1-2-11）。

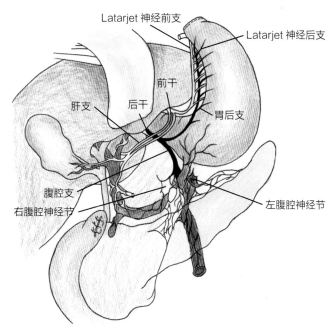

图 1-2-11　支配胃的迷走神经走行

迷走神经前干（图1-2-11黑线白底标记）发出肝支和胃前支，胃前支发出胃体前支，并沿小弯前壁发出下行的Latarjet神经前支。肝支为2~3根白色条索状结构，沿小网膜肝附着处向右走行，沿肝固有动脉分为上行支和下行支。上行支部分沿胆囊动脉走行至胆囊。下行支部分沿胃右动脉走行至胃，即幽门支。余下的沿肝总动脉走行与后干分支汇合。

迷走神经后干（图1-2-11黑线黑底标记）在贲门处发出腹腔支和胃后支，胃后支发出胃体后支，并分出Latarjet神经后支。腹腔支沿胃胰襞下行至腹主动脉前，在胃左动脉起始部分为左右两支，分别汇入左右腹腔神经节。同侧神经节有来自同侧膈肌的内脏神经汇入（交感神经）。从腹腔神经节发出的神经纤维（交感神经+副交感神经）在腹腔干处形成神经丛后，沿胃左动脉、肝总动脉、脾动脉、肠系膜上动脉形成神经丛，分别沿胃、肝、胰尾脾及肠管方向走行分布。部分神经纤维向右下方延伸，形成带状神经束，进入胰头钩突部（胰头神经丛第 I 部分）。

## 第三节　胃周淋巴结和淋巴回流

按日本胃癌处理规约规定，胃周淋巴结以其走行的动脉命名，淋巴走向以这些动脉为中心走行，但淋巴管仅走行于肠系膜内，因此可以动脉走行标记淋巴走向。

消化道淋巴回流集中于3根主要动脉（腹腔干、肠系膜上动脉、肠系膜下动脉）根部的淋巴结内，称为脏层终末淋巴结。远离脏层终末淋巴结的淋巴结称为壁层淋巴结，即位于腹主动脉旁，沿其长轴分布。

沿腹腔干3个分支存在连续分布的淋巴结，沿胃左动脉、胃短动脉及胃网膜左动脉走行的淋巴回流沿脾动脉走行，胃网膜右动脉走行的淋巴回流沿胃十二指肠动脉至肝总动脉，均注入 No.9 淋巴结。

因此，在此淋巴回流通路中的淋巴结（No.1、No.3a、No.4sa、No.4sb、No.4d、No.7、No.8、No.10、No.11p、No.11d），均位于背侧胃系膜（图1-2-12）。

沿食管贲门支走行的淋巴结（No.2）也位于背侧胃系膜，此淋巴回流方向为沿膈下动脉（No.20）至腹主动脉左侧的壁层淋巴结。

沿胃右动脉走行的淋巴回流沿肝固有动脉走行，最终经肝总动脉注入 No.9 淋巴结，此途径中的 No.3b、No.5、No.12 淋巴结均位于腹侧胃系膜。

在胃周淋巴结中，幽门下淋巴结（No.6）的流出路径比较复杂，沿胃十二指肠动脉至肝总动脉走行，注入腹腔干右侧淋巴结；在胰腺前斜行走行，经过沿脾动脉走行的淋巴结（No.11）注入腹腔干左侧淋巴结，也可向其下方走行，注入肠系膜上动脉根部淋巴结（No.14）（图1-2-13）。

由此可见，No.6 淋巴结的流出路径比较复杂，是作为淋巴回流分流点的重要部位。

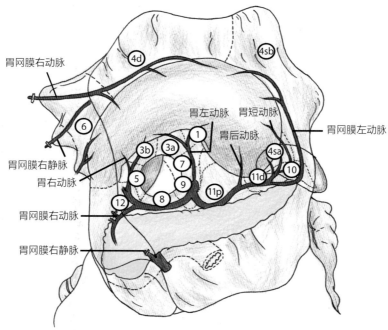

图 1-2-12 沿腹腔干 3 个分支连续分布的淋巴结

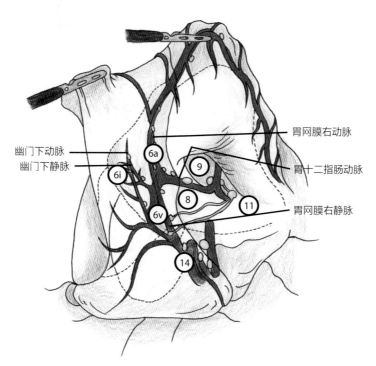

图 1-2-13 其他流出路径的淋巴结

胃周淋巴结的分组、名称及定义见表 1-2-12。

表 1-2-12　胃周淋巴结的分组、名称及定义

| No. | 名称 | 定义 |
| --- | --- | --- |
| 1 | 贲门右淋巴结 | 沿胃左动脉上行进胃壁的第一分支（贲门支）走行的淋巴结及贲门右侧淋巴结 |
| 2 | 贲门左淋巴结 | 贲门左侧淋巴结，若存在左膈下动脉支，则沿其走行的淋巴结也属于此分类（包括血管根部） |
| 3a | 小弯淋巴结（沿胃左动脉） | 沿胃左动脉小弯侧分支及贲门支下方走行的淋巴结 |
| 3b | 小弯淋巴结（沿胃右动脉） | 胃右动脉进入小弯侧第一支左侧走行的淋巴结 |
| 4sa | 大弯左侧淋巴结（沿胃短动脉） | 沿胃短动脉走行的淋巴结（不包括血管根部） |
| 4sb | 大弯左侧淋巴结（沿胃网膜左动脉） | 沿胃网膜左动脉及大弯侧第一分支走行的淋巴结（参照 No.10 淋巴结定义） |
| 4d | 大弯右侧淋巴结（沿胃网膜右动脉） | 沿胃网膜右动脉及大弯侧第一分支左侧走行的淋巴结 |
| 5 | 幽门上淋巴结 | 沿胃右动脉根部及小弯侧第一分支走行的淋巴结 |
| 6 | 幽门下淋巴结 | 沿胃网膜右动脉根部至大弯侧第一分支走行的淋巴结，沿胃网膜右静脉和胰十二指肠静脉走行至汇合部（包括汇合部）的淋巴结 |
| 6a | 幽门下淋巴结 6a | 沿胃网膜右动脉走行的淋巴结 |
| 6i | 幽门下淋巴结 6i | 沿幽门下动脉走行的淋巴结 |
| 6v | 幽门下淋巴结 6v | 在胰头前方，沿胃网膜右静脉及幽门下静脉走行的淋巴结 |
| 7 | 胃左动脉干淋巴结 | 沿胃左动脉根部上行至分支部位走行的淋巴结 |
| 8a | 肝总动脉前上部淋巴结 | 位于肝总动脉（从脾动脉分支至胃十二指肠动脉分支）前、上方淋巴结 |
| 8p | 肝总动脉后淋巴结 | 位于肝总动脉（从脾动脉分支至胃十二指肠动脉分支）后方淋巴结（与 No.12p、No.16a2int 淋巴结相连） |
| 9 | 腹腔干周围淋巴结 | 腹腔干周围淋巴结，胃左动脉、肝总动脉、脾动脉根部部分淋巴结也属于腹腔干周围淋巴结 |
| 10 | 脾门淋巴结 | 远离胰尾的脾动脉周围及脾门部淋巴结，胃短动脉根部及胃网膜左动脉大弯侧第一分支周围淋巴结 |
| 11p | 脾动脉近端淋巴结 | 脾动脉近脾门侧（将脾动脉根部至胰尾末端的距离二等分，靠近脾动脉根部侧）淋巴结 |
| 11d | 脾动脉远端淋巴结 | 脾动脉近脾门侧（将脾动脉根部至胰尾末端的距离二等分，靠近胰尾侧）淋巴结 |
| 12a | 肝十二指肠韧带内淋巴结（沿肝动脉） | 取左右肝管汇合部至胰腺上缘的胆管中点，其下方沿肝动脉走行的淋巴结 |

表 1-2-12 续

| No. | 名称 | 定义 |
|---|---|---|
| 12b | 肝十二指肠韧带内淋巴结（沿胆管） | 取左右肝管汇合部至胰腺上缘的胆管中点，其下方沿胆管走行的淋巴结 |
| 12p | 肝十二指肠韧带淋巴结（沿肝门静脉） | 取左右肝管汇合部至胰腺上缘的胆管中点，其下方沿肝门静脉走行的淋巴结 |
| 13 | 胰头后淋巴结 | 位于胰头后方，十二指肠乳头处靠近头侧的淋巴结（若位于肝十二指肠韧带内，则属于 No.12b 淋巴结） |
| 14v | 肠系膜上静脉根部淋巴结 | 位于肠系膜上静脉前方，上缘为胰腺下缘，右缘为胃网膜右动静脉和胰十二指肠静脉汇合处，左缘为肠系膜上静脉左侧，下缘为中结肠静脉分支部的淋巴结 |
| 14a | 肠系膜上动脉根部淋巴结 | 沿肠系膜上动脉走行的淋巴结 |
| 15 | 中结肠动脉周围淋巴结 | 中结肠动脉周围淋巴结 |
| 16a1 | 腹主动脉旁淋巴结 a1 | 主动脉裂孔周围淋巴结 |
| 16a2 | 腹主动脉旁淋巴结 a2 | 腹腔干根部上缘至左肾静脉下缘腹主动脉周围淋巴结 |
| 16b1 | 腹主动脉旁淋巴结 b1 | 左肾静脉下缘至肠系膜下动脉根部上缘腹主动脉周围淋巴结 |
| 16b2 | 腹主动脉旁淋巴结 b2 | 肠系膜下动脉根部上缘至腹主动脉分叉处腹主动脉周围淋巴结 |
| 17 | 胰头前淋巴结 | 位于胰头前，存在于胰腺筋膜下方但未与胰腺相连的淋巴结 |
| 18 | 胰腺下缘淋巴结 | 胰体部下缘的淋巴结 |
| 19 | 膈下淋巴结 | 位于膈肌腹腔面，主要为沿膈下动脉走行的淋巴结 |
| 20 | 食管裂孔旁淋巴结 | 食管裂孔处淋巴结 |
| 110 | 下端食管旁淋巴结 | 远离膈肌，与食管下端相连的淋巴结 |
| 111 | 膈上淋巴结 | 位于膈肌胸腔面，远离食管的淋巴结（与膈肌相连，且与食管相连者为 No.20 淋巴结） |
| 112 | 后纵隔淋巴结 | 位于后纵隔，远离食管和食管裂孔的淋巴结 |

（葛　晗）

# 第三章

# 胃的生理功能

胃是人体消化系统重要的组成部分之一，人体每天有约 3.5 L 的食物、饮料及唾液进入胃。胃有三大基本生理功能：

**1. 消化功能** 胃通过化学和机械两种方式将食物消化成均匀的小颗粒浓稠混合物——食糜，使消化吸收效率最大化。

**2. 储存功能** 胃储存食物并调节其进入小肠，从而促进小肠的消化和吸收。

**3. 屏障功能** 胃通过胃酸创造的低 pH 环境杀灭随食物进入人体的绝大多数病原微生物，同时，胃也必须利用特殊的防御机制防止自身被胃酸损伤消化。

在食物到达胃之前，胃的消化活动就已经被头期（cephalic phase）的长迷走神经反射激活。随着食物进入胃，胃腔中的刺激会引发一系列构成胃期（gastric phase）消化阶段的短反射。在胃期反射中，胃的扩张和胃腔中的肽或氨基酸会激活胃的分泌细胞和肠神经元。随后，多种激素、神经递质和旁分泌因子将进一步影响胃的运动和分泌功能。

## 一、胃的消化功能

### （一）胃的机械性消化

**1. 胃的运动形式** 胃的运动有两个目的：① 接受从食管输送来的食物，将其从贲门移动至幽门，然后输送到十二指肠进一步消化；② 机械性混合食物以将其分解成均匀的小颗粒。这种混合通过增加食物与消化酶的接触面积，从而使消化效率最大化。胃的动力由胃平滑肌的特性决定，并受到神经、激素和旁分泌因子的影响。

胃的平滑肌主要由单元平滑肌（single-unit smooth muscle）构成，这些细胞通过间隙连接形成收缩段。胃的不同区域具有不同类型的收缩方式。紧张性收缩（tonic contraction）持续数分钟或数小时，主要出现在括约肌和胃的前部。位相性收缩（phasic contraction）的特点使收缩和松弛周期仅持续几秒钟，主要发生在胃的后部区域。平滑肌收缩和松弛的周期与被称为慢波电位（slow wave potential）的慢波去极化和复极化周期相关。目前研究表明，慢波起源于 Cajal 间质细胞（interstitial cell of Cajal, ICC, 以西班牙神经解剖学家 Santiago Ramón y Cajal 命名）。这些特化的平滑肌细胞位于平滑肌层和内在神经丛之间，它们可以充当神经元和平滑肌之间的中介。ICC 在胃中充当慢波活动的起搏器，就像心脏传导系统的细胞充当心脏的起搏器一样。慢波电位与心肌起搏器电位的不同之处在于慢波以更缓慢的频率发生（3~12 波 / 分 vs 60~90 波 / 分）。此外，慢波频率因胃肠道区域不同而异，从胃的 3 波 / 分到十二指肠的 12 波 / 分不等。在 ICC 中自发开始的慢波通过间隙连接传播到相邻的平滑肌层，一组 ICC 中最快的起搏频率决定了整个平滑肌组的频率。学者们已经观察到 ICC 似乎可以协调胃肠道运动，目前正在努力建立 ICC 与功能性胃肠道疾病（如术后胃瘫）之间的联系，以开发新的治疗方案。

慢波和心脏起搏电位之间的一个区别是慢波在每个周期都不会达到阈值，而未达到阈值的慢波不会引起肌肉收缩。当慢波电位达到阈值时，肌纤维中的电压门控 $Ca^{2+}$ 通道打开，$Ca^{2+}$ 进入细胞内，细胞触发一个或多个动作电位（图 1-3-1）。慢波动作电位的去极化阶段，与心肌节律细胞一样，也是 $Ca^{2+}$ 进入细胞内的结果。此外，与心肌类似，胃平滑肌的收缩程度取决于进入纤维的 $Ca^{2+}$ 浓度。慢波的持续时间越长，动作电位触发越多，肌肉的收缩力就越大。慢波触发动作电位主要由来自肠神经系统的神经冲动调控。

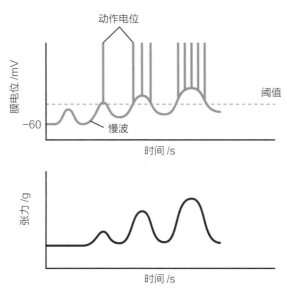

图 1-3-1 慢波动作电位在胃平滑肌中的自发性去极化

**2. 胃排空及其调控、胃瘫**　胃的平滑肌运动模式以蠕动（peristalsis）为主，这是胃排空的基础。在蠕动中，紧挨着食物或食糜上部的环状肌收缩，这种收缩将食团向前推进，前部的环状肌放松以接收食物，随后这部分环状肌收缩，继续将食物向前移动。蠕动收缩以 2~25 cm/s 的速度向前推动食物。食管中的蠕动波将食物从咽推进到胃，而胃的蠕动则有助于食物在胃中的充分混合。

运动障碍是较常见的胃肠道紊乱的原因之一。胃运动障碍主要表现为胃瘫（gastroparesis）。胃瘫是一种慢性疾病，是指在没有梗阻情况下的胃排空延迟。症状主要包括饭后饱胀、疼痛、恶心呕吐、体重减轻、嗳气和腹胀等。糖尿病是较常见的病因之一，胃瘫是胃手术后的常见并发症之一，麻醉剂、抗抑郁药和其他延迟胃排空的药物也可能导致胃瘫，其他原因包括细菌和病毒感染。营养支持和甲氧氯普胺（metoclopramide）是较为常见的治疗方法。

**3.呕吐** 呕吐即胃内容物从口腔中强力排出的过程，也是一种保护性反射，可在有毒物质被胃肠道吸收之前将其从胃中清除。然而，过度或长时间呕吐，伴随大量胃酸流失，会导致代谢性碱中毒。呕吐反射通过延髓中的呕吐中心进行协调。这种反射始于对感觉受体的刺激，并且常伴有恶心。来自全身各处的多种刺激都会引发呕吐，包括血液中某些化学物质（如细胞因子和某些药物）的浓度增高，平衡的扰乱（如发生在移动的汽车或轮船中），情绪压力的变化等。同时，刺激咽后部也可诱发呕吐。

来自呕吐中心的传出信号会引发一系列反向蠕动波，从小肠开始向上移动。与此同时，腹部收缩使腹内压增高。胃部平滑肌松弛，增加的压力迫使胃内容物返回食管并从口腔中排出。在呕吐期间，呼吸活动受到抑制。会厌和软腭封闭气管和鼻咽，以防止呕吐物被吸入（误吸）。如果胃酸或食物颗粒进入呼吸道，它们可能会损害呼吸系统并导致吸入性肺炎（aspiration pneumonia）。

## （二）胃的化学性消化

胃腔表面的胃黏膜主要由胃黏膜细胞构成，数百万个胃小凹（gastric pits）的开口散布于胃黏膜。胃小凹是胃中的凹陷性结构，每个胃小凹中包含 3~5 个胃腺（gastric glands）的开口，分布在幽门部的胃小凹深度大于分布于胃内其他部位的胃小凹，这可能与幽门部主要参与胃的消化功能相关。胃腺由多种细胞类型组成，这些细胞会产生胃酸（HCl）、酶、激素和旁分泌因子。图 1-3-2 总结了不同胃黏膜细胞的各种分泌物及它们的主要生理功能。

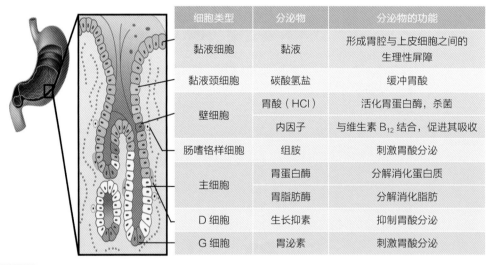

| 细胞类型 | 分泌物 | 分泌物的功能 |
| --- | --- | --- |
| 黏液细胞 | 黏液 | 形成胃腔与上皮细胞之间的生理性屏障 |
| 黏液颈细胞 | 碳酸氢盐 | 缓冲胃酸 |
| 壁细胞 | 胃酸（HCl） | 活化胃蛋白酶，杀菌 |
| | 内因子 | 与维生素 $B_{12}$ 结合，促进其吸收 |
| 肠嗜铬样细胞 | 组胺 | 刺激胃酸分泌 |
| 主细胞 | 胃蛋白酶 | 分解消化蛋白质 |
| | 胃脂肪酶 | 分解消化脂肪 |
| D 细胞 | 生长抑素 | 抑制胃酸分泌 |
| G 细胞 | 胃泌素 | 刺激胃酸分泌 |

**图 1-3-2** 不同胃黏膜细胞在胃小凹中的分布

**1. G 细胞（G cells）** G 细胞位于胃腺深处，其功能是将激素胃泌素（gastrin）分泌到血液中。胃的扩张和胃腔中的肽或氨基酸会刺激 G 细胞分泌胃泌素。某些饮品如茶和咖啡也会刺激胃泌素释放，这也是建议过多酸分泌综合征的人避免茶和咖啡摄入的原因之一。

胃泌素的释放由神经反射触发。短反射由称为胃泌素释放肽（gastrin-releasing peptide, GRP）的肠神经系统（enteric nervous system, ENS）神经递质介导。在头期反射中，来自迷走神经的副交感神经元刺激 G 细胞将胃泌素释放至血液中。

胃泌素的主要作用是促进胃酸分泌，它通过作用于壁细胞直接实现这一点，并通过刺激肠嗜铬样细胞释放组胺间接发挥其生理功能。

**2. 壁细胞（parietal cells）** 胃腺深处的壁细胞负责将胃酸（HCl）分泌到胃腔中。胃中的胃酸分泌量为平均每天 1~3 升，这些胃酸可将胃腔的 pH 值降至 1 左右，而壁细胞的细胞质 pH 值约为 7.2，这意味着壁细胞能够逆高达 150 万倍的浓度梯度将 $H^+$ 泵至胃腔。

胃酸具有多种生理功能：①胃酸可以促进胃蛋白酶的释放和活化。②胃酸可以促进 D 细胞释放生长抑素。③胃酸通过破坏蛋白质中的二硫键和氢键使其变性，暴露氨基酸之间的肽键，使其更容易被胃蛋白酶消化。④胃酸有助于杀灭细菌和其他随食物摄入的微生物。⑤胃酸使唾液淀粉酶失活，从而阻止其继续消化碳水化合物。

壁细胞的泌酸途径见图 1-3-3，其中的关键参与者是 $H^+$-$K^+$-ATP 酶，也被称为质子泵（proton pump），这种 ATP 酶是镁依赖性的。目前认为壁细胞通过 $H^+$-$K^+$-ATP 酶泌酸的过程如下：① $H^+$ 在壁细胞内由水解离产生，在这一过程中形成的 $OH^-$ 迅速与 $CO_2$ 结合形成 $HCO_3^-$，此反应由碳酸酐酶催化。②随后，碳酸氢盐被转运出基底外侧膜以交换 $Cl^-$。$HCO_3^-$ 的缓冲作用使离开胃的血液酸性降低，pH 值升高，产生一过性的餐后碱潮（alkaline tide）。该过程用于维持壁细胞中的细胞内 pH 值。③ $H^+$ 被泵出细胞，进入胃腔，通过质子泵的作用换取 $K^+$，$K^+$ 因此得到有效回收利用。

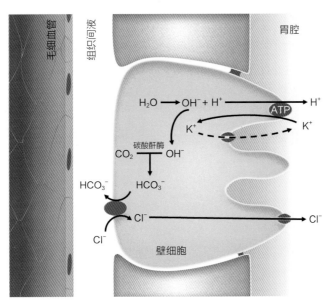

**图 1-3-3** 壁细胞分泌胃酸

通过了解壁细胞泌酸的分子细胞学机制，科学家们开发出一类新的药物来治疗胃酸分泌过多。这些被称为质子泵抑制剂（proton pump inhibitor, PPI）的药物（如奥美拉唑、雷贝拉唑等）可阻断 $H^+$-$K^+$-ATP 酶的活性，从而减少壁细胞的胃酸分泌。

分泌内因子（intrinsic factor）是壁细胞另一项重要的生理功能。内因子是一种糖蛋白，

维生素 $B_{12}$ 必须与其结合才能被肠道吸收。在与维生素 $B_{12}$ 结合后，内因子保护维生素 $B_{12}$ 在通过胃肠道时不被消化分解，并促进其在小肠回肠中的吸收。维生素 $B_{12}$ 是红细胞成熟所必需的，因此缺乏内因子可能导致维生素 $B_{12}$ 吸收不足并导致恶性贫血。

**3. 肠嗜铬样细胞（enterochromaffin-like cell, ECL 细胞）** ECL 细胞是一种神经内分泌细胞，通常存在于胃腺中壁细胞的附近。ECL 细胞在胃泌素、乙酰胆碱和垂体腺苷酸环化酶激活肽的刺激下合成和分泌组胺。ECL 细胞表面的胃泌素受体对胃泌素具有高亲和性，仅通过 2 pmol/L 的胃泌素刺激便可检测到组胺的释放。同时，胃泌素会增强 ECL 细胞的增殖能力，PPI 治疗期间出现的高胃泌素血症会诱导 ECL 细胞增生，ECL 细胞量的增加导致组胺释放增加，从而导致反弹性胃酸分泌过多。长期高胃泌素血症会增加 ECL 细胞衍生的各种恶性肿瘤发生的风险，如 ECL 细胞神经内分泌肿瘤（neuroendocrine tumour, NET）。

ECL 细胞分泌的组胺作为一种旁分泌因子扩散到其目标细胞壁细胞，并通过与壁细胞上的 $H_2$ 受体结合刺激胃酸的分泌。$H_2$ 受体拮抗剂（如西咪替丁和雷尼替丁）通过阻断组胺与 $H_2$ 受体的结合发挥其抑酸的药理作用，是 PPI 之外用于治疗胃酸分泌过多的第二类药物选择。

**4. 主细胞（chief cells）** 胃产生两种酶，胃蛋白酶（pepsin）和胃脂肪酶（gastric lipase）主要由分布于胃腺底部的主细胞分泌。在胃主细胞的细胞核周围具有广泛的层状粗面内质网网络，在主细胞的顶端分布许多充满消化酶的大分泌囊泡，这些结构与其分泌消化酶的生理功能密切相关。

胃蛋白酶的无活性前体胃蛋白酶原（pepsinogen）由主细胞分泌。胃酸通过 ENS 介导的短反射刺激主细胞释放胃蛋白酶原。一旦进入胃腔，胃蛋白酶原在 $H^+$ 的作用下被裂解为活性的胃蛋白酶，使蛋白质开始消化。胃蛋白酶进行蛋白质的初步消化。它对胶原蛋白的消化效率较高，在消化肉类中起着重要作用。

胃脂肪酶也由主细胞分泌，胃脂肪酶主要的生理功能是帮助甘油三酯消化分解成游离的脂肪酸、甘油二酯和单甘油酯，但只有不到 1/3 的脂肪消化发生在胃部。

**5. D 细胞（D cells）** D 细胞并不是胃特有的细胞，它们还存在于肠道和胰岛（D 细胞占胰岛细胞总量的 5% 左右）中。D 细胞主要的生理功能是分泌生长抑素（somatostatin）。D 细胞表面的胆囊收缩素 B 受体（cholecystokinin B receptor）在胃泌素的作用下被激活，增加生长抑素的释放。同时，血管活性肠肽（vasoactive intestinal peptide, VIP）也可以作用于 D 细胞，增强其合成和释放生长抑素。相反的，乙酰胆碱作用于 D 细胞表面的 $M_3$ 受体，则会减少生长抑素的合成和释放。

生长抑素是一种广泛分布于人体的多肽，其生理作用为抑制一些胰腺和胃肠激素的活性。生长抑素抑制几种胃肠激素——胃泌素、促胰液素、胆囊收缩素和血管活性肠肽的分泌，导致包括胃酸分泌、胰腺消化酶分泌，以及肠道营养吸收等功能受到抑制。

20 世纪 70 年代后期，学者们首次发现了一种罕见的产生生长抑素的肿瘤，称为生长抑素瘤。肿瘤倾向于在胰腺、十二指肠或空肠中发展，诊断基于一种被称为生长抑素样免疫反应物（somatostatin-like immunoreactivity, SLI）的物质在血浆中的水平，在生长抑素瘤患者中，SLI 水平可比正常人高 50 倍。过量的生长抑素可能会导致腹部绞痛、持续性腹泻、高血糖、体重减轻和皮肤发作性潮红。

生长抑素因其参与诸多消化道功能和活动的调控而被广泛应用于临床，其主要用于治疗食管静脉曲张、胃肠道溃疡和胃炎引起的急性出血，预防术后胰腺并发症，减少肠道、胰腺和胆道的分泌等。

## 二、胃的储存功能

当食物从食管到达胃时，胃会放松并增加体积以容纳更多的食物。这种神经介导的反射称为接受性放松（receptive relaxation）。胃的上半部分平滑肌将会保持相对松弛，直到食糜到达胃幽门部准备好被消化。

胃的储存功能可能是整个消化过程中最不显眼的方面。然而，从营养角度分析，每当摄入超过人体所需的食物量时，胃就必须调节食物进入小肠的速度。如果没有这样的生理调节，小肠将无法消化和吸收由胃提供给它的食物负荷，大量未来得及吸收的食糜将会进入大肠。大肠的上皮细胞不是为大规模吸收营养成分而设计的，因此大部分食糜将会直接转变成粪便，导致腹泻。

在胃上部发挥储存食物功能的同时，胃下部则已开始进行消化。在胃的远端，一系列蠕动波将食物向下推向幽门部，将食物与胃酸和消化酶充分混合。随着较大的食物颗粒被逐渐消化为更小更均匀的食糜，每次胃蠕动波都会通过幽门将少量食糜挤入十二指肠。进食介导的胃扩张通过刺激神经调控增加胃动力。

## 三、胃的防御机制

在正常生理情况下，胃黏膜通过黏液 - 碳酸氢盐屏障保护自身免受胃酸和消化酶的自身消化。胃腔表面和胃腺颈部的黏液细胞分泌黏液以及碳酸氢盐。黏液形成物理屏障，碳酸氢盐在黏液下面形成化学缓冲屏障（图 1-3-4）。

研究表明，即使在胃内 pH 值为 2 的高酸性环境下，胃黏膜表面正上方的碳酸氢盐层 pH 值也稳定在 7 左右。然而，在某些病理情况下，过多的胃酸分泌会打破这一平衡。在 Zollinger-Ellison 综合征中，患者分泌过高水平的胃泌素导致壁细胞分泌过多胃酸，过量的胃酸使碳酸氢盐层对胃黏膜的保护作用丧失，导致消化道溃疡。在消化性溃疡中，胃酸和胃蛋白酶对黏膜的破坏可延伸到胃壁黏膜下层和肌层，从而导致穿孔。

胃小凹细胞平均每 2~4 天便更新一次。这种高更新频率是另一种保护机制，旨在保护胃的上皮细胞免受胃蛋白酶的蛋白水解作用和壁细胞产生的胃酸的影响。胃主细胞的寿命要长得多，并且被认为是从位于胃单位较高位置的干细胞分化而来。这些干细胞在峡部分化为黏液颈细胞，并在向基部迁移时转变为主细胞。由于黏液颈细胞在成为主细胞时不会分裂，这个过程被称为转分化（transdifferentiation）。*Mist 1* 基因已被证明可调节黏液颈细胞向主细胞转分化，并在主细胞细胞器和细胞结构的正常发育中发挥重要作用。

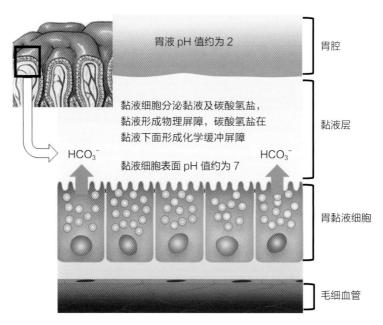

胃液 pH 值约为 2 —— 胃腔

黏液细胞分泌黏液及碳酸氢盐，黏液形成物理屏障，碳酸氢盐在黏液下面形成化学缓冲屏障 —— 黏液层

$HCO_3^-$    $HCO_3^-$

黏液细胞表面 pH 值约为 7

胃黏液细胞

毛细血管

图 1-3-4  胃黏膜的黏液－碳酸氢盐屏障

（张以昆  朱一超）

# 第四章

# 腹腔镜胃癌围手术期管理

近年来腹腔镜胃癌技术蓬勃发展，腹腔镜胃癌手术的安全性和有效性逐渐得到高质量临床研究的证实。基于此，腹腔镜胃癌手术的适应证逐渐扩大，其在胃癌手术中的比例和绝对数量均大幅增长，可开展腹腔镜胃癌手术的中心和专家越来越多。规范的围手术期管理是腹腔镜胃癌手术标准操作流程的重要组成部分。特别对于高龄、肥胖、高血压、糖尿病、冠心病及存在肺部疾病的患者，应在术前进行充分检查，并对并存疾病进行有效治疗，以调整到最佳状态。同时，精准的 TNM 分期能帮助临床医生制订精准的治疗方法。术中麻醉管理确保腹腔镜胃癌手术安全平稳实施，使患者从腹腔镜胃癌手术中得到最大获益。

## 第一节 术前基础情况评估和准备

### 一、一般健康状况评估

美国麻醉学医师协会身体状况（American Society of Anesthesiologists physical status，ASA-PS）分级系统能够界定患者整体健康状况，可供麻醉医生、外科医生和其他参与围手术期治疗的临床医生使用。每位接受手术的患者都可归入某个 ASA-PS 等级，该评估方法主观性较强，但简单实用，是根据患者基本疾病情况导致功能受限的程度进行分级，较高 ASA-PS 分级与并发症，医疗费用增加，术后入住重症监护室（intensive care unit，ICU），长时间住院及病死率升高相关。ASA-PS 分级的标准包括是否存在影响活动或危及生命的全身性疾病，具体如下：

Ⅰ级：健康。

Ⅱ级：轻度全身性疾病，例如控制良好的高血压、哮喘缓解期和糖尿病。

Ⅲ级：重度全身性疾病，例如心绞痛病史，慢性阻塞性肺疾病（chronic obstructive pulmonary disease，COPD），控制不良的高血压和病态肥胖。

Ⅳ级：持续危及生命的重度全身性疾病，例如不稳定型心绞痛、未控制的糖尿病或高血压，以及晚期肾、肺或肝功能不全。

Ⅴ级：预计不手术就无法存活的垂死患者，例如主动脉瘤破裂患者。

Ⅵ级：器官将用于捐赠的宣布脑死亡患者。

Ⅰ、Ⅱ级患者麻醉和手术耐受力良好，麻醉过程平稳。Ⅲ级患者麻醉有一定危险，麻醉前准备要充分，对麻醉期间可能发生的并发症要采取有效措施，积极预防。Ⅳ级患者麻醉危险性极大，即使术前准备充分，围手术期死亡率也很高。Ⅴ级为濒死患者，麻醉和手术都异常危险，不宜行择期手术。术前应对患者一般情况进行评估，在采取积极措施的前提下需充分告知患者及患者家属手术风险。

## 二、心血管系统评估和准备

心血管疾病的患病率随年龄增长而不断升高。围手术期心肌梗死、肺水肿、充血性心力衰竭、心律失常和血栓栓塞最常见于有心血管疾病病史的患者。与开放手术相比，腹腔镜手术具有组织创伤和肠麻痹少、切口疼痛小、术后胃肠功能恢复快等优点。然而，腹腔镜手术所需的 $CO_2$ 气腹会导致腹内压升高和静脉回流减少，同时术中体位变化也影响心脏射血和血液回流，损害心脏功能。对于无心血管合并症的患者通常可以耐受，但合并有心血管疾病的患者可能会出现不良后果。因此，与开放手术相比，腹腔镜手术患者所面临的心血管疾病风险不一定降低，两者的评估方式应相同。术前要详细采集病史，结合患者既往史、心电图检查及日常活动情况初步判断患者心脏情况。对于有瓣膜病变、心功能不全、冠状动脉疾病或心律失常的患者，还需行超声心动图、24 小时动态心电图、冠状动脉 CT 甚至冠状动脉造影等检查手段来评估目前心脏的情况。若评估过程发现心脏问题，应请心内科和麻醉科进行联合会诊，共同评估手术风险及指导相关治疗。若评估后患者存在绝对手术禁忌证，应先转心脏专科处理后再评估手术可能。

## 三、呼吸系统评估和准备

腹腔镜手术中需长时间维持一定的 $CO_2$ 气腹压力，可促进 $CO_2$ 向腹膜内渗透并吸收。腹腔压力越大，手术时间越长，$CO_2$ 吸收入血则越多，容易出现呼吸性酸中毒，严重者出现心律失常。同时，气腹导致的膈肌上抬也对呼吸功能产生影响。腹腔镜胃癌手术相比于开放手术对呼吸系统有明显影响，特别对于老年、肥胖和伴有阻塞性呼吸功能障碍患者，影响更为显著。因此，腹腔镜手术患者术前评估呼吸系统功能至关重要。

围手术期呼吸系统并发症的危险因素主要包括高龄、吸烟、COPD、哮喘、一般健康状态不佳、肥胖、阻塞性睡眠呼吸暂停、肺高压、心力衰竭、上呼吸道感染、代谢紊乱和营养不良。术前肺评估应采集完整的病史并进行体格检查，了解是否存在以上危险因素，若存在则需要进一步评估，并给予及时纠正和优化。对于高危人群，应常规进行胸部 CT、动脉血气分析及肺功能检查来进行客观评价，同时术前应指导患者戒烟和进行呼吸训练。对于有严重呼吸系统疾病的患者，手术选择应该慎重，因为术前即使进行适当的术前管理，呼吸功能在短时期内也很难得到较大改善。如果病情必须手术，应在专科医生指导下进行，并且术后转入 ICU 监护治疗，以保证患者的安全。

## 四、血糖评估和准备

研究表明，腹腔镜手术与开放手术相比在激素水平和血糖水平的变化无明显差异。这可能是由于气腹过程同开放手术的腹膜牵拉都可引发显著的应激反应，所以对于两种术式的术前血糖管理方式应相同。围手术期血糖异常波动会增加术后感染、伤口不愈合及心脑血管事件等并发症的发生率，影响远期预后。

在临床实践中，许多择期手术糖尿病患者的血糖并没有达到需要的范围，还有一些可能并不知道自己患有 2 型糖尿病的患者也会表现出血糖高于正常值，可通过测定糖化血红蛋白来简便快速地确定长期血糖控制是否有效。对糖化血红蛋白异常升高的患者进行宣教，教育其对疾病有所认识，指导其通过饮食控制和用药来改善血糖水平。

糖尿病患者手术前须停用口服降糖药和长效胰岛素，改用中、短效胰岛素皮下注射，术前控制空腹血糖 <7.8 mmol/L，餐后血糖 <10.0 mmol/L。控制血糖效果满意 3 天后可安排手术。择期手术尽量安排在当日第 1 台进行，避免术前长时间禁食。

## 五、凝血功能评估和准备

胃肠道恶性肿瘤患者的肿瘤细胞分泌促凝物质，升高凝血因子活性，引发血液高凝状态，静脉血栓栓塞症（venous thromboembolism, VTE）在胃肠肿瘤患者中的发生率为 8.6%，高于非胃肠肿瘤患者的 3.3%，差异有统计学意义。高龄、肥胖和术中长时间的头高脚低位也是 VTE 发生的高危因素。此外，越来越多患者因为心血管疾病在同时使用抗栓药物，所以外科医生应在术前对患者进行评估，并根据评估结果决定围手术期的抗栓药物管理，预防围手术期血栓的发生。

术前主要进行 VTE 风险和出血风险评估，并根据评估结果考虑是否需要及如何进行VTE 预防。推荐使用 Caprini 风险评估模型对患者进行 VTE 风险评估。根据《中国加速康复外科临床实践指南（2021 版）》，Caprini 评分 0 分为极低危，无须使用机械或药物预防措施；1~2 分为低危，可仅使用机械预防措施（弹力袜、机械充气加压泵）；3~4 分为中危，在无高出血风险的情况下，建议使用药物预防；≥5 分为高危，不伴高出血风险的情况下，建议联合应用药物及机械预防措施，且预防措施建议从术前开始。

对于长期使用抗栓药物的患者，术前评估必须明确两个重要的凝血问题：①怎样管理长期服用华法林的患者；②怎样保证长期接受抗凝治疗的患者或在围手术期需要接受抗凝治疗的患者的安全。对于第一个问题的患者，建议在术前停用华法林 5 天，以避免术中及术后失血，在停用华法林后可肌内注射肝素以降低血栓风险。对于第二个问题的患者，氯吡格雷和相关血小板抑制药常与阿司匹林一起（称为双联抗血小板治疗）用于冠状动脉内置入支架的冠心病患者。这类患者若为了手术而突然停用氯吡格雷（或相关药物）和阿司匹林，则急性心肌梗死的风险大大增加。关于目前可供选择的药物，治疗措施和专家共识指南都在不断更新，笔者建议服用此类药物的拟行手术患者应请心血管内科医生会诊制订合理安全的方案。

## 六、营养状况评估和准备

有研究发现，合并营养不良的胃癌患者接受根治性胃切除术治疗后并发症发生率明显高于营养状况良好患者，且其总生存期和无病生存期明显短于营养状况良好患者。所以患者就诊后应尽早完成营养风险筛查，对有营养风险者应进一步实施营养评定和营养不良诊断，根据营养风险筛查及营养状况结果确定营养治疗计划。营养风险筛查量表 2002（nutritional risk screening 2002，NRS 2002）主要包括三方面内容：① 营养状况受损评分（0~3 分）；② 疾病严重程度评分（0~3 分）；③ 年龄评分（年龄 >70 岁加 1 分）。总分为 0~7 分，NRS 2002 评分≥3 分作为存在营养风险的指标，<3 分表示不存在营养风险。

营养评定和营养不良诊断是通过临床检查、人体测量、生化检查、人体组成测定及多项综合营养评价等主客观方法，判定机体营养状况，确定营养不良的类型和程度，估计营养不良所致的危险性，并监测营养治疗疗效。对于胃肠外科患者，体重、体重指数（body mass index，BMI）、去脂体重指数（fat free mass index，FFMI）变化，以及患者参与的主观整体评估量表（patient-generated subjective global assessment，PG-SGA）对预测住院时间、并发症的发生及死亡风险表现出良好的精度。

根据《胃肠外科患者围手术期全程营养管理中国专家共识（2021 版）》，对满足以下 1 条的胃肠外科患者应实施营养治疗：① 既往 6 个月内体重下降 10% 以上；② BMI<18.5 kg/m$^2$；③ NRS 2002 评分 >5 分，或 PG-SGA 评级 C 级以上；④ 无肝、肾功能异常情况下血浆白蛋白 <30 g/L。围手术期患者能量目标首选间接测热法进行实际测定，无法测定时可按照 25~30 kcal/（kg·d）（1 kcal = 4.184 kJ）提供能量；蛋白质目标需要量为 1.2~1.5 g/（kg·d）。营养治疗首选口服营养补充（oral nutritional supplement，ONS）；若 ONS 无法满足机体营养需求，可应用肠内营养（enteral nutrition，EN）；若 EN 不能满足机体营养需求，则应联合应用肠外营养（parenteral nutrition，PN）或选择 PN。若患者需要营养治疗但存在 EN 禁忌，推荐尽早开展 PN。同时，对于长期禁食或接受 PN 的患者，应补充生理需要量的维生素及微量元素，避免机体缺乏维生素及微量元素。围手术期 EN 应先选择经鼻胃管或鼻肠管喂养，若预计喂养时间超过 4 周，建议通过胃或空肠造口置管。

# 第二节　胃癌病灶的内镜评估和准备

合理的胃癌手术切除范围取决于肿瘤大小、部位、浸润深度、淋巴结转移和组织类型，准确的术前诊断和评估对胃癌患者治疗方案的选择非常重要，尤其是早期胃癌，需要综合评估决策内镜手术或外科手术治疗。腹部超声和 CT 等影像学检查虽然在胃癌的术前评估中有着不可或缺的作用，但仍然存在相应的局限性，尤其是对于早期胃癌的诊断和评估价值有限。而内镜可同时实现胃癌的筛查、诊断、分期和治疗，是胃癌术前诊断和评估的利器，能够有效指导临床治疗方案的选择。

# 一、术前诊断

内镜检查能够有效判断肿瘤的部位、大小和形态，并能够通过活检确诊及判断具体 Lauren 组织学分类，从而为胃癌的精准化治疗提供参考。胃癌的内镜下特点主要是局部颜色变化（发红或发白），局部形态改变（隆起或凹陷），不规则的微结构或微血管网，肉眼可见的黏膜隆起或凹陷。其形态根据胃癌分期不同而不同，可为预测胃壁浸润深度和治疗提供参考。

## （一）早期胃癌

早期胃癌是指病灶局限于胃黏膜层或黏膜下层，无论有无淋巴结转移，其分期相当于胃癌 TNM 分期中的 Tis～T1a 期。根据 Paris 分型，早期胃癌分为三型，即隆起型（Ⅰ型）、平坦型（Ⅱ型）和凹陷型（Ⅲ型），其中Ⅰ型又分为有蒂型（Ⅰp）和无蒂型（Ⅰs）。Ⅱ型则根据病灶轻微隆起、平坦、轻微凹陷分为Ⅱa、Ⅱb 和Ⅱc 3 个亚型（图 1-4-1、图 1-4-2）。根据文献报道，约 78% 的早期胃癌表现为Ⅱc 型，而Ⅱ型和Ⅲ型早期胃癌更易出现黏膜下浸润，其黏膜下浸润的概率约为 40%，预后较差。

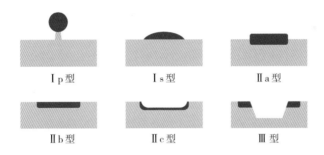

| Ⅰp 型 | Ⅰs 型 | Ⅱa 型 |
| Ⅱb 型 | Ⅱc 型 | Ⅲ 型 |

**图 1-4-1** 胃癌的 Paris 分型

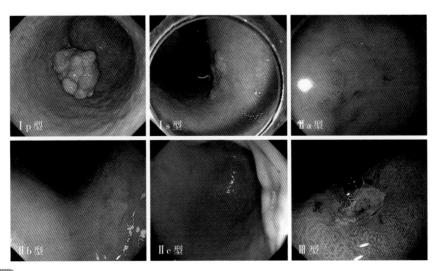

**图 1-4-2** 内镜下胃癌的 Paris 分型各型形态

在早期胃癌的内镜诊疗工作中，应当注意以下几点：① 操作前充分准备，内镜检查前让患者服用去泡剂和去黏液剂有助于提高内镜检查的质量。② 内镜检查过程中按标准化内镜检查操作流程对上消化道进行细致全面的检查，保证内镜留图的数量和质量。③ 内镜下评估应以白光内镜为基础，局部黏膜颜色变化（变红或发白），局部黏膜细颗粒状或小结节状粗糙不平，局部黏膜隆起或凹陷，黏膜浅表糜烂或溃疡，黏膜下血管网消失，黏膜皱襞中断或消失，黏膜组织脆、易自发出血，胃壁局部僵硬或变形等为早期胃癌的可疑表现，再充分结合图像增强内镜检查技术，如放大内镜（magnifying endoscopy, ME）、窄带成像技术（narrow-band imaging, NBI）、智能电子分光技术（flexible spectral imaging color enhancement, FICE）、联动成像技术（linked color imaging, LCI）/蓝激光成像（blue laser imaging, BLI）和高清智能电子染色内镜（I-scan），亦可联合使用靛胭脂进行色素喷洒。评估内容主要包括病变形态、范围、性质及浸润深度等。正确判断病变是黏膜内癌还是黏膜下癌，是术前评估的重要内容，是决定早期胃癌能否进行内镜下切除的关键。病变大小的准确评估，有助于选择合适的治疗方法。

## （二）进展期胃癌

进展期胃癌主要包括 T2~T4 的胃癌。根据 Borrmann 分型（图 1-4-3、图 1-4-4），进展期胃癌从大体外观上可分为 Ⅰ 型（肿块型），与周围黏膜界限清晰；Ⅱ 型（局限溃疡型），边缘升高、边缘清晰的胃壁增厚；Ⅲ 型（浸润溃疡型），边缘升高，周围胃壁增厚；Ⅳ 型（弥漫浸润型），肿瘤无明显溃疡或边缘升高，弥漫性浸润生长，当肿瘤细胞浸润大部分胃壁时也称为皮革胃。对 Ⅳ 型胃癌进行活检时应谨慎，因为活检标本假阴性结果的风险可能高于其他任何一种类型，建议在病灶某处重复深度活检，必要时可采取内镜下黏膜切除术（endoscopic mucosal resection, EMR）或内镜黏膜下剥离术（endoscopic submucosal dissection, ESD）进行大块活检。

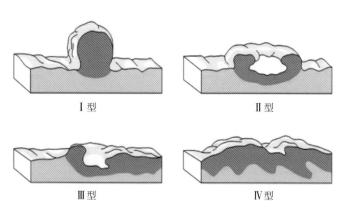

Ⅰ 型

Ⅱ 型

Ⅲ 型

Ⅳ 型

**图 1-4-3** 胃癌的 Borrmann 分型

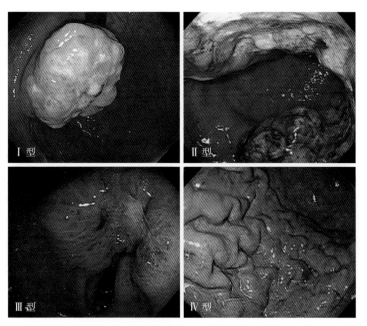

图 1-4-4 内镜下胃癌的 Borrmann 分型各型形态

## （三）活检

胃癌的诊断标准是内镜下活检。一般来说，肿块或异常黏膜均需要活检。若怀疑早期肿瘤性病变，直径 2 cm 以下病变取 1~2 块活检，直径每增加 1 cm 可增加 1 块；倾向进展期癌的胃黏膜，需避开坏死的区域取材 6~8 块。对于带蒂病变和隆起型病变，均应于病变头部取活检；对于溃疡型病变，应于溃疡堤内侧活检，不应活检溃疡底或溃疡堤外侧（图 1-4-5 ）。

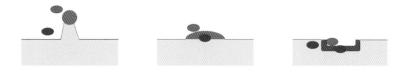

图 1-4-5 胃癌的活检部位

## 二、术前分期

胃癌的浸润深度（T 期）不仅可以判断预后，还可以预测淋巴结转移，在决定治疗策略中起着重要作用。随着手术技术的发展，内镜下切除和腹腔镜下切除术的适应证均在扩大，因此术前评估 T 分期对确定胃癌的治疗策略具有重要意义，尤其是对于区分 T1a 期和 T1b~T2 期胃癌。

超声内镜（endoscopic ultrasound, EUS）结合内镜和高频超声，能够使内镜检查时胃肠壁和邻近结构可视化。EUS 有环形扫描 EUS 和线阵扫描 EUS 两种类型，其中环形扫描

EUS可以得到与内镜成直角的360°范围断层面,很容易观察其解剖学结构。因此,EUS可以很好地显示胃壁各层,便于胃癌精准T分期。EUS可将正常胃壁显示为5层结构,分别对应胃壁的黏膜层、黏膜肌层、黏膜下层、固有肌层和浆膜层,分别呈现为高回声、低回声、高回声、低回声及高回声(图1-4-6)。肿瘤在EUS下的表现多为低回声肿块,病变处胃壁增厚,层次结构紊乱,消失或断裂。胃癌周围淋巴结转移在EUS下多为低回声,直径≥1cm,多数呈椭圆形,边界光滑。

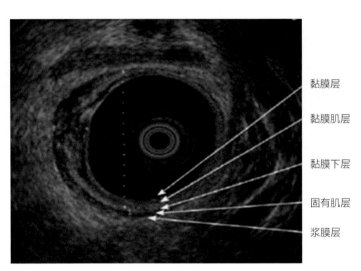

黏膜层

黏膜肌层

黏膜下层

固有肌层

浆膜层

**图1-4-6** 正常胃壁的超声图像

据文献报道,EUS预测胃癌T分期的总体准确率为71%~92%。一篇分析1988—2012年发表的66篇文章中7747例胃癌患者数据的文献显示,EUS在鉴别T1~T2期和T3~T4期胃癌方面的敏感度和特异度分别为0.86 [95% 置信区间(CI)0.81~0.90]和0.90(95% CI 0.87~0.93);对于区别T1期和T2期胃癌,EUS的敏感度和特异度分别为0.85(95% CI 0.78~0.91)和0.90(95% CI 0.85~0.93);对于区分T1a期和T1b期胃癌,EUS的敏感度和特异度分别为0.87(95% CI 0.81~0.92)和0.75(95% CI 0.62~0.84),这有效地说明了EUS在胃癌T分期中的应用价值。此外,这项研究也评估了EUS对于N分期的价值,敏感度和特异度分别为0.83(95% CI 0.79~0.87)和0.67(95% CI 0.61~0.72),相较于T分期,N分期的特异度较低,可能是因为许多小淋巴结存在转移,超声伪影会干扰对区域淋巴结站的评估。

综上,EUS在胃癌TN分期的诊断中诊断效能较高,能够为临床选择合适的治疗方案提供有效的证据。然而,EUS的准确性可能根据病变的形状和大小而有所不同,对于伴有溃疡的病变,分期过度往往比分期不足更常见,可能与瘤周纤维化、溃疡和炎症等有关。此外,EUS的准确性与内镜医生的专业程度密切相关,需选择经验丰富的内镜医生进行分期。另外,EUS还可以通过细针穿刺和(或)活检来区分黏膜下或浸润性病变,可用于诊断和鉴别诊断。

## 三、术前定位

标准的胃癌根治术要求将肿瘤完整切除并确保手术切缘的安全，与传统开放手术不同，腹腔镜手术过程中较难仅通过触觉对肿瘤进行定位，尤其是当肿瘤未浸润浆膜层时。随着内镜技术的进步，术前内镜检查时可通过钛夹、纳米炭、吲哚菁绿等方式对病灶进行定位和淋巴引流导航（图 1-4-7）。

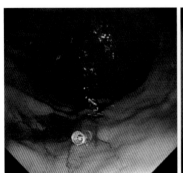

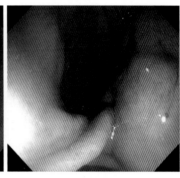

钛夹定位　　　　　　　　　　纳米炭定位　　　　　　　　　吲哚菁绿定位

**图 1-4-7**　内镜下胃癌定位术

### （一）钛夹定位

内镜下金属钛夹被广泛应用于内镜下止血、创面封闭等治疗，具有硬度高、价格便宜、与人体组织相容性较好且不易脱落等优点。胃癌腹腔镜根治术前内镜检查中，可利用金属钛夹硬度高、在 X 线下显影清晰的特点，联合上消化道 X 线造影，从而使病变在胃部的具体位置清晰地显示出来，帮助术者在术前明确手术方案。然而，胃腔空间大，胃前后壁形成的立体结构对肿瘤位置的影响较为显著，单纯依靠内镜放置钛夹后的腹部立位 X 线片定位难以获得满意的效果。近年来，有文献报道可通过结合内镜下钛夹标记和 CT 三维重建进行术前定位，能够更准确反映病变位置、复杂的解剖结构及空间毗邻关系，在可视化技术的基础上还可进一步实现计算机模拟及手术规划，为临床腹腔镜术前提供可靠、客观的依据。

### （二）纳米炭和吲哚菁绿等生物染料

纳米炭微粒和吲哚菁绿作为新兴的生物染料，在胃肠道肿瘤及乳腺癌术前、术中标记和淋巴结示踪方面已得到了较广泛的应用。纳米炭在注入胃的黏膜下层后，术者可以根据胃浆膜面纳米炭晕染的黑斑帮助确定切缘。此外，纳米炭不能渗入血管，却可以通过淋巴引流聚集到附近的淋巴结，并使之染成黑色，有效地提高了腹腔镜胃癌根治术中淋巴结清扫的效率。吲哚菁绿是一种三碳嘧啶染料，基础色为深绿色，可与组织或血液中的蛋白结合产生荧光，能够在近红外荧光腹腔镜远端胃癌根治术中发挥肿瘤定位作用和淋巴引流导航效果，也是当下生物染料的研究热点。

内镜下注射生物染料时，应当使用"三明治"法进行注射，即术前 12~24 小时，内镜下于瘤周先在黏膜下注射 0.5 mL 生理盐水以抬举肿瘤，随后注射 0.5 mL 生物染料，最后注射 0.5 mL 生理盐水进行封堵。

# 第三节　胃癌病灶的影像学评估

胃癌治疗策略的制订依赖于肿瘤 TNM 分期。因此，术前对肿瘤进行精确临床分期有助于选择正确治疗策略及手术方式。应该结合病史询问、体格检查（包括营养状况评估），胃镜或超声内镜、CT、磁共振成像（MRI）、诊断性腹腔镜探查等检查方法综合判断肿瘤位置、范围、分期，制订下一步手术、新辅助治疗或姑息治疗的方案。

## 一、胃癌的 CT 诊断

胃癌患者预后与肿瘤临床分期及合理的治疗方式密切相关。近年来随着胃癌临床个体化精准治疗的发展，对于胃癌影像学评估的规范化要求愈加迫切。CT 可直观显示胃癌浸润深度、范围及形态、强化特征，判断周围脏器侵犯，检出淋巴结转移和远处转移，观测药物治疗或放疗后肿瘤体积改变，是国内外胃癌诊疗指南或规范推荐的胃癌诊断、分期、疗效评价及随访观察的首选影像学检查方法。近年来基于能谱 CT 的高空间分辨率、无创等优势和强大的图像后处理技术支持，CT 在正常血管的显示、血管性异常及血管受侵的评价等方面具有很高的临床价值，对腹腔镜下胃癌根治术具有重要的指导意义。

### （一）胃癌术前 CT 检查的规范化要求

胃作为空腔脏器，形态不固定且在上腹部毗邻的脏器组织关系复杂，这使得胃癌的影像学检出、定位、诊断与鉴别诊断、分型分期等诸多方面都面临挑战。规范化的检查前准备及检查流程对病变能够清晰地显示，对影像医生给出准确的影像学诊断具有重要的意义。

1. **空腹状态**　影像学检查前应禁饮食，建议禁饮食至少 6 小时，排除食物残渣对胃壁病变显示的干扰。

2. **低张状态**　检查前建议行低张处置，主要是为了减少胃肠蠕动排空、利于口服的水或气能存留于胃内，以便正常胃壁的充分延展，消除或减轻胃壁增厚假象。目前临床中常以丁溴东莨菪碱作为首选检查用药，山莨菪碱作为次选。注意严格掌握禁忌证，老年人用药前应排除心脏病和前列腺增生等病史。胰高血糖素药作为上述药物备选。

3. **充盈状态**　胃癌 CT 检查前必须口服阴性充盈剂，可采用水充盈（口服温水 800~1000 mL）或气充盈（口服发泡剂 3~6 g），两种充盈方式各具优缺点。水充盈操作简便，但仰卧位扫描时远端胃可能充盈不足，若检查前确定为远端胃壁病变，则于静脉期及延迟期时可行右侧卧位扫描。气充盈不受重力影响，仰卧位扫描即可均匀充盈胃各部，但对低张效果要求相对较高，可行仿真内镜重建，操作过程相对烦琐。

**4. 呼吸训练** CT 扫描过程中良好的呼吸控制可以消除患者紧张情绪，提高配合度，减少图像运动伪影。

**5. CT 检查规范** 扫描范围应包括腹盆腔的全腹部扫描，满足胃壁病变显示的同时评估肝、腹膜、卵巢等部位的转移。进展期胃癌需行胸部 CT 除外肺转移。全腹部 CT 需行增强扫描以增强病变及正常组织的对比度，至少包括动脉期及静脉期两期。动脉期时相不宜过早，应采用动脉晚期（注射对比剂后 35~40 秒），胃癌手术关注的 2~3 级血管变异在动脉晚期亦能够清晰地显示，推荐注射对比剂后 60~90 秒行静脉期扫描，根据需要可增加延迟期（注射对比剂后 120~180 秒）扫描。扫描层厚至少需 1.5 mm，能清晰显示微小病变的同时，利于后期影像医生使用影像归档与通信系统（picture archiving and communication system, PACS）行多平面重建，满足轴位、冠状位和矢状位 3 个平面的图像显示，还可根据需要自行重建垂直肿瘤长轴的斜面图像或沿肿瘤长轴走行的曲面重建图像。

### （二）胃癌的 CT 诊断及 TNM 分期

CT 可显示胃癌病变的位置、形态、厚度、范围、强化特征、侵犯深度、黏膜及浆膜面情况。检查位置主要包括食管胃结合部、胃底、胃体、胃窦、幽门管各部分，以及大弯、小弯、前壁、后壁各方位。CT 对胃癌形态的显示具有一定价值，早期胃癌 Paris Ⅰ 型在 CT 上主要表现为突向腔内的肿块，带蒂或不带蒂，肌层及浆膜层未见明显受侵犯；Ⅱ 型为平坦型，主要表现为黏膜层局限性强化，未见明显肿块及凹陷状表现；Ⅲ 型病变表现为胃壁局部凹陷，黏膜表面溃疡状，低密度肌层尚连续。CT 对早期胃癌 Ⅱ、Ⅲ 型鉴别较困难，对进展期胃癌大体类型能够给出较为正确的诊断。进展期胃癌 Borrmann Ⅰ 型主要表现为胃壁局限性肿块样增厚，呈梭形、椭圆形、蕈伞状或菜花状，基底部与周围胃壁界限清楚（图 1-4-8）；Ⅱ 型主要表现为胃壁局限性增厚、强化伴表面凹陷（溃疡形成），溃疡边缘呈堤坝状隆起，溃疡周边环堤与周围胃壁分界清楚（图 1-4-9）；Ⅲ 型主要表现为胃壁局限性增厚伴强化，黏膜面凹陷，溃疡周边环堤与周围胃壁界限不清楚，溃疡外缘呈斜坡状，溃疡边缘和底部向深层及周围浸润性生长（可能与黏膜下浸润相关）（图 1-4-10）；Ⅳ 型累及范围较广，胃壁弥漫性增厚伴强化，胃壁僵硬，胃腔狭窄，病变区胃壁分层样强化，坏死少见（图 1-4-11）。

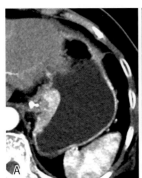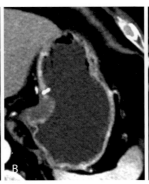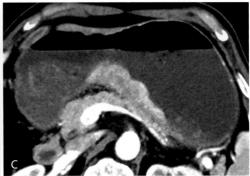

**图 1-4-8** 进展期胃癌 Borrmann Ⅰ 型。A. 胃壁梭形肿块影，伴明显强化，病理提示为管状腺癌；B. 胃壁椭圆形低密度肿块影，病灶主体强化不明显，病理提示为黏液腺癌；C. 胃壁菜花状肿块影，不均匀强化，病理提示为管状腺癌混合黏液腺癌

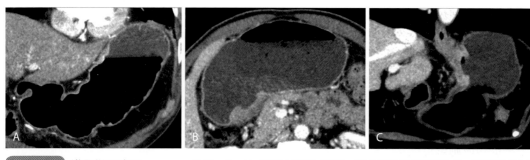

图 1-4-9 进展期胃癌 Borrmann II 型。A~C. 胃壁局限性增厚、强化伴表面溃疡形成，溃疡边缘呈堤坝状隆起，溃疡周边环堤与周围胃壁分界清楚

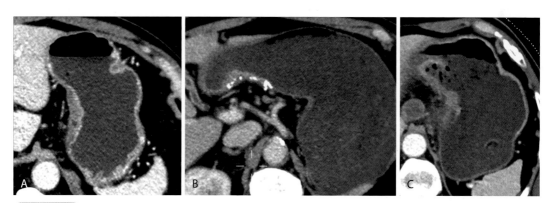

图 1-4-10 进展期胃癌 Borrmann III 型。A~C. 胃壁局限性增厚伴强化，黏膜面凹陷，溃疡外缘呈斜坡状，溃疡边缘和底部向深层及周围浸润性生长，病灶与周围正常胃壁界限不清

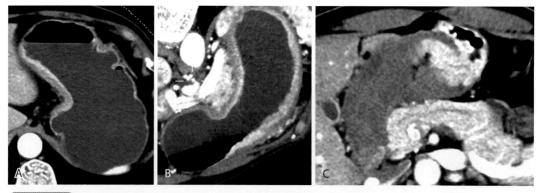

图 1-4-11 进展期胃癌 Borrmann IV 型。A. 胃体小弯侧长范围的胃壁不规则增厚伴强化，黏膜面不光整；B. 胃底、胃体的胃壁弥漫性增厚伴强化，黏膜不规则增厚，胃腔缩小，胃壁僵硬；C. 远端胃壁弥漫不规则增厚，病灶整体强化不明显（黏液腺癌），黏膜线中断

胃癌病灶大小对于判断能否选择腹腔镜手术至关重要，由于胃是空腔脏器、走形迂曲，目前临床上 CT 对胃癌病灶大小的测量主要选取病灶最大径，包括最厚处的厚度及最大层面曲线长径（PACS 上曲线测量法，沿胃壁长轴方向测量）。

胃癌的强化特征与病灶内含黏液成分具有相关性，黏液成分越多则强化程度越低。胃癌病理组织类型以黏液腺癌为主的病灶常表现为弱于周围黏膜层的低强化特征，即便是早期 T1a 胃癌在 CT 上亦可表现为高密度强化黏膜线中断。而胃癌常见的病理类型如管状腺癌等，则表现为病灶明显区别于正常胃壁的高强化特征，动态增强以渐进性强化方式为主。

胃癌的临床分期常以 "cTNM" 表示，"c" 代表 "clinical"，以与病理分期 pTNM（"p" 代表 "pathologic"）区分。通过增加这一标注，告知临床医生合理应用影像报告结果，更主要的是鼓励影像医生不必过分担心影像结果与病理分期的一致性，而应当尽可能为临床提供分期相关信息。胃癌的 T 分期以典型腺癌为例，表现如下：

T1a 期，黏膜面毛糙 / 黏膜面线状强化（图 1-4-12）。

T1b 期，黏膜面毛糙 / 内层高强化癌肿与外层稍高强化肌层间可见连续完整的低强化条带（辅助征象：高强化癌肿不超过胃壁总厚度的 50%）（图 1-4-13）。

T2 期，中层低强化条带中断消失，外层残余部分稍高强化肌层（辅助征象：高强化癌肿超过胃壁总厚度的 50%）（图 1-4-14）。

T3 期，侵犯到浆膜下脂肪组织，浆膜面光滑或少许短细索条（图 1-4-15）。

T4a 期，侵犯出浆膜，浆膜面密集毛刺、条带状浸润、不规则结节（图 1-4-16）。

T4b 期，侵犯邻近结构，包括经胃周韧带直接侵袭胰腺、肝、结肠、脾，以及其他膈肌、腹壁、肾上腺、肾、小肠、后腹膜结构，表现为与邻近脏器脂肪间隙消失、肿瘤嵌插入邻近器官（图 1-4-17）。

关于胃癌的 N 分期，美国癌症联合委员会（American Joint Committee on Cancer, AJCC）将 1~2 个淋巴结转移定义为 N1，3~6 个淋巴结转移定义为 N2，7 个及以上淋巴结转移定义为 N3，其中 7~15 个为 N3a，16 个及以上为 N3b。依据国际抗癌联盟（Union for International Cancer Control, UICC）/AJCC 第 8 版分期将 CT 上短径 ≥ 10 mm 的类圆形肿大淋巴结作为判断转移的标准，但临床工作中发现短长径比 >0.7，淋巴结呈圆形、不规则形、明显强化或强化不均或与病灶强化一致，多发簇集、沿血管串珠样分布亦可作为判断淋巴结转移的辅助参考征象。

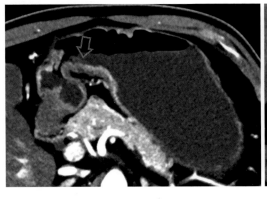
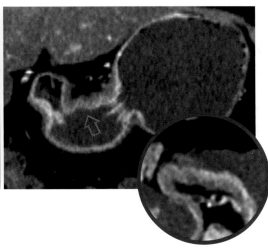

**图 1-4-12** 胃癌 T1a 期。黏膜面不光整

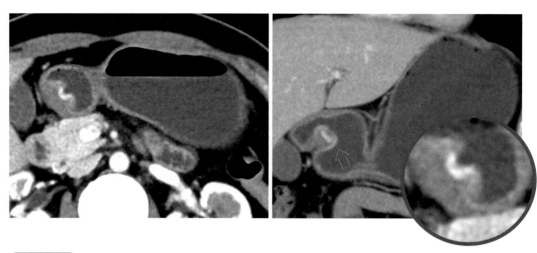

图 1-4-13 胃癌 T1b 期。黏膜面增厚强化，病灶下方可见连续完整的低强化条带（高强化癌肿不超过胃壁总厚度的 50%）

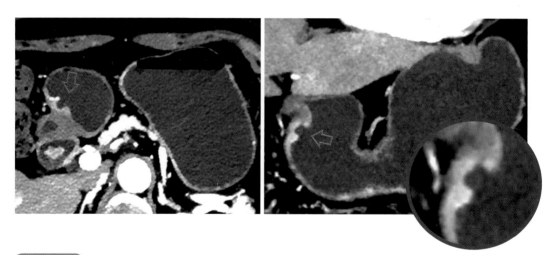

图 1-4-14 胃癌 T2 期。中层低强化条带中断消失，高强化癌肿超过胃壁总厚度的 50%

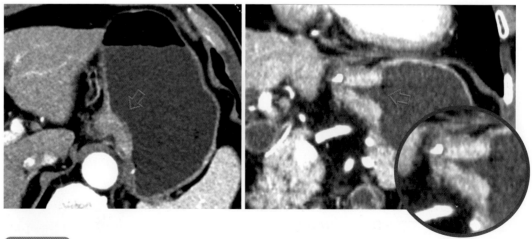

图 1-4-15 胃癌 T3 期。侵犯到浆膜下脂肪组织，浆膜面光滑或少许短细索条

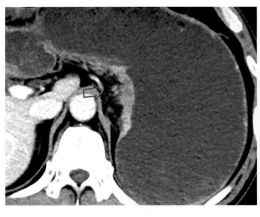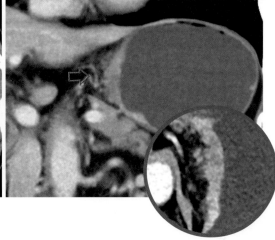

图 1-4-16　胃癌 T4a 期。侵犯出浆膜，浆膜面密集毛刺、条带状浸润、不规则结节

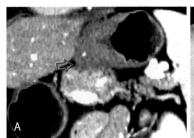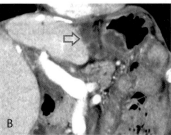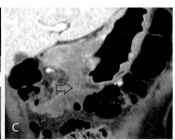

图 1-4-17　胃癌 T4b 期。A. 侵犯胰腺；B. 侵犯肝左叶；C. 侵犯横结肠

胃癌转移以远处淋巴结、肝、腹膜转移常见，少见转移部位包括卵巢、肺、骨、脑等。M1 期患者已不再适合首选手术治疗，故影像医生需高度警惕 M1 期情况的存在。常见的远处淋巴结转移包括胰后淋巴结、肠系膜上血管旁淋巴结、结肠中血管淋巴结及腹主动脉旁淋巴结（重点关注肾门及以下区域）。肝转移常表现为肝实质内多发大小不等、类圆形、稍低密度病灶伴环形强化，典型者可出现牛眼征样影像学表现（图 1-4-18）。肝转移瘤需要与血管瘤、肝囊肿等进行鉴别：延迟期对于鉴别血管瘤与转移瘤有一定诊断意义，血管瘤延迟期常持续强化、密度高于或等于周围肝实质，而转移瘤在延迟期呈低密度表现；微小转移瘤与微小囊肿难以鉴别时可借助薄层 CT 以避免 5 mm 层厚的部分容积效应的影响，薄层 CT 上测量病灶内部 CT 值，囊肿内部密度呈水样密度（0~20 HU），转移瘤内部坏死部分的 CT 值通常高于水的密度，此外薄层 CT 还可以更仔细地观察病灶边缘是否存在强化以判断是否为转移瘤。近年来能谱 CT 对于诊断肝转移具有一定的临床价值，通过判断胃癌病灶与肝稍低密度灶的能谱曲线斜率是否一致来判断两处病灶性质是否相同（图 1-4-18）。腹膜转移可以表现为结节样及絮状软组织密度影，网膜饼（网膜结节状、肿块样增厚，部分融合呈块状如饼状增厚），肠系膜结节样增厚可呈星芒状纠集，大量腹水等（图 1-4-19）。隐匿性腹膜转移在影像上无法发现直接转移征象，但可通过判断是否存在皮革胃、盆腔积液的间接征象来提示临床医生警惕隐匿性腹膜转移的可能性，同时结合临床肿瘤指标和腹腔镜

探查来判断。卵巢转移瘤又名 Krukenberg 瘤，病理上以富含黏液的印戒细胞样肿瘤细胞浸润、间质肉瘤样增生为特点，是胃癌通过种植性转移方式，种植于卵巢形成的转移性黏液癌。影像上以双侧附件受累居多（＞80%），表现为囊实性或实性不规则肿块，呈明显不均匀强化，同时可伴有或不伴有盆腔积液（图 1-4-20）。肝转移或远处淋巴结转移等常见部位转移偶见合并其他少见部位转移，仅出现肺转移、骨转移或脑转移的情况少见。肺转移常表现为多发大小不等强化结节或癌性淋巴管炎（小叶间隔增厚伴多发实性微小结节），骨转移常表现为破骨性骨转移，脑转移常需要行头颅 MRI 平扫＋增强与颅内原发肿瘤鉴别。

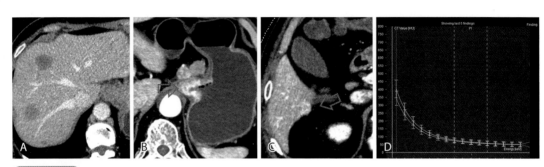

图 1-4-18 **胃癌伴肝转移**。A. 肝多发转移瘤；B. 贲门处胃癌；C. 肝右叶下极单发转移瘤；D. 能谱曲线，显示胃癌病灶与肝右叶下极病灶能谱曲线斜率一致

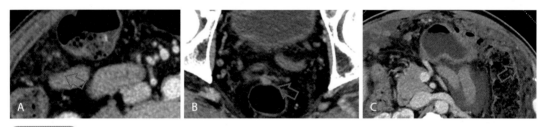

图 1-4-19 **胃癌伴腹膜转移**。A. 网膜多发微小强化结节伴絮状影；B. 盆腔腹膜返折处结节状增厚；C. 网膜饼伴腹水

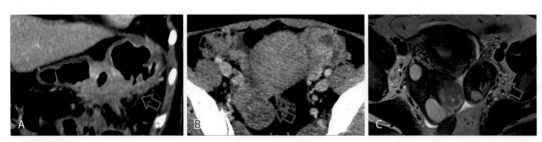

图 1-4-20 **胃癌伴卵巢转移**。A. 胃窦癌伴胃结肠系膜浸润；B. 盆腔 CT 示双侧附件囊实性转移瘤；C. 盆腔 MRI（T₂WI）示双侧附件囊实性转移瘤

### （三）胃癌血管解剖变异的 CT 诊断

作为腹腔镜胃癌根治术的重要组成部分，淋巴结清扫得彻底与否直接影响患者术后病理分期的准确度及术后远期生存。淋巴结沿血管分布的解剖学特征决定了手术中处理血管的重要性。此外，胃周动脉不仅数目较多，而且变异率较高，加之腹腔镜手术过程中存在无法用手直接感知血管的弊端，使得淋巴结清扫成为腹腔镜胃癌根治术中一项操作难度大、耗时长、风险高的手术步骤。在不损伤血管的前提下，为了尽可能保证淋巴结清扫的彻底性，术前精准评估胃周血管的解剖关系显得尤为重要，而术前行 CT 血管成像（CT angiography, CTA）检查可以大大降低手术风险。传统的 CT 增强动脉期时相不宜过早，应采用动脉晚期（注射对比剂后 35~40 秒），使得胃周 2~3 级血管变异在动脉晚期亦能够清晰地显示。此外，能谱 CT 的单能量技术结合基物质图等多参数及工具的应用，使得富含碘的血管与周围组织对比更加清晰，在正常血管的显示、血管性异常及血管受侵的评价等方面具有更高的价值（图 1-4-21）。目前能谱 CT 单能量成像（50~70 keV 最佳）可以清晰地显示胃周血管网，因此能谱 CT 除了能提供常规 CT 的影像信息，还可以清晰地显示胃周血管，这对于将行腹腔镜手术的胃癌患者具有重要的临床意义。

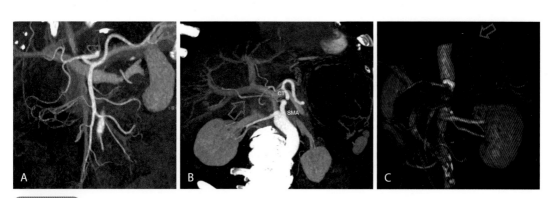

**图 1-4-21** **能谱 CT 腹部血管图。** A. 上腹部动脉冠状面最大密度投影（maximum intensity projection, MIP）图；B. 肝右叶动脉起源变异（起源于肠系膜上动脉），胃右动脉仍然起源于肝总动脉；C. 上腹部血管容积重建（volume rendering, VR）图，胃底恒径动脉变异，由胃短动脉供血、脾静脉引流

## 二、胃癌的 MRI 诊断

长久以来，CT 一直是胃癌术前评估的主要影像学检查手段，但 CT 软组织分辨率较差且不可避免地带来电离辐射。近年来，腹部 MRI 技术不断改进，快速成像技术、抗胆碱能药物和腹部相控阵线圈的应用，有效减少了运动伪影，大大提高了腹部 MRI 图像质量。此外，功能序列的应用，如弥散加权成像（diffusion-weighted imaging, DWI）和动态增强序列（dynamic contrast enhancement, DCE），进一步提高了 MRI 的诊断价值。

### （一）胃癌术前 MRI 检查的规范化要求

胃癌影像学检查前应达到空腹状态，建议禁饮食 6 小时以上，从而排除食物残渣对黏膜病变显示的干扰，有利于原发灶的评价。MRI 检查前可口服阴性充盈剂扩张胃腔，推荐口服温水 800~1000 mL。肿瘤位于远端胃时，为避免水气交界面产生的磁敏感伪影对图像质量的影响，可以配合右侧卧位或俯卧位进行扫描。

胃癌 MRI 检查时间相对较长，患者检查前需行低张处置，以减少胃肠蠕动，利于充盈剂存留并减轻蠕动伪影（图 1-4-22）。此外，胃癌 MRI 检查前推荐进行呼吸训练：叮嘱患者检查过程中保持规律、幅度一致的呼吸，训练数次呼气末屏气。提前发现耐受较差的患者，可调整为吸气末屏气或家属陪同检查下辅助被动屏气。良好的呼吸控制有助于减轻运动伪影，提高图像质量。

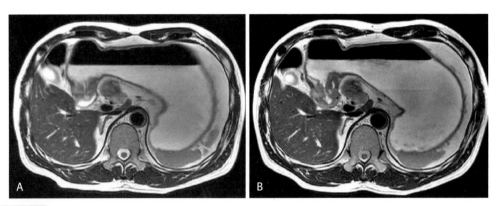

**图 1-4-22** 未行低张处置与行低张处置比较。A. 在未行低张处置的情况下，胃壁蠕动伪影较重，胃壁勾勒模糊且病灶显示欠清；B. 低张处置后，正常胃壁显示为清晰的线样结构，胃窦处胃壁明显增厚，局部伴有溃疡形成

### （二）MRI 检查规范

胃 MRI 扫描范围在全腹部无法兼顾的情况下，应该至少包括上中腹，因为充盈状态下的胃腔下极可能达到中腹部。扫描序列应包括 $T_2$ 加权成像（$T_2WI$）、DWI、平扫和增强 $T_1$ 加权成像（$T_1WI$），时间充裕时，还可以进行 $T_2WI$ 及增强 $T_1WI$ 的多方位扫描。

$T_2WI$ 可分辨胃壁层次及病变组织特征，是胃 MRI 检查的基线序列，推荐首选呼吸触发（轴位）及屏气（冠状位、矢状位）快速自旋回波序列。DWI 能够区分正常胃壁和恶性肿块，可辅助早期胃癌的检出、局部进展期胃癌的分期及新辅助治疗后的疗效评价。单次激发平面回波成像是目前 DWI 应用最广泛的序列，为了方便层间比较及多 b 值图像匹配，建议采用呼吸触发或屏气扫描。

平扫和增强 $T_1WI$ 采用脂肪抑制三维容积内插扰相梯度回波序列。MRI 无电离辐射损伤，在保证动脉晚期和静脉期两个基本时相的前提下，可根据临床需要选择多期增强，包括平扫、动脉期（至少一个动脉期，推荐双动脉期，注射对比剂后 20~30 秒、35~40 秒），静脉期（注射对比剂后 60~90 秒）及延迟期（注射对比剂后 120~180 秒）。

## （三）胃癌的 MRI 诊断及 TNM 分期

胃癌的 MRI 扫描序列包括解剖序列和功能序列。解剖序列如 $T_2WI$，凭借较高的软组织分辨率，在显示病变的位置、形态、厚度、范围、黏膜及浆膜面情况上都具有较大的优势；功能序列如 DWI 及 DCE，在判断病变浸润深度、识别内镜活检取材导致的水肿，以及区分治疗后纤维化与肿瘤残余实质等方面提供了更多的附加诊断价值。

临床上，胃癌患者初诊时，临床医生通常会根据各种辅助检查结果得到临床分期以指导治疗决策，术前影像学检查所提供的评估也属于临床分期的范畴。以病理诊断标准为对照，在胃癌 MRI 图像上，T 分期各期征象如下：

T1a 期，肿瘤局限于黏膜层，仅见局部黏膜线样强化，DWI 图像线样高信号，表观扩散系数（apparent diffusion coefficient, ADC）图像低信号（图 1-4-23）。

T1b 期，肿瘤局限于黏膜层及黏膜下层，局部胃壁稍增厚伴明显强化，DWI 图像高信号，ADC 图像低信号，增强扫描示强化小于 50% 胃壁总厚度（图 1-4-24）。

T2 期，肿瘤侵犯固有肌层，黏膜下层显示不清，DWI 图像高信号，ADC 图像低信号，增强扫描示强化大于 50% 胃壁总厚度（图 1-4-25）。

T3 期，肿瘤侵及浆膜下结缔组织，但未侵犯脏层腹膜或邻近结构，DWI 图像高信号，ADC 图像低信号，累及胃壁全层，浆膜面尚光整或存在少许索条影，增强扫描示全层强化（图 1-4-26）。

T4a 期，肿瘤穿透脏层腹膜但未侵犯邻近结构，DWI 图像高信号，ADC 图像低信号，累及胃壁全层，浆膜面明显不规则或多发结节样突起，增强扫描示全层强化，外层强化局部中断（图 1-4-27）。

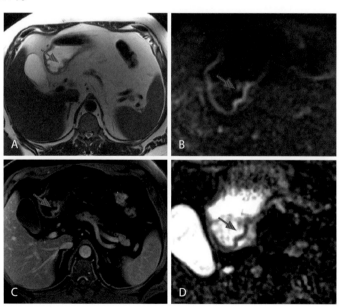

**图 1-4-23** 胃癌 T1a 期。A. $T_2WI$；B. DWI；C. 增强 $T_1WI$；D. ADC。$T_2WI$ 图像示胃窦部胃壁局部增厚伴分层样改变，内侧低信号对应黏膜层，中间高信号即黏膜下层尚连续，DWI 图像示病灶呈线样高信号，ADC 图像上表现为线样低信号，增强后表现为线样明显强化，早于正常黏膜层的强化

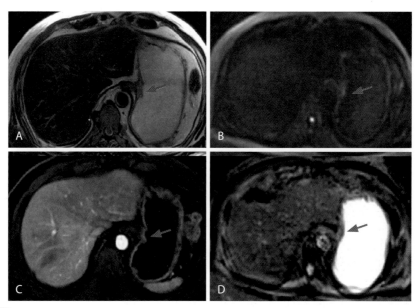

图 1-4-24　胃癌 T1b 期。A. T$_2$WI；B. DWI；C. 增强 T$_1$WI；D. ADC。T$_2$WI 图像示贲门下小弯侧胃壁局部增厚伴分层样改变，内侧低信号对应黏膜层，中间高信号即黏膜下层显示欠清；肿瘤侵犯黏膜下层时，DWI 图像上表现为高信号，ADC 图像上表现为低信号，增强后对应的部位存在早期强化，早于正常黏膜层的强化，且强化小于 50% 胃壁总厚度

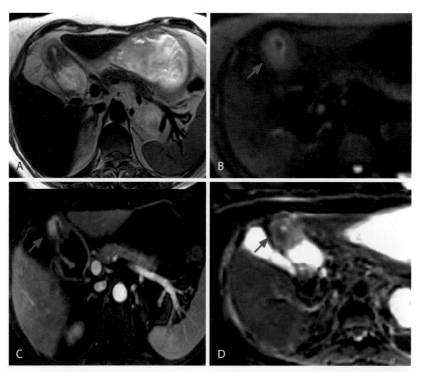

图 1-4-25　胃癌 T2 期。A. T$_2$WI；B. DWI；C. 增强 T$_1$WI；D. ADC。T$_2$WI 图像示胃窦部胃壁局部增厚伴分层样改变，胃壁内层低信号对应黏膜层，中间高信号对应黏膜下层，高信号的黏膜下层局部信号中断，肿瘤突破黏膜层和黏膜下层，侵犯固有肌层但尚未累及胃壁全层，增强后强化的病灶厚度大于 50% 胃壁总厚度，但尚未出现全层强化

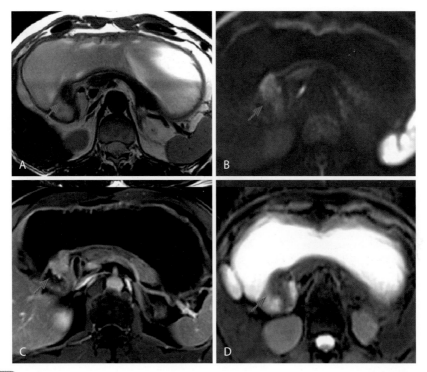

**图 1-4-26** 胃癌 T3 期。A. $T_2WI$；B. DWI；C. 增强 $T_1WI$；D. ADC。$T_2WI$ 图像示胃窦部胃壁明显增厚，浆膜面尚光整，DWI 及 ADC 图像上可以观察到肿块已经累及胃壁全层，增强扫描示病灶明显强化

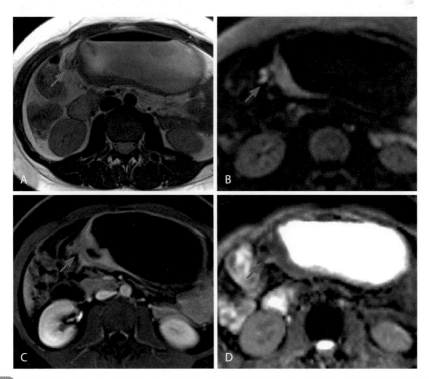

**图 1-4-27** 胃癌 T4a 期。A. $T_2WI$；B. DWI；C. 增强 $T_1WI$；D. ADC。胃窦部胃壁明显增厚，浆膜面不规则伴多发索条影及结节影，邻近脂肪间隙模糊

T4b 期，肿瘤侵犯邻近结构（膈肌、肝左叶、胰腺、横结肠、脾等），表现为与邻近脏器脂肪间隙消失、肿瘤嵌插入邻近器官，DWI 图像相应部位为高信号，ADC 图像低信号，增强后可见强化（图 1-4-28）。

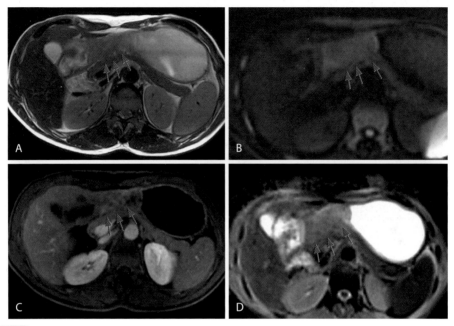

图 1-4-28 　胃癌 T4b 期。A. $T_2WI$；B. DWI；C. 增强 $T_1WI$；D. ADC。胃窦部胃壁明显增厚，肿块突破浆膜，与邻近脏器间的脂肪间隙消失，侵犯胰腺头颈部

胃癌的 MRI 表现与其病理类型相关，当病灶内含有较多的黏液成分时，$T_2WI$ 图像可表现为高信号，区别于典型腺癌的等低信号（图 1-4-29）。此外，黏液成分在 DWI 图像上信号增强及 ADC 值降低均不明显，且增强扫描图像上黏液成分相较于真正的肿瘤实质，强化相对不明显。

病变位于食管胃结合部（esophagogastric junction, EGJ）时，应当进一步评估食管下段受累范围（图 1-4-30）。食管胃结合部肿瘤的 Siewert 分型标准如下：Ⅰ 型，肿瘤中心位于EGJ 上方 1~5 cm，并侵犯 EGJ，实为食管下段腺癌；Ⅱ 型，肿瘤中心位于 EGJ 上 1 cm 和下2 cm 之间，并侵犯 EGJ，是真正意义上的贲门癌；Ⅲ 型，肿瘤中心位于 EGJ 下方 2~5 cm，并侵犯 EGJ，实为近端胃癌侵犯 EGJ。其中 Siewert Ⅱ 型和 Ⅲ 型应依据胃癌分期标准进行分期。

胃癌 MRI 图像上，可疑淋巴结转移征象包括：短径 ≥ 10 mm 或短长径比 >0.7，类圆形，位于病灶周围或多发簇集分布，沿血管串珠样分布，DWI 及 ADC 图像信号与胃癌原发灶类似或弥散明显受限，增强扫描明显强化或不均匀强化，强化曲线与癌灶相似（图 1-4-31）。进行区域转移性淋巴结评估时，可以按照以下 3 个层次依次评估：① 胃周（贲门左、贲门右、小弯侧、大弯侧、幽门上、幽门下）淋巴结；② 血管周围（胃左动脉、肝总动脉、腹腔干、脾动脉起始部/远端）淋巴结；③ 脏器周围（脾门旁、肝十二指肠韧带周围）淋巴结。

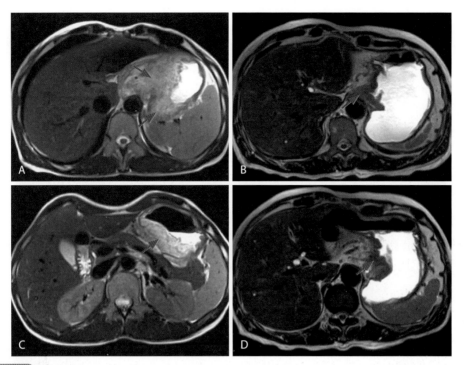

图 1-4-29 T₂WI 扫描。A、C. 典型黏液腺癌，病灶呈明显高信号；B、D. 典型腺癌，病灶呈等低信号

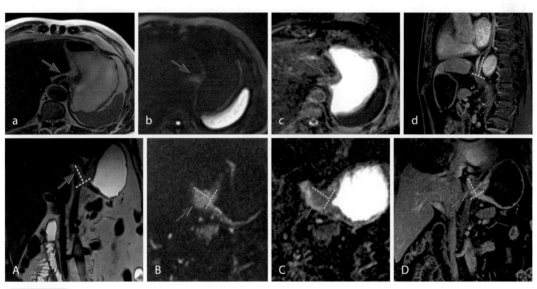

图 1-4-30 MRI 显示食管胃结合部。轴位（a、b、c），矢状位（d）及冠状位（A、B、C、D）示肿瘤位于食管胃结合部，食管下段及贲门壁明显不规则增厚，DWI 图像高信号，ADC 值较低，弥散明显受限，增强扫描病灶明显强化，此时应当测量病灶上缘距食管胃交界处的距离，以便临床对该患者能否进行腹腔镜手术做进一步评估

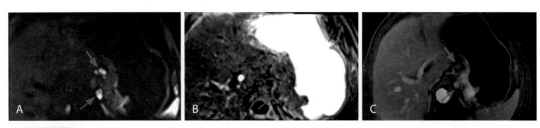

**图 1-4-31** MRI 显示淋巴结。贲门下病灶周围见多发类圆形小淋巴结，分布聚集，形态饱满，DWI 图像明显高信号（A），ADC 值较低（B），弥散明显受限，增强扫描可见淋巴结明显强化（C），应判定为转移性淋巴结

　　胃癌远处转移包括腹膜转移、肝转移、卵巢种植转移、远处淋巴结转移，以及其他少见的转移如肺转移、骨转移、脑转移等。其中，腹膜、远处淋巴结和肝是最常见的转移部位，远处淋巴结主要包括胰腺后、胰周、胰十二指肠动脉、肠系膜动脉、中结肠动脉、腹主动脉走行区域及腹膜后淋巴结。在非腹膜远处转移中，累及最多的转移部位是肝（82%）（图 1-4-32）。胃 MRI 扫描范围包括整个上腹部，应当对扫描范围内的肝进行评估，若 DWI 图像上存在可疑弥散受限区或 DCE 提示可疑异常强化结节，应合理评估远处转移的可能性。此外，若 $T_2WI$ 检出少量腹水、网膜污迹征、腹膜微小结节及索条，应提示临床可能存在隐匿性腹膜转移风险（图 1-4-33）。

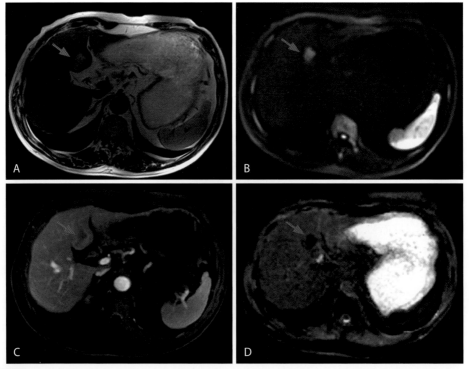

**图 1-4-32** 胃癌伴肝转移。该患者肝内见一不规则稍长 $T_2$ 信号影（A），DWI 高信号（B），ADC 值较低（D），弥散明显受限，增强扫描（C）可见环形强化，即牛眼征，为转移灶的典型强化方式

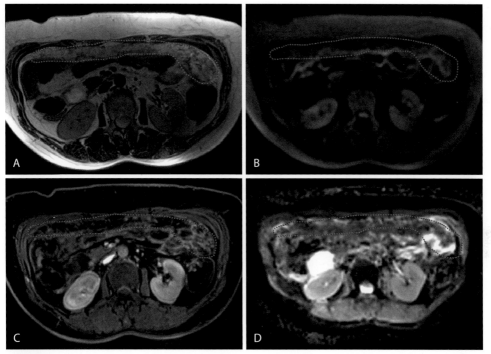

**图 1-4-33** 胃癌伴网膜转移。该患者 $T_2WI$ 图像上（A），网膜多发片絮模糊影，相应 DWI 图像高信号（B），ADC 值较低（D），可见弥散受限，增强扫描（C）网膜内条索样强化，应提示临床腹膜转移

### （四）新辅助治疗后评估

近年来，越来越多的临床试验表明，新辅助治疗可改善晚期胃癌患者的总生存期和无病生存期，但并非所有患者都会从中获益。因此，在进行新辅助治疗的过程中，需要通过影像学检查来判断患者对新辅助治疗有无应答，以决定下一步的治疗方案。

肿瘤基线病灶分为可测量病灶（短径 >1.5 cm 的淋巴结作为可测量靶病灶纳入）和不可测量病灶（如腹膜转移、腹水、远处转移等）。所有可测量病灶应视为基线目标病灶，记录病灶的最长直径。不可测量病灶视为非目标病灶，评价以无、不确定、未增大和有增大表示。在新辅助治疗的疗效评估过程中，每次应当选择相同的平面进行评价。临床实际工作中，由于胃结构的特殊性（空腔脏器，体位变化或蠕动均可影响其形态），病变大小可能不容易重复测量而难以随访，推荐选择图像上癌肿最大的层面，测量病变长径和该处胃壁的最大厚度，比较新辅助治疗前后径线及厚度的变化，做出治疗反应评估（图 1-4-34）。

区分治疗后纤维化与肿瘤残余实质是临床上较为关注的问题。纤维化成分在 DWI 图像上可表现为弥散受限不明显，且增强扫描早期强化程度显著低于肿瘤实质，而在增强扫描晚期可有延迟强化，以此可以区分放疗或化疗后的纤维化与假性进展。

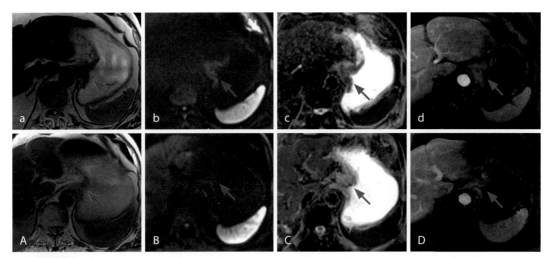

**图 1-4-34** 新辅助治疗 MRI 评估。患者初诊时（a、b、c、d）及新辅助放、化疗 3 周期后（A、B、C、D）的影像图片：在 T$_2$WI 图像上（A），肿块治疗后退缩不明显，但 DWI 及 ADC 图像上（B、C）可以观察到 DWI 信号减低、ADC 值稍有增高，弥散受限较前缓解，细胞密度减低，此外，增强扫描亦可观察到治疗后肿块的强化较前减轻，可以提示临床该患者对新辅助治疗敏感，便于进一步制订后期治疗方案

### （五）胃 MRI 报告书写规范

推荐采用结构式报告，报告中应当描述：

（1）胃的充盈状态（良好、一般、较差）。

（2）肿瘤部位（食管胃结合部、胃底、胃体、胃窦、幽门管）及方位（大弯、小弯、前壁、后壁、胃全周）。

（3）肿瘤厚度、范围、强化特征、侵犯深度、黏膜及浆膜面情况。

（4）若为食管胃结合部肿瘤，应当报告食管下段受累范围及肿瘤的 Siewert 分型（Ⅰ、Ⅱ、Ⅲ型）。

（5）若为进展期胃癌，应当描述肿瘤的 Borrmann 分型（Ⅰ型：肿块型；Ⅱ型：局限溃疡型；Ⅲ型：浸润溃疡型；Ⅳ型：弥漫浸润型）。

（6）肿瘤的临床分期（cTNM），即原发灶浸润深度（cT 分期）、区域转移淋巴结个数（cN 分期）和远处转移情况（cM 分期）。

（7）扫描范围内能够观察到的其他腹腔脏器有无异常。

与 CT 相比，MRI 具有许多优势，包括能够产生更高的软组织分辨率，能够消除碘对比剂诱发肾病或电离辐射的风险等。然而，在目前的胃癌管理指南中，MRI 并没有被列入胃癌分期评估的一线技术。我们有理由相信，在科研和临床工作者的共同努力下，胃癌术前 MRI 扫描将得到更广泛的推广与应用，用更精准的术前评估，为胃癌患者的个体化治疗提供更强有力的影像学支撑。

# 第四节 腹腔镜胃癌手术麻醉管理

腹腔镜手术具有创伤小、出血少、恢复快、可最大程度减少住院天数等优点，但其特有的手术方式（气腹）会对患者的呼吸系统和循环系统造成一定影响。因此，术前对心、肺、脑功能的评估和术中的麻醉管理给麻醉医生带来一定的挑战。麻醉医生应根据患者的具体情况和腹腔镜手术的特殊性制订个性化的麻醉方案，密切监测患者的生命体征，并及时采取必要的措施，以确保患者在手术期间安全、稳定、无痛苦。

## 一、麻醉前评估及准备

### （一）术前评估

有效的术前评估是以病史和体格检查为基础的，包括患者术前完整的用药史，所有相关药物和接触物过敏史，以及既往对麻醉药的反应。此外，术前评估还应包括实验室检查、影像学检查和相关学科医生会诊。术前评估指导麻醉方案的拟定，不充分的麻醉计划和不完善的术前准备常与麻醉并发症相关。

术前评估可达到多个目的。首先，术前评估可以识别能通过医疗干预改善预后的患者。高龄、肥胖、高血压、糖尿病、冠心病及存在肺部疾病的患者，应在术前进行充分检查，并对并存疾病进行有效治疗，以调整到最佳状态。其次，术前评估可以判断病情较差、腹腔镜手术不能实施的患者。对并存严重的心肺疾病（严重慢性阻塞性肺疾病、肺动脉高压、心功能衰竭等）且内科治疗不满意的患者，术中可能难以耐受气腹导致的呼吸和循环系统改变，应考虑实行开放手术。最后，术前评估时麻醉医生可以告知患者麻醉方案，结合手术和术后管理方案，患者可以得到心理上的支持，并在此时让患者签署对麻醉方案的知情同意书。

目前，术前麻醉评估的方法有多种，美国麻醉医师协会身体状况（ASA-PS）分级被广泛用于评估患者手术麻醉的风险。ASA-PS 分级具有较多优势，如省时、简单、可重复，更重要的是它与术前风险评估密切相关。无论选择何种麻醉方式，均应对患者进行术前气道评估，必要时进行喉镜检查。术前进行气道评估可帮助发现 90% 左右的困难气道，从而有助于提早进行设备和人员的准备。此外，反流误吸是围手术期严重并发症，尤其对于需接受上消化道手术的患者，对患者术前胃内容物的快速评估可制订有效的预防措施，避免此类并发症的发生。例如，床旁胃部超声检查具有无创、方便、费用低廉等优势，可用于对术前患者胃内容物的快速评估。

### （二）术前药物及准备

患者进入手术室前应检查麻醉机、监护仪、输液泵等设备，并准备好气管插管相关工具、麻醉药及急救药等。开放至少一条静脉通路用于静脉给药及液体补充。手术结束后呼吸功能的快速恢复是安全度过麻醉期的关键要素之一。对于一般情况较差的患者，术前可准备新型肌松拮抗剂舒更葡糖钠，能够快速特异性拮抗甾体类肌松药（如罗库溴铵），减少术后肌松残余所导致的呼吸无力及低氧血症。

## 二、麻醉方式选择

**1. 气管插管全身麻醉**　气管插管全身麻醉是上腹部及长时间腹腔镜手术的首选麻醉方式。

**2. 喉罩全身麻醉**　新型喉罩如 Supreme 双管喉罩与 i-gel 喉罩不仅具有普通喉罩的优点，还具有独立的胃液引流通道，在腹腔镜手术中的应用呈持续增长趋势。

**3. 椎管内麻醉**　椎管内麻醉在腹腔镜手术中多与全身麻醉联合使用，可减少术中全身麻醉药物用量，维持患者术中血流动力学稳定，减轻应激反应，促进患者术后苏醒。此外，椎管内留置的硬膜外导管可用于术后镇痛。

**4. 神经阻滞**　超声引导下神经阻滞是一种在超声引导下注射麻醉剂以阻滞患侧神经传导达到镇痛目的的新型麻醉方式。近年来有研究表明，其镇痛效果与硬膜外阻滞类似，且较后者可减少阿片类镇痛药的用量和不良反应发生。目前，超声引导下腹横肌平面神经阻滞多应用于腹腔镜手术后镇痛等（图 1-4-35）。

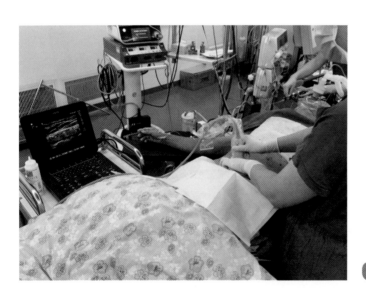

**图 1-4-35**　超声引导下神经阻滞

## 三、麻醉管理

### （一）循环系统管理及液体治疗

腹腔镜手术中呼吸、循环系统的基本监测项目包括脉搏血氧饱和度（$SpO_2$）、呼气末二氧化碳分压（$PetCO_2$）、心电图、有创动脉血压。对于预计术中血流动力学不稳定的患者，还需进行中心静脉压监测。对于术前合并心脏疾病、术中血流动力学不稳定、手术时间长、预计术中失血量较多患者，进行心排血量监测，可以使用 Vigileo 监测仪。

基于心排血量和氧供优化的个体化目标导向循环管理策略已被证实可促进患者术后康复。围手术期液体治疗的目标为保持体液内环境稳态，避免液体过量或器官灌注不足所致的术后并发症及胃肠道功能障碍。液体治疗应考虑晶体与胶体液适度相结合的原则。乙酸晶体平衡溶液有益于某些乳酸代谢异常患者。在液体治疗同时适量应用血管活性药物，防治低血压，维持动脉压波动范围在基础值 ±20%。对于某些特殊群体，如部分老年患者及有阻塞性心脑血管疾病患者等，动脉压应维持在接近或稍高于基础值水平。正性肌力药物推荐应用于心功能不全患者［心脏指数 >2.5 L/（min·m$^2$）］。

腹腔镜手术中 $CO_2$ 气腹的建立会导致大量 $CO_2$ 入血，引起高碳酸血症导致心律失常。若术中出现心律失常，可暂时释放气腹减小气腹压力，待循环功能稳定后再缓慢充气。若严重的心肺功能损害持续存在，则应考虑改用开放手术。

### （二）呼吸系统管理

保护性肺通气策略可在一定程度上减轻腹腔镜手术中肺的机械性损伤，减少术后并发症，改善患者术后呼吸功能。一项多中心大样本双盲随机对照研究发现，在全身麻醉手术中，保护性肺通气策略可显著降低腹部手术患者全身及肺部并发症发生率，缩短住院时间。全身麻醉期间纯氧通气有增加术中及术后肺不张的风险，不利于肺功能恢复，推荐围手术期吸入氧浓度 30%~40%，但仍须根据患者具体情况个体化选择。

腹腔镜手术所致的腹腔内压力升高、$CO_2$ 经腹膜吸收及术中手术体位的改变等因素可导致围手术期低氧血症及高碳酸血症，术中应持续监测 $PetCO_2$、$SpO_2$、气道压力并进行血气分析，根据各项指标调整呼吸机参数，增加患者通气，使动脉血二氧化碳分压（$PaCO_2$）维持在正常范围。

### （三）肌松管理及监测

腹腔镜手术采用深度肌松，有利于术野显露、降低气腹压力、减少术后并发症。高气腹压力产生的机械性压迫及 $CO_2$ 吸收均可致呼吸、循环、免疫、认知等功能障碍。低气腹压力（<12 mmHg，1 mmHg = 0.133 kPa）可减轻对心、肺及肝肾功能的不良影响。Joshipura 等研究表明，低气腹压力可减少术后疼痛（包括肩背部疼痛），保护心肺功能并促进康复。另有研究表明，深度肌松联合低气腹压力应用于腹腔镜胃切除术有助于保护胃肠道黏膜，减轻对肠道菌群的干扰，促进胃肠功能恢复。

腹腔镜手术中行肌松检测可以精确指导肌松药物的使用。长效肌松药物及术中低体温可延迟神经肌肉的功能恢复。腹腔镜手术后肌松残余所致的呼吸肌无力及低氧血症将显著增加患者术后并发症，必要时应予以肌松拮抗剂。新型肌松拮抗剂舒更葡糖钠能够快速特异性拮抗甾体类肌松药罗库溴铵的肌松作用。中度肌松状态下，2 mg/kg 舒更葡糖钠可逆转肌松作用；深度肌松状态下，4 mg/kg 舒更葡糖钠可逆转肌松作用。因此，目前腹腔镜手术推荐采用深度肌松，术中进行肌松监测，避免长效肌松药物的使用，重视术后肌松残留，必要时予以肌松拮抗剂。

（四）麻醉深度监测

适宜的麻醉深度可有效抑制应激反应、保持循环稳定和组织灌注，从而减少术后并发症，促进患者术后康复。目前最常用的麻醉深度监测手段是脑电双频指数（bispectral index，BIS）。麻醉深度监测不仅可降低术中知晓的发生率，而且可减少不必要的麻醉药物摄入，加快苏醒，对住院时间并无显著影响。全身麻醉维持中使用吸入麻醉药物应监测呼气末麻醉气体浓度（end-tidal anesthetic-agent concentration，ETAC），维持 ETAC 在 0.7~1.3 最低肺泡有效浓度（minimum alveolar concentration，MAC）或将 BIS 保持在 40~60 均可预防术中知晓。以静脉麻醉为主时，应采用 BIS 等监测麻醉深度。应用 BIS 监测麻醉深度，尽量避免过深麻醉（BIS<45），特别是老年高危患者。

脑电双频指数监护仪可以反映麻醉镇静药血药浓度的变化和镇静催眠深度的渐变过程。脑电意识监测仪可以通过 ABCDEF 级别反映镇静程度。此外，麻醉深度的监测指标还有熵指数及听觉诱发电位。

（五）术中体温管理

临床常用的核心温度监测部位包括直肠、食管、鼓膜及鼻咽。术中低体温指机体中心温度 <36 ℃，发生率高达 50%~90%，主要由麻醉药物抑制体温调节功能及手术相关热量丢失所致。术中低体温会影响机体免疫功能及药物代谢从而延迟麻醉苏醒，严重时增加切口感染、肺部感染及出血的发生率。研究表明，避免术中低体温可以降低围手术期心血管事件发生率、平均住院时间及病死率。因此，体温保护是麻醉管理的重要环节之一。术中可以通过保持温暖环境，使用加温设备（图 1-4-36）、加温输注液体（图 1-4-37）和加热体腔冲洗液等方式来维持机体温度。

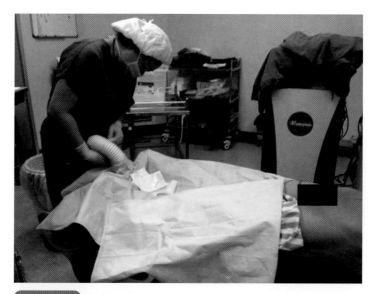

图 1-4-36 半身风毯

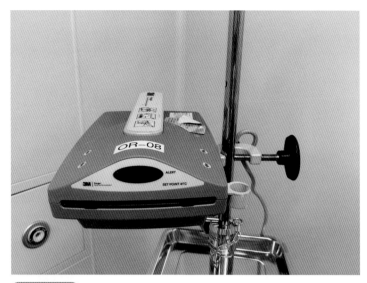

**图 1-4-37** 加温输液器

# 第五节　胃癌术后管理

术后规范化、合理化和个体化的管理可减少术后并发症的发生，促进患者康复，减少住院时间等。术后管理包括疼痛管理、康复锻炼、相关不良反应处理、各类管道管理和术后营养治疗等方面。

## 一、术后疼痛及止吐处理

腹腔镜胃癌手术切口小，患者腹壁损伤较轻，可明显减轻患者术后疼痛。然而，部分耐受性相对较差的患者术后仍可出现上腹部疼痛，这对患者呼吸、早期活动等均有较大影响。术后需对患者疼痛强度进行评估，可采用视觉模拟评分法、数字等级评分法、语言等级评分法、Wong-Baker 面部表情评分法等，并且需要对既定镇痛方案的效果进行评估，必要时调整镇痛方案。综合疼痛评估结果、手术情况等制订镇痛方案，采用预防性镇痛、多模式镇痛以达到术后快速康复的目的。对于行腹腔镜胃癌手术患者，可选择经腹横肌平面神经阻滞及切口局部浸润等镇痛方式。强阿片类药物（如芬太尼、舒芬太尼）是术后镇痛的主要用药，但因其具有抑制胃肠蠕动、呼吸抑制、恶心、呕吐等不良反应，应联合其他措施及药物，在发挥充分镇痛的基础上，最大限度减少这些不良反应。羟考酮具有高 κ 受体亲和力，对内脏痛作用良好，也可作为胃癌手术后的镇痛用药。

术后恶心、呕吐的发生率为 25%～35%，高危患者为 70%，是患者对医疗不满意及延迟出院的主要原因之一。丙泊酚静脉麻醉替代吸入性麻醉药物，术前缩短禁食禁饮时间，以及口服碳水化合物等对预防术后恶心、呕吐有一定帮助。对于吻合满意患者，腹腔镜胃癌手术可不留置胃管，有助于缓解术后恶心、呕吐。

## 二、术后鼻胃管管理

对于开放胃癌根治术，留置鼻胃管旨在加速肠道功能恢复，减少肺部并发症，降低吻合口漏的风险。随机对照研究表明，术后不留置鼻胃管并未增加术后并发症发生率和病死率，且会缩短排气、进食时间和住院天数。对于腹腔镜胃癌根治术，术中留置鼻胃管操作相对困难，而留置胃管相对容易。腹腔镜远端胃切除术后留置胃管的主要目的是观察患者术后吻合口是否有出血，便于早期判断，若术后 24 小时胃管引流未见血性液体且引流量不大，可早期拔出。腹腔镜全胃切除术后留置胃管的主要目的是减少胃肠液对吻合口的作用，降低吻合口漏的风险，所以腹腔镜全胃切除术后胃管一般在术后 3~4 天拔出。根据《中国加速康复外科临床实践指南（2021 版）》，若须使用鼻胃管，可在术中留置，若吻合满意，则可在术后 24 小时内拔除；若吻合欠满意，须兼顾血运同时加固缝合吻合口，并须在拔除鼻胃管前排除出血和吻合口漏等风险。

## 三、腹腔引流管管理

有研究表明留置腹腔引流管与否与患者术后排气、进食、并发症和住院天数无相关性。对于腹腔镜胃切除术手术时间较长、出血多和一般情况差的患者，可术中留置腹腔引流管，主要用于观察和治疗出血、胰瘘、十二指肠残端瘘和吻合口漏等术后并发症。《完全腹腔镜胃癌手术消化道重建专家共识及手术操作指南（2018 版）》就指出应在吻合口附近妥善放置引流管。若引流液清亮且低于 100 mL/d，吻合口血运及张力良好，排除腹腔感染和出血风险后，可于术后 2~3 天拔除。若术中在行下纵隔淋巴结清扫时，出现胸膜损伤，引流管可放置在所损伤胸膜侧，术后可用负压吸引器进行低负压吸引，减少胸膜损伤所导致的胸腔积液。

## 四、导尿管管理

在留置导尿管期间必须严格执行无菌操作，防止出现感染。对于老年男性有前列腺增生的患者，可适当进行膀胱逼尿肌锻炼，为以后拔导尿管做准备。要注意插留置导尿管的时间不宜太长，否则可能会出现感染。胃癌手术后若无特殊原因应于术后 1~2 天拔除导尿管。

## 五、术后早期进食

传统路径中，胃癌手术后患者须禁食数日。Lassen 研究发现术后第 1 天进食并不增加术后并发症和病死率，相反会促进肠道恢复。荟萃分析结果表明，胃癌手术后早期进食亦有缩短住院时间的优势。有研究报告腹腔镜全胃或远端胃切除术后早期经口进食能够促进肠道功能恢复,改善术后营养状态,减少住院时间和住院费用,不增加术后并发症发生率,是安全可行的。胃癌手术后第 1 天可进清流质饮食及肠内营养制剂,根据患者耐受情况,逐步由清流质饮食过渡到流质饮食和半流质饮食。有发热征象或吻合口漏、肠梗阻及胃瘫风险的患者不主张早期进食。

## 六、术后早期活动

腹腔镜胃癌根治术患者,由于麻醉、组织创伤、炎症刺激,术后胃肠道暂时处于麻痹状态,肠蠕动减弱或消失,常伴随腹胀等不适症状,同时机体凝血状态的变化易导致下腔静脉血液回流不畅。术后早期积极活动能够兴奋呼吸中枢、改善肺动态顺应性、降低肺部感染风险、刺激胃肠副交感神经兴奋、加快肠内容物排出,还可促进全身血液循环、预防术后深静脉血栓形成。此外,早期活动可提高患者自我效能,增加患者对于自身疾病的掌控感,促进患者康复。

术后清醒即可半卧位或适量床上活动,无须去枕平卧 6 小时。术后第 1 天开始下床活动,制订目标明确的合理活动方案。方案的制订可以活动时间为基准,术后第 1 天由护士协助下床活动 1~2 小时,逐渐过渡至出院时每天独立下床活动 4~6 小时;也可以步行距离为基准,术后第 1 天由护士协助下床步行 2 周期 25~50 m,逐渐增加至出院时独立步行 6 周期 50~100 m。

## 七、术后营养治疗

胃癌手术患者术后早期(24~48 小时)可恢复经口进食。对于术前已经实施营养治疗的患者,存在严重营养不良且术前未进行营养治疗的患者,以及术后出现并发症需长时间禁食或营养摄入不足的患者,术后均应进行营养治疗。术后营养治疗首选口服营养补充(oral nutritional supplement, ONS)。对于预期无法进食或经口摄入量 <50% 营养需要量的患者,术后应早期(<24 小时)开始肠内营养(enteral nutrition, EN)。如果 EN 摄入的能量和蛋白质 <50% 目标量,应联合应用肠外营养(parenteral nutrition, PN),对于无法或不能耐受 EN 的患者,应及早给予 PN。

(刘希胜　王　翔　孙娜娜　李　琼　王　敏　李沣员　黄　河)

# 第五章

# 腹腔镜胃癌手术常用器械及使用

## 第一节　腹腔镜胃癌手术的普通器械

### 一、腹腔镜器械

　　腹腔镜常规器械，包括无损伤胃钳、肠钳、吸引器、分离钳、剪刀、持针器、Hemolock钳、血管夹、可吸收夹施夹器、钛夹钳等常规器械（图 1-5-1）。对于体重指数（BMI）较高的患者常需要加长器械（图 1-5-2）。

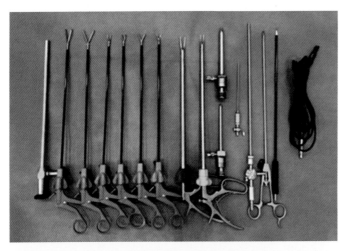

图 1-5-1　腹腔镜常用器械

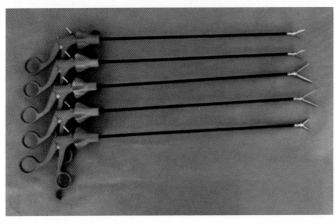

图 1-5-2　腹腔镜加长器械

## 二、吻合器械

1908 年匈牙利人 Humer Hultl 发明并制造了世界上第一个缝合器，但由于其较笨重，临床认可度不高。1978 年随着精巧的吻合器问世，吻合器进入迅猛发展时代，在欧美已成为消化道手术的常规工具，具有操作简单、容易掌握、吻合相对安全等优点。近年来，随着医疗科技的进一步发展，腹腔镜下吻合器械也不断推陈出新，在当前腹腔镜外科实践中发挥重要的作用。尽管如此，吻合口漏、吻合口狭窄、吻合口出血等并发症仍无法避免，外科医生必须对其提高认识，同时应谨记机械吻合只是胃肠吻合的手段之一，并不能完全替代手工吻合。本节主要介绍当前腹腔镜下使用的组织闭合器械及技术，并讨论这些器械的正确选择和使用原则。

### （一）吻合器的功能和应用指征

吻合器一般是由外科医生通过手施加到器械的机械力来使吻合器的缝钉钉入组织，从而达到组织吻合的目的。近年来，随着器械技术的进步和吻合要求的提高，出现了电动吻合器，如 iDrive™ 智动平台和 Powered Echelon Flex 闭合器（图 1-5-3）。吻合器（包括闭合器）通常用于空腔脏器的切除吻合、血管等管腔结构的闭合，以及肺等实体器官切断等。

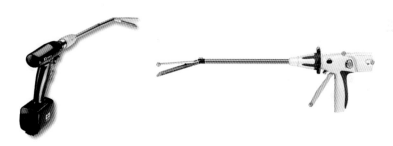

**图 1-5-3** 电动吻合器（含有关节头）

尽管吻合器目前已常规应用于现代外科手术并且使外科医生能够更有效、更方便地进行组织吻合，但是外科医生仍然需要掌握腹腔镜外科的基本操作（如止血、缝合、打结等）及手工吻合的技能。

### （二）吻合器的选择

吻合成钉高度是确保吻合器发挥正常功能的重要因素。为了适应不同厚度组织的吻合，吻合器的吻合钉设计成多种高度。不同吻合钉的高度通常用不同的颜色来标识（表 1-5-1）。选择正确的吻合高度非常重要，因为对于拟闭合组织来说使用过小的吻合高度钉仓可能导致组织穿透不完全或 U 形成钉等；相反，使用具有过大的吻合高度钉仓可能导致吻合钉过分压缩，这些都可能导致吻合口出血或吻合口漏（图 1-5-4）。为了解决传统机械吻合技术的瓶颈和挑战，新一代 Tri-Staple 吻合器具有 3 排不同高度缝钉，可渐进性夹闭组织，达到更好的组织厚度适应性与止血性能。需要注意的是，目前用于标记吻合器钉仓的颜色还没有统一的标准（表1-5-1）。因此，建议使用外科吻合器时参考具体制造商的说明书来选择适当吻合高度的吻合器钉仓。

表 1-5-1　不同钉高的吻合器

| 颜色 | | 成钉高度 | 使用组织 | 所需穿刺器直径 |
|---|---|---|---|---|
| 灰色 | | 0.75 mm | 较薄组织：静脉丛、韧带及相应的血供系统、大网膜、肠系膜等 | 12 mm |
| 白色 | | 1.0 mm | 薄组织：动静脉血管、小肠、十二指肠等 | 12 mm |
| 蓝色 | | 1.5 mm | 普通组织：近端胃、小肠、结直肠、叶支气管、肺实质、食管等 | 12 mm |
| 金色 | | 1.8 mm | 较厚组织：胃体、直肠中上段、食管、肺实质、结直肠等 | 12 mm |
| 绿色 | | 2.0 mm | 厚组织：胃幽门部、主支气管、肺实质等 | 12 mm |

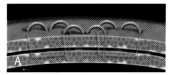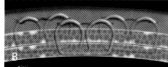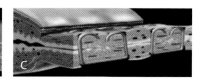

图 1-5-4　组织厚度与钉脚高度的关系。A. 钉高大于组织厚度；B. 钉高适合组织厚度；C. 钉高小于组织厚度

线型吻合器具有细长的钳口，可以伸入空腔脏器夹持并缝合组织，也可以直接切断或闭合组织。这类吻合器通常沿着钳口的方向展开多排吻合钉，压缩并钉合组织。

吻合器长度是选择腹腔镜吻合器的重要因素。在部分减重手术中，正常长度的吻合器可能不足以穿过行减重手术患者的腹壁，不能到达手术部位。因此，在使用前，应考虑吻合器的长度要求。

线型吻合器上的关节头决定了吻合器可以弯曲的角度。根据制造商的设计，线型吻合器的钳口可以弯曲0°～45°，以便在难以到达的区域或空间狭小的区域进行吻合，如在骨盆或食管裂孔附近完成横向吻合。

线型吻合器根据吻合时是否切断吻合线之间的组织分为切割型和非切割型，其中切割型吻合器是最常见的。切割型吻合器通常先沿着吻合器的方向以线形方式切断组织，中心刀片的两侧多排缝钉钉合，这能有效地切断组织并用多排缝钉钉合切口的两侧。非切割型吻合器只钉合多排缝钉，但不切断组织。

钉仓长度也是一个重要考虑因素，通常为30～60 mm。选择适合长度的钉仓对腹腔镜手术具有重要意义。使用过长的钉仓可能在手术区域留下大量未用的缝钉，或者很难在诸如骨盆的狭窄区域中使用。选择长度较短的钉仓在狭窄区域中使用则更具优势。若选择过短的钉仓可能需要更多的钉仓以确保完成线形切割与缝合，增加医疗费用。

圆型吻合器，又称管型吻合器，由可拆卸的圆形抵钉座、弯曲的细长吻合器手柄及相应的圆型吻合器头部组成（图 1-5-5）。吻合时夹在圆型吻合器抵钉座和头部之间的组织通过两个环形的钉排连接，圆内多余组织被切除形成一个圆形吻合口。

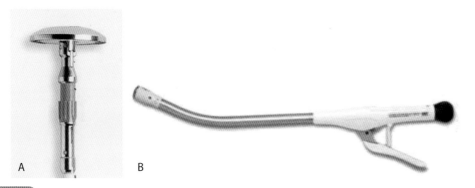

图 1-5-5 圆型吻合器。A. 抵钉座；B. 手柄

抵钉座直径是选择吻合器的一个重要考虑因素。较大直径的抵钉座吻合后吻合口较大，不易发生吻合口狭窄。然而，如果肠管较细，过大抵钉座在放置时可能会损伤肠管。抵钉座直径通常为 21~34 mm。外科医生需根据术式、患者的解剖结构、解剖部位等因素选择不同尺寸抵钉座。例如，胃空肠吻合一般选择 25 mm 吻合器；食管空肠吻合时应根据小肠直径选择吻合器，一般选择 21~25 mm 吻合器。

吻合口加固修补片包括向缝合的组织片两侧添加加强材料的薄带，这种加强材料有助于更紧密地压缩两者之间的组织。有文献报道，吻合线支撑可以减少吻合线渗漏和出血的发生率，但仍存在争议。吻合线支撑使用的材料可分为可吸收或不可吸收的、生物或合成的，并且可用于线型吻合器和圆型吻合器。通常在使用之前将支撑材料添加到线型吻合器钉仓的钳口或圆型吻合器的头部（图 1-5-6）。

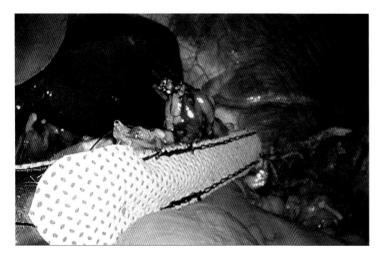

图 1-5-6 吻合口加固修补片

电动吻合器使用机械驱动轴，具有或不具有计算机辅助控制的操作系统来驱动。有些电动吻合器配有传感机制来感受组织厚度的差异，使吻合器的使用达到最优化，最终目标是使吻合更可靠从而促进组织愈合。然而，到目前为止，还没有证据表明使用这些先进的电动吻合器的吻合效果优于常规手动吻合器。使用这些吻合器需要熟悉它们的性能，必要时需要技术人员现场指导，而且这些吻合器的费用更高。

### （三）吻合器使用的注意事项

使用吻合器前应熟悉吻合器的控制装置，并预演激发装置。很多一次性吻合器只能在有限的使用次数内使用，且吻合器的钉仓价格不菲，所以在使用过程中应尽量减少操作失误。在使用新型吻合器或医院更换器械供应商时，使用前都应该进行学习以尽量减少使用时的失误。

正确的穿刺套管（Trocar）选择和放置对于外科吻合器能够准确到达手术部位十分重要。一般说来，线型吻合器都需要至少 12 mm 的 Trocar 才能进入，有些吻合器甚至需要 15 mm 的 Trocar 才能将最大高度钉仓的吻合器置入腹腔。

在腹腔镜监视下将吻合器置入腹腔，置入的过程中应将吻合器的钉仓关闭，吻合器关节应处于非弯曲状态。同样，应在关节非弯曲状态下取出吻合器以防止腹腔镜 Trocar 移位。吻合器的所有部件应在视野范围内退出 Trocar，必要时可拔出部分 Trocar。

有时可以将吻合器临时用作抓钳、拉钩或肠钳。需要注意的是，有些吻合器的设计在吻合组织前预先压榨组织，所以可能会对脆弱的组织施加过大的压缩力，导致组织损伤。

使用吻合器时，应注意组织的血供，吻合组织缺血可导致吻合失败。需要注意的是，吻合口缺血引起的吻合失败往往在手术几天后才会发现。因此，应避免两条吻合线所形成的中间相对缺血区，相对缺血区会增加组织缺血坏死的风险。

组织压榨是影响吻合钉安全激发的重要因素。根据吻合器的设计原理，当吻合器的钉仓闭合时，钉仓压榨组织，挤出组织液，组织变形需要一定时间，因此应缓慢地压榨组织，以确保良好的组织穿透性。组织压缩得不充分可能会导致吻合钉闭合不完全和吻合钉变形，导致吻合失败。因此，推荐使用圆型吻合器或电动线型切割吻合器激发前压榨组织15 秒，在使用手动线型切割吻合器时每次激发后需停顿至少 5 秒。

吻合口出血是常见的术后并发症。术中吻合完成后可以通过腹腔镜或内镜检查有无吻合口出血。吻合口出血处理方法有局灶出血部位缝扎止血，或使用电凝止血，或使用一些止血材料处理吻合口出血。

检查和测试吻合口。为了排除操作失误、吻合失败，应尽可能使用腹腔镜检查吻合口的外部，以确保吻合线全长的准确吻合；也可以使用内镜检查腔内吻合线，排除腔内出血。建议对高风险的吻合口进行渗漏检查，该方法是将吻合口放置于生理盐水中，向吻合的管腔中注入空气，观察水中是否有气泡溢出，判定吻合口是否存在缺陷。也可以在胃肠吻合完成后向胃管中注入 100 mL 温生理盐水，再将其通过重力虹吸作用由胃管引出体外，观察有无血性液体流出，该方法敏感性高，可检测吻合口的少量出血。

吻合器生产商并不推荐进行常规加固吻合口，但还是有很多外科医生倾向于加固吻合口。目前尚没有证据证明，加固吻合口可以预防吻合口漏。

### （四）吻合器操作失误及处理方法

吻合钉闭合不正确导致闭合失败，提示可能选择了与组织厚度不匹配的吻合钉，应选择合适的吻合钉重新闭合。

避免在缺血、坏死、肿胀及炎性组织上使用器械吻合，因为这样易导致吻合失败或迟发性吻合口漏。

手工吻合可以作为器械吻合失败的一个重要补救措施。

# 第二节　腹腔镜胃癌手术的能量器械

## 一、超声刀

超声刀，全称为"超声切割止血刀"，是一种同时具有切割和凝固功能的超声手术器械。超声刀出现于20世纪50年代，在80年代才开始应用于临床。近年来，随着超声刀的更迭出新，其功能、结构、可操控性等也不断完善，目前几乎被应用于人体各个器官的外科手术中。在了解、熟悉超声刀工作原理的基础上，外科医生要熟练掌握超声刀的操作技巧，充分发挥超声刀的机械及能量属性，让超声刀成为外科医生手臂的延伸，既准确地切割组织、切除病变，又避免副损伤，保护好需要保留的组织。继吻合器、缝线之后，超声刀成为管理好消化道组织的手术器械。

### （一）原理及主要作用

从构造原理上讲，超声刀是一种换能设备，由超声发生器和换能振动系统两部分组成，而换能振动系统又由换能器、聚能器和刀具等部分组成。超声发生器将工频电流转变成超声频的振荡电流，通过换能器将电磁能转变为具有相同频率的弹性振动能，由聚能器放大振幅以耦合负载，最后经波导手术器械将能量集中在刀具部位（图1-5-7、图1-5-8）。刀头振动与组织蛋白接触，对组织施加机械能，组织细胞间产生高频率的振动，其内部相互摩擦产生热量，从而使组织内的水分子汽化，蛋白氢键断裂和蛋白结构重组，以此来切开分离组织，从而可进行各种外科手术操作。超声刀由于具有明确的止血和切割优势，且分离效率高、精准度高、可操控性强，适用于软组织切开及止血，目前已经被广泛地应用于各种外科手术。尤其是伴随着腹腔镜技术在消化道外科的开展，超声刀与腹腔镜技术相辅相成，发展迅速，超声刀已经成为腹腔镜手术不可缺少的得力工具。

超声刀有以下主要作用：

**1. 切割分离组织**　超声刀将超声能量转化为弹性振动能切割组织，该切割分离作用比较精确。超声刀刀头的机械振动，工作时向侧方的凝固带小于1 mm，因此对邻近组织的热损伤小，切割精确，可安全使用于重要组织的处理。此外，超声刀操作时无电火花，对机

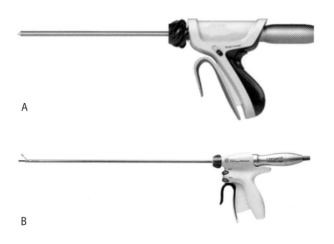

图 1-5-7 超声刀工作部。A. 抽吸式超声刀；B. 切割式超声刀

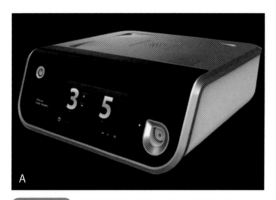
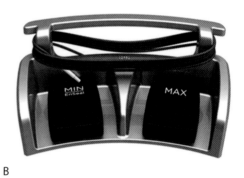

图 1-5-8 超声刀相关设备。A. 超声刀主机；B. 超声刀踏板

体无电生理干扰。超声刀在切割肌肉时不引起肌肉收缩，可以避免传导性组织损伤。

**2. 牵拉暴露与分离** 超声刀除了具备基本的机械牵拉及钝性分离作用，在其工作状态下，由于刀头高频振动会在刀头周围形成低压区，低压区的作用下，组织间液体会在正常体温下汽化，汽化时形成空化效应，这使操作平面由平面变成立体，形成手术间隙，利于手术操作，降低手术意外损伤的风险。

**3. 血管、淋巴管的凝闭作用** 研究发现超声刀对 5 mm 以下血管、淋巴管，均可发挥安全凝闭的作用，从而简化手术操作，并且术后手术野出血、渗血和淋巴漏的发生率也相应地下降。

**4. 其他作用** 在传统切割、凝闭作用的基础上，联合其他作用，超声刀还可以用于特殊部位的手术操作。例如，抽吸式超声刀通过导管把冲洗液喷射向手术切口进行冲洗，配合抽吸泵的吸引作用，将冲洗液连同组织碎屑一并从中空的管道中抽吸排出，以随时保持手术切口的清洁，常用于白内障剔除手术及吸脂手术。

## （二）应用优势

超声刀通过产生高频振动分离组织并在外科手术区域产生高热量，在切割的同时产生凝闭作用，具有切割精准、出血量少、术中烟雾少等优点，目前在外科手术中应用广泛。下面将从研究数据出发，探讨超声刀在消化道手术中的应用优势。

**1.超声刀切割精准、损伤小** 超声刀形似分离钳，具有夹持精准、可用于分离组织间隙的操作特点，可用于精细的组织分离及能量切割，在淋巴结清扫等操作中具有优势。有研究报道，将质点加速度为 $5 \times 10^4 g$（$g$ 为重力加速度，$g \approx 10 \, m/s^2$）的机械振动作用于活体生物组织时，组织可迅速被切开，而不伤及周围组织。超声刀就具有该特点，更利于对肿瘤淋巴结的清扫。例如，胃癌手术中胃左动脉旁淋巴结（No.7 淋巴结）、腹腔干周围淋巴结（No.9 淋巴结）、肝总动脉前方淋巴结（No.8a 淋巴结）及肝门静脉旁淋巴结（No.12p 淋巴结）区域相邻，以电刀操作难度较大，易损伤邻近组织、血管等，而以超声刀操作，因其切割精确的优势可避免血管损伤。

**2.组织适用性广泛** 理论上超声刀可切割除骨骼以外的任何组织，能够使直径 <5 mm 的动静脉安全凝闭。在消化道手术中，超声刀可以对血管、淋巴管、脂肪等组织进行有效的切割及止血，应用广泛。

（1）超声刀可有效切割分离血管，减少术中出血：超声刀具有高精准度、高操控能力等特点，受到广大外科医生的青睐。据四川大学华西医院胡建昆等报道使用超声刀进行胃癌根治术较传统电刀手术出血明显减少，手术视野清晰。同时，超声刀手术时间明显缩短，淋巴结清扫数量明显增加，具有一定优势。

（2）超声刀的应用可预防术中淋巴漏的发生：手术导致的淋巴管主要分支破损可引起淋巴漏，严重者为乳糜漏。有研究报道，胃肠道术后淋巴漏的发生率在 2.06% 左右。操作损伤及肿瘤影响等是导致淋巴漏的主要原因，例如，胃癌手术中清扫淋巴结（尤其 No.8、No.9 淋巴结）时，极易破坏周围淋巴网络而导致淋巴漏；进展期肿瘤常累及淋巴管，并导致相应回流区域淋巴管回流受阻、压力增高，也增加了淋巴漏的风险。笔者团队认为，超声刀对淋巴管有很好的凝闭作用，可以在一定程度上降低淋巴漏风险。

从目前的研究结果来看，超声刀在胃肠外科手术中具有出血量少、创伤小、手术时间短、止血效果理想等特点，提升淋巴结清扫的效率且降低并发症发生率。超声刀在使用过程中没有电流通过人体，不会产生电灼伤，同时工作时刀头温度一般低于 80 ℃，对周围组织损伤较小。另外，超声刀产生的烟雾较少，减少吸入烟雾对医务人员的不利影响，临床应用价值高。值得注意的是，虽然超声刀具备上述优点，但术者的规范操作仍是手术安全性的最主要因素。为避免手术意外的发生，还需手术操作者加强解剖理论知识的学习，掌握扎实的手术操作技能，并娴熟应用超声刀，方可发挥其功能，更好地保障手术安全、高效。

## （三）操作技巧

随着超声刀构造、功能、可操控性等不断完善，其在外科的应用越来越广泛。尤其是在腹腔镜手术中超声刀尽显其优势，超声刀对组织和小血管的分离、切割、止血可同时完成，解决了腹腔镜手术不便于手工打结、止血的难题，有助于胃肠外科医生顺利完成腹腔镜手术。经过多年的摸索与交流，笔者团队总结出一套使用超声刀的技巧，包括剪、推、断、剔、戳等手法，在腔镜手术中可以灵活、交替使用，提高了腹腔镜胃癌手术的效率。

**1. 剪和切**　剪和切是超声刀最常见的锐性分离方法，主要用于切开较韧的富含血管的腹膜、筋膜和结缔组织等。操作要点：需要术者与助手相互配合，保持剪切过程中的组织张力。操作过程中使工作刀头朝外，以超声刀头前 2/3 夹持组织，随后用快挡激发切割，逐层解剖组织。切忌大块夹持组织以影响切割效率及血管凝闭效果等。当剪切操作不便时，也可以使用背切，即使用超声刀工作头端的背面（背切面），在打开钳口的情况下，快挡激发进行切割操作。其优势是快捷、操作简便，但背切时需保证组织有足够的牵拉张力。

**2. 推**　推也是超声刀的机械分离方法之一，主要用于切开无血管区或细小毛细血管区的壁层腹膜或系膜等（图 1-5-9）。操作要点：操作中时刻保持一定的组织张力，将超声刀的钳嘴保持在 30° 角，将膜边缘陷入其中，激发状态匀速向前推进。例如，在腹腔镜胃癌根治术中切开胃结肠韧带时可以使用推的技法，保持一定的组织张力的同时，超声刀快速向前推进，高效切开组织。

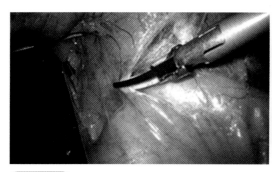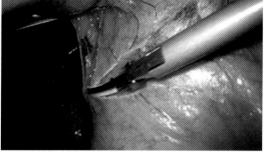

**图 1-5-9**　推：分离胃结肠韧带

**3. 断**　断是指凝固切断血管，最能体现超声刀的优势，但在超声刀操作技巧中也最值得注意，因为超声刀对不同直径血管的凝闭效果不同，也就要求切断不同直径的血管时所用方式不同（图 1-5-10）。对于 2 mm 以下血管如毛细血管和穿支血管，可用超声刀慢挡凝固后再原位用快挡切断。对于 2~3 mm 血管如乙状结肠动脉或直肠上动脉等，为了保证血管切断安全，建议在血管的近心端凝固血管但并不切断，然后在其远端再次凝固切断血管。对于 3 mm 以上大血管如肠系膜下动、静脉或回结肠动、静脉等，可先于近心端用止血夹夹闭后，再于其远端用超声刀凝固切断血管。依上述操作原则可以比较有效、安全地切断血管。随着科技高速发展，第二代超声刀的组织感应技术可以实时监测组织情况，保证 7 mm 以内大血管的安全凝固切断，手术安全性及流畅度大大加强。操作要点：保持合适有效的组织张力仍然是断操作的要点，但应当避免张力过大。特别在没有夹闭血管情况下断血管时，应该避免血管和组织有太大的张力，防止出现切割前血管还未凝固就已经被撕扯出血的情况。因此，在凝固切断血管的过程中，掌握好张力，使其适度很重要。适度的标准是超声刀能够正常进行切割，但最后血管是被切断而非拉断。

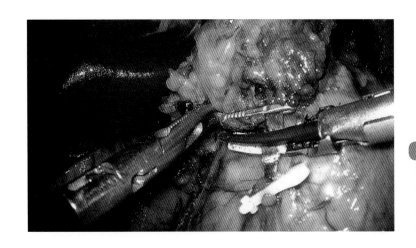

图 1-5-10　断：离断胃左静脉。在其近心端及远心端各夹上一枚 Hemolock 夹后，用超声刀慢挡凝固、快挡切断

4. **剔**　剔也属于超声刀的锐性分离方法，主要用于清扫淋巴结时剔除血管周围的疏松组织，其操作技巧与剪和切相似（图 1-5-11）。操作要点：在剥开动脉血管鞘时，须使血管表面结缔组织保持张力，快挡激发同时用刀背剔除血管鞘和软组织。操作时应注意使超声刀的夹持面轻轻靠住血管壁，沿血管走行方向快速切割，裸化血管，注意避免切断或损伤血管，带来不必要的手术创伤。例如，胃癌根治术时，需要将胃左动脉、胃右动脉、胃网膜右动脉裸化至根部，就可以用剔的操作，用超声刀将血管表面的淋巴、脂肪等组织剔除到血管远端。

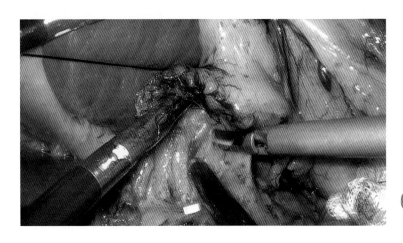

图 1-5-11　剔：剔除血管等表面的覆盖组织

5. **戳**　这一手法可以利用超声刀前端类似分离钳的结构，主要用于游离血管（图 1-5-12）。超声刀的弧形开合设计使其具备分离钳的功能，但是由于超声刀刀头较钝，开合幅度小，因此应选择比较薄而疏松的组织进行戳这一操作。操作要点：当血管前壁已经显露时，可以闭合刀头，紧贴血管后壁轻轻左右搓动分离的同时向前戳，在接近对侧时快挡激发突破，从而使血管游离更加简洁流畅。例如，胃癌根治术时，分离胃网膜右血管可以将超声刀开到最大功率，单用超声刀的刀头戳入血管后方分离组织。

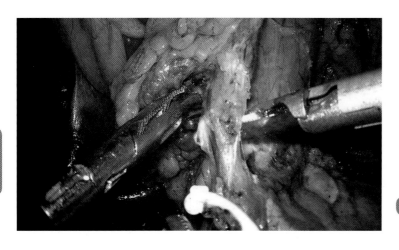

图 1-5-12 戳：戳入血管后方进行游离

综上，在超声刀的使用中要注意以下几点：第一，凝闭血管时将组织处于相对松弛的状态；第二，加快切割速度时需将组织拉紧加大组织张力；第三，止血时要尽快找到出血点再钳夹止血，保持手术视野的干净，避免在血液中激发超声刀；第四，刀头持续激发时间最好不要超过 10 秒，钳夹组织时将组织钳夹在刀头前 2/3 的部位。除此之外，注意功率选择、切割容量、组织张力、工作时间、握持力度及刀面选择要合适，并准确把握用力方向及组织平面。合理地使用超声刀需要尽量满足上述要求，使超声刀成为外科医生手臂的延续。在使用过程中，超声刀的各种技法，包括剪、推、断、剔、戳等手法及手持扳机和踏板的交替使用等，须根据手术需要随机应变，不同的手术技法有不同的适应证，外科医生应灵活运用，熟练掌握。

### （四）使用不当所致并发症

超声刀因具备切割精确、止血可靠等优点，被广泛应用于外科手术，但使用不当也会造成副损伤，导致一系列相关并发症，甚至其热损伤也会造成医护人员烫伤等。因此，认识其副损伤，了解使用不当的原因也是保障手术安全性的重要环节。

**1. 超声刀不恰当使用所致机械损伤**  超声刀与其他手术器械结构相似，手柄长而尖端锋利，操作不当会造成腹腔内组织或脏器的机械性损伤。

首先，超声刀工作端是弧形设计，类似分离钳，在日常操作中常使用超声刀进行组织分离及间隙寻找等操作。例如，在对血管主干等重要操作部位进行暴露时，可以模仿分离钳的动作，以刀头的开合分离疏松组织。有时刀头伸入组织中，无法完全显现在视野内，若操作不精细就会伤及深处组织。其次，超声刀主体结构细长，当手术野不清晰或腔镜操作经验不足时，容易造成器械对血管、肠管等的戳伤和牵拉损伤等。另外，由于超声刀的凝固宽度仅 2 mm 左右，因此在保证超声刀凝闭时间及血管凝闭满意后，应及时撤出超声刀，避免其对已凝断的血管牵拉，从而导致止血不可靠，引起术中出血或术后迟发性出血。这种情况发生概率不高，且随着术者的熟练程度提高而显著降低。

**2. 超声刀不恰当使用所致能量损伤**  超声刀夹持面在闭合激发时会产生大量热量，是其发挥功能的基础。高能激发使用不恰当会对腹腔内组织、脏器造成能量损伤，这类损伤也是超声刀的主要并发症。在腹部外科手术中，超声刀对血管造成的热损伤最为常见，其次是肠管和输尿管。

首先，超声刀在夹持组织并激发时，其刀头尖端和两侧的热传导会对相邻组织造成副损伤，因此需要对周围组织的分布有较清晰的把握。在术中出血、油雾蒙镜等导致腹腔镜镜头观察不确切的情况下，盲目使用超声刀在激发状态下与组织接触，持续激发的超声刀会对紧贴刀头的血管、肠管等重要器官造成热损伤。超声刀对肠管的热灼伤会持续性进展，临床表现往往会延迟。部分患者的肠管从热损伤到穿孔的过程缓慢，局部被邻近组织包裹，成为隐匿性穿孔。其病理过程更加隐匿，易被漏诊或误诊。故术中使用超声刀时务必使其随时都在视野内，且保持在视野清晰的情况下进行操作。其次，钳夹组织过多会导致局部温度过高，继而损伤相邻神经、血管等。实验证明，超声刀连续工作 5 秒产生的温度足以导致神经损伤。因此，在进行精细操作时，超声刀应避免夹取过多组织，同重要结构保持足够距离，并在保证凝闭的情况下尽量缩短激发时间。除此之外，术者使用超声刀刀头期间，应将刀头放置在固定的安全位置，因超声刀能量大，热量高，手术操作人员误触刀头，极易导致烫伤，且烫伤往往较严重。

**3. 超声刀功能发挥不彻底所致并发症**　超声刀产生的热量保证其在切开组织的过程中完成止血和凝固血管的工作。该功能的正常发挥需要夹持面整洁、凝闭时间充足等。如果凝闭时间不足或热量无法充分到达操作野，超声刀的热量没有充分利用，则会导致血管在完全凝断前被切开，引起当时出血或其后迟发性出血。根据原因可以分为以下几种情况。

首先，术中使用超声刀凝断血管时，如果血管受到牵拉，血管易在没有充分凝闭前就被张力离断，出现血管残端出血或在随后术中牵拉后出血。为了避免该情况的发生，在使用超声刀凝断血管时，应注意避免血管组织张力过大，术者应持有良好的耐心且手术人员需配合默契。其次，如前所述，在使用超声刀时不宜一次性钳夹过多组织，这会导致血管凝闭不充分引起出血。为避免这种并发症的发生，钳夹组织要适量，不能大块钳夹，也不能夹持组织太少，以不超过刀头的前 2/3 为宜。南方医科大学南方医院李国新提出，正确的超声刀操作是"小口慢咬"，每次止血离断确切，分离间隙层次分明。争取不出现被迫止血、重新寻找层次的动作，推进速度似慢实快。此外，持续使用超声刀较长时间，刀面会附着组织焦痂致使热传导效率下降、组织切割效率低下，止血效果不佳而易引起术中或迟发性出血。为减少这种情况的发生，要及时擦拭刀头附着的焦痂，清理不满意时可将刀头放入水中快速震荡清洗。

## 二、超声－双极能量器械

在腹腔镜胃癌手术中，快速安全地进行组织抓取、分离及血管闭合是手术的关键所在，但超声刀作为目前应用最广泛的热能器械，其仅对 3 mm 以下血管具有确切的凝固效果，另外其头端较易造成周围组织及器官的热损伤。为了解决这些问题，研究者开发了一种超声－双极能量器械——Thunderbeat。Thunderbeat 是世界上首个实现了一个平台双能量（超声 + 双极能量）的系统，能通过双极能量闭合血管，并借助超声波迅速切割及止血，同时发挥抓取、剥离、止血、切割、闭合多重功能。

## （一）原理及主要作用

传统的超声刀依靠芯针的高频振动，产生空化效应和摩擦热，实现组织的切割效果，但是凝血效果一般。而双极器械依靠阻抗产热，实现血管凝闭，但是无法切割。超声–双极能量器械结合了传统超声刀和双极器械的优点，实现更快的切割，更稳定的凝血（图 1-5-13）。

超声能量

双极高频超声双输出

双极能量

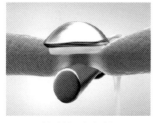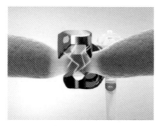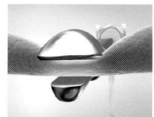

快速的组织切割

快速的组织切割和
稳定的血管闭合

稳定的血管闭合

图 1-5-13　超声–双极能量器械的能量输出特点

超声–双极能量器械有密封加切割和单纯密封两种模式（图 1-5-14、图 1-5-15）。密封模式的原理是使用双极能量装置的尖端来固定要切割的组织，然后高频电流通过组织，引发电阻效应从而产生热量，组织温度增加，最终组织中的蛋白质变性，血管被密封。需要注意的是，密封模式下该系统达到的最高温度仅为 100 ℃左右，不足以实现组织的切割。一旦血管被密封，后续可以使用单独的刀片来切割组织，从而避免出血等问题。

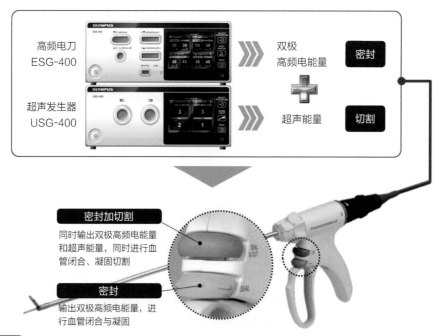

图 1-5-14　超声–双极能量器械的两种模式

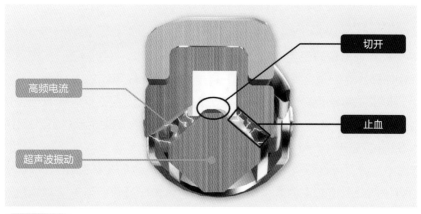

**图 1-5-15** 超声 – 双极能量器械剖面

密封加切割模式的主要优点之一是密封和切割只需一步即可完成。组织被固定在系统的封口夹处，系统产生强烈的超声波振动随后摩擦生热。随着蛋白质变性和组织温度逐渐达到 200 ℃，最终组织被分离。该模式与单纯密封模式的密封能力相比略显逊色。

另外，超声 – 双极能量器械配备有智能组织监测（intelligent tissue monitoring, ITM）技术，用于手术过程中的温度管理。这也是超声波切割设备唯一采用的自动停止技术，该技术通过调节能量输出对变化的组织状况做出反应，以改善温度管理，同时可以在切割完成后自动关闭能量输出，使机器进入冷却阶段。

## （二）应用优势

超声 – 双极能量器械融合了双极能量和超声能量，可以同时发挥两种能量的优势，在快速切割组织的同时，可靠地凝闭直径 7 mm 以内血管。此外，超声 – 双极能量器械还有无烟雾、组织损伤小和焦痂小等优点。在结直肠切除术中，已有报道使用超声 – 双极能量器械相比于其他能量器械具有短的手术时间和更陡峭的学习曲线。与超声刀相比，超声 – 双极能量器械主要有以下三点优势：

**1.切割快速** 相比于传统超声刀，Thunderbeat 是两种能量同时输出的，切割速度比传统超声刀提高了 30%。此外，术中充分利用三角张力、使用刀头前端钳夹组织能够使切割更加便捷。在猪模型的临床前研究中，超声 – 双极能量器械对解剖动脉的切割速度和破裂压力明显高于其他超声设备。

**2.凝血便捷** 超声 – 双极能量器械的密封加切割模式可实现安全凝固和快速组织横切。由于其预凝能力及对 7 mm 以内血管的安全凝闭能力，术者在术中可以省略很多血管结扎步骤。此外，在游离腹腔脏器及淋巴结清扫的过程中可能继发小血管出血，此时可以使用超声 – 双极能量器械单独输出双极高频能量实现术中快速止血，避免更换器械，缩短手术时间。

**3.闭合稳定** 超声 – 双极能量器械的刀头有独特的设计特点，不同于很多超声刀发力点是从刀头的根部发力的，超声 – 双极能量器械的刀头是从刀头的中部开始发力的，其 Y 形雨刷结构夹持组织更强更均匀。

（三）操作技巧及注意事项

超声－双极能量器械的使用技巧可以总结为"三三四"原则。第一，在刀头夹持组织进行切开或凝闭操作时，每次夹取的组织不超过刀头的 2/3；第二，切开组织时充分利用助手或辅助手，形成三角牵拉，既可以提供充分的张力，也能保证良好的视野；第三，紫色按钮（密封加切割模式）每次按下的时间不超过 4 秒。动物实验显示，超声使用时间越长，热损伤越严重，并且超声－双极能量器械刀头的温度较其他超声器械也更高，因此使用超声－双极能量器械时需要尽可能减少超声模式的激发时间。熟练的外科医生术中很少激发超声 2 秒以上，因为他们会利用左手的牵引更精确地切断组织。另外，超声－双极能量器械的智能组织监测技术也能防止组织过度灼烧。

在握持超声－双极能量器械手柄时，应根据操作需要合理选择握持力度。扣动转矩手柄至第一次感受到阻力称为半程握持，半程握持主要用于切除薄膜、脂肪组织；将手柄扣到底称为满程握持，提供了额外的压力，可以使凝闭血管更加安全。使用超声－双极能量器械夹持组织时，应避免接触金属、软骨等组织。因为其刀头的咬合面是两个成角的斜面，所以加持硬物会导致刀头横向受力折断。

## 三、LigaSure

LigaSure（译作结扎束、结扎速、力确刀、血管闭合系统等）是于 1999 年在美国推出的一种新型止血设备。它可以有效闭合直径 7 mm 以下各种血管，热传导范围小，已经成功应用于普通外科和泌尿外科各类开放手术和腔镜手术中。

（一）原理及主要作用

LigaSure 结合了实时反馈技术和智能主机技术，可自动识别及时反馈组织阻抗，从而判断两钳之间将要熔合的组织密度，发生器控制系统自动调整将要释放的能量大小，然后释放适当的能量闭合组织。与单极和双极电凝不同，这种高频能量使血管和其周围组织的胶原蛋白和纤维蛋白溶解变性，血管壁熔合形成透明带，产生永久性管腔闭合。LigaSure 形成的闭合带可以抵御 3 倍的正常人体动脉收缩压，其闭合血管的强度较超声刀、电凝等更为牢固，与缝线结扎、钛夹相当。另外，LigaSure 还可以用于韧带和组织束的处理，对较大、较厚的组织可加大能量输出，在 6~10 秒内闭合。有研究表明，LigaSure 可以直接闭合腹腔镜胃肠道手术中大部分血管和组织束，基本上可以代替常规结扎、缝扎方法。

（二）应用优势

LigaSure 目前对于直径 3~7 mm 血管是理想的止血方法，是腹腔镜胃癌根治术的有力助手，具有以下几个优势：

**1. 止血快速便捷**　LigaSure 能够安全闭合离断 7 mm 以内血管，可以减少缝线、金属夹和可吸收夹的使用，避免频繁更换手术器械，节约了手术时间；而超声刀在闭合离断较粗血管时常有再出血发生，需花费大量时间止血，同时增加术中出血量。多项研究表明，胃癌根治术中使用 LigaSure 可以显著缩短手术时间。LigaSure 由于止血能力强，与超声刀不同，在使用时可以大块咬合，已处理过的组织也不用二次处理，提高了手术效率。

**2. 止血效果确切可靠**　LigaSure 可以形成持久、几乎透明的闭合带，可以承受 3 倍于正常人体动脉收缩压的压力，同时便于观察止血效果。搭配使用 TissueFect 智能组织感应系统时，LigaSure 能够实时检测组织的阻抗并智能输出最合适的频率，在血管闭合过程中减少人为因素影响。

**3. 使用过程更加安全**　LigaSure 的热扩散损伤较小，传统 LigaSure 刀头的侧向热传导距离为 2.0～3.3 mm，可以分离靠近主要脏器处的组织而不会损伤主要脏器。LigaSure 的刀头 Maryland（图 1-5-16）由于表面涂层和隔热面设计，其单次激发的刀头侧面温度不超过 63 ℃，多次激发的刀头侧面温度不超过 90 ℃，安全性更高。其少烟、少焦痂的特性也使术野更清晰，一定程度上提高了手术的安全性。有临床对照研究表明，使用 LigaSure 可以确切减少术中出血量和术后并发症，缩短住院时间。

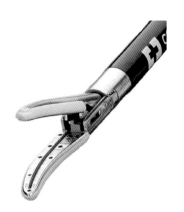

图 1-5-16　LigaSure Maryland 刀头

然而，需要注意的是，LigaSure 价格较高，且抓持能力和分离组织的能力并没有超声刀强。腹腔镜胃癌根治术中除了血管离断，还包括淋巴结清扫、网膜囊切除及消化道重建等步骤，这些步骤并不能发挥 LigaSure 的优势。因此，腹腔镜胃癌手术中需要将血管离断、淋巴结清扫、网膜囊切除这几个步骤合理分配给各个操作器械，充分发挥它们各自的优势。

（三）操作技巧及注意事项

LigaSure 的使用方法为"一凝二切"：扣动拉杆并与手柄底部的紫色按钮闭合至听到第一声咔嗒声，此时刀头为凝闭模式；进一步扣动拉杆并听到第二声咔嗒声时，可以扣动扳机并使用切割模式（图 1-5-17）。

在切割组织时，务必将组织放置于钳口中央，并且不能将过多的组织嵌入钳口内。在凝闭和切割时，务必消除组织张力，多次凝闭，第二个闭合带必须在第一个闭合带的远端以增加闭合宽度，避免"闭合 – 空格 – 闭合"。

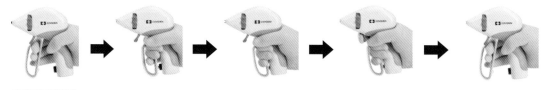

**图 1-5-17** LigaSure 的使用方法

手术操作务必轻柔细致，术中配合有效的吸引装置，确保手术视野清晰，从而避免误伤直径 7 mm 以上血管。对于直径 >7 mm 血管，应使用钛夹等进行止血。而对于 7 mm 以内但相对较大血管，首先要保证 LigaSure 将血管完全夹住，然后采用相邻部位闭合 2 次的方法，在切断闭合带时靠近血管远端，以确保止血效果。

# 第三节　腹腔镜成像系统

1901 年，俄罗斯圣彼得堡的妇产科医生 Ott 第一个将窥阴器通过腹壁的小切口插入腹腔，并利用反射光观察腹腔内脏器，这开启了腹腔镜的发展。之后 100 多年，随着光学技术和成像技术的不断突破，腹腔镜系统也得到了突破性进展，从 2D 到 3D 再到荧光腹腔镜系统推动了临床医学的巨大进步。新近出现的 4K、5G 及人工智能等新技术也正改变着每一位外科医生的诊疗理念。

## 一、2D 腹腔镜系统

自从 1987 年第一例腹腔镜胆囊切除术成功开展，传统 2D 腹腔镜系统应用于临床已有 30 多年历史，技术已经成熟，是我们当代外科医生接触最多的腹腔镜操作系统。该技术将腹腔内脏器的图像清晰地显示在液晶屏幕上，医生边观看显示屏，边通过腹壁小孔插入微小器械操作，完成传统手术需要 20 cm 以上的切口才能完成的手术。由于腹腔镜的视频放大作用，医生可以更好地辨别解剖结构，操作更加精细，对胃淋巴结的清扫更加彻底。此手术具有创伤小、胃肠道干扰小、出血少、术后疼痛轻、术后恢复快、切口瘢痕小等优点。

缺点是手术视野为二维（two-dimensional, 2D）平面图像，缺乏视野纵深感，镜下操作空间定位能力不足，同时缺少开放手术的力反馈和真实触感，给初学者带来解剖结构辨认、组织间距离判断、解剖层面寻找和分离上的困难。同时，在二维平面上完成缝合、打结等精细操作存在难度，增加了初学者手术难度和副损伤发生风险，术者需要经过相对较长的学习曲线以获得丰富的手术经验和熟练的操作技巧。外科医生需要较多的经验积累，才能弥补 2D 腹腔镜精准性方面的不足。

## 二、4K 腹腔镜系统

4K 显像技术是由美国数字电影推进联盟修订并推出的行业标准，规定数字影院清晰度分为两级，其中较高一级即 DCI 4K（4096×2160 像素，每秒 24 帧），其信息量是以往常规高清电视（提供 200 万级别像素）的 4 倍多。4K 腹腔镜设备可增强对术野细节的描述，将更加清晰真实且优于裸眼所见的手术视野呈现于大荧幕中，增加对神经、血管、系膜、淋巴和脂肪组织等的辨识度，可减少术中出血、避免术中损伤神经、精确清扫淋巴结。

为将 4K 高清成像技术的优势最大化，与传统高清显示器相比，4K 腹腔镜系统所用监视器尺寸更大，为 31 in（1 in = 2.54 cm）或 55 in（16∶9）的监视器。由于屏幕大小较前发生变化，因此手术医生与屏幕之间的最佳观赏距离亦发生改变。使用 4K 腹腔镜系统的外科医生应熟练掌握腹腔镜各种基本操作技能，熟知腹腔内解剖结构，且须熟练掌握 4K 腹腔镜镜头的操控和使用技能。

由于 4K 腹腔镜是二维成像，故也缺乏视野纵深感，但其超高清的显示特性弥补了其不足。腹腔内热量或超声刀烧灼组织产生的气雾会影响术者观感，加上 4K 腹腔镜系统的超高清显示特性，导致更为频繁的擦洗镜头。故建议使用热水加热镜头，或使用镜头加热装置，以及使用排气装置增强气腹的气体流动等，以减少镜头气雾化的影响。

随着工业制造技术的突飞猛进，相关学科的融合为开展腹腔镜新技术、新方法奠定了坚定的基础，加上医生越来越娴熟的操作，使得过去许多开放手术现在已被腔内手术取代，大大增加了手术选择机会。

## 三、荧光腹腔镜系统

如何精准切除肿瘤、彻底清扫淋巴结、安全重建消化道是施行腹腔镜胃癌根治术的关键问题。吲哚菁绿（indocyanine green, IGG）近红外（near-infrared, NIR）荧光成像腹腔镜技术为上述问题提供了可能的解决方案。术前 ICG 标记可指导术者确定手术切除范围，选择更为合理的手术方式，在保证肿瘤完整切除的前提下尽可能保留器官功能，进而提高患者术后生活质量。此外，术中静脉注射 ICG 可用来评估重建后消化道的血供情况，能有效减少术后消化道瘘的发生，提高围手术期安全性。另有研究发现，应用荧光腹腔镜进行胃癌根治术时，清扫的总淋巴结数目高于非荧光组。初步研究结果显示，荧光腹腔镜技术可提高胃癌手术精准性、降低并发症发生率，但其对肿瘤转移淋巴结显示尚无特异性，远期疗效仍需更多临床证据加以证实。

## 四、3D 腹腔镜系统

随着三维成像（three-dimensional imaging, 3D 成像）技术的不断发展，其在微创外科（minimally invasive surgery, MIS）中的应用日趋广泛。与传统 2D 成像技术相比，3D 成像技术可以提供手术视野的三维立体感和手术操作的空间纵深感，更加符合外科医生对手术视野的真实感受。

由于目前大部分的 3D 腹腔镜双摄像头的位置是固定的，因此在术中不能做到如 2D 腹腔镜旋转镜头切面的角度来改变视角。在这种情况下，当目标术野中出现其他组织遮挡时，其后方的解剖结构难以显露，而可弯曲高清 3D 镜头可以弥补此方面的不足。有研究证实，在腹腔镜胃癌根治术中可弯曲高清 3D 镜头更有利于清扫胰腺上缘后方的淋巴脂肪组织。

临床实践中，由于 3D 腹腔镜镜头所具备的放大高清立体效果，扶镜手轻微的手部震颤或小幅度的镜头快速调整都会使视频图像晃动更为显著，可能给术者带来眩晕、头痛、重影等视觉不适或疲劳。同时，扶镜手应使观察物体与镜头之间的距离控制在适当范围内，否则会使图像的 3D 效果受到部分损失或引起视觉上的不适。

（徐　皓　李　铮　宣　哲）

# 第六章

# 腹腔镜胃癌患者围手术期护理

## 第一节　腹腔镜胃癌患者术前护理

### 一、入院评估

胃癌发病率高、死亡率高，且患者多合并其他慢性病，主要包括高血压、糖尿病、心脏病、肺部疾病等，导致疾病治疗难度加大，影响患者预后。为有效管理胃癌患者，笔者中心制订了"胃外科疾病合并基础疾病患者的入院评估流程"（图1-6-1）。患者入院后，由责任护士依据该流程评估患者既往史，针对既往合并高血压、糖尿病、冠心病、脑梗死、肺部疾病的患者，询问病史，及时汇报医生，遵医嘱对症处理。

### 二、术前准备

**1. 术前宣教**　对于胃癌患者，术前应采用卡片、手册、新媒体、展板等形式重点介绍麻醉、手术及围手术期处理等诊疗事项，以缓解患者焦虑、恐惧情绪。笔者中心于术前一天，借助视频、手册等工具，围绕术前饮食、物品准备、术后七步早康操、外周中心静脉导管（PICC）置管锻炼操等方面，向患者及家属讲解围手术期护理要点，使患者及家属充分了解自己在康复过程中的重要作用，以更好地配合治疗护理，包括术后早期进食、早期下床活动等。

**2. 术前禁食禁饮**　遵医嘱指导患者禁饮时间延后至术前2小时，之前可口服清流质饮料包括清水、糖水、无渣果汁、碳酸类饮料、清茶及黑咖啡（不含牛奶）等，不包括含乙醇类饮品；禁食时间延后至术前6小时，之前可进食淀粉类固体食物（牛奶等乳制品的胃排空时间与固体食物相当）。术前推荐口服含碳水化合物的饮品，通常在术前10小时饮用12.5%碳水化合物饮品800 mL，术前2小时饮用量≤400 mL。基于加速康复外科（enhanced recovery after surgery, ERAS）理念，笔者中心开展了缩短胃癌患者术前禁饮时间的持续质量改进行动，在排除术前梗阻的情况下，于术前2~3小时发放5%葡萄糖溶液250 mL，缓解了胃癌患者术前口渴、饥饿情况，显著降低了患者术前低血糖发生率，并提高了患者舒适度。

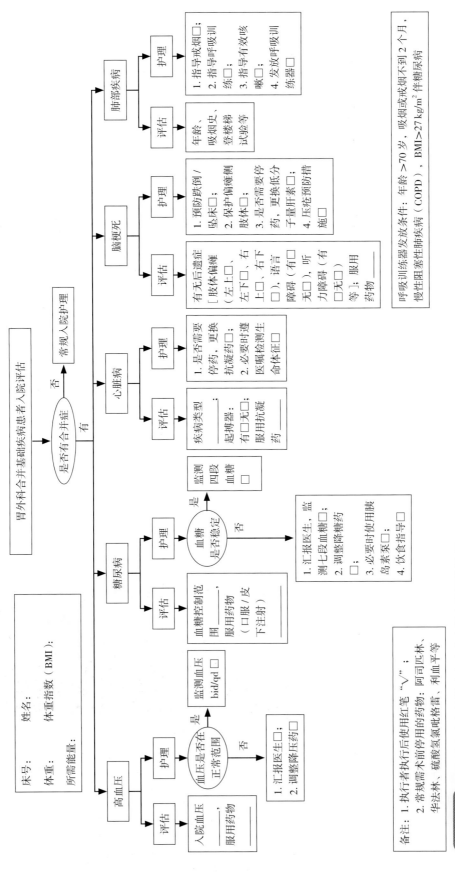

图1-6-1　胃外科疾病合并基础疾病患者的入院评估流程

**3. 术前肠道准备**　基于 ERAS 理念，对腹部手术患者术前不推荐常规进行机械性肠道准备。对于拟行联合横结肠等脏器切除的特殊患者，可遵医嘱选择进行基于等渗缓冲液的机械性肠道准备。

**4. 协助完成术前检查**　遵医嘱完成术前各项心、肺、肝、肾功能，以及凝血时间、凝血酶原时间、血小板计数等检查，必要时监测有关凝血因子。协助医生最大程度地改善心、肺、肝、肾功能，提高患者手术耐受力。

**5. 输血和补液**　遵医嘱做好血型鉴定和交叉配血实验，备好一定数量的红细胞或血浆。凡有水、电解质紊乱及酸碱平衡失调和贫血者，遵医嘱在术前予以纠正。

## 三、术前营养管理

胃癌患者的营养管理应遵循"营养筛查—营养评定—营养治疗"的步骤有序进行。推荐采用营养风险筛查量表 2002（nutritional risk screening 2002, NRS 2002）作为营养风险筛查工具进行评分。对于存在营养风险的患者，应进一步进行营养评定，胃癌患者优先推荐采用患者参与的主观整体评估量表（patient-generated subjective global assessment, PG-SGA）进行营养评定，同时结合体格检查、膳食史评估、体测量、机体功能测定、体成分测定和实验室检查等方法，协助医生综合评估患者营养状况。对符合术前营养支持条件的胃癌患者，遵医嘱给予营养治疗。首选经消化道途径如口服及肠内营养支持，其中，对于术前幽门梗阻患者，医嘱予留置胃管和鼻肠管，经管饲进行营养支持。当经消化道不能满足需要或无法经消化道提供营养时，可行静脉营养。

## 四、术前肺康复

术前肺功能评估和呼吸训练有助于减少术后呼吸系统并发症。术前对吸烟、潜在肺部并发症患者积极干预有助于提高肺功能和手术耐受性，减少术后肺部并发症发生率，缩短住院时间。术前呼吸系统管理包括：术前肺功能评估和呼吸训练；对高危患者采取戒烟（至少 2 周）、制订呼吸训练计划、指导患者进行有效咳嗽、胸背部拍击及运用呼吸训练器等方法，帮助患者保持呼吸道通畅，及时清除呼吸道分泌物，提高肺功能，减少术后呼吸系统并发症。

**1. 肺功能风险评估**　主要基于临床评估，并辅以呼吸功能检测。常见风险因素包括高龄、术前有吸烟史、既往有肺部疾患如慢性阻塞性肺疾病、肺不张及肺部感染等，高风险人群需进行 X 线胸片、肺功能检查、心肺运动试验和 6 分钟步行试验等检查客观评价患者肺部情况。

**2. 呼吸训练**　呼吸训练可减少术后肺部并发症。笔者中心在评估患者肺功能后，予以发放呼吸训练器，根据患者年龄、体重，制订目标量，督促患者每天进行 3 次及以上的呼吸训练。对于痰液黏稠者，可遵医嘱予以雾化吸入。

# 第二节 腹腔镜胃癌患者术后护理

## 一、术后病情观察

**1. 生命体征** 遵医嘱手术当日每小时测量 1 次生命体征（血压、脉搏、心率、呼吸、体温）和意识，直至生命体征平稳。监测频次可根据患者实际情况而定，如病情较重或有休克者，可延长监测时间，并做好记录。

**2. 尿量** 患者术后留置尿管，手术当日详细记录 24 小时尿量，必要时遵医嘱监测 24 小时出入量。

**3. 伤口** 观察伤口有无渗血、渗液，伤口及周围皮肤有无发红、感染，以及伤口愈合情况，保持敷料清洁干燥。发现异常情况，及时汇报医生处理。

**4. 引流液观察** 术后明确各引流管的放置部位和作用，并做好标记，妥善固定。观察并记录引流液的颜色、性状和量，若有异常及时通知医生。

**5. 血常规** 患者术后安全返回病房后，遵医嘱立即查一次血常规作为基础对照。当患者术后出现心率加快、血压下降等情况，而腹腔引流管或胃管可能因为堵塞或位置不当无法明确判断术后出血时，可复查血常规对照基础水平进行临床判断。

## 二、术后症状管理

### （一）疼痛

围手术期疼痛可增加患者术后发生并发症的风险，影响其术后早期活动和康复。推荐采用多模式镇痛（multimodal analgesia, MMA）方案，目标是有效的运动痛控制［视觉模拟量表（visual analogue scale, VAS）评分≤3 分］；较低的镇痛相关不良反应发生率；促进患者术后早期肠功能恢复；有助于术后早期下床活动，防止术后跌倒。

**1. 疼痛评估** 疼痛评估包括对疼痛强度的评估，对疼痛原因及可能并发的生命体征改变的评估，对治疗效果和不良反应的评估，患者满意度的评估等。在急性疼痛中，疼痛强度是最重要的评估之一。

（1）评估疼痛的部位、性质、强度、时间、加重或缓解因素，疼痛对日常生活的影响，既往史及疼痛用药治疗史，对疼痛的认识，疼痛治疗态度和误区等。

（2）根据患者情况正确运用疼痛评估工具，评估疼痛情况。常用的评估工具有数字评定量表（numerical rating scale, NRS），口头评分法（verbal rating scale, VRS），面部表情疼痛评估法（faces pain scale revision, FPS-R），简明疼痛量表（brief pain inventory, BPI）等。针对清醒患者，笔者中心首选使用"疼痛程度数字评估量表"（图 1-6-2）对患者疼痛程度进行评估。将疼痛程度用 0~10 数字依次表示，0 表示无疼痛，10 表示最剧烈的疼痛。按照疼痛对应的数字将疼痛程度分为：轻微疼痛（1~3），中度疼痛（4~6），重度疼痛（7~10）。

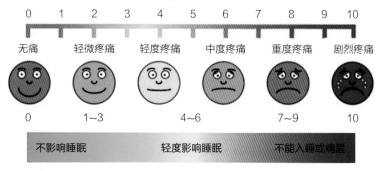

图 1-6-2 **疼痛程度数字评估量表**

（3）疼痛评估时机：入院 8 小时内应对患者疼痛情况进行常规评估，24 小时内进行全面评估。对于疼痛控制稳定者，应每天至少进行 1 次常规评估；对于疼痛控制不稳定者，如出现爆发痛、疼痛加重等情况时应及时评估。疼痛性质或镇痛方案改变时应进行全面评估。应用镇痛药物后，应依据给药时间及药物达峰时间评估疼痛程度，一般口服给药后 60 分钟，肌肉、皮下给药 30 分钟，静脉给药 15 分钟后再次评估。

**2. 疼痛护理**

（1）非药物护理：实施非药物止痛护理措施，缓解患者疼痛。

1）保持环境的安静舒适。

2）建立良好的护患关系。

3）避免引起疼痛加重的因素，如体位不当、固定过紧等。

4）心理疏导、分散注意力等。

（2）掌握世界卫生组织（WHO）三阶梯药物止痛的实施原则，包括按阶梯给药、按时给药、口服给药、个体化治疗和注意具体细节，准确、及时遵医嘱实施药物治疗。术后 1～2 天内，可持续性使用患者自控镇痛泵进行镇痛，同时配合实施其他镇痛措施如中医治疗等。

（3）观察与记录：观察镇痛措施不良反应或并发症。

1）观察疼痛治疗效果，若有爆发痛应汇报医生，及时给予相应处理。

2）药物镇痛：对于非甾体镇痛药物，重点观察消化道反应（如溃疡）、肝肾功能损伤、出血征象等；对于阿片类药物，重点观察消化道反应（如便秘、恶心呕吐），过度镇静，呼吸抑制等。

3）非药物镇痛：避免发生烫伤、冻伤、放射性皮炎、出血、继发感染等不良反应或并发症。

4）对因疼痛而采取被迫体位的患者观察受压部位皮肤，以防压力性损伤形成。

## （二）发热

**1. 发热分类** 发热是术后患者最常见的症状，发热分为感染性发热和非感染性发热。

（1）感染性发热：主要危险因素包括患者体弱、高龄、营养状况差、糖尿病、吸烟、肥胖或原已存在感染病灶。

（2）非感染性发热：主要原因包括手术时间 >2 小时、广泛组织损伤、术中输血、药物过敏、肺膨胀不全、非化脓性静脉炎等。

**2. 发热护理**

（1）遵医嘱监测体温及伴随症状。

（2）采取有效的降温措施，体温 <38.5 ℃，予降温贴、冰袋、温水擦浴等物理降温。

（3）体温 ≥ 38.5 ℃，遵医嘱予药物降温，注意观察患者，防止大汗导致虚脱。

（4）及时检查伤口部位有无红、肿、热、痛或波动感。

（5）进行实验室检查及影像学检查，如血常规、C 反应蛋白（CRP）检测、寒战时行血培养、伤口及引流液培养、尿液检查，同时进行 X 线胸片、CT 检查，以明确病因并针对性治疗。

### （三）术后恶心呕吐

术后恶心呕吐（postoperative nausea and vomiting, PONV）是手术常见并发症之一，定义为术后 24 小时内发生的恶心呕吐。普通患者发生率约为 30%，而具有高危因素的患者发生率可达 80%。

**1. 恶心呕吐原因**

（1）最常见的原因是麻醉反应，待麻醉作用消失后症状可消失。

（2）药物影响，常见的如氟喹诺酮类抗生素、复方氨基酸（单独静脉使用）、脂肪乳制剂等。

（3）严重腹胀，水、电解质紊乱及酸碱平衡失调等。

**2. 恶心呕吐高危因素**　常见高危因素主要包括：女性，年轻患者，不吸烟，特定手术类型（如胆囊手术、腹腔镜手术、妇科手术、减重手术等），既往 PONV 史或晕动症，麻醉因素（如术后使用阿片类药物等）。

**3. 恶心呕吐护理**

（1）患者发生恶心呕吐时，头偏向一侧，及时清理呕吐物。

（2）对于使用镇痛泵的患者，暂停使用镇痛泵。

（3）遵医嘱予止吐药物、镇静药物及解痉药物，或行针灸治疗。

（4）对于持续性呕吐者，应查明原因并处理。

### （四）腹胀

**1. 腹胀原因**　术后早期腹胀是由于胃肠蠕动受抑制，随胃肠蠕动恢复即可缓解。若术后数日仍未排气且兼有腹胀，可能是腹膜炎或其他原因所致的肠麻痹。

**2. 腹胀护理**

（1）评估患者腹胀的程度、持续时间、伴随症状。

（2）了解患者腹胀原因、排气排便情况。

（3）术后根据病情协助患者采取舒适体位，遵医嘱予胃肠减压或高渗溶液低压灌肠、补充电解质等方法缓解腹胀。

（4）协助患者多翻身，下床活动，促进肠道功能恢复。

（5）遵医嘱使用促进肠蠕动的药物。

（6）对于腹腔感染或机械性肠梗阻导致的腹胀，非手术治疗不能改善者，做好再次手术的准备。

## 三、术后活动

对于所有术后能够下床活动的患者，尽早下床活动是 ERAS 方案的关键内容。术后早期下床活动可促进呼吸、胃肠、肌肉骨骼等多系统功能恢复，有利于预防肺部感染、压疮和下肢深静脉血栓形成。

**1.术后活动时机**　笔者中心针对术后回室的清醒患者，予以低半卧位 10°～20° 并用翻身垫定时翻身。术后第一天即可开始下床活动，建立每天活动目标，逐天增加活动量。由护理人员在术后第一天评估患者活动能力，制订并实施术后早期下床活动计划。

**2.术后活动能力评估**　评估患者病情、年龄、体力状况、生命体征是否平稳、伤口有无渗出、引流口是否渗出、有无活动性出血、引流管固定是否稳妥。当患者病情平稳、肌力评估≥4 级，疼痛评分≤3 分时可协助患者下床活动。

**3.术后活动指导**　下床活动锻炼遵循循序渐进活动方法。

（1）患者病情稳定后，首先将床头抬高 30°，取半卧位 5～10 分钟，观察患者有无眩晕、疼痛，若无不适，再将床头抬高 45°～60°。

（2）协助患者将身体向床边移动，然后屈膝侧卧位，并将两下肢放于床沿继续观察3～5 分钟，患者有无眩晕、疼痛不适。

（3）协助患者用手扶助行器，协助患者起身坐于床沿继续观察 3～5 分钟。在以上的活动过程中严密观察患者面色、心率、呼吸、伤口及引流情况，若疼痛评分 >3 分或患者主诉头晕、心慌等，应原地休息 3～5 分钟再次评估后决定是否进一步活动。

（4）协助患者床边站立 3～5 分钟，嘱其深呼吸，挺直身躯，协助患者室内慢步行走。根据患者情况决定活动时间及活动范围，活动中应观察患者面色、呼吸、神志、有无眩晕，心率应控制在（170 - 年龄）×0.9 为宜。

（5）活动过程中妥善安置引流管，防止牵拉、受压、脱管。

（6）设定早期、量化、进展性的术后下床活动目标，提高患者下床活动耐受性。

**4.活动效果评价**　在有效控制术后疼痛、实施早期下床、早期营养支持等一系列早期康复措施后，笔者中心形成了"胃癌术后早期康复护理流程及质量标准"，详见附件 1（第98 页）。笔者中心还创建了早期康复相关专科质量指标，包括胃癌腹腔镜术后首次下床活动时间、胃癌腹腔镜术后首次排气时间、胃癌腹腔镜术后首次饮水时间和胃癌腹腔镜术后首次拔除尿管时间，并纳入常规信息化系统进行监测，定期分析改进。

## 四、术后引流管护理

**1.强调留置引流管的必要性**　向患者及家属解释留置各引流管的目的、方式、可能的并发症等，使其充分了解留置引流管的重要性，并积极配合管路维护。

**2. 妥善固定** 准确标记各引流管，引流袋（瓶）及时更换，并用导管固定装置以高举平台法二次固定导管，同时指导患者翻身时避免牵拉，防止非计划性拔管。一旦脱出不可自行插回。

**3. 有效引流** 保持引流通畅，防止受压、扭曲、折叠等，采用离心式挤压引流管，由远端向近端挤捏各引流管使之通畅，并告知患者注意保持引流通畅。若堵塞，及时汇报医生。

**4. 观察并记录引流液的颜色、性状和量** 术后24小时内可由胃管或腹腔引流管引流出少量血液，若有较多鲜血，应及时汇报医生并配合处理。

**5. 皮肤护理** 指导患者穿宽松舒适内衣，剪短指甲，避免搔抓。注意观察穿刺口周围皮肤和敷料覆盖情况，注意有无皮肤瘙痒、水疱或敷料脱落等。若有异常，及时汇报医生。

## 五、术后营养管理

根据欧洲临床营养与代谢协会（ESPEN）指南推荐，成人目标能量需求为25~30 kcal/（kg·d）（1 kcal = 4.184 kJ）。基于此，笔者中心创建了患者能量摄入记录单，个性化计算患者所需总能量，当患者胃肠道恢复蠕动，遵医嘱指导患者恢复经口进食并联合肠内与肠外营养支持，实时监测患者能量摄入达标情况，详见表1-6-1。

表1-6-1 患者能量摄入记录单

床号 _____ 姓名 _____ 身高 _____ 体重 _____ 所需能量 _____

| 日期 | 进食种类 | 肠外营养能量/kcal | 肠内营养能量/kcal | 24 h经口进食能量/kcal | 总能量摄入/kcal | 是否达标 |
|---|---|---|---|---|---|---|
| | 肠内☐ 肠外☐ 经口☐<br>流质☐ 半流质☐ 软食☐ | | | | | |
| | 肠内☐ 肠外☐ 经口☐<br>流质☐ 半流质☐ 软食☐ | | | | | |

**（一）口服营养补充的护理**

**1. 护理评估** 通过营养风险筛查量表或营养评定方法判定患者有无营养不良风险或营养不良。

**2. 护理措施**

（1）当患者胃肠道功能恢复，无腹胀、腹痛、恶心、呕吐等胃肠道不适症状，责任护士需确认饮食医嘱，并发放饮食量杯，进行饮食宣教，指导患者按照饮水—少量清流质—全量浓流质—半流质—软食—普食顺序逐渐过渡。详见笔者中心创建的"胃癌术后饮食护理流程及质量标准"（附件2，第99页）。

（2）针对有适应证的胃癌术后患者，遵医嘱予以口服营养补充：

1）指导患者科学配制并服用，加强营养宣教，增强患者的依从性。

2）根据患者情况，指导其采用餐间补充、小口啜服或全代餐的进食方式，遵循浓度由低到高、容量由少到多、速度由慢到快的原则。

3）胃癌术后患者口服营养补充最常见的不良反应是腹胀、腹泻、恶心等消化道症状，及时汇报医生，并遵医嘱给予对症处理，严重者需要暂停口服营养补充治疗。

（3）每班记录患者24小时经口摄入能量。

### （二）肠内营养的护理

#### 1.经鼻胃（肠）管肠内营养的护理

（1）遵医嘱经鼻胃（肠）管给予肠内营养时，需选择合适体位，无禁忌者床头抬高30°～45°，面向操作者，以防反流与误吸。

（2）遵医嘱实施肠内营养前，先采用20～30 mL温水脉冲式冲管，以验证鼻胃（肠）管在位；肠内营养结束后，再采用20～30 mL温水脉冲式冲管，以防止堵管。

（3）实施肠内营养的方法主要包括分次注射器推注法和肠内营养泵持续输注法。采用分次注射器推注法时，每次推注不超过200 mL或遵医嘱执行。采用肠内营养泵持续输注法时，注意事项如下：

1）初次使用速度为20 mL/h，若无不良反应，逐渐增加速度直至患者耐受速度，建议最大速度不超过120 mL/h。

2）输注过程中，应每4小时或在更换不同类型营养液时进行冲管，冲洗前了解管道通畅情况。冲洗时轻轻回抽1～2次，使注射器及导管内产生负压，用脉冲式向管内注入20～30 mL温开水。冲洗过程中发现管道内有肠内营养块状或絮状物应及时抽出并丢弃，保持鼻胃（肠）管通畅。

3）肠内营养实施过程中，注意患者是否出现胃肠道并发症、代谢性并发症、机械性并发症和感染性并发症等。若出现不适应，则减慢输注速度，或遵医嘱暂停使用，并进行针对性处理。

4）营养液输注管道及冲洗注射器应至少每24小时更换，并注明更换日期。

5）观察患者有无呛咳、呼吸急促或咳出类似营养液的痰液等误吸表现，若有立即停止输注，汇报医生处理。

6）喂养管道用专用鼻贴固定，脸颊处予工字形鼻贴高举平台法固定，角度适宜，避免发生管道性压力性损伤。

7）喂养结束妥善安置患者，维持床头抬高体位30～60分钟。

8）每班记录患者肠内营养摄入量。

#### 2.鼻胃（肠）管堵管的护理

（1）评估患者鼻胃（肠）管是否通畅，管道有无打折，冲管有无阻力，置管深度或外露长度有无改变。

（2）若不通畅，首先调整管道位置，尝试旋转或上下轻微牵拉，或者变换患者体位，并用20～30 mL温水冲洗管道，检查通畅与否。

（3）调整管道位置后，若仍不通畅，予以揉搓加负压吸引。挤压揉搓管体外的部分，同时使用 20 mL 注射器抽 10 mL 温水回抽，在外力作用下使黏附在管内的凝块脱落，在负压作用下被吸出管腔（因鼻胃管插入较浅，外露部分长，故更适用）。

（4）若经揉搓加负压吸引仍不通畅，予以胰酶或碳酸氢钠浸泡 30 分钟。

（5）注意事项：

1）肠内营养液使用过程中，每 4 小时用 20 mL 注射器，采用温水脉冲式冲管，管饲后再次冲洗，以预防堵管。

2）一般不建议从鼻肠管给药，若需鼻饲给药，先研碎药物，用温水充分溶解，必要时用纱布过滤，每次喂药前后需用 10～30 mL 温水冲管。

3）避免将不同的口服药混合在一起或口服药加入肠内营养液中，防止配伍禁忌或导管堵塞，影响药物疗效。

4）若营养液黏稠、输注时间长，经喂养管注入药物时应根据需要增加冲洗频率。

**3. 肠内营养不耐受的护理**

（1）一般护理评估：评估患者病情与诊治经过，既往病史、过敏史及家族史，平时进食与胃肠功能情况，肠内营养液种类、输注途径及输注量。

（2）专科护理评估：评估患者腹痛腹胀、腹泻、恶心呕吐、胃残留量。

1）评估患者腹痛腹胀情况，必要时采用膀胱测压法间接反映腹内压（intra-abdominal pressure, IAP），分级标准如下：

Ⅰ级：无腹痛或腹内压 12～15 mmHg；

Ⅱ级：自行缓解或腹内压 16～20 mmHg；

Ⅲ级：不能自行缓解或腹内压 >20 mmHg。

2）评估患者腹泻情况，分级标准如下：

Ⅰ级：排便次数 <4 次 / 天，排便量 <500 mL，柔软块状；

Ⅱ级：排便次数 4～6 次 / 天，排便量 500～1000 mL，蓬松状；

Ⅲ级：排便次数 ≥ 7 次 / 天，排便量 >1000 mL，水样便；

Ⅳ级：腹泻伴血流动力学改变。

3）评估患者恶心呕吐情况，分级标准如下：

Ⅰ级：有恶心，无呕吐症状；

Ⅱ级：恶心、呕吐症状均有；

Ⅲ级：出现呕吐症状，且胃残留量 >500 mL/6 h。

4）对于经胃喂养不耐受的患者，必要时监测胃残留量（gastric residual volume, GRV），目前较常用的监测方法有回抽法和超声法。回抽法的缺点是抽取胃内容物可造成营养液、消化液丢失，建议有条件时采用 B 超监测。胃残留量分级标准如下：

Ⅰ级：胃残留量 <200 mL/6 h；

Ⅱ级：胃残留量 200～500 mL/6 h；

Ⅲ级：胃残留量 >500 mL/6 h。

（3）护理措施：

1）腹痛腹胀分级护理措施：

腹痛腹胀Ⅰ级者：遵医嘱保持输注速度，每 4 小时监测 1 次腹内压。

腹痛腹胀Ⅱ级者：采取滋养型喂养（以 10~20 kcal/h 的速度喂养）；遵医嘱拍腹部平片，排除肠梗阻；每 4 小时监测 1 次腹内压，根据病情遵医嘱使用胃肠促动力药物。

腹痛腹胀Ⅲ级者：遵医嘱暂停肠内营养；拍腹部平片，评估其肠梗阻情况，结合实验室检查结果，确定合适的每天热量摄入量，遵医嘱采取肠外营养支持方式。

2）腹泻分级护理措施：

腹泻Ⅰ级者：维持肠内营养输注速度，密切观察腹泻的量及大便性状，寻找腹泻原因，根据腹泻原因采取针对性护理；每 12 小时再次进行腹泻分级评估。

腹泻Ⅱ级者：维持肠内营养输注速度，密切观察腹泻的量及大便性状，继续肠内营养的同时寻找腹泻原因，可考虑更换为富含膳食纤维配方的营养制剂；每 8 小时再次进行腹泻分级评估。

腹泻Ⅲ级者：将肠内营养输注速度降低 50%，遵医嘱通过喂养管给予止泻药等药物治疗，继续肠内营养的同时寻找腹泻原因，根据腹泻原因采取针对性护理。对于持续腹泻、可疑吸收不良、肠缺血或纤维耐受不佳的患者，建议使用短肽型肠内营养制剂。

腹泻Ⅳ级者：暂停肠内营养，遵医嘱采取肠外营养支持方式；寻找腹泻原因，遵医嘱给予药物治疗；每 6 小时再次进行腹泻分级评估。

3）恶心呕吐分级护理措施：

恶心呕吐Ⅰ级者：检查喂养管是否在位，维持肠内营养输注速度。

恶心呕吐Ⅱ级者：检查喂养管是否在位，减慢肠内营养输注速度；每 12 小时复评恶心呕吐分级情况。

恶心呕吐Ⅲ级者：遵医嘱暂停肠内营养；遵医嘱使用胃肠促动力药物，更换肠内营养途径考虑空肠喂养；每 8 小时复评恶心呕吐分级情况。

4）胃残留量分级护理措施：

胃残留量Ⅰ级者：继续实施肠内营养，以 10 mL/h 调整肠内营养速度；每 12 小时复查胃残留量。

胃残留量Ⅱ级者：将肠内营养输注速度降低 50%，遵医嘱使用胃肠促动力药物；每 8 小时复查胃残留量。

胃残留量Ⅲ级者：遵医嘱暂停肠内营养；遵医嘱使用胃肠促动力药物和缓泻剂，更换肠内营养途径；每 6 小时复查胃残留量。

## （三）肠外营养的护理

### 1. 全胃肠外营养的护理

（1）全胃肠外营养配置时，建议科室使用洁净层流工作台或在配置中心配置。

（2）全胃肠外营养配液顺序：

步骤 1：将电解质（钙盐制剂）、微量元素和胰岛素制剂加入氨基酸溶液（或葡萄糖溶液）内。

步骤2：将电解质（磷酸盐制剂）和水溶性维生素加入葡萄糖溶液内。若步骤1中为葡萄糖溶液，则该步骤为氨基酸溶液。

步骤3：将脂溶性维生素加入脂肪乳内。

步骤4：将配置好的氨基酸及葡萄糖溶液同时混入营养袋内，观察有无沉淀。

步骤5：最后将配置好的脂肪乳加入上述液体中。

（3）配置好的"三升袋"使用时间不超过24小时，暂不使用时放入4℃冰箱保存，使用前1小时取出。

（4）输注前，需确认留置针或导管在位通畅，抽回血后需行脉冲式冲管。

（5）滴速符合患者病情和药理要求，实际滴速与书写滴速相差不超过±10滴/分。

（6）输液完毕，使用脉冲式正压封管（冲洗和封管液首选不含防腐剂的0.9%氯化钠溶液）。

（7）每班计算并记录肠外营养摄入量。

（8）注意事项：

1）全胃肠外营养液使用单独输液器匀速输注。

2）配置过程中不可将电解质、微量元素直接加入脂肪乳剂中；钙和磷酸盐制剂应分别加入不同的溶液中稀释，以免发生沉淀反应。

3）对于预计全胃肠外营养输注>1周和（或）输注高渗透浓度（≥900 mmol/L）的患者，首选中心静脉途径。避免使用头皮钢针，以防止发生渗漏引起组织坏疽。

4）连续输注脂质液体时，建议每4~6小时用生理盐水脉冲式冲管1次。

5）全胃肠外营养的并发症可根据其性质和发生原因归纳为机械性、感染性和代谢性。常发生的机械性并发症有气胸、血气胸、血肿形成、空气栓塞、心脏压塞等，感染性并发症有感染、导管性败血症等，代谢性并发症有糖代谢紊乱等。

**2. 中心静脉导管的维护**

（1）更换接头：先取下原有无针接头，用酒精棉片用力擦拭导管接口的横切面及外围15秒或碘伏同法擦拭2遍，每遍待干后，再连接新无针接头（非三向瓣膜式PICC建议使用正压接头）。

（2）脉冲式冲管、正压封管：用有生理盐水的注射器抽回血至导管可视窗，先检查静脉导管功能，再使用10~20 mL生理盐水脉冲式冲管，最后用2~5 mL肝素盐水或生理盐水（限三向瓣膜导管）正压封管。

（3）敷料更换：

1）逆导管方向揭去贴膜，防止贴膜将导管/输液针带出。

2）观察导管长度/输液针位置，注意位置有无变化。

3）观察局部穿刺点和局部皮肤有无红、肿、热、痛、分泌物等感染症状及皮疹等过敏症状。若出现感染症状，及时通知医生并进行处理。

4）卫生手消毒：酒精棉球旋转式消毒穿刺点周围皮肤3遍，不触及导管及穿刺点。碘伏棉球旋转式消毒穿刺点及周围皮肤、外露导管3遍或使用2%葡萄糖酸氯己定皮肤消毒液涂擦 30 秒 2 遍，消毒范围为 12 cm×12 cm，包括导管/蝶翼针和延长管，自然待干。

5）更换外露导管与皮肤接触的部位，导管呈 U 形、C 形或直形摆放。

6）首选透明敷料，局部皮肤有异常反应时可根据情况选用合适的敷料，并无张力粘贴贴膜。

### 3. PICC 拔管的护理

（1）揭去敷料，卫生手消毒：以穿刺点为中心，酒精棉球、碘伏棉球各消毒 3 遍或使用 2% 葡萄糖酸氯己定皮肤消毒液涂擦 30 秒 2 遍，消毒范围为 12 cm×12 cm，自然待干。

（2）戴无菌手套，距穿刺眼 1~2 cm 处捏住导管，平行于皮肤、沿直线缓慢向外拔，每次拔出导管 2~3 cm，切勿过快过猛，以防导管断裂。

（3）当出现 PICC 拔管困难时：

1）应立即停止，不得强行拔除导管。改变患者上肢位置，尝试继续缓慢拔除。仍无法拔除时，应暂时固定导管，对上肢进行热敷 15~20 分钟，再尝试轻柔拔管。

2）拔管困难仍存在，请静脉治疗专科护士会诊，汇报医生，遵医嘱予以 B 超、拍片或血管造影等明确原因，根据不同原因采用手术、介入、溶栓等方法拔出导管。

3）一旦发生体内断管，保留断端，嘱患者立即卧床制动，无菌纱布覆盖穿刺点，并迅速通知医生，配合相关治疗和检查。同时，安慰患者及家属，消除其恐惧。

4）拔除导管后用指压法压迫穿刺点直至不出血为止，立即碘伏消毒穿刺点，尽快用小方纱按压穿刺点再用透明敷料固定穿刺点，预防空气栓塞。

5）测量导管长度，检查导管完整性，观察导管有无损伤或断裂。

### 4. 中心静脉导管血栓性堵塞的护理

（1）护理评估：评估导管堵塞程度、患者病情、意识状态及合作程度。

（2）护理措施：

1）取下无针接头，0.5% 碘伏消毒导管接口 2 遍或酒精棉片用力擦拭至少 15 秒，待干。

2）用 20 mL 注射器缓慢回抽，观察血凝块是否能抽出。

3）若不能抽出，则采用三通溶栓法。

4）如果不成功，可重复上述步骤（若无法溶通导管，请求会诊，勿轻易拔管）。

5）如果成功，采用 10 mL 生理盐水脉冲式冲管、正压封管。

## 六、术后血糖管理

由于手术引起的应激反应、肠内肠外营养支持及生长抑素等药物使用，胃癌患者围手术期易出现高血糖，影响患者治疗效果及预后。基于此，笔者中心护理人员需严格评估患者血糖水平、糖化血红蛋白值及糖尿病病史。对于血糖不稳定患者，遵医嘱按时监测患者血糖，并由专科护士进行严格的围手术期血糖管理。笔者中心创建了"胃癌患者营养支持期间血糖管理流程及质量标准"，并常规实施，详见附件 3（第 100 页）。

## 七、术后压疮管理

### （一）压力性损伤的分类

根据 2019 年版《压力性损伤的预防与治疗：临床实践指南》中采用的压力性损伤分类系统，压力性损伤分为 Ⅰ 期压力性损伤、Ⅱ 期压力性损伤、Ⅲ 期压力性损伤、Ⅳ 期压力性损伤、不可分期压力性损伤、可疑深部组织损伤。

### （二）压力性损伤的预防

**1. 压力性损伤风险因素**　皮肤状态改变是压力性损伤发生的重要因素。对于移动受限、活动受限、承受摩擦力和剪切力大的患者，有压力性损伤既往史、压力点疼痛及患有糖尿病是压力性损伤的风险因素。

**2. 压力性损伤风险评估工具**　使用经确认有效的风险评估工具和方法评估患者压力性损伤的风险。对于成人患者（>18 岁），指南推荐使用压力性损伤风险评估量表 Braden 量表，具体评估内容包括感觉、潮湿度、活动能力、运动能力、营养、摩擦力和剪切力 6 个方面。Braden 量表评分 ≥ 19 分，无危险；年龄 ≥ 60 岁，Braden 量表评分 15~18 分，或年龄 <60 岁，Braden 量表评分 15~16 分，存在轻度危险；Braden 量表评分 13~14 分，存在中度危险；Braden 量表评分 10~12 分，存在高度危险；Braden 量表评分 ≤ 9 分，存在极高度危险。

### （三）压力性损伤量表评估时机

在所有患者入室、转科和存在压力性损伤风险因素时，当班护理人员在 2 小时内检查皮肤，采用 Braden 量表评分，评估压力性损伤危险程度并记录。

对于存在压力性损伤轻度危险和中度危险的患者，每 3 天复评 Braden 量表；对于存在高度危险和极高度危险的患者，每天复评 Braden 量表。

### （四）压力性损伤的预防护理

（1）床边有"预防压力性损伤"标识。

（2）根据病情，每 1~2 小时翻身 1 次，对病情不允许或拒绝翻身者，做好记录。

（3）保持床单清洁、干燥、平整；保持皮肤清洁、干爽，禁止按摩及过度用力擦洗有发生压力性损伤风险的区域。

（4）建议应用预防压力性损伤器具，如气垫床、R 型 30° 斜侧卧位垫枕等。不使用闭环状物及水袋作为减压装置。

（5）定时观察皮肤情况，做好交接班。

（6）受压部位酌情预防性使用合适的敷料。

### （五）发生压力性损伤的处理

（1）对于带入压力性损伤或新发压力性损伤患者，责任护士当班内，完成压力性损伤风险评估、压力性损伤伤口描述及处理相关记录。

（2）首次建立压力性损伤伤口描述及处理记录单，必须填写伤口具体部位、分期、伤口大小等内容。

（3）根据压力性损伤情况选择合适的敷料。

## 八、术后跌倒护理

### （一）护理评估

#### 1. 评估时机

（1）在患者入院、转科时，应进行跌倒风险评估。

（2）住院期间出现病情变化、使用高跌倒风险药物、跌倒后、跌倒高风险患者出院前，应再次评估。

**2. 评估跌倒风险因素** 包括但不限于下列风险因素：头晕、眩晕；视力障碍；肌力、平衡及步态异常；直立性低血压；大便/小便失禁，且紧急和频繁排泄；使用高跌倒风险药物（如镇痛药、抗惊厥药、降压利尿药、泻药、镇静催眠药和精神类药）；有跌倒史；携带导管；认知功能受损。

**3. 判定跌倒风险等级** 可按表 1-6-2 的临床判定法，判定为跌倒低风险、中风险和高风险。

当患者不符合表 1-6-2 中任何条目时，宜使用 Morse 跌倒风险评估量表进行评估，根据总分判定为跌倒低风险（<25 分）、跌倒中风险（25~45 分）、跌倒高风险（>45 分）。

表 1-6-2　跌倒风险临床判定法

| 跌倒风险等级 | 患者情况 |
| --- | --- |
| 跌倒低风险 | 昏迷或完全瘫痪 |
| 跌倒中风险 | 存在以下情况之一：过去 24 小时内曾有手术镇静史；使用 2 种及以上高跌倒风险药物 |
| 跌倒高风险 | 存在以下情况之一：年龄 ≥ 80 岁；住院前 6 个月内有 2 次及以上跌倒经历，或此次住院期间有跌倒经历；存在步态不稳、下肢关节和（或）肌肉疼痛、视力障碍等；6 小时内使用过镇静催眠药、镇痛药 |

### （二）护理措施

#### 1. 跌倒低风险患者

（1）应在床边、就餐区、卫生间、盥洗间等跌倒高危区域及腕带上放置防跌倒警示标识。

（2）应将日常用物、呼叫铃放在患者方便取用位置。

（3）宜减少跌倒风险因素，如协助肌力、平衡及步态功能训练，改善步态不稳。

（4）使用带轮子的床、轮椅等器具时，静态时应锁定轮锁，转运时应使用安全带或护栏。

**2.跌倒中风险患者**

（1）应执行跌倒低风险的预防措施。

（2）确定患者需要照护的程度，按实施要求提供护理。

（3）告知患者离床活动时应有他人陪同。

**3.跌倒高风险患者**

（1）应执行跌倒低、中风险的预防措施。

（2）应有专人24小时看护，保持患者在照护者的视线范围内。

（3）应每班床边交接跌倒风险因素及跌倒预防措施的执行情况。

## 九、术后血栓管理

### （一）护理评估

**1.评估工具**　推荐胃癌术后患者采用 Caprini 风险评估模型，根据患者的年龄、性别、手术方式、营养状态、疾病状态及特殊治疗、实验室检查结果，对患者是否存在深静脉血栓形成的危险因素进行评估。Caprini 评估为低危时，建议予以机械预防；评估为中危（3~4分）时，建议予以药物预防和（或）机械预防；评估为高危（≥5分）时，建议予以药物预防联合机械预防。

**2.评估时机**　所有胃癌患者入院24小时内完成血栓风险评估。胃癌患者术后6小时内、转科患者转科6小时内及出院前应再次评估。当患者血栓危险因素发生变化时随时评估。

### （二）预防护理

**1.基础预防**

（1）早期活动：鼓励卧床患者早期活动和腿部锻炼，指导踝泵运动，以促进静脉回流。在病情允许下，建议其尽早下床活动。

（2）避免脱水：在病情允许下，予以患者适当补液，保证患者足够的水化，避免血液浓缩。

（3）其他措施：做好患者的健康宣教，向患者讲解血栓预防相关知识，指导患者养成科学合理的饮食习惯，建议患者改善生活方式，如戒烟限酒、控制血糖及血脂等。

**2.机械预防**

（1）间歇充气加压：使用前首先评估患者有无潜在的使用禁忌，如疑似或确诊为急性期静脉血栓栓塞症，对腿套严重过敏，下肢存在感染、丹毒、急性淋巴管炎或开放性伤口，合并严重的心力衰竭或下肢动脉缺血性疾病等。相关指南推荐胃癌患者术后即刻使用间歇充气加压，据此，笔者中心于术后3天内每天给予胃癌术后患者间歇充气加压，一旦患者可下地活动即可停止。

（2）针对机械预防的健康教育：护理人员应告知患者及家属静脉血栓栓塞症的发生风险、后果及采取机械预防措施的必要性，指导正确应用机械预防措施，告知应用方法、应用时长、应用期间注意事项、可能出现的不良反应和应对方案。

### 3. 药物预防

（1）用药评估：用药前评估患者是否存在与药物预防相关的潜在禁忌，并对患者进行肾功能、凝血酶原时间和活化部分凝血活酶时间的基线评估。

（2）注意事项：用药期间，应动态关注用药效果和实验室检查结果，注意评估有无发生出血不良反应，一旦出现立即汇报医生，并在护理病历中记录。

（3）针对药物预防的健康教育：护理人员应告知患者及家属遵医嘱按时服药，不随意调整药物剂量或停药，及时复查相关实验室检查结果，按要求门诊随访。指导观察有无局部或全身出血倾向，清楚讲解潜在药物不良反应，以及与其他药物、食物之间的相互作用。嘱患者避免磕碰，刷牙宜使用软毛牙刷。若因其他疾病就医，应主动告知医务人员正在服用的抗凝药物。

## 十、术后并发症护理

### （一）术后出血

**1. 临床表现**　目前尚无统一的诊断标准，部分文献认为胃癌术后出血是指胃癌术后临床观察到出血征象，如腹腔引流管或胃管出现新鲜血液，出血量 >100 mL/h；患者出现非心源性血流动力学不稳定或休克表现；血红蛋白水平较术前显著下降；患者具有严重消化道出血的相关症状，如大量呕血、黑便。腹腔内出血按出血时间可分为急性出血和迟发性出血，大多数为急性出血，于术后 24~48 小时内发生。迟发性出血是指术后 1 周以后发生的腹腔内出血，通常更加凶险，临床上多表现为突发的腹痛、腹胀，腹腔引流出大量血性液体，患者可迅速发展为失血性休克，同时可伴有呕血、黑便等消化道出血症状。

**2. 护理措施**

（1）在通知医生的同时，立即启动术后出血应急预案。

（2）开通两条以上静脉通路，加快输液速度，补充血容量，遵医嘱输血或血浆。

（3）配合医生抢救，准备好各种抢救物品和药物，给予心电监测、吸氧。

（4）密切观察生命体征变化，每 15~30 分钟测量生命体征 1 次，病情稳定后改为每 1~2 小时 1 次。

（5）密切观察患者的神志面色、口唇、指甲颜色，观察病情的动态变化。

（6）及时留取各种标本，并送检。

（7）做好再次手术止血的准备。

（8）注意加强保暖，适当增加盖被，但应避免使用热水袋，防止烫伤。

（9）安慰患者及家属，提供心理支持。

（10）抢救结束 6 小时内，准确记录抢救过程。

### （二）吻合口漏

**1. 临床表现**　胃癌术后患者发生吻合口漏的临床表现可因吻合口部位、瘘大小、发生瘘时间而不同。当发生吻合口漏，消化液进入腹腔或胸腔，会造成腹腔及胸腔感染，引发局限性或弥漫性腹膜炎、肺部感染。临床上吻合口漏多发生于术后 5~7 天，往往表现为体温持续升高、较明显的腹部体征，严重者甚至还可出现呼吸功能受限。因此，及时发现吻合口漏对患者的术后康复尤为重要。

**2. 胃癌术后腹腔感染早期预警模型构建**

（1）通过系统循证胃癌腹腔感染相关因素，经统计分析和专家函询，笔者中心最终形成胃癌术后腹腔感染早期预警评分量表（intra-abdominal infection-early warning score, IAI-EWS）（表 1-6-3）。该量表主要包括最高体温、最快心率、腹痛、腹胀和血白细胞计数，并进行危险程度分级，0~4 分为低危，5~6 分为中危，7~10 分为高危，11~12 分为极高危。基于此，笔者中心创建了"胃癌术后腹腔感染早期预警评分护理流程及质量标准"，详见附件 4（第 101 页）。

表 1-6-3　胃癌术后腹腔感染早期预警评分量表（IAI-EWS）

| 项目 | 评分 |
| --- | --- |
| 术后血白细胞计数 $\geq 9.95 \times 10^9/L$ | 1 |
| 最快心率 $\geq 98$ 次 / 分 | 1 |
| 最高体温 $\geq 37.5 \ ℃$ | 3 |
| 主诉腹痛 | 3 |
| 主诉腹胀，中度及以上腹胀 | 4 |

（2）制定 IAI-EWS 分级管理方案：根据 IAI-EWS 预警模型，通过循证方法和 Delphi 法，笔者中心制订不同危险等级对应的分级管理方案（表 1-6-4）。

表 1-6-4　IAI-EWS 分级管理方案

| IAI-EWS 分级 | 分级管理方案 |
| --- | --- |
| 低危组（0~4 分） | 每天 1 次进行 IAI-EWS 评估 |
| 中危组（5~6 分） | 每天评估 2 次，并通知上级护士进行复评，汇报医生，每 2 小时巡视患者 |
| 高危组和极高危组（≥ 7 分） | 每 4 小时评估 1 次，立即汇报医生及护士长，遵医嘱给予患者口服亚甲蓝或急诊行 CT 检查，以尽快确诊及实施必要的治疗医疗护理措施，每小时巡视患者，若评分持续增高，团队讨论治疗方案或转重症监护室（ICU） |

**3. 护理措施**

（1）禁食、禁饮，胃肠减压。

（2）遵医嘱合理应用抗生素和给予肠外营养支持，纠正水、电解质紊乱和酸碱平衡失调。

（3）监测患者全身或局部感染的症状与体征，观察生命体征、腹部情况，有无发热和腹痛、腹胀等弥漫性腹膜炎症状。

（4）关注患者白细胞计数、中性粒细胞比例、降钙素原等感染性指标结果。

（5）关注患者引流液情况，保持引流通畅，并记录引流液情况。

（6）若有局部感染较重或出现全身感染，建议遵医嘱及时行B超或CT引导下穿刺，充分引流。

（7）做好患者及家属的心理护理。

（8）经上述处理后多数患者吻合口漏在4~6周自愈。

### （三）肺部并发症

**1. 临床表现**　肺不张是最常见的术后肺部并发症之一，特别是在腹部和胸腹手术后，防止肺不张的措施已成为常规术后护理不可或缺的部分。术后肺不张可能没有症状，或可能表现为低氧血症。多种因素可增加术后发生肺部并发症的风险，老年、肥胖、长期吸烟和有呼吸系统疾病的患者肺部并发症最常见。

**2. 护理措施**

（1）术前就开始进行降低术后肺部并发症风险的治疗。可能的术前措施包括戒烟、对基础慢性肺疾病给予最佳治疗、良好的口腔护理，以及患者教育。出现咯脓痰或痰液性状改变提示存在下呼吸道感染，患者可能需要抗菌药物治疗，这类患者出现术后肺部并发症的风险显著增加，应考虑术前呼吸训练。

（2）多种肺扩张方法可减少部分患者的术后肺部并发症，包括胸部物理治疗、深呼吸训练等，通过吸气用力增加术后肺容积。临床上叩击患者胸背部，鼓励咳嗽、深呼吸等方法，促进深部痰液排出。

（3）术后早期活动可促进深呼吸，且充分地控制术后疼痛能让患者更早活动并提高患者深呼吸的能力，从而有助于尽量减少术后肺部并发症。

### （四）$CO_2$气腹相关并发症

$CO_2$气腹相关并发症包括高碳酸血症与酸中毒、皮下气肿、气胸、心包积气、气体栓塞、心律不齐、体温下降等。

**1. 临床表现**　腹胀、皮下捻发音，呼吸困难、气促，低体温，心律失常、血压增高等。

**2. 预防措施**　术后6小时取半卧位，保持呼吸道通畅、低流量给氧、深呼吸，促进体内$CO_2$气体排出。

**3. 护理措施**　对于皮下气肿者取半卧位，症状轻者延长吸氧时间，$CO_2$可自行吸收；对于症状严重者需及时汇报医生，准备穿刺排气用物，监测呼吸状态和血氧饱和度，必要时做血气分析，纠正酸中毒。

## 十一、术后心理护理

加强巡视，建立相互信任的护患关系，鼓励患者说出自身想法，明确其心理状态，给予适当的解释和安慰；满足其合理需要，提供有关术后康复、疾病方面的知识，帮助患者缓解术后不适；帮助患者建立疾病康复的信心，告知其配合治疗与护理的要点；鼓励患者加强生活自理能力，指导患者正确面对疾病及预后。

## 附表 1-6-1 胃癌术后早期康复护理流程及质量标准

| 项目 | 护理流程 | 质量标准 | 分值 |
|------|---------|---------|------|
| 评估 | 1.患者年龄、意识、生命体征、手术方式、疼痛程度、肌力、有无假牙、有无头晕、有无前列腺增生、有无术后出血等并发症 | 评估全面 | 4 |
| | 2.患者合作程度 | 患者了解目的，愿意配合 | 3 |
| 物品准备 | 翻身枕、口香糖（木糖醇）、助行器 | 物品准备齐全 | 4 |
| 早期康复护理 | 1.患者术后回室，妥善安置患者，意识清醒者抬高床头10°~20° | 体位准确 | 4* |
| | 2.2小时后给予患者翻身枕协助翻身 | 翻身方法正确 | 4* |
| | 3.术后第一天，给予患者半卧位，床头抬高大于30° | 体位准确 | 4* |
| | 4.利用假饲原理，指导患者咀嚼口香糖（意识清醒、无假牙患者），每天2次 | 定时咀嚼口香糖 | 5* |
| | 5.实施七步早康操 | | |
| | 5.1 呼吸运动：患者取卧位或半卧位，双眼微闭，双手捧于腹部两侧轻轻向里按压，用鼻深吸一口气，缩唇慢慢呼出，呼气时让患者数数，数到7时发一个"扑"声。当患者有痰时，深吸一口气后暂不做呼气动作，用力咳嗽，尽量将肺深部痰液咳出 | 动作符合要求 | 6* |
| | 5.2 握拳运动：指导患者以置管一侧手掌尽量用力握拳或使用握力器，每次握10秒后松开，休息10秒再进行，如此反复，握25次为一组动作 | 动作符合要求 | 6* |
| | 5.3 上肢运动：指导患者双上肢从肘关节到肩关节分别做屈、伸动作 | 动作符合要求 | 6* |
| | 5.4 抬臀运动：患者仰卧，双手抱于腹部两侧，双腿屈曲，双脚踩于床上，以脚掌及肩部支撑，靠盆腔及臀部肌力，将臀部抬离床面10 cm，持续5秒后放松，然后再抬起，以此反复 | 动作符合要求 | 6* |
| | 5.5 踝泵运动：患者躺或坐在床上，下肢伸展，大腿放松，缓缓勾起脚尖，尽力使脚尖朝向自己，至最大限度时保持10秒，然后脚尖缓慢下压，至最大限度时保持10秒，然后放松，如此反复 | 动作符合要求 | 6* |
| | 5.6 下肢运动：指导患者在床上进行双侧小腿的屈、伸、抬等动作 | 动作符合要求 | 6* |
| | 5.7 翻身运动：患者平卧，双腿弯曲将臀部移至对侧，然后上身紧跟同样移至对侧，将身体摆成一直线，近侧手护住伤口，对侧手抓住床栏，全身用力使身体侧卧，随后可将翻身枕垫在身后 | 动作符合要求 | 6* |

| | | | |
|---|---|---|---|
| | 6.七步早康操每天活动4组，每组10次 | 频次符合要求 | 4 |
| | 7.腹腔镜手术后第一天、开放手术后第二天，患者肌力≥4级，协助患者首次下床（参照下床护理流程及质量标准实施） | 评估全面，流程正确 | 6* |
| | 8.患者下床活动后遵医嘱拔除尿管（前列腺增生患者酌情留置），协助患者如厕 | 尿管拔除及时 | 4* |
| | 9.建立早期康复运动执行单并记录 | 记录正确 | 3 |
| 效果评价 | 患者对早期康复活动知识的掌握情况及实际活动情况 | 患者说出内容、做出动作 | 4 |
| 注意事项 | 1.活动时密切观察患者生命体征变化，若出现心率加快、呼吸急促等，应停止活动 | 说出观察内容及处理方法 | 3 |
| | 2.活动时妥善固定各种管道 | 管道处置正确 | 3 |
| | 3.活动过程注意安全，防止跌倒 | 患者未发生跌倒 | 3 |

注：* 示核心内容。

附件 2：

### 附表 1-6-2 胃癌术后饮食护理流程及质量标准

| 项目 | 护理流程 | 质量标准 | 分值 |
|---|---|---|---|
| 评估 | 1.患者病情、胃肠道功能恢复情况、有无胃肠减压、饮食种类、自行进食能力、吞咽功能、有无视力障碍、有无饮食量化工具、用药情况等 | 评估全面 | 6 |
| | 2.患者每天实际饮食与医嘱是否相符，进食后有无腹胀、恶心、呕吐等不适反应，发现问题及时汇报医生并处理 | 患者了解目的，愿意配合 | 5* |
| 标识 | 床头牌上饮食标识与医嘱一致 | 核对方式正确 | 5 |
| 进食护理 | 1.患者准备：胃肠道功能恢复（已排气或排便），无腹胀、腹痛、恶心、呕吐等胃肠道不适症状及主诉 | 患者做好进食准备 | 5* |
| | 2.护士准备：护士确认饮食医嘱 | 确认饮食医嘱 | 5 |
| | 3.提供良好的进食环境 | 环境良好，利于进食 | |
| | 3.1 无不良气味 | 无不良气味 | 4 |
| | 3.2 无不良视觉印象 | 无不良视觉印象 | 4 |
| | 3.3 同室有危重患者应以床帘或屏风遮挡 | 有屏风遮挡 | 4 |
| | 3.4 暂停非紧急的治疗护理工作 | 停止一般性治疗 | 4 |
| | 4.发放饮食量杯，进行饮食宣教 | 宣教方法正确 | 6* |
| | 5.协助患者取半卧位或坐位，摆好餐具，必要时协助进食 | 患者体位舒适 | 6 |
| | 6.患者餐前洗手，必要时给予协助 | 协助餐前洗手 | 4* |

| | | | |
|---|---|---|---|
| | 7. 饮食量化：首次 20~30 mL，无不适可酌情逐量增加进食量及进食次数 | 饮食要求正确 | 6* |
| | 8. 进食循序渐进，按照饮水—少量清流质—全量浓流质—半流质—软食—普食顺序逐渐过渡 | 进食种类符合要求 | 6* |
| | 9. 延迟进食/水、特殊饮食的患者做好交接班 | 交接班清楚 | 4* |
| 进食后护理 | 1. 及时撤去餐具，清理食物残渣，整理床单位 | 用物整齐，床单位清洁 | 3 |
| | 2. 督促、必要时协助患者饭后洗手、漱口或清洁口腔 | 患者手、口腔清洁，进食良好 | 3 |
| | 3. 观察患者进食后有无腹胀、腹痛、恶心、呕吐等胃肠道不适症状，并及时处理 | 观察处理及时 | 6* |
| 健康教育 | 1. 指导患者了解饮食方面的相关知识 | 健康教育符合病情 | 4* |
| | 2. 患者能够按照饮食的要求进食 | 按要求进行健康教育 | 5* |
| 记录 | 及时记录患者的进食情况 | 记录及时、客观、正确 | 5 |

注：* 示核心内容。

附件 3：

### 附表 1-6-3 胃癌患者营养支持期间血糖管理流程及质量标准

| 项目 | 护理流程 | 质量标准 | 分值 |
|---|---|---|---|
| 评估 | 1. 患者入院时血糖水平及糖化血红蛋白值，糖尿病患者既往血糖控制情况、服用降糖药情况 | 评估全面 | 5 |
| | 2. 患者住院期间血糖水平 | 评估全面 | 5 |
| | 3. 患者进食情况（进食量、种类） | 评估全面 | 5 |
| | 4. 营养支持类型 | 评估全面 | 5 |
| 营养支持期间血糖管理 | 1. 营养支持期间对糖尿病患者每 4 小时、非糖尿病患者每 6 小时监测快速床旁血糖 | 准确监测血糖 | 6* |
| | 2. 对非糖尿病患者监测血糖 24~48 小时，血糖持续 <10 mmol/L，24 小时或 48 小时后可停止监测 | 准确监测血糖 | 6* |
| | 3. 对非糖尿病患者（血糖 10~15 mmol/L）及糖尿病患者 | | |
| | 3.1 需每 4 小时持续监测血糖 | 准确监测血糖 | 8* |
| | 3.2 遵医嘱应用糖尿病适用型肠内营养制剂，如肠内营养乳剂（TPF-D）（瑞代）、肠内营养混悬液（TPF-DM）（康全力）等 | 遵医嘱正确实施 | 8* |
| | 3.3 遵医嘱静脉营养液中加入适量胰岛素，一般比例为 3~5 g 葡萄糖：1 U 胰岛素 | 遵医嘱配制正确 | 8* |

| | 4. 患者血糖 >15 mmol/L | | |
|---|---|---|---|
| | 4.1 遵医嘱给予皮下胰岛素降糖治疗 | 准确胰岛素皮下注射 | 8* |
| | 4.2 若 24 小时血糖测量值中有 4 次血糖 >15 mmol/L，请内分泌科会诊，给予皮下胰岛素泵或持续静脉胰岛素输注降糖治疗，持续每 4 小时监测血糖 | 胰岛素泵使用正确 | 8* |
| | 5. 对非糖尿病患者，血糖异常时给予降糖治疗后按要求监测血糖，直至血糖持续 24 小时 <10 mmol/L，停止监测 | 按要求执行 | 6* |
| | 6. 对糖尿病患者，营养支持结束，患者正常进食，遵医嘱使用降糖药物，根据血糖监测结果更改监测频率 | | 6* |
| 健康教育 | 1. 指导患者了解营养支持及饮食对血糖的影响 | 患者掌握相关内容 | 4 |
| | 2. 指导患者了解术前及术后降糖药物使用的注意事项 | | 4 |
| 记录 | 及时记录患者的血糖监测结果及处理措施 | 记录处理正确 | 4 |
| 注意事项 | 实施降糖措施后关注有无低血糖发生，按照低血糖流程处理 | 关注低血糖发生 | 4 |

注：1. * 示核心内容。

2. 低血糖：非糖尿病患者血糖 <2.8 mmol/L，糖尿病患者血糖 <3.9 mmo/L。

3. 非糖尿病患者血糖控制目标为 7.8~10 mmol/L；糖尿病患者血糖控制目标为 8~12 mmol/L，短时间内血糖 <15 mmol/L 也可接受。

4. 血糖监测频次见附表 1-6-4。

附表 1-6-4　胃癌患者营养支持期间血糖监测频次

| 监测频率 | 监测时间 | 备注 |
|---|---|---|
| 四段 | 空腹 + 早餐后 2 h + 中餐后 2 h + 晚餐后 2 h | 1. 餐后 2 h：吃第一口饭开始计时 2 h 后 |
| 五段 | 空腹 + 早餐后 2 h + 中餐后 2 h + 晚餐后 2 h + 睡前 | 2. 空腹：空腹 8 h 以上 |
| 七段 | 空腹 + 早餐后 2 h + 中餐前 + 中餐后 2 h + 晚餐前 + 晚餐后 2 h + 睡前 | 3. 胰岛素泵治疗期间需加测夜间 00：00 或 03：00 血糖 |
| 八段 | 空腹 + 早餐后 2 h + 中餐前 + 中餐后 2 h + 晚餐前 + 晚餐后 2 h + 睡前 + 03：00 | |
| 每 4 小时、每 6 小时 | 以患者实际进行营养支持的开始时间为首次监测时间点，每 4/6 小时监测血糖 | |

附件 4：

附表 1-6-5　胃癌术后腹腔感染早期预警评分护理流程及质量标准

| 项目 | 护理流程 | 质量标准 | 分值 |
|---|---|---|---|
| 操作前 | 1. 选择患者：行胃癌根治术的患者，包括开放手术和腹腔镜手术患者 | 核对正确 | 3* |
| | 2. 评估患者病情 | 评估全面 | 4* |
| | 3. 评估患者时机：胃癌术后第 1 天至术后第 7 天，按需评估 | 评估时机正确 | 2 |
| | 4. 护士准备：穿戴整齐、洗手、戴口罩 | 符合服务规范要求 | 2 |

| | | | |
|---|---|---|---|
| | 5. 备齐用物：疼痛评估卡尺、听诊器、耳温仪、脉氧仪、手表、评估记录单 | 物品准备齐全 | 2 |
| 评估 | 1. 核对患者 | 核对方式正确 | 3* |
| | 2. 向患者及家属解释操作方法、目的，取得配合 | 解释符合要求 | 2 |
| | 3. 评估患者的意识、病情、手术方式 | 评估完整、正确 | 2 |
| | 4. 预警评分 | 评估准确，内容全面完整 | |
| | 4.1 术后血白细胞计数：查询患者术后最近一次血常规，白细胞计数 $\geq 9.95 \times 10^9$/L，得 1 分 | | 8* |
| | 4.2 心率评估：心率 $\geq$ 98 次 / 分，得 1 分 | | 8* |
| | 4.3 体温评估：体温 $\geq$ 37.5 ℃，得 3 分 | | 8* |
| | 4.4 疼痛评估：运用评估卡尺进行疼痛评分，疼痛评分 $\geq$ 4 分，得 3 分 | | 8* |
| | 4.5 腹胀评估：根据腹胀分级，中度及以上腹胀得 4 分 | | 8* |
| | 4.6 将以上各项得分汇总 | 汇总正确 | 2 |
| 护理措施 | 1. 根据患者预警评分总得分采取相应的护理措施 | 干预措施正确 | |
| | 1.1 总分 0~4 分（低危），每天评估 1 次 | | 10* |
| | 1.2 总分 5~6 分（中危），每天评估 2 次（上午、下午各 1 次），并通知 N3 级护士进行复评，汇报医生，每 2 小时巡视患者 | | 10* |
| | 1.3 总分 7~10 分（高危）或 11~12 分（极高危），每 4 小时评估 1 次，并立即汇报医生及护士长，遵医嘱予口服亚甲蓝或行 CT 检查尽快确诊及实施必要的医疗护理措施 | | 10* |
| | 2. 将预警评分及处理措施记录于预警评估表中 | 记录正确 | 2 |
| 操作后 | 1. 整理用物 | 用物整齐 | 2 |
| | 2. 垃圾分类处理 | 垃圾分类正确 | 2 |
| | 3. 洗手 | 按六步洗手法洗手 | 2 |

注：1. * 示核心内容。

　　2. 腹胀分级

　　　轻度腹胀腹痛：腹部平坦，稍有压痛；

　　　中度腹胀腹痛：腹部有膨隆，轻度压痛；

　　　重度腹胀腹痛：腹部膨隆明显，腹部有压痛。

　　3. 胃癌术后腹腔感染早期预警评分见附表 1-6-6。

附表 1-6-6　胃癌术后腹腔感染早期预警评分

| 危险因素 | 评分 |
|---|---|
| 术后血白细胞计数 $\geq 9.95 \times 10^9$/L | 1 |
| 心率 $\geq$ 98 次 / 分 | 1 |
| 体温 $\geq$ 37.5 ℃ | 3 |
| 疼痛评分 $\geq$ 4 分 | 3 |
| 中度及以上腹胀 | 4 |

（陈　丽　侯　慧　杨春静）

# 第七章

# 胃癌术后随访

胃癌根治术后随访具有多重意义。对个体患者而言，随访可监测患者生理病理学变化、远期手术并发症，并及时发现术后肿瘤复发转移等情况，以便及时处理；对医学技术总体发展而言，随访可获得患者群体的生活质量、复发、生存等关键信息，便于评估综合治疗模式的效果，促进个体化胃癌治疗方案及复发诊断技术的进步，同时也能促进我国医学研究的进步。我国各地医院随访频率及内容相差较大，医生认知不同，患者依从性不佳，随访体系及数据库不完善，均须加以改进。

随访应包含两方面内容：一是肿瘤学方面的检查，评估是否复发转移；二是观察胃癌根治术后远期并发症和生活质量情况。

随访频率应考虑患者的肿瘤分期及个体差异，加强患者教育，医院及政府完善随访监管及登记系统。随访中若发现下述异常应及时干预：如果以癌胚抗原（CEA）、糖类抗原19-9（CA19-9）为代表的肿瘤标记物持续进行性升高，特别是伴有临床症状，应及时开展包括腹盆增强 CT 及胃镜在内的全面筛查；如果术后持续贫血而无消化道失血表现，应筛查血清铁、维生素 $B_{12}$、叶酸等微量元素；如果术后持续营养不良，排除肿瘤复发进展所致，可开展人体成分分析，以便了解机体构成、指导口服营养补充及功能锻炼。

## 一、随访频率及内容

早期胃癌根治术后建议随访频率为最初 3 年每 6 个月 1 次，然后每年 1 次，至术后 5 年；进展期胃癌根治术后建议随访频率为最初 2 年每 3 个月 1 次，然后 6 个月 1 次，至术后 5 年。随访内容包括临床病史、体格检查、实验室检查、美国东部肿瘤协作组活动状态评分（Eastern Cooperative Oncology Group performance status, ECOG-PS 评分）、体重监测、胸腹盆 CT 或超声检查及胃镜检查。随访的具体内容及频率详见表 1-7-1~ 表 1-7-3。

## 二、随访方式

随访方式包括门诊随访、电话随访及网络随访等多种形式。对于胃癌术后患者，笔者建议患者根据上述复查时间节点定期至专科门诊随访。诊疗单位会对术后 5 年内所有胃癌患者进行术后恢复和生存状态的电话随访。

表 1-7-1　随访策略 1

| 目的 | 基本策略 |
| --- | --- |
| 早期胃癌根治术后随访 | 1. 随访频率<br>最初 3 年每 6 个月 1 次，然后每 1 年 1 次，至术后 5 年<br>2. 随访内容（无特指即为每次）<br>（1）临床病史<br>（2）体格检查<br>（3）血液学检查（CEA 和 CA19-9）<br>（4）ECOG-PS 评分<br>（5）体重监测<br>（6）每年 1 次胸腹 CT 检查或超声 |
| 进展期胃癌根治术后及不可切除<br>姑息性治疗随访 | 1. 随访频率<br>最初 2 年每 3 个月 1 次，然后 6 个月 1 次，至术后 5 年<br>2. 随访内容（无特指即为每次）<br>（1）临床病史<br>（2）体格检查<br>（3）血液学检查（CEA 和 CA19-9）<br>（4）ECOG-PS 评分<br>（5）体重监测<br>（6）每 6 个月 1 次胸腹 CT 检查或超声 |
| 症状恶化及新发症状随访 | 随时随访 |

表 1-7-2　随访策略 2（早期胃癌）

| 内容 | 术后时间 | | | | | | | | |
| --- | --- | --- | --- | --- | --- | --- | --- | --- | --- |
| | 1 个月 | 6 个月 | 1 年 | 1.5 年 | 2 年 | 2.5 年 | 3 年 | 4 年 | 5 年 |
| 问诊、体格检查、<br>ECOG-PS 评分、<br>体重监测 | ○ | ○ | ○ | ○ | ○ | ○ | ○ | ○ | ○ |
| 实验室检查（血<br>常规、生化、<br>CEA、CA19-9） | ○ | ○ | ○ | ○ | ○ | ○ | ○ | ○ | ○ |
| CT/ 超声 | | | ○ | | ○ | | ○ | | ○ |
| 内镜 | | | ○ | | ○ | | ○ | | ○ |

表 1-7-3　随访策略 2（进展期胃癌）

| 内容 | 术后时间 | | | | | | | | | | | | | | |
|---|---|---|---|---|---|---|---|---|---|---|---|---|---|---|---|
| | 1 个月 | 3 个月 | 6 个月 | 9 个月 | 1 年 | 1 年 3 个月 | 1.5 年 | 1 年 9 个月 | 2 年 | 2.5 年 | 3 年 | 3.5 年 | 4 年 | 4.5 年 | 5 年 |
| 问诊、体格检查、ECOG-PS 评分、体重监测 | ○ | ○ | ○ | ○ | ○ | ○ | ○ | ○ | ○ | ○ | ○ | ○ | ○ | ○ | ○ |
| 实验室检查（血常规、生化、CEA、CA19-9） | ○ | ○ | ○ | ○ | ○ | ○ | ○ | ○ | ○ | ○ | ○ | ○ | ○ | ○ | ○ |
| CT/超声 | | | ○ | | | | ○ | | ○ | | ○ | | ○ | | ○ |
| 内镜 | | | | | ○ | | | | | | ○ | | | | ○ |
| 化疗 | | | | | | | | 6 个月至 1 年 | | | | | | | |

## 三、循证医学证据

胃癌根治术后随访的作用难以通过随机对照研究进行评价，故无法使用一般的证据等级标准，但欧洲肿瘤内科学会（European Society for Medical Oncology, ESMO）胃癌指南、美国国立综合癌症网络（National Comprehensive Cancer Network, NCCN）胃癌指南和第 5 版日本胃癌治疗指南中的相关内容具有重要参考价值。

ESMO 指南肯定了随访的重要性但未给出具体的随访时间点和随访项目。NCCN 指南对胃癌术后随访复查时间和内容有较细致的建议，且包含了肿瘤学和长期并发症两方面内容。第 5 版日本胃癌治疗指南以表格形式具体给出了胃癌术后何时做何检查的随访建议，但主要聚焦于肿瘤学方面的复查而对胃切除术后长期并发症的关注不够。

肿瘤学方面的检查目的是评估肿瘤是否复发转移，包括腹部及相关部位淋巴结查体、CEA、CA19-9、胃镜、X 线胸片、超声、CT、骨扫描等，$^{18}$氟 – 氟代脱氧葡萄糖（$^{18}$F-FDG）正电子发射计算机断层显像（PET-CT）不作为常规检查项目，肝样腺癌患者推荐血清甲胎蛋白（AFP）检测，怀疑腹膜转移推荐血清糖类抗原 125（CA125）检测。

胃癌根治术后并发症方面的检查是为了进一步对症支持以改善患者的长期生活质量，术后常见并发症如吻合口狭窄或溃疡、胃排空障碍、倾倒综合征、以贫血及低蛋白血症为代表的营养不良、以铁及维生素 $B_{12}$ 缺乏为代表的微量营养元素缺乏等。

随访频率应考虑患者的肿瘤分期及个体差异（如 *HER2* 基因状态等），70%~80% 的胃癌复发发生在术后 2 年内，约 90% 的复发发生在 5 年内，随访频率应据此进行调整。

（李清雅）

## 第二篇

# 腹腔镜胃癌根治术淋巴结清扫

# 第一章

# 概　述

　　众所周知，恶性肿瘤的淋巴结转移是其转移的主要方式之一，将其切除是外科治疗的基础。因此，在决定淋巴结清扫范围时需要充分考虑原发灶的状态，同时也需要考虑肿瘤淋巴结转移的规律。

　　Theodor Billroth 在 1881 年 1 月 29 日首次成功进行胃癌手术，该手术切除了数个腹膜结节。当时该手术只强调拯救患者生命，并没有淋巴结清扫这个概念。不久之后，通过收集整理解剖和手术观察结果，关于胃癌的基础性研究才取得了进展。Billroth 的学生 Mikulicz 在 1898 年的第 27 届德国外科学会上发表了演讲，第一次阐述了胃癌的几种转移方式：① 局部侵犯；② 淋巴结转移；③ 腹膜转移；④ 血液转移。Mikulicz 认为 ① 和 ② 是外科治疗的对象，这与目前的治疗是一致的。

　　随后，虽然有一些关于淋巴引流的研究，但随着欧美 TNM 分期的使用，基于淋巴引流的淋巴结清扫这一概念逐渐消失。使用 TNM 分期中的 N 来表示淋巴结的转移程度，但只用转移淋巴结的个数来表示，并没有淋巴结分站，导致淋巴结清扫范围目标不明确。日本学者认识到淋巴结清扫的重要性，他们对胃的淋巴引流进行了详细的研究，并命名了胃的引流淋巴结，这些淋巴结编号也沿用至今。日本胃癌处理规约基本上是基于淋巴引流来考虑转移风险，将淋巴结转移分为第 1 站（D1）、第 2 站（D2）、第 3 站（D3）和远处转移（M），这与 TNM 分类有很大的不同。在日本较早之前就行 D2 淋巴结清扫，并在胃癌治疗指南中将其称为标准手术方式，但当时将 D2 淋巴结清扫作为标准手术大多基于经验性考虑，并未基于循证医学证据。

　　基于以上争议，英国、荷兰和我国台湾分别开展了 D1 与 D2 淋巴结清扫手术的临床研究。其中，英国 MRC Trial 和荷兰 Dutch Trial 研究均认为 D2 淋巴结清扫是并发症较多而没有优点的手术方式。但深入分析后发现，这两个研究的共同之处是脾切除或胰脾联合切除较多，使得 D2 组术后并发症和手术相关死亡较多，导致 D2 组术后早期生存率大幅下降，最终两组 5 年生存率无差异。我国台湾开展的 Taiwan Trial 研究结果与前面提到的 MRC Trial 和 Dutch Trial 对 D2 淋巴结清扫的结论是相反的，Taiwan Trial 对 D2 淋巴结清扫手术的结论是肯定的。该研究显示术后并发症 D2 组明显较高（7% vs 17%），但无手术相关死亡，5 年生存率相对于 D1 组的 53.6%，D2 组为 59.5%，差异显著。2010 年发表了荷兰 Dutch Trial 研究的 15 年随访结果，中位随访 15 年后，D2 淋巴结清扫较 D1 淋巴结清扫具有较低的局部复发和胃癌相关死亡率。

20世纪70年代有腹主动脉周围淋巴结转移阳性病例的长期生存报告，当时认为根治手术不适用于腹主动脉周围淋巴结转移，因此对该淋巴结的清扫未得到普及。不久后，为了通过扩大清扫提高胃癌手术的根治性，进行了左上腹内脏全摘术和Appleby手术。在这一潮流中也开始尝试进行腹主动脉周围淋巴结清扫（para-aortic nodal dissection，PAND），各中心对其疗效和问题进行了大量报告。为了解决这个问题开展了JCOG9501研究，从1995年7月到2001年4月，523例T2、T3或T4期胃癌患者在手术中被随机分为单独D2淋巴结清扫（263例）和D2淋巴结清扫加腹主动脉周围淋巴结清扫（260例）。这些患者术后不允许在癌症复发前进行任何辅助治疗，两组复发生存率和5年生存率无显著差异。JCOG9501研究的阴性结果使D3淋巴结清扫处于废弃状态。

由此可见，目前D2淋巴结清扫是胃癌根治的标准术式，特别对于局部进展期胃癌患者进行D2淋巴结清扫已达成全球共识。随着腹腔镜技术的发展，腹腔镜D2淋巴结清扫的安全性和可行性也受到外科医生重视。外科医生的关注点是腹腔镜下淋巴结清扫是否能够满足肿瘤根治的要求。目前，中国、日本、韩国多项临床研究均证实与开放手术相比，腹腔镜手术淋巴结清扫个数及生存率无明显差异。要更全面地评价腹腔镜胃癌根治术的疗效，还需要高质量的随机对照试验和更长的随访时间。

（徐泽宽　张殿彩　李沣员）

# 第二章

# 腹腔镜幽门下区域淋巴结清扫

　　幽门下区域淋巴结清扫是腹腔镜胃癌根治术中一个重要环节，主要包括 No.6 淋巴结清扫。术中若判断 No.6 淋巴结转移，还需要清扫 No.14v 淋巴结。主要步骤包括切除大网膜，剥离横结肠系膜前叶，清扫 No.6、No.14v 淋巴结。

## 一、手术步骤

　　术者位于患者左侧，助手持两把无创抓钳距横结肠上缘 3~5 cm 夹持大网膜，分别向头侧、腹壁牵拉，与术者左手向下牵引形成三角牵拉状态保持大网膜张力（图 2-2-1）。在横结肠上缘近中间处，大网膜最薄且无血管区开始，先向右侧分离大网膜至横结肠肝曲。

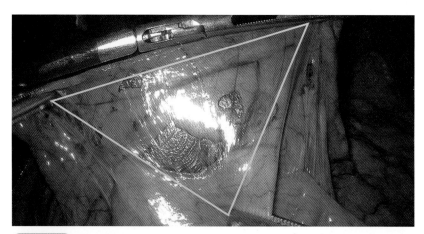

**图 2-2-1** 三角牵拉离断胃结肠韧带

　　打开大网膜和结肠系膜移行处，并向十二指肠外侧壁游离，在游离过程中可显露胰十二指肠上前静脉和胃网膜右静脉。从胰十二指肠上前静脉与胃网膜右静脉汇合处开始清扫 No.6 淋巴结，助手左手抓持胃窦部后壁向左上牵拉，术者向下反向按压横结肠系膜，显露幽门下区域（图 2-2-2）。沿胃网膜右静脉右侧向十二指肠外侧壁进行清扫，助手提起胰腺前筋膜，由于此层多为纤维结缔组织构成，给予此层一定的张力，即可辨别出层次，可做到无出血的前提下进行分离（图 2-2-3）。胰头前脂肪结缔组织完整清扫后，离断胃网膜右静脉（图 2-2-4）。

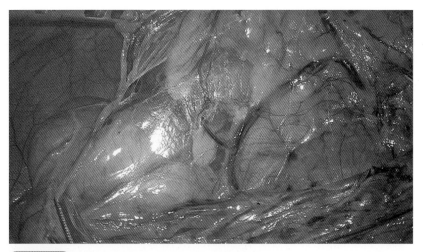

图 2-2-2 显露横结肠系膜前后叶融合筋膜间隙

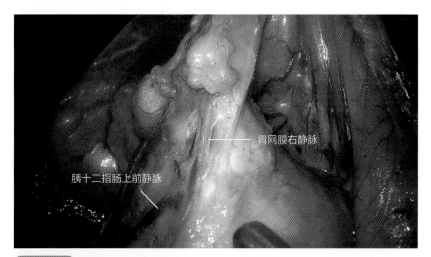

胃网膜右静脉

胰十二指肠上前静脉

图 2-2-3 胃网膜右静脉和胰十二指肠上前静脉交汇处

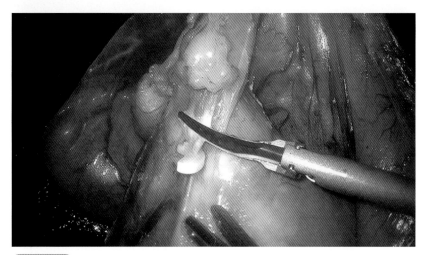

图 2-2-4 离断胃网膜右静脉

沿胃网膜右静脉向上分离可进一步显露胃网膜右动脉根部和胃十二指肠动脉。分离胃十二指肠动脉时可见幽门下动静脉的分支，注意避免损伤该动静脉导致出血。分别离断胃网膜右动脉和幽门下动脉。至此，完成幽门下区域淋巴结清扫。

保留幽门胃切除术淋巴结清扫见"第四篇第一章腹腔镜保留幽门的胃切除术"。

## 二、术中注意事项

**1. 大网膜及横结肠系膜前叶切除** 助手使用无创抓钳先将大网膜推至横结肠上后方，再向上提起大网膜，并向两侧展开。术者左手下压相应节段的横结肠，然后于横结肠中央处，右手持超声刀，贴近横结肠一侧打开胃结肠韧带，进入网膜囊。因为此处为大网膜最薄处，且血管较少，所以由此进入层次较简单，且不易损伤血管。术者分离过程中超声刀背切面靠近肠壁浆膜，注意保护结肠，避免热灼伤。打开横结肠系膜前叶是以中结肠静脉为标志点（图 2-2-5），在其右侧打开横结肠系膜前叶，进入前后叶间隙，沿中结肠血管向根部前行，打开胰腺前筋膜，进入胰腺前间隙，并向右侧分离至十二指肠降部外侧缘。对体重指数（BMI）较低的患者要特别注意，在打开横结肠系膜前叶时容易损伤横结肠系膜，甚至损伤结肠血管，对 BMI 较低的患者建议逐层打开横结肠系膜前叶，在分离过程中若遇较粗血管，应判断是否为结肠血管，避免损伤结肠血管。

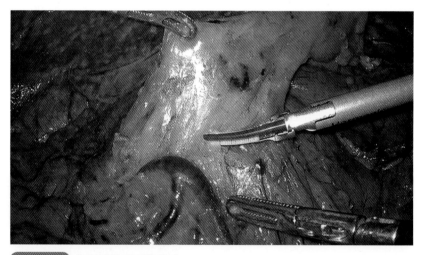

图 2-2-5 打开横结肠系膜前叶

**2. 清扫 No.6 淋巴结** 助手为了充分暴露整个幽门下区域，左手持无创抓钳抓持胃窦大弯侧向上提起，并向头侧牵拉，右手持无创抓钳提起血管表面的脂肪结缔组织，术者左手向腹侧牵拉横结肠系膜，与助手牵拉形成张力，这样会便于右手分离。牵拉张力不宜过大，过大容易导致 Henle 干撕裂，导致术中出血，且该部位出血术中处理较为困难。对于初学术者，建议使用纱布按压横结肠或胰头，减少术中误损伤。自胰十二指肠上前静脉与胃网膜右静脉的汇合处开始，清扫 No.6 淋巴结，然后沿胃网膜右静脉表面向近心端解剖，以从下向上的方式清扫胰头前筋膜和胃网膜右静脉周围脂肪结缔组织直至胰头上缘平面。

幽门下动脉多起源于胃十二指肠动脉或胃十二指肠动脉与胃网膜右动脉交角处，在No.6a淋巴结清扫完毕后，于胃网膜右动脉后方显露幽门下动脉，此时可辨别幽门下动脉起源。如果幽门下动脉起源于胃十二指肠动脉，则离断胃网膜右动脉根部后，于后方清扫 No.6i 淋巴结，裸化幽门下动脉并在其根部离断。如果幽门下动脉与胃网膜右动脉共干，则可在胃网膜右动脉根部一并离断血管，并清扫 No.6i 淋巴结。在离断胃网膜右动脉时，需要明确胃十二指肠动脉和胃网膜右动脉分叉后再离断，部分患者胃十二指肠动脉分叉较高，若未明确分叉处易把胰十二指肠上动脉误认为胃网膜右动脉离断。

3. **清扫 No.14v 淋巴结** 如果术中 No.6 淋巴结明显肿大或快速冰冻切片病理学检查示有转移，需清扫 No.14v 淋巴结（图 2-2-6）。No.6v、No.14v 淋巴结的界限是胃网膜右静脉和胰十二指肠上前静脉的汇合部，即清扫中结肠静脉右侧，Henle 干左侧及胰腺下缘区域淋巴结，显露肠系膜上静脉前壁。

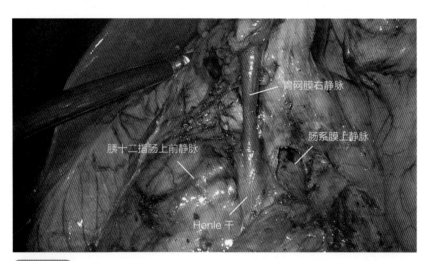

**图 2-2-6** 清扫 No.14v 淋巴结

4. **预防组织损伤** 幽门下区域解剖较为复杂，可能存在解剖变异，清扫有一定难度，且后方紧邻胰腺，若操作不当，很容易导致出血或胰漏等术后并发症的出现。因此，在清扫分离过程中，注意事项如下：①抓钳使用时应考虑到预防组织损伤，力度及牵拉适中。②在充分理解超声刀装置等能量设备特点的情况下进行使用，因为各种组织器官对能量设备的耐受程度不尽相同，不当使用会带来出血及组织器官损伤等术中突发状况。③进入正确的层次会达到事半功倍的效果，在手术过程中应思考是否进入了合理的分离层次，是否从合理的分离层次进行结肠及网膜的牵拉。④由于不能排除解剖变异的出现，因此应注意是否能确认胰十二指肠上前静脉等解剖分离标志，在确认胃网膜右静脉根部后进行相应的血管离断。⑤由于腹腔镜操作与开放手术直观操作在视觉条件下略有出入，因此还应重视是否保持合理的清扫深度，尤其应注意预防胰腺等脏器损伤。

5. **出血** 幽门下区域的淋巴结清扫基本是在系膜间隙内进行，血管穿插走行于幽门下区域间隙中，术中应做到先层面后清扫、先裸化后离断，良好的暴露和清晰的视野是预防出血的关键。常用的止血方法主要包括夹、缝、凝和压4种。夹的方法方便快捷，效果也立竿见影，但要充分暴露出一定空间，必要时可使用钛夹，钛夹体积小，不需血管整体显露，即使处理失败取出也方便。电凝止血通常对实质性脏器或组织出血效果较好。压迫止血对一些创面渗血和静脉出血效果较好，甚至对于一些看似出血较多但一时不宜采用其他止血方法处理的出血，临时纱布压迫有时效果很好。在一些无法夹凝止血，压迫效果也不可靠的情况下，则需要采用缝扎止血。根据出血组织和出血情况选择适宜的缝针缝线、进针角度及缝合方法，这对术者缝合及打结技术要求较高，甚至对助手也有较高要求，因此术中出血处理方法选择还要结合团队的综合实力。

**6. 横结肠系膜、胰腺及十二指肠损伤** 在分离融合筋膜间隙时需时刻警惕横结肠系膜损伤，对于体型肥胖或消瘦患者，在剥除横结肠系膜前叶时，需要注意横结肠系膜前后叶间走行的结肠静脉分支，避免对结肠静脉造成副损伤。在清扫胰头表面组织时，需要注意保护胰腺固有筋膜，避免使用的能量器械对胰腺实质热损伤，特别需要注意胰十二指肠上前静脉、胃网膜右静脉走行方向，避免对其造成副损伤。部分患者胰腺小叶生长包绕胃网膜右血管（图2-2-7），术中应仔细辨认，避免把胰腺小叶误当作脂肪结缔组织清扫，导致术后胰瘘发生。在清扫幽门下动脉周围淋巴结时，因幽门下动脉解剖变异较多，需要在判断幽门下动脉起点后再解剖操作，同时需要注意能量器械损伤十二指肠壁的潜在风险。

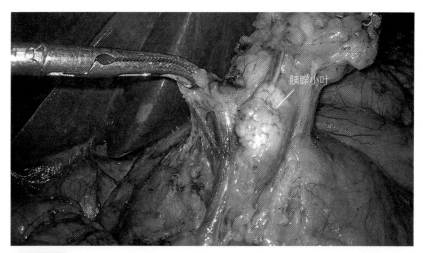

胰腺小叶

图 2-2-7 解剖变异的胰腺小叶

（徐泽宽 张殿彩 李沣员）

# 第三章

# 腹腔镜胰腺上缘区域淋巴结清扫

胰腺上缘区域包括 No.5、No.7、No.8a、No.9、No.11p、No.12a 淋巴结。这些淋巴结主要附着在胃左动脉、肝总动脉、脾动脉近端和肝动脉，该区域淋巴结清扫的主要操作就是围绕这些血管进行分离。在该区域淋巴结清扫中，笔者常规先分离 No.5 和 No.8a 向肝总动脉延伸的部分淋巴结后离断十二指肠，把胃向左上方翻转，助手提起胃胰襞中上 1/3 交界处并保持向左上提拉，使胃胰襞保持一定张力并以该区域为中心先向左清扫再向右清扫。

## 一、手术步骤

助手左手提起十二指肠向上牵拉，以能充分暴露小网膜囊为宜（图 2-3-1）。术者按压胰头，助手右手提起 No.8a 淋巴结表面筋膜，使 No.8a 淋巴结与胰腺上缘产生操作间隙（图 2-3-2）。超声刀背切面紧贴胰腺表面进入间隙，助手右侧抓钳轻轻提起已分离的肝总动脉表面的脂肪淋巴组织，超声刀紧贴肝总动脉沿其表面的解剖间隙向十二指肠方向小心、细致地分离（图 2-3-3），直至肝总动脉发出胃十二指肠动脉和肝固有动脉分支处。接下来，助手左手继续向上方提拉胃窦后壁，右手提起十二指肠后壁的脂肪纤维组织向对侧牵拉，术者左手使用分离钳，边分离边离断十二指肠周围脂肪结缔组织，向幽门方向裸化十二指肠壁直至幽门部，游离出十二指肠，并从右侧游离出肝固有动脉与左侧汇合，分离结扎胃右动脉（图 2-3-4）。该步骤完成 No.5 和 No.8a 淋巴结清扫。

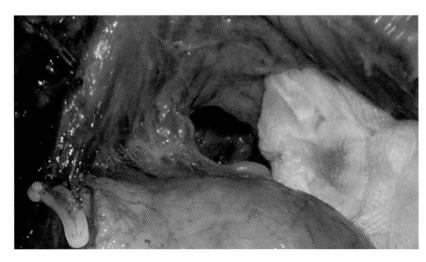

图 2-3-1 暴露胰腺上缘

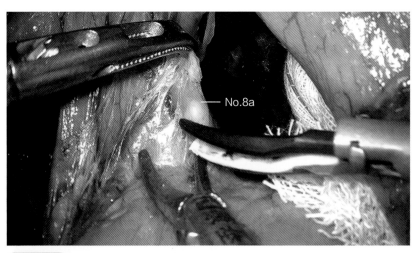

— No.8a

图 2-3-2 提起 No.8a 淋巴结表面筋膜

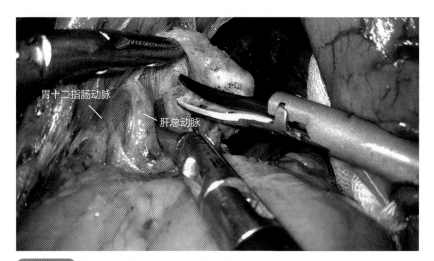

胃十二指肠动脉

肝总动脉

图 2-3-3 沿肝总动脉清扫 No.8a 淋巴结

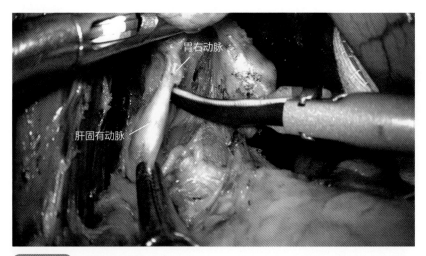

胃右动脉

肝固有动脉

图 2-3-4 分离胃右动脉

离断十二指肠（图 2-3-5），残端应保留 1.0 cm 左右，然后使用 3-0 缝线逆时针缝合 4 针行十二指肠残端大荷包包埋（图 2-3-6）。随后，助手左手提起胃胰襞，术者用超声刀在胰腺上缘打开胃胰襞进入胰后间隙（图 2-3-7），助手右手于胃胰襞的左侧提起已分离的胰腺被膜组织，超声刀进一步分离显露脾动脉起始部（图 2-3-8）。随后，助手提起脾动脉起始部表面已分离的脂肪结缔组织，超声刀背切面紧贴脾动脉沿其表面的解剖间隙向左进行分离，直至胃后动脉分支附近，整块清除脾动脉干近端周围的脂肪淋巴组织，完成 No.11p 淋巴结清扫（图 2-3-9）。

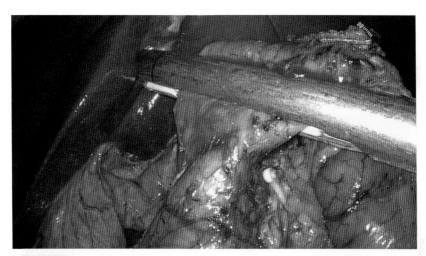

图 2-3-5　离断十二指肠

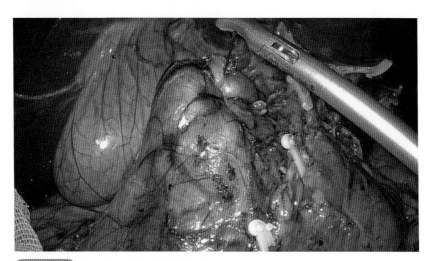

图 2-3-6　十二指肠残端大荷包包埋

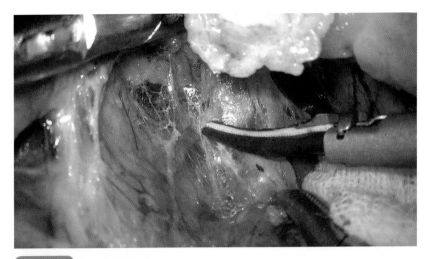

图 2-3-7 进入胰后间隙

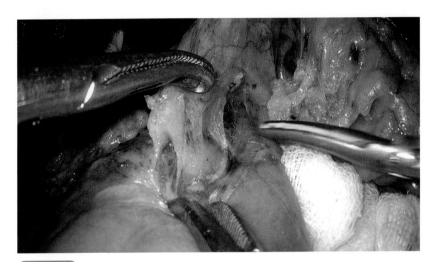

图 2-3-8 显露脾动脉起始部

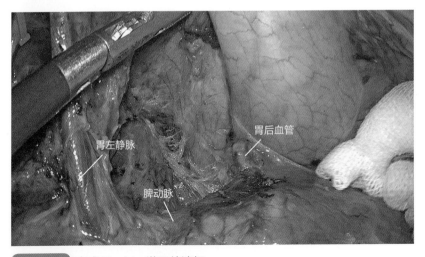

胃左静脉

胃后血管

脾动脉

图 2-3-9 完成 No.11p 淋巴结清扫

助手右手托起胃胰襞左侧已清扫的脂肪淋巴组织，术者用超声刀沿着腹腔干左侧缘表面的解剖间隙，往膈肌脚方向清除其表面的脂肪淋巴组织，显露胃左动脉根部的左侧缘，直至打开胃膈韧带（图 2-3-10）。随后，超声刀从肝总动脉起始部沿着腹腔干右侧缘表面的解剖间隙，解剖分离进一步显露胃左静脉（图 2-3-11），于肝总动脉上缘平面清扫其周围的脂肪淋巴组织，完全裸化胃左静脉后上血管夹并予以离断。超声刀紧贴腹腔干右侧缘清扫其表面的脂肪结缔组织及淋巴结，于胃左动脉右侧缘表面将其根部裸化（图 2-3-12）后上血管夹并予以离断，完成 No.7 和 No.9 淋巴结清扫。

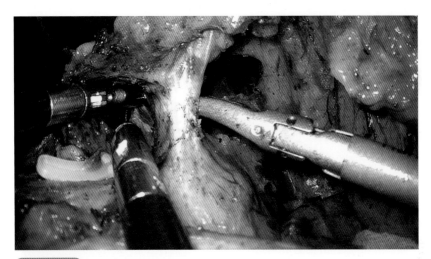

**图 2-3-10** 清扫胃左动脉左侧

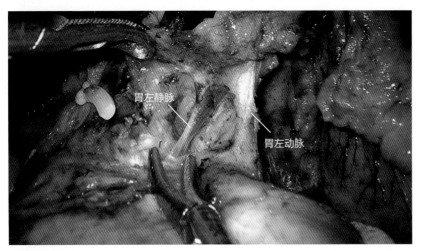

胃左静脉

胃左动脉

**图 2-3-11** 解剖显露胃左静脉

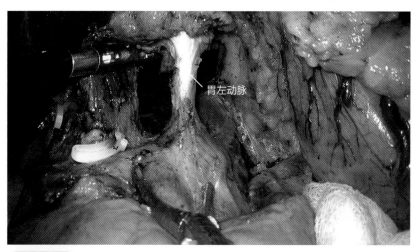

图 2-3-12 解剖显露胃左动脉

　　助手左手抓钳提起分离好的小网膜囊向左上牵拉，右手向外侧牵拉肝总动脉，以充分暴露肝十二指肠韧带左侧（图 2-3-13），术者使用超声刀的钝推和热刀锐切沿肝总动脉及肝固有动脉边缘将淋巴组织向左上方分离，在此期间注意淋巴管确切凝闭，以避免术后淋巴漏。沿肝固有动脉左侧至肝门附近将淋巴组织分离至肝门静脉左侧，暴露肝门静脉（图 2-3-14），术者左手抓钳紧贴肝门静脉左前壁小心钝性分离其表面淋巴脂肪组织，并配合超声刀锐性清扫该处 No.12a 淋巴结至左、右肝管汇合部，完成 No.12a 淋巴结清扫（图 2-3-15）。

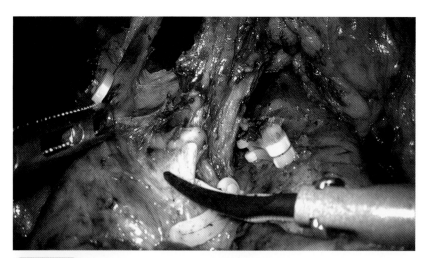

图 2-3-13 助手牵拉肝十二指肠韧带左侧

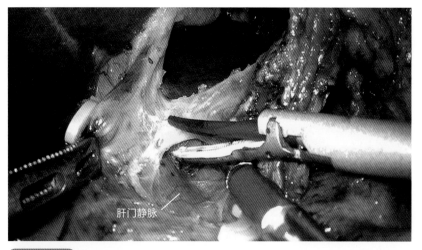

肝门静脉

图 2-3-14 暴露肝门静脉

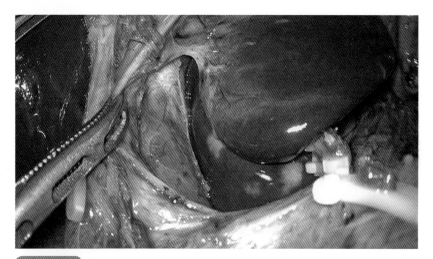

图 2-3-15 完成 No.12a 淋巴结清扫

## 二、术中注意事项

1. **暴露** 因为胰腺上缘区域位置较深，所以安全有效的淋巴结清扫需要充分暴露胰腺上缘区域解剖结构。胰腺上缘区域淋巴结清扫是以胃胰襞为核心的淋巴结清扫，助手对胃胰襞的暴露至关重要。助手应钳夹胃胰襞中上 1/3 交界处，可使胃胰襞的牵拉既要能挡住胃及大网膜，也要保持一定的张力（图 2-3-16）。当进展期胃癌累及胃胰襞或胃左动脉周围有肿大淋巴结时，钳夹牵拉胃胰襞较为困难，可张开肠钳含住肿大淋巴结并向上托举，使胃胰襞产生张力。

在清扫 No.12a 淋巴结的过程中，助手左手牵拉游离的胃小网膜囊时既要保持张力又不宜用力过度，张力不够不便暴露肝十二指肠韧带左侧壁，张力过大容易拉断淋巴结和脂肪组织导致出血。

121

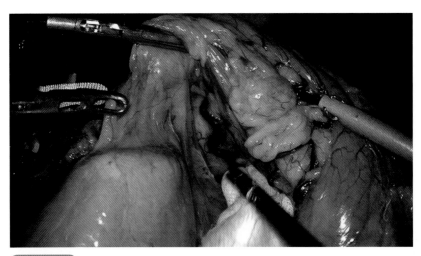

图 2-3-16　助手左手提起胃胰襞中上 1/3 交界处

　　一些局部微小张力的建立可帮助完成 No.11p 淋巴结的清扫，术者左手轻柔下压已显露的脾血管，助手右手使用抓钳提起脾血管表面筋膜，此时可形成解剖间隙。若遇组织质地较脆易出血，抓钳无法提起脾血管表面组织，可使用吸引器边吸引边顶和推来协助术者在局部形成更好的微张力。

　　**2. 清扫 No.8a 淋巴结**　由于部分患者肝总动脉走行距胰腺上缘较远（图 2-3-17）或 No.8a 淋巴结较小，在寻找和显露肝总动脉过程中，很容易出现分离平面过深，损伤肝门静脉，或将肝总动脉误认为是肿大淋巴结，清扫离断肝总动脉。若不确定是否为肝总动脉，需沿动脉表面继续前行，直到确认为肝总动脉后再处理淋巴结。

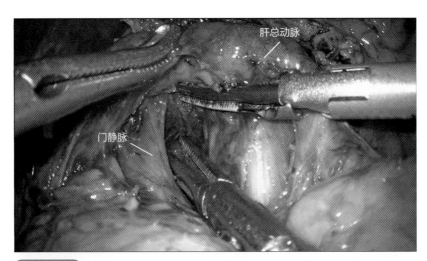

图 2-3-17　肝总动脉走行距胰腺上缘较远

　　**3. 胃后血管离断**　清扫 No.11p 淋巴结的过程中，若血管解剖不明确，建议把胃后血管全程游离明确后再离断，避免把脾上叶血管误认为是胃后血管离断，导致脾上叶缺血。

**4. 游离十二指肠** 十二指肠内侧壁和胰头之间的区域空间狭长，视野暴露困难，同时十二指肠后壁有很多细小血管分支供应，在局部张力不足的情况下裸化胃十二指肠动脉，不仅很容易导致出血，而且不易止血，该区域需要使用钝性和锐性相结合的方式进行分离。术者可以使用分离钳边分离十二指肠内侧壁，边用分离钳把十二指肠向外推（图 2-3-18），避免超声刀夹持面直接接触到十二指肠肠壁，导致术后十二指肠迟发性热损伤。

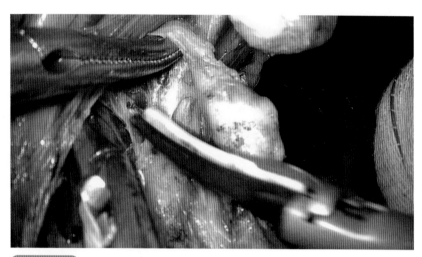

图 2-3-18 分离钳向外推十二指肠内侧壁

**5. 清扫 No.12a 淋巴结** 术者使用超声刀的钝推和热刀锐切沿肝总动脉清扫淋巴组织时需要仔细辨别组织，有时助手牵拉张力过大易把胆总管拉至肝十二指肠韧带左侧，导致误损伤胆总管（图 2-3-19）。同时，在向肝门部推进时需注意肝左静脉，清扫不宜过高，术中肝左静脉损伤处理困难。

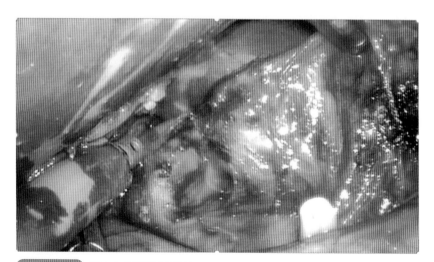

图 2-3-19 超声刀误损伤胆总管

**6. 组织和器官损伤及处理**　腹腔镜下胰腺被膜的剥离是进入胰腺上缘胰后间隙的必要步骤，由于胰腺组织质脆，且胰腺常会长出不规则腺叶，分离胰腺被膜过程中容易损伤胰腺，导致出血或术后胰瘘。术中胰腺出血可以使用纱布压迫或电凝进行止血，胰腺出血是散在出血，超声刀止血效果差，且容易进一步损伤胰腺。术中若怀疑胰腺损伤，术后可加用生长抑素。

在清扫 No.8a 和 No.9 淋巴结时容易损伤乳糜池，导致术中或术后乳糜漏，该部位淋巴管较粗大，应采用超声刀慢挡离断，必要时予血管夹结扎。术中若发现有乳白色或清亮液体溢出，疑似淋巴漏，术中可使用 3-0 可吸收缝线缝闭乳糜池。

**7. 术中出血**　在清扫胰腺上缘淋巴结过程中，因胃左静脉的静脉壁较薄且有较大变异，故胃左静脉是最容易被损伤的血管。如果术中不慎损伤胃左静脉引起出血，术者应迅速使用左手钳子控制住静脉破口或钳夹胃胰襞内胃左静脉，右手用钛夹夹闭静脉远心端以减少静脉回流量，同时助手使用吸引器间断小流量吸净出血并可适时压迫出血部位，尽量保持视野清楚，充分暴露出血点后再结扎近心端。此时，需选用合适的闭合夹，太大的闭合夹闭合后闭合夹和胃左静脉之间会存在缝隙，术后易脱落，导致再次出血。胃左静脉应尽量在根部离断，若离断位置较高，术中的一些操作（拿取小纱布、拿取胃组织等）会使闭合夹脱落，甚至使胃左静脉撕裂导致严重出血。

裸化胃左动脉时，避免超声刀夹持面直接接触胃左动脉壁，防止术后形成假性动脉瘤引起胃左动脉出血，也不建议胃左动脉骨骼化或打开动脉鞘进行清扫。若术中不慎损伤胃左动脉引起出血，手术团队应保持冷静，助手左手提起胃胰襞不动，右手立刻改用吸引器对准胃左动脉损伤出血处，间断吸引，并适当压迫出血点控制出血，术者则可用无创抓钳尝试钳夹胃左动脉损伤近心端，控制出血，待进一步显露出血点后于出血点的近心端结扎止血。若腹腔镜下尝试有困难，不必勉强，迅速中转开放手术止血，在开放手术时让助手用纱布压迫出血处，待进腹后立刻控制出血灶。

清扫 No.8a 淋巴结的过程中，肝总动脉是主要的解剖标志，对于少数肝总动脉缺如患者，直接于肝门静脉或脾静脉表面清扫淋巴结。清扫该部位淋巴结时，术者动作要轻柔，应用超声刀锐性切割，尽量减少钝性分离，钝性分离容易损伤肝门静脉。手术中若出现肝门静脉损伤，不宜用抓钳钳夹出血点，这样有可能会增大裂口，引起更严重的出血。小的出血可采用纱布压迫止血。助手可使用吸引器进行点吸暴露出血点，术者若左手使用分离钳能控制住出血，右手可使用 5-0 Prolene 缝线进行血管壁缝合。若出血较多难以控制，在使用纱布压迫出血部位的同时，果断中转开放手术止血。

（徐泽宽　张殿彩　李沣员）

# 第四章

# 腹腔镜脾门区域淋巴结清扫

脾门区域淋巴结（No.10 和 No.11d 淋巴结）主要是指脾门和脾动脉远端周围淋巴结。对于脾门淋巴结的清扫一直存在争议，主要为是否需要清扫脾门淋巴结和如何清扫脾门淋巴结。随着 JCOG0110 研究及其他一些研究的发布，对于脾门淋巴结的清扫有了大致共识。第 5 版日本胃癌治疗指南推荐：① 全胃切除的标准 D2 淋巴结清扫不包括脾门淋巴结（No.10 淋巴结）；② 对于肿瘤中心位于大弯侧的胃上部癌，D2 + No.10 淋巴结清扫可以考虑在确保安全的情况下进行；③ 对于不侵犯大弯侧的胃上部癌，强烈不推荐行脾切除术。所以对于部分患者仍然需要进行脾门区域淋巴结清扫。由于胰尾与脾门之间解剖关系的复杂性，存在很多出入脾的动静脉血管、淋巴管和淋巴结等，因此保留脾的情况下彻底清扫此处的淋巴结存在较大风险。

## 一、手术步骤

沿横结肠上缘自中部向左侧切除大网膜，超声刀沿横结肠上缘向左分离大网膜至结肠脾曲，助手将已切除的网膜组织置于胃前壁，左手先向右上牵拉胃脾韧带，术者从脾下极打开胃脾韧带，逐层分离直至显露胃网膜左血管和脾下极血管交汇处（图 2-4-1）。助手左手将胃脾韧带向上牵拉，右手提起血管表面的脂肪淋巴组织，于胰尾末端显露胃网膜左血管根部，术者向上分离直至胃网膜左血管和脾下极血管交汇处，保留脾下极支血管，在交汇处以上离断胃网膜左血管，清扫 No.4sb 淋巴结（图 2-4-2）。

继续向脾门方向离断 1~2 支胃短血管，清扫 No.4sa 淋巴结。助手右手提起脾动脉远端表面脂肪结缔组织，术者可沿脾动脉表面解剖间隙向近端尽量推进（图 2-4-3）。助手左手钳夹胃底并逆时针翻转胃体，右手将脾动脉表面已分离的脂肪淋巴组织向上提拉，超声刀从中部沿脾动脉表面解剖间隙向脾门方向裸化脾动脉干与远端会师（图 2-4-4）。此时，若遇到脾动脉发出的胃后动脉，超声刀应紧贴动脉主干裸化胃后血管并离断，完成 No.11d 淋巴结清扫。

助手右手继续轻轻提起脾血管分支表面的脂肪淋巴组织，超声刀紧贴脾动脉终末支及脾静脉属支表面的解剖间隙，小心地钝、锐性交替推、剥及切割分离，将脾上极区域各血管分支完全裸化。位于脾上极最后一支胃短血管通常较短，容易被损伤出血，此时助手应充分暴露该血管以助术者仔细分离（图 2-4-5）。至此，完成脾门区域淋巴结清扫（图 2-4-6）。

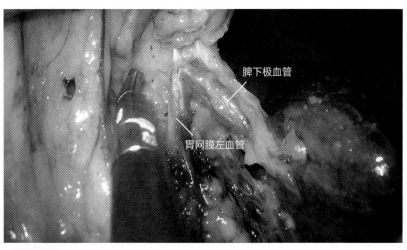

脾下极血管

胃网膜左血管

图 2-4-1 显露胃网膜左血管和脾下极血管交汇处

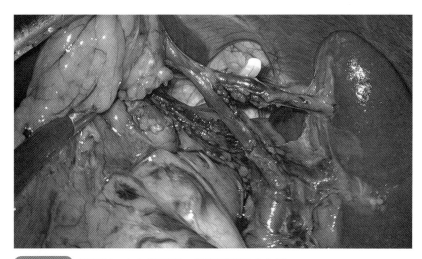

图 2-4-2 清扫 No.4sb 淋巴结，保留脾下极支血管

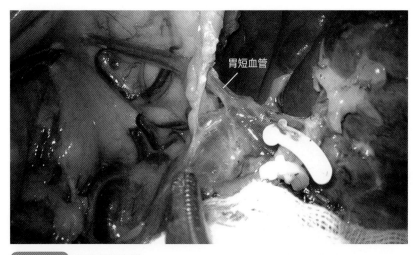

胃短血管

图 2-4-3 分离胃短血管

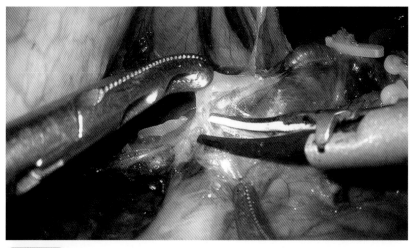

图 2-4-4 清扫 No.11d 淋巴结

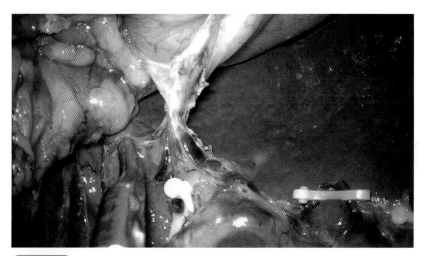

图 2-4-5 脾上极最后一支胃短血管

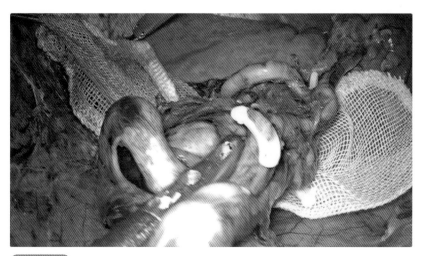

图 2-4-6 完成脾门区域淋巴结清扫

## 二、术中注意事项

**1. 脾被膜撕裂伤处理** 部分患者脾与网膜或腹壁粘连，在进行脾门区域淋巴结清扫前应分离粘连，避免术中牵拉导致脾被膜撕脱出血。对于小的撕脱，助手使用吸引器吸尽创面的同时，术者使用电凝喷射模式喷凝止血，手术结束时再次检查无活动性出血后可使用可吸收止血材料覆盖。若较大撕裂或创面较深，则先用干纱布压迫止血，电凝喷射模式喷凝止血，如果效果不佳，可在继续压迫止血的同时，根据脾出血部位使用钛夹夹闭相应脾血管，起到减少脾血供的作用，待局部缺血后再次使用电凝喷射模式喷凝止血，止血后处理同前。若撕裂面积过大或伤及脾门，则建议立即中转开放手术止血，必要时行脾切除术。

**2. 出血的预防和处理** 脾门部血管走行分布复杂，解剖变异较多，若未能清晰暴露脾门血管走行，术者盲目分离易误损伤脾门血管导致出血。因此，在清扫过程中助手的左手需要控制住整个大的手术野，并在清扫过程中进行变化，但不宜反复调换。从一开始的水平牵拉胃脾韧带下端到向上牵拉胃脾韧带，再到牵拉胃体后壁，随着手术的进程转向胃底后壁，这些变化是在完成局部清扫后再进行的。助手的右手主要用于局部暴露，轻微提起脾血管表面脂肪结缔组织形成解剖间隙。对于组织脆性高、不易牵拉及显露正确解剖层面的患者，助手右手可使用吸引器，在吸引的同时使用顶和推等方法来协助术者在局部形成更好的张力，获得可操作的解剖层面。

对于术者来讲，左手可使用分离钳，不仅可与助手在局部对抗牵拉形成张力，而且对于不易暴露的层次利于寻找解剖层面。在行脾门区域淋巴结清扫时，应谨记超声刀背切面紧贴血管进行操作。在脾静脉壁表面清扫淋巴结时，超声刀避免钝性分离，术者左手可使用分离钳轻柔分离形成解剖层面，便于超声刀直接切割，防止超声刀的粗糙分离导致脾静脉撕裂出血；同时，还应尽量保持清扫脂肪淋巴组织的连续性，以利于助手提拉、显露解剖间隙，避免不必要的出血。在分离过程中，超声刀不能一次夹持太多组织，应采用步步为营的切割分离，从而减少创面渗出、渗血。由于脾门区域血管解剖复杂且变异多，在超声刀凝固、切割过程中，应避免张力过大，防止血管还未凝固、切断前即已被扯断，造成难以控制的脾门区域出血。

无论何种出血，均要保持冷静。快速控制出血并维持手术视野清晰是首要目标，在助手充分暴露术野看清损伤类型、出血部位后，决定是否继续在腹腔镜下止血，切勿盲目地使用止血夹，以免损伤重要结构。可以再根据具体情况和术者经验选择恰当的止血方法，否则应迅速中转开放手术彻底止血。对于出血量较小的终末支脾血管出血，可在出血点上、下分别予以钛夹结扎止血；如果出血量较大，助手不能很好地显露出血点，迅速用较大的纱布压住出血点，暂时控制出血，可先进行周围组织分离，从而更好地显露，或通过压迫来争取进行体内缝扎止血的时间；对于较大血管的出血，尤其是脾动脉，出血凶猛，甚至来不及用纱布压迫，腹腔镜下视野迅速被出血所占据，出血的速度超过负压吸引的速度，或者随着负压吸引的持续，腹腔内空间迅速减少，无法继续操作，这时应果断中转开放手术，直视下止血。

**3.胰腺损伤**　胰腺损伤主要是由于部分胰体尾组织被误认为脂肪进行了切除，术中一定要仔细判断，将胰腺背膜作为参照物，沿背膜向胰体尾处游离，避免胰腺组织误切。若发生胰腺损伤，则必须处理，特别是可疑胰管处一定要进行缝扎，术毕放置引流管，术后检测引流液淀粉酶，必要时可应用生长抑素。

（徐泽宽　张殿彩　李沣员）

# 第五章

# 腹腔镜食管胃结合部区域淋巴结清扫

食管胃结合部区域淋巴结位于胃贲门两侧及胃小弯侧，主要包括 No.1、No.2、No.3 淋巴结及下纵隔淋巴结，其中 No.1 和 No.3 淋巴结不论肿瘤是位于胃上部、胃中部还是胃下部，其转移率均较高。所以完整切除该区域淋巴结也是胃癌根治术中淋巴结清扫的关键。腹腔镜下该区域淋巴结清扫与开放手术入路不同，笔者常先从胃体后壁开始清扫 No.3 淋巴结，再从胃体前壁与后壁会师，之后向贲门右侧清扫 No.1 淋巴结。No.2 淋巴结属于近端胃或全胃切除淋巴结清扫的范围，笔者常清扫完 No.10 淋巴结后顺势清扫 No.2 淋巴结。

对于 cT2 以上的食管胃结合部腺癌，若侵犯食管长度超过 2 cm，其 No.110 淋巴结转移率大于 10%，推荐进行下纵隔淋巴结清扫，但是腹腔镜下纵隔淋巴结清扫的安全性及有效性还需高级别临床研究进行探讨。

## 一、手术步骤

清扫 No.1、No.3 淋巴结笔者常采用胃后方入路，即从胃体后壁胃小弯侧的无血管区作为手术入路（图 2-5-1）。该入路有以下优点：① 可清晰辨别血管，避免术中损伤血管出血；② 超声刀切割方向与胃小弯侧平行，便于术者紧贴小弯侧胃壁清扫胃小弯侧淋巴结；③ 减少术中翻转次数，使手术更加流畅。

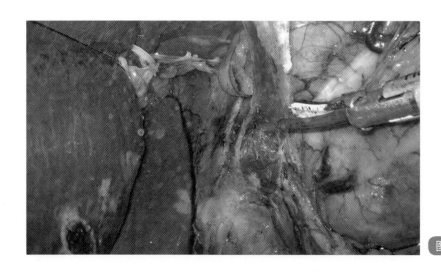

图 2-5-1 胃后方入路

助手向头侧翻转大弯侧胃体部分，左手持无创抓钳钳夹胃体后壁并向左侧头侧牵拉，同时右手持无创抓钳钳夹胃上部小弯侧后壁的小网膜向右侧牵拉，使胃小弯侧网膜保持张力（图 2-5-2）。术者左手器械向下牵拉，超声刀于胃小弯侧后壁的无血管区打开肝胃韧带后叶，紧贴胃壁分离、切断肝胃韧带后叶及胃后壁的血管，从贲门向胃角处延伸，逐层沿胃壁向肝胃韧带前叶方向分离。

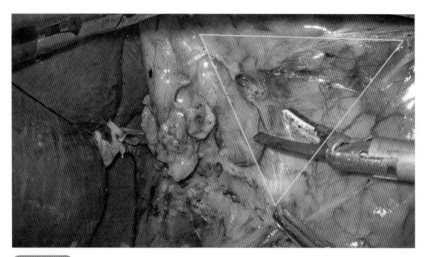

图 2-5-2 三角牵拉

当视野不宜继续裸化时，将胃翻转回原位，助手左右两把器械把肝胃韧带展平，超声刀在胃体前壁小弯侧打开肝胃韧带前叶（图 2-5-3），并逐层向贲门延伸，此时若遇血管应超声刀慢凝，继续分离的过程中很容易与后方组织会师（图 2-5-4）。此时助手左手器械向上挑起肝左外叶，右手牵拉已分离的肝胃韧带，术者继续沿胃小弯向贲门游离，切断肝胃韧带至贲门部，同时向幽门处游离肝胃韧带直至上切缘附近。

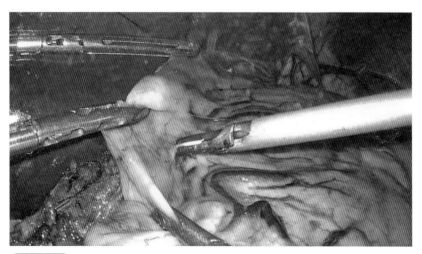

图 2-5-3 从胃前壁切开肝胃韧带

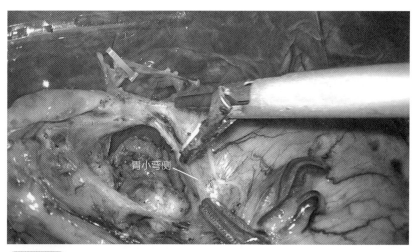

图 2-5-4 裸化胃小弯侧

　　清扫完 No.4sa、No.10 淋巴结后，助手已把分离的大网膜和胃脾韧带向右下腹牵拉。超声刀从脾上极开始沿膈肌向食管裂孔方向分离胃膈韧带（图 2-5-5）。分离至左侧膈肌脚附近时，超声刀紧贴左侧膈肌脚，此时，应注意常有左膈下动脉发出的胃底支支配胃底，应将其裸化并于根部离断胃底支。分离食管贲门左侧的脂肪淋巴组织，并进一步裸化食管下段左侧（图 2-5-6）。以彻底完成 No.2 淋巴结清扫。

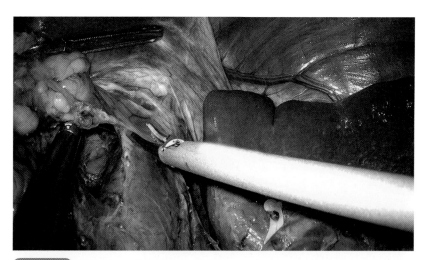

图 2-5-5 清扫 No.2 淋巴结

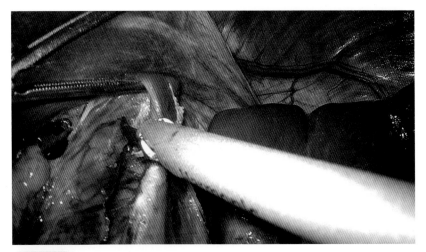

图2-5-6　裸化食管下段左侧

　　在清扫下纵隔淋巴结时，以食管为中心按逆时针方向进行清扫，先分离食管前壁，再分离食管右侧，随后分离食管后壁，最终经食管左侧与食管前壁会师完整清扫下纵隔（图2-5-7）。解剖心包前下壁与食管前壁之间间隙，将此区域脂肪淋巴组织推向食管侧以利于整块切除；食管下段右侧往往会遇到心下囊结构，有助于避免胸膜损伤；游离主动脉前壁与食管之间间隙，两者之间的疏松结缔组织利于解剖；食管下段左侧更需注意胸膜保护。将主动脉前间隙及膈肌表面的脂肪淋巴组织推向食管侧以利于整块切除；膈肌腔静脉孔和下肺静脉可作为清扫参考的边界，注意避免损伤。术中不要求切除双侧纵隔胸膜及解剖下肺韧带等，若发生胸膜损伤，可视具体情况行缝合修补或放置负压引流器。

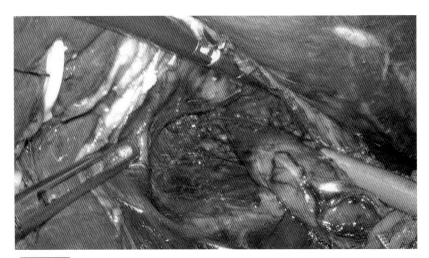

图2-5-7　下纵隔淋巴结清扫

　　在近端食管安全切缘处离断食管，同时完成本区域 No.110，No.111 和部分 No.112 淋巴结清扫。

## 二、术中注意事项

1. No.1、No.3 淋巴结清扫　采用胃后方入路清扫 No.1、No.3 淋巴结时，助手和术者牵拉形成三角牵拉的状态，便于观察层次中的血管。术者在从后入路打开肝胃韧带后叶时，一定要注意在逐个层面进行推进，这样可避免血管损伤。胃小弯血供非常丰富，清扫 No.1 和 No.3 淋巴结时应防止发生出血。在离断胃小弯血管时，应将超声刀头完整夹闭血管，采用慢挡逐渐将血管闭合。

2. No.2 淋巴结清扫　在沿着左侧膈肌脚分离胃膈韧带时，应注意左膈下动脉及其发出的胃底支，超声刀直接快挡闭合血管时，有部分患者有术后腹腔大出血可能。

3. 热灼伤及纵隔胸膜损伤　在清扫 No.1、No.3 淋巴结时，必须将超声刀背切面靠近胃壁，以免导致胃壁小弯侧热灼伤，引起术后胃瘫可能。而在食管裂孔处裸化食管时，应靠近食管操作，否则容易导致纵隔胸膜破损。若发生胸膜损伤，可视具体情况行缝合修补或手术结束时放置负压引流器，笔者中心一般放置负压引流器，其可减少术后胸腔积液及肺不张的发生。

（张殿彩　李沣员）

# 第六章

# 腹腔镜胃癌淋巴结示踪术

淋巴结清扫是胃癌手术的关键步骤。通常胃肠外科医生依赖手术经验进行胃周淋巴结的识别与清扫，如何从复杂的淋巴组织结构及肥厚的脂肪组织中精确地进行淋巴结识别进而实现精准的淋巴结清扫，对于胃肠外科医生尤其是年轻胃肠外科医生仍是巨大的挑战。

随着腹腔镜技术及腹腔镜设备的不断进步与发展，腹腔镜胃癌手术同样迈向了精准时代。如何实现术中淋巴结可视化、进行实时淋巴结导航这一关键临床问题也在一定程度上得到了解决。近年来，依赖于淋巴结示踪剂吲哚菁绿（indocyanine green, ICG）、纳米炭进行淋巴结成像示踪的新型外科手术导航技术已在肺癌、卵巢癌、乳腺癌等肿瘤的前哨淋巴结活检、术中淋巴结清扫等方面取得了较为肯定的效果。同时，此技术在腹腔镜胃癌根治术淋巴结清扫中的探索也日益增多，有望成为腹腔镜胃癌根治术中淋巴结可视化的有效手段。

亲水性荧光示踪剂吲哚菁绿经局部注射后能够为淋巴系统所吸收，进而与淋巴系统中的白蛋白结合形成纳米形态的 ICG，后经淋巴系统引流至淋巴结最终回流至循环系统。由于其在淋巴组织中运转较缓慢，故 ICG 可在淋巴系统中驻留较长时间，可被波长范围在 750~810 nm 的外来光所激发，发射波长 840 nm 左右的近红外光，通过特殊的显像设备即可实现淋巴管和淋巴结的荧光示踪。

2004 年 5 月，日本临床肿瘤研究组（Japan Clinical Oncology Group, JCOG）发起多中心、前瞻性临床研究 JCOG0302，用于评估 ICG 在胃癌前哨淋巴结导航手术（sentinel node navigation surgery, SNNS）中的应用。该研究探讨了对于 cT1N0、肿瘤直径 <4 cm 的胃癌患者，ICG 瘤周浆膜下注射行 SNNS 的有效性，结果显示此法的前哨淋巴结检出率可达 97.8%。2013 年，韩国发起利用 ICG 腹腔镜前哨淋巴结活检和保功能胃手术的多中心 III 期试验（sentinel node oriented tailored approach, SENORITA），以评估腹腔镜保功能胃手术伴前哨淋巴引流区切除的远期疗效。近年来，中华医学会外科学分会胃肠外科学组及中国研究型医院学会微创外科学专业委员会也相继推出《吲哚菁绿近红外光成像在腹腔镜胃癌根治术中应用中国专家共识（2019 版）》和《吲哚菁绿标记荧光腹腔镜技术在腹腔镜胃癌根治术中的应用专家共识》，均介绍了 ICG 在腹腔镜胃癌根治术中的应用。

纳米炭示踪剂目前广泛应用于胃肠道肿瘤、甲状腺肿瘤、妇科肿瘤等外科手术中淋巴结示踪。毛细淋巴管的基膜发育不完全，其内皮细胞间隙为 100~150 nm，而毛细血管内皮细胞的间隙为 30~50 nm，纳米炭的直径介于两者之间，故注射进入胃癌瘤周黏膜下的纳米炭能够迅速引流至周围淋巴管及淋巴结，加之巨噬细胞对其的吞噬作用，大量纳米炭颗粒将滞留在淋巴结中致使淋巴结黑染，易于术中辨认，提高了淋巴结特别是微小淋巴结的术中清扫及术后检出量，实现胃癌术中淋巴结示踪。作为腹腔镜胃癌手术中最广泛使用的淋巴结示踪剂，已有大量临床试验验证了纳米炭在腹腔镜胃癌淋巴结清扫中的价值。

尽管 ICG 和纳米炭介导的腹腔镜淋巴示踪技术都被证实能够较好地实现术中淋巴结导航，协助胃肠外科医生实施淋巴结清扫，但这两种方法在运用上仍或多或少存在一定的局限性。目前，ICG 在腹腔镜胃癌淋巴结示踪中的给药方式主要包括瘤周黏膜下注射给药及浆膜下注射多点给药。浆膜下 ICG 给药能够收获较好的淋巴结示踪效果，但操作中易造成 ICG 泄漏，致使术野受 ICG 污染从而影响成像效果。此外，由于浆膜下 ICG 给药无法进行肿瘤定位，对于早期胃癌患者，其浆膜面难以判断出病灶，因此使用浆膜下注射示踪剂时需同时进行术中胃镜定位，操作较为烦琐。相反，ICG 瘤周黏膜下给药能实现较好的肿瘤定位效果，但其淋巴结导航示踪效果不如浆膜下多点给药。纳米炭的给药方式主要为术前 1 天瘤周黏膜下注射给药，纳米炭对病灶有明显的黑染效果，故能对肿瘤进行精确定位。由于给药方式是瘤周黏膜下注射给药，因此不易造成术野污染。实践中笔者发现，纳米炭瘤周黏膜下给药进行淋巴结示踪，肿瘤周围淋巴结显影居多，而远处的淋巴结显影效果有限。

ICG 示踪技术若想取得较好的淋巴结示踪效果，则肿瘤定位效果不佳。纳米炭示踪技术虽有较好的肿瘤定位作用，但其淋巴结示踪区域较局限。因此，为了突破单一示踪方法的瓶颈，笔者中心开展了 ICG 联合纳米炭的淋巴结双示踪技术，实现淋巴结的协同示踪。初步的研究数据表明，该技术进一步提升了淋巴结的示踪和清扫效果，实现了更为全面、彻底的淋巴结清扫。

## 一、腹腔镜胃癌淋巴结示踪术操作方法

### 1. ICG 瘤周黏膜下注射给药示踪技术

（1）给药方法：注射用 ICG 经灭菌注射用水稀释至 2.5 mg/mL 后，术中在胃镜下于癌灶口侧与肛侧分别以"三明治法"黏膜下注射 0.5 mL（图 2-6-1）。

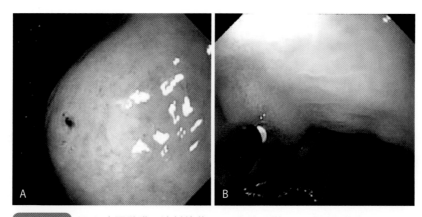

图 2-6-1 ICG 瘤周黏膜下注射给药。A. 癌灶口侧；B. 癌灶肛侧

（2）示踪效果：术中胃镜下ICG瘤周黏膜下给药后，胃周淋巴结能够在荧光模式下发出荧光，实现淋巴结的荧光示踪。外科医生实时进行荧光指导下的淋巴结清扫，裸化血管清除沿血管分布的淋巴结组织，实施荧光腹腔镜胃癌根治术（图2-6-2）。

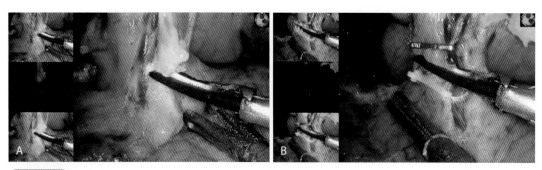

**图2-6-2** ICG瘤周黏膜下注射给药示踪技术淋巴结示踪效果。A. No.6淋巴结清扫前；B. No.6淋巴结清扫后

### 2. ICG浆膜下注射多点给药示踪技术

（1）给药方法：术中腹腔镜下行ICG"六点法"胃浆膜下注射，以灭菌注射用水为溶液将ICG稀释至2.5 mg/mL，胃小弯侧三点（贲门下小弯侧、胃角小弯侧、胃窦小弯侧）与胃大弯侧三点（贲门下大弯侧、胃角大弯侧、胃窦大弯侧）浆膜下注射0.5 mL（图2-6-3）。

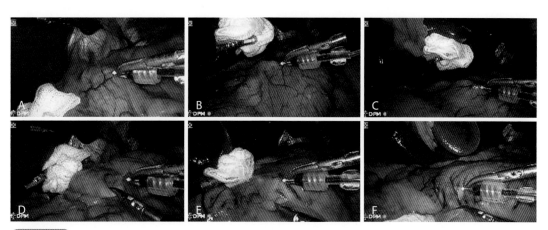

**图2-6-3** ICG浆膜下注射多点给药。A~C. 小弯侧三点浆膜下注射；D~F. 大弯侧三点浆膜下注射

（2）示踪效果：术中ICG浆膜下多点给药后，胃周淋巴结同样可以获得充分示踪效果。在荧光模式下，淋巴结表现为明显的荧光显影，进而协助外科医生实施血管裸化进行淋巴结清扫，可降低清扫的难度及风险，同时能够帮助外科医生判断淋巴结清扫的干净程度（图2-6-4）。

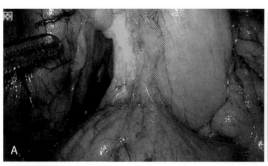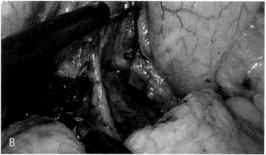

图 2-6-4 ICG 浆膜下注射多点给药示踪技术淋巴结示踪效果。A. No.7 淋巴结清扫前；B. No.7 淋巴结清扫后

### 3. 纳米炭示踪技术

（1）给药方法：纳米炭混悬注射液经生理盐水稀释至 25 mg/mL，术前 1 天在胃镜下于癌灶口侧与肛侧分别以"三明治法"黏膜下注射 0.2 mL（图 2-6-5）。

（2）示踪效果：采用纳米炭示踪技术后，可于术中直观显示病灶位置及病灶周围区域性淋巴结黑染。清扫过程中借助淋巴结示踪效果，能够方便、快捷地完整剥离血管周围的黑染淋巴结（图 2-6-6）。

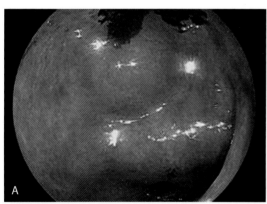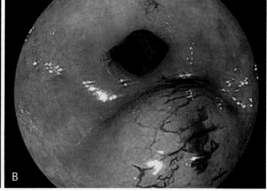

图 2-6-5 纳米炭瘤周黏膜下注射给药。A. 癌灶口侧；B. 癌灶肛侧

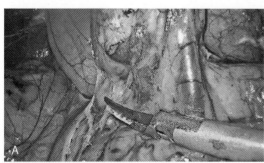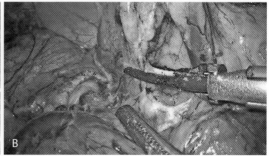

图 2-6-6 纳米炭示踪技术淋巴结示踪效果。A. No.6 淋巴结清扫前；B. No.6 淋巴结清扫后

#### 4. 双示踪技术

（1）给药方法：术前 1 天行纳米炭给药，纳米炭混悬注射液经生理盐水稀释至 25 mg/mL，术前 1 天经胃镜于癌灶口侧与肛侧分别以"三明治法"黏膜下注射 0.2 mL（方法同纳米炭单示踪技术）。术中腹腔镜下行 ICG "六点法"胃浆膜下注射，以灭菌注射用水为溶液将 ICG 稀释至 2.5 mg/mL，胃小弯侧三点（贲门下小弯侧、胃角小弯侧、胃窦小弯侧）与胃大弯侧三点（贲门下大弯侧、胃角大弯侧、胃窦大弯侧）浆膜下注射 0.5 mL（图 2-6-7）。

（2）示踪效果：双示踪技术结合了纳米炭及 ICG 的示踪优点。双示踪技术一方面利用纳米炭对肿瘤组织进行病灶的精准定位，指导手术切除范围的同时协助判断手术安全切缘，并且对肿瘤周围区域性淋巴结进行染色示踪；另一方面展示浆膜下多点注射 ICG 淋巴结荧光显影的优势，扩大淋巴结示踪范围，实施更加充分的淋巴结清扫，提高手术的根治程度（图 2-6-8）。

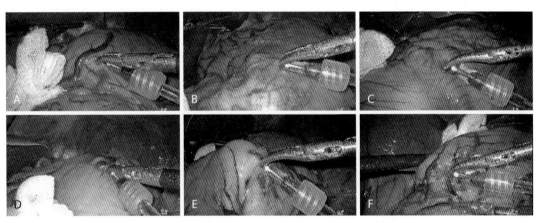

**图 2-6-7** 双示踪 ICG 给药方式（浆膜下"六点法"注射）。A~C. 小弯侧三点浆膜下注射；D~F. 大弯侧三点浆膜下注射

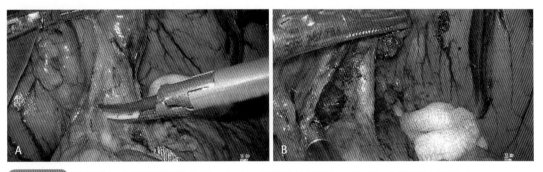

**图 2-6-8** 双示踪技术淋巴结示踪效果。A. No.7 淋巴结清扫前；B. No.7 淋巴结清扫后

## 二、术后标本处理

术后标准的标本处理是胃癌规范诊疗的重要步骤之一，标本处理的规范程度直接决定术后病理分期的准确性，进而决定后续治疗策略的制订及长期预后的判断。淋巴结转移是

胃癌最常见的转移方式。淋巴结转移数目既是胃癌术后分期的重要组成部分之一，也是影响治疗策略和预后评估的关键因素之一。因此，充分获取标本中的淋巴结，对于术后精准分期至关重要。

大量研究显示，实施胃癌 D2 淋巴结清扫的患者，转移淋巴结数目随着送检淋巴结数目增多而增加，呈正相关关系。因此，若要得到精准的病理分期，提供充足的淋巴结数目是必要条件。第 8 版国际抗癌联盟 / 美国癌症联合委员会（UICC/AJCC）胃癌 TNM 分期明确指出，推荐送检淋巴结数目不少于 16 枚。另有研究指出，对于淋巴结阳性的胃癌患者，推荐送检淋巴结数目不少于 30 枚。

在我国，多数胃癌治疗中心淋巴结送检工作仍由病理科医生完成。标本经中性福尔马林固定，发生组织蛋白变性将导致淋巴结与软组织难以区分，加之病理科医生可能对手术过程缺乏了解，对胃周淋巴结解剖认识也无法等同于外科医生，最终导致淋巴结数目过低，难以分拣出足够的淋巴结来检测其是否发生转移。第 15 版日本胃癌处理规约明确指出外科医生参与淋巴结分拣工作的重要性。我国《胃癌根治术标本规范淋巴结送检及操作中国专家共识（2019 版）》同样指出淋巴结分拣工作需要具有丰富胃解剖知识的人员实施，外科医生的参与非常必要。在笔者中心，淋巴结分拣已成为胃外科医生的日常工作，本章将结合南京大学医学院附属鼓楼医院胃肠外科团队的分拣经验，简述笔者中心结合淋巴结示踪技术进行胃癌手术标本淋巴结分拣的经验及要点。

笔者中心建议术后胃癌标本淋巴结分拣应尽量按照由远及近、由浅入深的分拣顺序开展（图 2-6-9）。标本离体后，由外科医生（由 1 名主治医师主拣，2 名住院医师配拣）即刻进行淋巴结分拣工作。将离体标本充分擦拭，按照原有体内解剖位置进行摆放，平铺小弯侧、大弯侧软组织，拍照记录。接着按照先粗拣、后精拣的分拣步骤进行淋巴结分拣。首先沿网膜血管利用组织剪去除大网膜组织，然后按照血管分布依次剪取大弯侧各组淋巴结及其周围软组织（No.6、No.4d、No.4sb、No.4sa 和 No.2 淋巴结）、腹腔干及其分支根部各组淋巴结和周围软组织（No.7、No.8a、No.9、No.11p 和 No.12a 淋巴结）和小弯侧各组淋巴结及其周围软组织（No.1、No.3 和 No.5 淋巴结）。

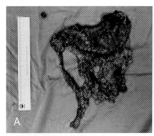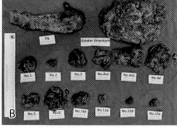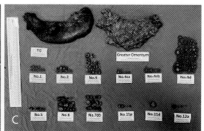

图 2-6-9　离体标本分拣步骤。A. 大体标本；B. 粗拣；C. 精拣

粗拣各组淋巴结后进行淋巴结精拣。将剪取的各组淋巴结及其周围软组织用小白纱布擦拭干净表面血渍，然后在光线充足的条件下，分辨出腹膜包裹侧及未被腹膜包裹侧。小组织剪细心剪开腹膜包裹侧被覆的腹膜组织，沿着血管走行剔除血管周围的多余脂肪组织，

充分暴露沿血管分布的淋巴结。无损伤镊轻柔提起淋巴结被膜或周围组织，沿淋巴结被膜细致分离、完整摘取整个淋巴结，摆放至其相应分组区域。

对于脂肪组织较肥厚的淋巴结组织团块，需先用组织剪精细逐层剔除外周脂肪组织，将外周脂肪逐层打薄，慢慢暴露内层血管走行，再沿血管走行小心分拣血管周围淋巴结，放入相应分组区域进行送检。在实际分拣过程中，一些较大的脂肪颗粒和淋巴结组织往往难以分辨容易混淆。总结经验后笔者发现，首先可以从外观进行鉴别，脂肪颗粒色偏黄，往往呈橘黄色，而淋巴结多呈洗肉水样，部分偏白色，较透亮。其次，可用手指轻轻揉搓组织团块进行鉴别，脂肪颗粒较易碾碎，而淋巴结质地较硬，大多触感较韧，不易被碾碎。

对于外观较大的融合淋巴结组织团块，部分可以通过细致分离操作后逐个分离送检。对于部分已完全融合、不能分离、呈单独淋巴结的淋巴结组织团块，该类淋巴结组织团块往往是淋巴结内转移的肿瘤细胞已完全突破淋巴结外膜，进而侵犯邻近淋巴结而形成，因此放置相应淋巴结分组区域整块送检即可。

在胃癌术后淋巴结分拣过程中，微小淋巴结的检出是工作中的主要难点，但该步骤具有重要意义。根据天津医科大学肿瘤医院相关报道，术前薄层 CT 扫描短径 ≥ 6 mm 的淋巴结存在 75.7% 的淋巴结转移风险，故微小淋巴结的充分获取对于术后胃癌准确分期以指导后续治疗及判断患者预后具有重要意义。要从中性福尔马林固定过的手术标本中分拣出短径 <1.0 cm 的淋巴结十分困难，微小淋巴结的检出对于病理科医生来说十分不易，而外科医生能够在标本离体后直接对新鲜组织进行淋巴结分拣，这能大大提高微小淋巴结的检出。然而，对于一些短径更小的淋巴结，单凭肉眼及触觉仍难以发现。因此，在常规粗拣后精拣的基础上，笔者中心在淋巴结分拣的操作中进一步联合了淋巴结示踪技术。通过纳米炭或荧光染色的方法，大大提高了微小淋巴结的检出。笔者中心研究结果显示，利用纳米炭、ICG 等示踪技术辅助淋巴结分拣，能够显著提高直径 <0.5 cm 微小淋巴结的检出率，进而为获得更为精准的术后病理分期提供更加充足的淋巴结送检数目（图 2-6-10）。

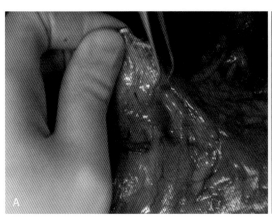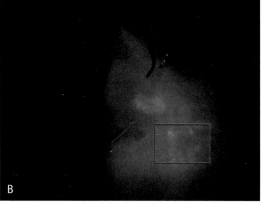

**图 2-6-10** 荧光淋巴结示踪指导下淋巴结分拣。A. 白光模式；B. 荧光模式（红色箭头所指及方框内为显影的淋巴结组织）

## 三、腹腔镜胃癌淋巴结示踪术操作注意事项

**1. 多学科协作**　腹腔镜胃癌淋巴结示踪术强调多学科配合。腹腔镜胃癌淋巴结示踪术成功实施的前提是示踪剂顺利给药。ICG、纳米炭瘤周黏膜下给药离不开消化科医生的帮助。胃镜下准确定位、合适的给药剂量、恰当的给药深度都是淋巴结示踪术能够成功实施的关键，这对消化科医生提出了较高的要求。给药剂量过多将影响肿瘤定位效果，穿刺深度过深易导致示踪剂泄漏进而污染术野。给药剂量过少、穿刺深度过浅则导致淋巴结显影不足，无法达到良好的淋巴结示踪效果。术中ICG浆膜下多点注射给药强调术者与器械护士相互配合，器械护士需要在术前准备好腹腔镜下ICG给药所需的药物、器械，给药时需按照术者的口令进行ICG给药，做到不抢打、不慢打、不多打、不少打。术后的标本处理需要病理科医生的协助，对分拣送检的每枚淋巴结进行病理检测，大大增加了病理科医生的工作量。

**2. 多模式切换行淋巴结清扫**　在腹腔镜胃癌淋巴结示踪术的实施过程中，应适时地进行荧光、白光模式互相切换，如此才能达到更为安全有效的淋巴结清扫效果。在淋巴结清扫过程中，部分淋巴结质地较硬易碎，示踪剂易从破碎的淋巴结中外溢污染术野，此时应切换至白光模式进行淋巴结清扫，否则由于术野污染，容易伤及血管或组织。扶镜手应根据术中情况，适时切换荧光、白光模式，以达到更好的淋巴结示踪效果和手术效果。

**3. 强调标本处理的规范化**　标本处理的规范化主要包括淋巴结清扫的规范化及淋巴结分拣的规范化。规范的淋巴结清扫是获得术后准确病理分期的前提。根据第5版日本胃癌治疗指南，对于cN（＋）或T2以上肿瘤应进行D2清扫。对于cT1N0肿瘤，实施D1或D1⁺清扫。对于术前及术中肿瘤浸润深度判断受限且基本难以判断是否有淋巴结转移的患者，应实施D2清扫。另外在手术过程中，应遵循整块切除（en-bloc）的原则。一方面能够降低术中肿瘤细胞沿淋巴结或淋巴管转移的风险，另一方面有助于分拣过程中对胃周淋巴结组织解剖位置的分辨。除淋巴结清扫的规范化外，还应强调淋巴结分拣的规范化。外科医生应在淋巴结分拣工作中起主导作用。建立经验丰富的淋巴结分拣团队对标本处理的规范化至关重要。经验丰富的淋巴结分拣团队应包括高年资外科医生，这样才能够保证胃癌标本中各组淋巴结识别的准确性，而低年资医生需在高年资医生的指导下反复实践以更好地完成淋巴结分拣工作。完全依赖病理科医生进行淋巴结分拣工作是不可取的。只有外科医生与病理科医生协同合作，规范化处理手术标本，才能对患者进行精准分期，精确指导患者后续治疗、判断预后转归。

（管文贤　陆晓峰　艾世超）

## 第三篇

# 腹腔镜胃癌根治术
# 消化道重建

# 第一章

# 概　述

胃切除术所引起的胃部分甚至全部功能丧失势必会影响患者生活质量。此外，胃切除术后消化道重建不可避免地会出现各类并发症，如吻合口漏、吻合口出血、吻合口狭窄等，目前这些问题依然是困扰外科医生的难题。在胃切除术后实施理想的消化道重建一直是外科医生不断探索和追求的目标。

## 一、胃切除术后消化道重建的历史

胃切除术后消化道重建已有 140 余年历史。1881 年，奥地利外科医生 Theodor Billroth 成功开展第 1 例胃切除术，即远端胃切除、残胃十二指肠吻合术（ Billroth Ⅰ式吻合 ）。1885 年，Theodor Billroth 和 VonHacker 成功实施胃大部切除、十二指肠残端关闭、残胃空肠结肠前吻合术（ Billroth Ⅱ式吻合 ）。1896 年，Schlatter 首次施行全胃切除、食管空肠吻合术。1908 年，Volcker 开展第 1 例近端胃切除、食管胃吻合术。百余年来，外科医生针对胃切除术后消化道重建的方式不断进行改良和创新。经典的消化道重建方式如远端胃切除 Billroth Ⅰ式吻合因其接近正常生理通道且术后并发症少而被一直沿用至今；另有一些消化道重建方式因术后并发症多、严重影响患者术后生活质量而被逐渐摒弃，如近端胃切除残胃食管后壁吻合；亦有一些消化道重建方式因术式操作复杂在临床难以推广，如全胃切除 Roux-en-Y+ 空肠储袋吻合术、近端胃切除带血管蒂间置空肠吻合术。时至今日，即使常用的胃切除术后消化道重建也缺乏公认的理想方式，且关于消化道重建方式的高级别研究证据更是少之又少。

## 二、胃切除术后消化道重建采用手工吻合还是器械吻合？

胃切除术后消化道重建最初均是手工完成。手工吻合从最初的三层吻合技术逐渐发展到双层吻合技术及单层吻合技术。双层吻合技术包括全层缝合 + 浆肌层加强法（Albert-Lembert 法）和分层吻合法（Parker-Ken-Halsted 法）等术式，Albert-Lembert 法在临床应用更为广泛。1887 年，Halsted 发现在胃肠道黏膜下层富含大量的致密胶原，是吻合口缝线拉拢打结时的主要着力部位，因此他认为将黏膜下层缝合在内的消化道单层吻合是安全可行的。20 世纪 50 年代，Gambee 设计了一种单层吻合技术，并成功地应用于临床，在法国被用作标准的消化道手术吻合技术。1965 年，慕尼黑大学 Zenker 小组开始把单层吻合技术用于各种胃肠道吻合，此后单层吻合技术逐步推广并引进至国内。单层吻合技术主要有 Gambee 法、Jourdan 法、Olsen 法、Lembert 法、Halsted 法和 Connell 法等，具有代表性的是 Gambee 法。Gambee 法将黏膜层、黏膜下层、肌层和浆膜层进行一层垂直褥式内翻缝合，该法的优点是组织对合好，吻合口较为平整。尽管国内外已经开展了单层吻合技术，但多数医院仍以双层吻合技术为主。《胃肠外科手术缝合技术与缝合材料选择中国专家共识（2018 版）》建议胃肠吻合采用 Albert-Lembert 法，在切缘止血可靠的情况下可采用 Gambee 法。

器械吻合是目前胃癌手术消化道重建的主要应用方法。1908 年，匈牙利的 Hultl 首先在胃切除术中应用缝合器，他开创了胃切除术应用器械吻合的先河。1950 年，日本的 Nakayama 进一步改进了该型缝合器。1960 年，苏联莫斯科实验外科器械研究所研制出第一代管型吻合器，并进入临床试用。1968 年，美国器械公司研发了线型切割吻合器，之后被不断改良，使其使用更为方便，吻合更为可靠。我国于 20 世纪 80 年代研制出不锈钢可重复使用的吻合器。近年来，我国也自行生产出一次性吻合器，并投入临床应用。标准化的机械吻合保证了吻合操作的高度一致性和可重复性，可以减少人为因素造成的诸如缝合过疏、过密等各种误差。同时，机械吻合简化了消化道重建技术，使其易于掌握，减少术者工作量。机械吻合所使用的各种器械已经可以适合消化道不同部位、不同吻合口径，可以进行各种形状的吻合操作，甚至有些传统观念中难以完成的操作都可通过机械吻合轻易完成。虽然机械吻合提高了手术效率，利于困难部位吻合，但不能完全替代手工吻合，手工吻合仍是外科医生必须掌握的最基本的操作技能。

## 三、腹腔镜下胃切除术后消化道重建采用辅助吻合还是全腹腔镜下吻合？

传统的胃切除术后消化道重建采用开放路径，具有视野好、操作方便、可以利用触觉反馈等优点。自 1994 年，Kitano 首次报道腹腔镜辅助远端胃癌根治术以来，腹腔镜胃癌根治术因其创伤小、疼痛少、术后恢复快等优点快速地在全球开展。胃切除术后消化道重建亦从开放路径逐步向腹腔镜路径转变。腹腔镜下胃切除术后消化道重建分为腹腔镜辅助胃切除术后消化道重建和全腹腔镜下胃切除术后消化道重建。腹腔镜辅助胃切除术后消化道重建是在腹腔镜下完成淋巴结清扫后，利用辅助小切口进行类似开放手术的消化道重建。因辅助切口较小，故视野较小，操作空间有限，存在一定缺陷，如结肠下区的显露困难等。因此，在完成吻合过程中应特别注意空肠系膜的方向和近远端关系；吻合过程要求在直视下完成，避免盲目操作带来的误损伤或钉合不确切；对食管受累平面较高的患者，应保证钉砧头的放置确切可靠，避免放入食管夹层或撕裂食管黏膜。近年来，随着吻合器械的改进和腹腔镜技术的提高，全腹腔镜下胃切除术后消化道重建得以实施。已有研究表明，与腹腔镜辅助胃癌根治术相比，全腹腔镜下胃癌根治术能够在全腹腔镜状态下完成肿瘤学要求的淋巴结清扫，而且能安全地完成消化道重建，降低手术创伤，减少对切口长度的依赖，特别是对于位置较高、肋弓较窄及肥胖患者优势更趋明显，但对手术技术有更高的要求。因此，全腹腔镜下胃切除术后消化道重建目前推荐在已具备丰富腹腔镜胃癌手术经验的医疗中心开展。

## 四、腹腔镜下胃切除术后消化道重建采用圆形吻合还是线形吻合？

圆型吻合器（又称管型吻合器）多用于端端或端侧吻合。通常情况下，腹腔镜辅助胃切除术后消化道重建使用圆型吻合器，而线型切割吻合器多用于侧侧吻合。由于腹腔镜线型切割吻合器可通过穿刺套管（Trocar）进出腹腔，不需要小切口辅助，且其钉仓长度可调换，吻合口大小不受消化道管腔直径限制，因此在全腹腔镜下胃切除术后消化道重建中，线型切割吻合器的应用更为广泛。对于腹腔镜下远端胃切除术后消化道重建，目前主要在全腹腔镜下完成，通常使用线型切割吻合器行线形吻合。然而，在腹腔镜辅助下行远端胃切除术后消化道重建，仍有部分中心使用圆型吻合器行胃十二指肠吻合或胃空肠吻合。对于腹腔镜下全胃切除和近端胃切除，全腹腔镜下吻合存在一定技术难度。全腹腔镜下食管空肠管形吻合或食管胃管形吻合的操作方法与开放手术大致相仿，技术难度增加在于：①钉砧座置入技术要求较高，操作难度较大；②吻合操作时吻合器和上提的肠袢易阻挡腹腔镜视野，影响手术操作。大部分全腹腔镜下食管空肠吻合或食管胃吻合采用的是线形吻合，线形吻合具有以下优点：①无须荷包缝合，器械使用操作简便；②食管空肠吻合口直径较大，不受食管、小肠直径限制；③上腹部小切口取出标本、处理空肠臂、肠肠吻合一次完成。其缺点在于：①当吻合平面高于食管裂孔时，操作在狭窄的纵隔内进行，视野受到限制；②空肠臂的牵拉及折叠可能会增加吻合口的张力；③吻合平面较高时，会增加关闭共同开口的难度；④由于线型切割吻合器钉仓的长度，行食管空肠或食管残胃吻合时需要利用至少 4.5~6.0 cm 的食管，对于腹段食管比较短或食管胃结合部肿瘤位置比较高的患者，选择线形吻合要慎重。

## 五、腹腔镜下胃切除术后消化道重建的基本原则

腹腔镜下胃切除术后消化道重建无论是进行远端胃切除术后消化道重建还是全胃切除或近端胃切除术后消化道重建，无论是进行手工吻合还是器械吻合，无论是进行圆形吻合还是线形吻合，都应遵循以下基本原则：①吻合的安全性是第一位的（吻合部位血运佳、张力低、尽量少的吻合口数量）；②保留食物贮存、排出的功能，以及防止反流性胃炎、食管炎的功能，尽量利用生理路径；③尽量保证术后内镜检查的可行性（包括残胃、胆道、十二指肠和胰腺的检查）。

腹腔镜胃癌根治术不仅要追求微创，还应在肿瘤根治的前提下选择合理的消化道重建方式，降低术后并发症发生率，提高患者术后生活质量，从而使患者从腹腔镜手术中获益。

（徐泽宽　王林俊）

# 第二章

# 腹腔镜根治性远端胃切除消化道重建

## 第一节　Billroth Ⅰ式吻合（三角吻合）

2002 年，日本姬路医疗中心的 Seiichiro Kanaya 教授提出了一种新型全腹腔镜下残胃十二指肠三角吻合技术。该技术完全在腹腔镜下用线型切割吻合器将十二指肠和胃组织切断，然后在十二指肠残端后壁和胃残端后壁各切开一小口，分别插入线型切割吻合器钉仓臂和钉砧臂进行切割吻合，最后再用一个线型切割吻合器关闭共同开口。因吻合口内部的缝钉线呈三角形而得名"三角吻合"。

在长期的临床应用中，三角吻合的安全性和可靠性已经得到了众多学者的证实，且与传统开放 Billroth Ⅰ式吻合相比，全腹腔镜下三角吻合明显改善了患者术后生活质量，其术后吻合口并发症（如吻合口出血、吻合口漏和吻合口狭窄）的发生率明显下降。虽然三角吻合具有上述优点，但在处理位置相对较高的近胃体肿瘤时易出现切缘距离不够、吻合口张力较高等情况。此外，对于位于幽门管的较大肿瘤，因十二指肠残端无法保留足够的长度，三角吻合也不适用。

### 一、手术步骤

1. **线型切割吻合器离断十二指肠**　在完成远端胃癌 D2 根治术的淋巴结清扫步骤后，术者使用腔内线型切割吻合器从主操作孔置入腹腔，顺时针旋转十二指肠，在保证肿瘤切缘阴性的位置离断十二指肠（图 3-2-1）。

2. **线型切割吻合器离断远端胃**　由术者和助手用无创抓钳抓取胃的上部和下部，然后置入线型切割吻合器离断远端胃（图 3-2-2）。

3. **十二指肠开口**　在十二指肠残端后壁用超声刀开一个小口（图 3-2-3）。

4. **胃残端开口**　在胃残端大弯侧用超声刀开一个小口（图 3-2-4）。

5. **十二指肠 – 残胃吻合**　置入线型切割吻合器，张开吻合器并将钉仓臂和钉砧臂分别插入第 3 步开的胃残端开口和第 4 步开的十二指肠残端开口，激发线型切割吻合器将十二指肠与残胃吻合（图 3-2-5）。

6. **通过共同开口观察吻合口情况**　通过共同开口检查吻合情况，确认吻合口径合适，吻合口无出血及吻合口无明显张力（图 3-2-6）。

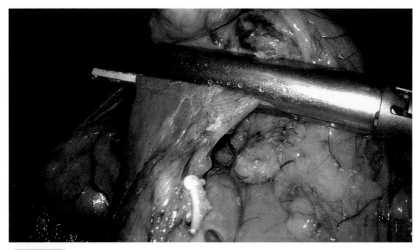

图 3-2-1 线型切割吻合器离断十二指肠

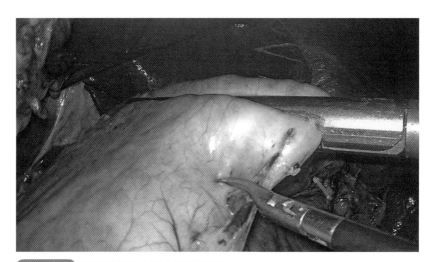

图 3-2-2 线型切割吻合器离断远端胃

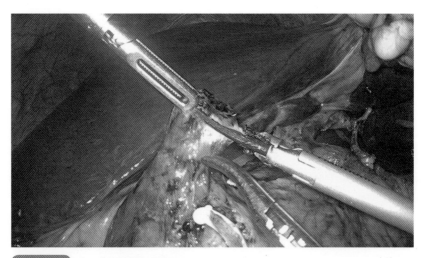

图 3-2-3 十二指肠残端后壁开口

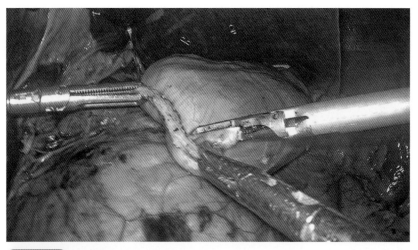

图 3-2-4 残胃大弯侧开口

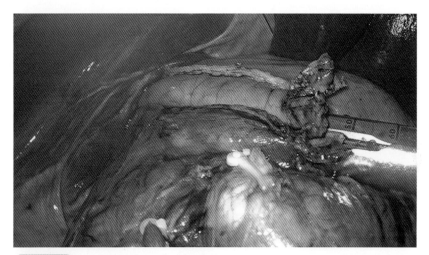

图 3-2-5 线型切割吻合器吻合残胃及十二指肠

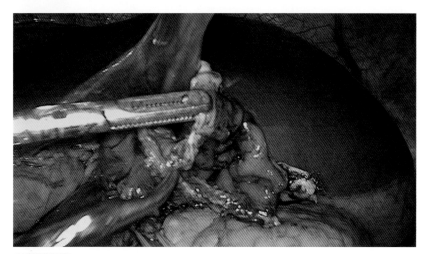

图 3-2-6 检查共同开口

**7. 线型切割吻合器关闭共同开口** 在共同开口的两端及胃与十二指肠切缘处分别缝合 3 针，术者和助手分别用无创抓钳抓取共同开口的两端，然后从主操作孔置入 60 mm 的线型切割吻合器将残胃与十二指肠的共同开口闭合（图 3-2-7）。

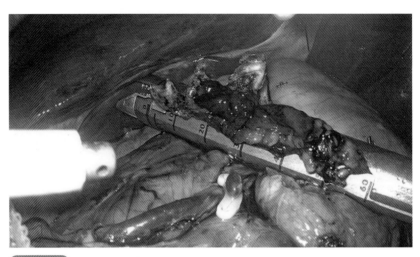

**图 3-2-7** 线型切割吻合器关闭共同开口

**8. 加强缝合共同开口的缝钉处** 必要时可吸收缝线加强共同开口，术中胃镜对吻合口情况进行检查（图 3-2-8、图 3-2-9）。

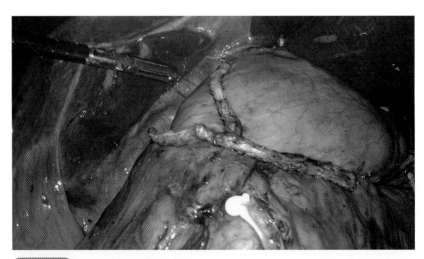

**图 3-2-8** 三角吻合完成时状态

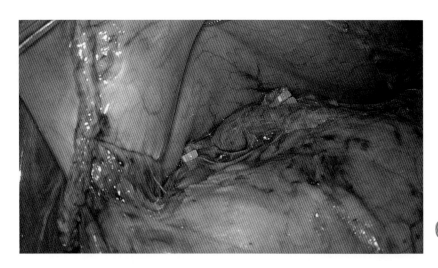

图 3-2-9 吻合口后壁情况

## 二、技术要点

在完成腹腔镜下淋巴结清扫后，裸化胃大弯时，必须保留胃后血管及 2~3 支胃短血管，以保证残胃的局部血供，避免发生吻合口漏、胃瘫等术后并发症。

充分游离十二指肠至幽门下 3~4 cm，以保证胃十二指肠侧侧吻合足够的肠管长度，保证适宜的吻合口张力。

在离断十二指肠时，将十二指肠上部沿顺时针方向旋转 90°，并在预定位置以垂直于十二指肠长轴的方向用线型切割吻合器完全将其夹住，沿后壁至前壁的方向将十二指肠离断。

离断残胃时，需沿大弯侧至小弯侧的方向用线型切割吻合器离断残胃，同样注意保留适宜大小的残胃，以同时保证吻合口张力适宜和 R0 切除。在三角吻合技术中，十二指肠的预留长度和离断方向，以及预留残胃的大小是重要的铺垫工作，正确判断和恰当操作可大大减少吻合口漏、吻合口狭窄等术后并发症的发生。

由于胃的移动性较大，以及很难在全腹腔镜下同时置入线型切割吻合器的钉仓臂和钉砧臂并一步到位并拢胃和十二指肠，因此可考虑张开线型切割吻合器后先伸入胃大弯侧的小口，使胃后壁预吻合处至胃切缘的距离约 2 cm，线型切割吻合器另一臂伸入十二指肠后壁的小口，闭合残胃与十二指肠后壁。

## 三、三角吻合的改良

**1. 改良三角吻合术（2014 年，中国，黄昌明）**　传统的三角吻合技术闭合共同开口后，十二指肠断端有 1 个盲端，胃切缘、十二指肠切缘分别与共同开口切缘形成 2 处交角，因此理论上存在 3 个薄弱点。改良的三角吻合术一并切除了十二指肠盲端，以及十二指肠切缘与共同开口切缘的交角，仅剩余胃切缘与共同开口切缘的 1 处交角，吻合后外观呈倒 T 形。改良三角吻合术理论上仅存 1 处薄弱点，能显著减少吻合口漏等术后并发症的发生。

改良步骤：操作上，在闭合共同开口时取消镜下缝合牵拉的步骤，仅利用术者与助手器械的协调操作直接对合共同开口，助手提起十二指肠断缘的盲角，置于线型切割吻合器内，术者激发线型切割吻合器闭合共同开口，其方向应与胃切缘垂直，同时将十二指肠断缘一并完整切除，完成改良的三角吻合（图3-2-10）。

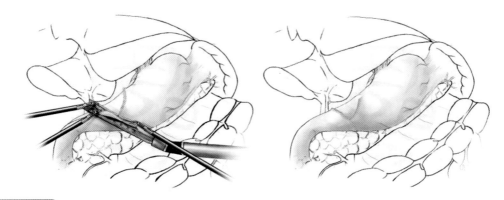

**图3-2-10** 改良三角吻合手术步骤

**2. 重叠法三角吻合术（2016年，韩国，Sang-Uk Han）** 腹腔镜下胃十二指肠重叠法三角吻合（linear-shaped gastroduodenostomy，LSGD）于2016年首创。LSGD仅使用线型切割吻合器，无须任何复杂的旋转，减少了扭转胃和在十二指肠上做斜切口时对解剖变形的担忧。

改良步骤：在胃大弯距胃残端约6cm处胃壁开一小口，通过12mm穿刺套管（Trocar）主操作孔置入线型切割吻合器，分别经胃和十二指肠的小口将钉仓臂和钉砧臂伸入残胃和十二指肠至钉匣的5cm标记线，并牵拉确保胃大弯侧和十二指肠上前壁等长重叠后激发，完成胃和十二指肠V形侧侧吻合。再次通过12mm Trocar主操作孔置入线型切割吻合器，闭合残胃与十二指肠的共同开口，完成胃十二指肠重叠法三角吻合（图3-2-11～图3-2-13）。

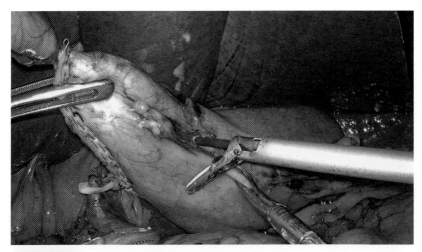

**图3-2-11** 在胃大弯距胃残端约6cm处胃壁开一小口

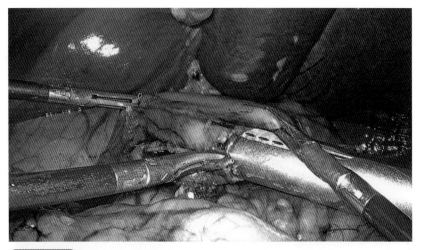

图 3-2-12 线型切割吻合器吻合残胃及十二指肠

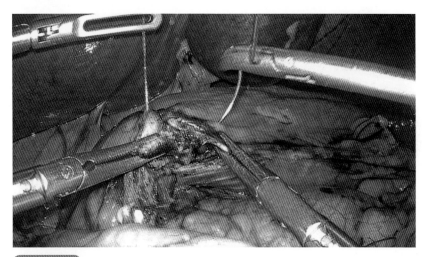

图 3-2-13 倒刺线关闭共同开口

**3. SPLT 三角吻合术（2017 年，中国，臧汉坤）**　腹腔镜下自牵引后离断（self-pulling and latter transected, SPLT）残胃十二指肠吻合术于 2017 年首创，是对三角吻合的另一种改良。SPLT 通过后离断同时完成了十二指肠离断和关闭共同开口两个操作，这种二合一的方式在一定程度上降低了腹腔镜下远端胃切除术后行残胃十二指肠吻合的难度，同时还节省了一枚钉仓，降低了患者的手术费用。然而，二合一的操作同样也带来了一些问题，无法在吻合完成前检查切缘的情况，所以术前更加需要明确符合适应证。

改良步骤：完成淋巴结清扫后，首先不离断十二指肠，而是用缝线进行结扎牵引。然后在距离结扎点 1.5~3.0 cm 的十二指肠后壁开口。使用 2 个 60 mm 线型切割吻合器离断残胃。残胃大弯侧开口后，牵引十二指肠结扎缝线并使用 60 mm 线型切割吻合器吻合残胃和十二指肠，最后再用线型切割吻合器关闭共同开口同时离断十二指肠（图 3-2-14）。

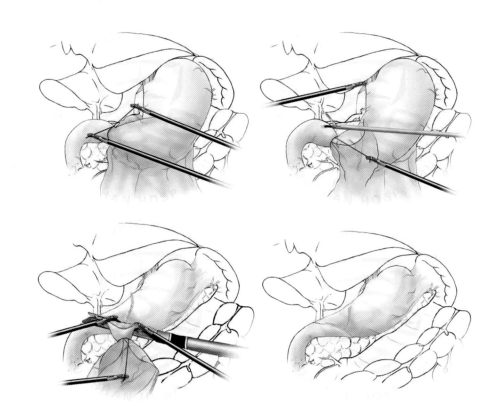

图 3-2-14 SPLT 三角吻合术手术步骤

# 第二节 Billroth Ⅱ式吻合

1885 年 1 月 15 日，Billroth 完成了第一例远端胃切除后 Billroth Ⅱ式吻合术，即关闭胃和十二指肠残端后行胃 - 空肠吻合术。该患者为胃窦癌伴幽门狭窄，全身营养状况差，因此 Billroth 医生原计划分两步手术，先行胃 – 空肠吻合术，待全身营养改善后，再二次手术切除胃窦部病灶。但在实际手术中，胃 – 空肠吻合术完成得十分顺利，Billroth 在完成吻合后切除了患者的病灶，因此完成了第一例远端胃切除后 Billroth Ⅱ式吻合术。

Billroth Ⅱ式吻合是远端胃大部切除后，关闭十二指肠残端，将近端残胃与空肠上段进行吻合。由于空肠游离且活动度大，能够被拉伸至胃底和贲门，因此胃组织的切除范围能够最大化，只需要保留部分胃底组织即可进行 Billroth Ⅱ式吻合，同时吻合口不会出现血运不良和张力过大导致的吻合口出血和瘘的问题，吻合安全可靠。因此，Billroth Ⅱ式吻合适用于几乎所有远端胃癌。

根据上提空肠与横结肠的位置不同，分为结肠前吻合和结肠后吻合。一般而言，结肠前吻合操作简便，但输入袢较长，术后容易发生吻合口溃疡和腹内疝。结肠后吻合操作相对复杂，但其输入袢较短，不易发生吻合口溃疡和腹内疝。

随着腹腔镜技术的发展，Billroth Ⅱ式吻合被广泛应用于腹腔镜远端胃癌根治术，同时在长期的临床实践中被不断改良，Braun 吻合（输入袢空肠 – 输出袢空肠侧侧吻合）也被运用于 Billroth Ⅱ式吻合中。Braun 吻合主要用于预防输入袢综合征和胆汁反流性胃炎。Braun 吻合后空肠袢升支为顺蠕动，降支为逆蠕动，顺应正常生理结构。在实际的临床工作中，笔者主要采用吻合器进行结肠前吻合，同时加做 Braun 吻合。

## 一、手术步骤

1. **线型切割吻合器离断十二指肠（同 Billroth Ⅰ式吻合）**　在完成远端胃癌 D2 根治术的淋巴结清扫步骤后，用腔内线型切割吻合器离断十二指肠，4 针法大荷包包埋十二指肠残端。

2. **线型切割吻合器离断远端胃（同 Billroth Ⅰ式吻合）**　由术者和助手用无创抓钳抓取胃的上部和下部，然后置入线型切割吻合器离断远端胃。

3. **胃 - 空肠吻合**　以 Treitz 韧带为起点，标记距 Treitz 韧带远端 25~30 cm 的空肠（Billroth Ⅱ式吻合），并在系膜缘做一标记。在胃的残端大弯侧和近端空肠标记点分别开口（图 3-2-15），然后腹腔镜下将线型切割吻合器分别置入两处开口并激发行残胃 - 空肠吻合（图 3-2-16），经共同开口检查吻合口情况（图 3-2-17）后采用线型切割吻合器（图 3-2-18）或采用倒刺线关闭共同开口（图 3-2-19）。

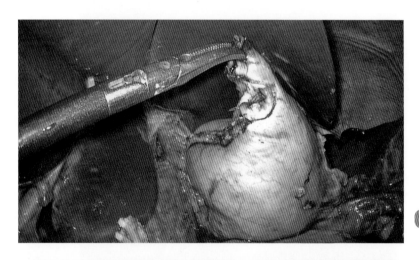

**图 3-2-15**　残胃大弯侧开口

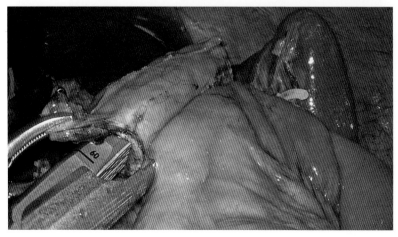

**图 3-2-16**　残胃 - 空肠侧侧吻合

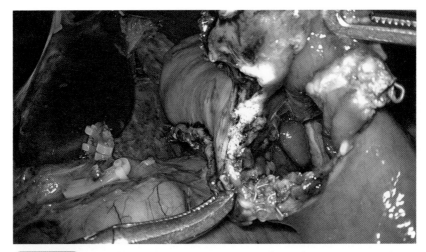

图 3-2-17　经共同开口检查吻合口情况

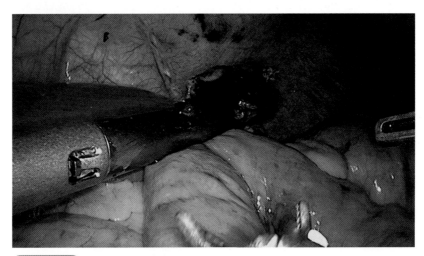

图 3-2-18　线型切割吻合器关闭共同开口

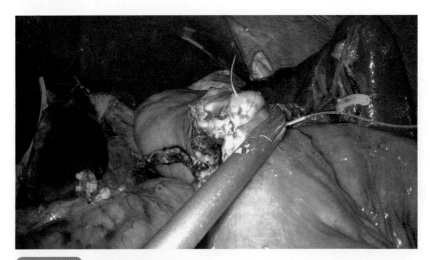

图 3-2-19　倒刺线关闭共同开口

**4. Braun 吻合** 必要时加做 Braun 吻合，在距 Treitz 韧带远端 30~35 cm 行胃 - 空肠吻合，在距胃 - 空肠吻合口近 20 cm 输入袢空肠和远 20 cm 输出袢空肠分别做一开口，然后将线型切割吻合器置入两个开口行输入袢空肠 - 输出袢空肠侧侧吻合，该吻合可腔内完成（图 3-2-20）也可体外完成（图 3-2-21）。吻合完毕后，检查吻合口情况，线型切割吻合器或倒刺线关闭共同开口。

笔者在行 Braun 吻合初期采用距胃 - 空肠吻合口近 10 cm 输入袢空肠和远 25 cm 输出袢空肠行侧侧吻合，但随访后发现患者术后主诉左上腹不适，经过改良后左上腹不适患者较前明显减少。笔者分析可能因为输入袢过短，胃 - 空肠吻合口牵拉 Braun 吻合发生扭转，使患者出现左上腹不适症状。

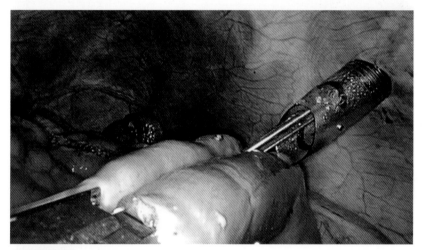

**图 3-2-20** 腔内完成 Braun 吻合

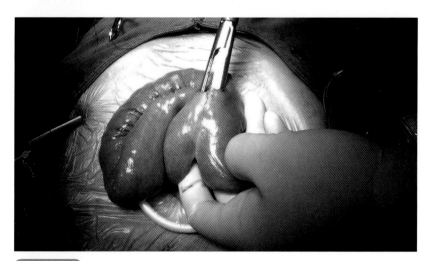

**图 3-2-21** 体外完成 Braun 吻合

**5. 关闭系膜裂孔** 完成消化道重建后，上推横结肠展平横结肠系膜，使用不可吸收缝线从横结肠对系膜缘最高点与小肠系膜连续缝合，直至关闭系膜裂孔最低点（图 3-2-22）。

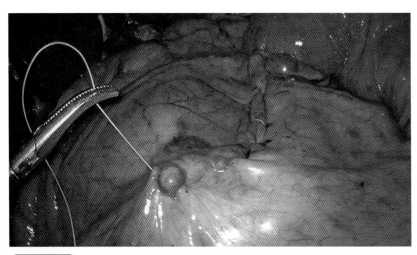

图 3-2-22 关闭系膜裂孔

## 二、技术要点

**1. 吻合口大小合适，输入袢长短适中** 吻合口不宜过大，过大容易导致倾倒综合征，若使用 45 mm 线型切割吻合器吻合，建议满钉仓吻合后使用倒刺线缝合关闭共同开口；若使用 60 mm 线型切割吻合器吻合，满钉仓吻合后可继续使用 60 mm 线型切割吻合器关闭共同开口。最终吻合口的长度在 4 cm 左右为宜。

若仅行 Billroth Ⅱ式吻合，建议输入袢长度为 15～20 cm，这样能够预防术后输入袢悬吊成角所致的吻合口狭窄和梗阻问题；若行 Billroth Ⅱ式 + Braun 吻合，建议输入袢长度为 30～35 cm，这样有足够空间行 Braun 吻合。

**2. 建议加固包埋十二指肠残端** 笔者推荐行十二指肠大荷包缝合。

**3. 建议加做 Braun 吻合** 患者胆汁等消化液可直接流入空肠，从而减少对胃 - 空肠吻合口的影响，降低胆汁反流、反流性食管炎等并发症的发生风险。Braun 吻合时建议使用白色钉仓，可减少术后吻合口出血可能。

**4. 检查吻合口情况** 采用吻合器吻合后，一定要仔细检查吻合口有无活动性出血，必要时需要加强缝合吻合口。

**5. 完成吻合后需关闭系膜裂孔** 关闭系膜裂孔可预防术后内疝的发生。缝合时需要注意系膜血管，缝合到血管易发生术中出血或系膜血肿，处理相对棘手。连续缝合时应注意不把缝线收拉过紧，收紧会使肠管发生扭曲，导致术后发生肠扭转等情况。

# 第三节　Roux-en-Y 吻合

Roux-en-Y 吻合最早由瑞士外科医生 Cesar Roux 提出，此术式是在完成远端胃大部切除后，距 Treitz 韧带 15~20 cm 处横断空肠，远端空肠与残胃行端端或端侧吻合，同时距胃 - 空肠吻合口 25~40 cm 处行空肠端侧或侧侧吻合。该术式优点在于降低了术后吻合口漏和反流性食管炎的发生风险。Roux-en-Y 吻合与 Billroth Ⅰ式吻合相比，可以更大范围切除肿瘤，保证肿瘤根治性切除，无须担心吻合口张力，吻合口漏的风险较低。即使十二指肠附近发生肿瘤局部复发或淋巴结转移，也不易造成肠道梗阻，再次手术难度也较 Billroth Ⅰ式吻合小。Roux-en-Y 吻合与 Billroth Ⅱ式吻合比较，胆汁胰液不易反流至胃腔，一般不易发生残胃炎和反流性食管炎。

然而，Roux-en-Y 吻合也存在一些不足，吻合口数目增加，手术操作相对繁杂，手术时间延长。胃癌术后一旦发生十二指肠乳头部肿瘤或胆总管结石时，通过内镜观察十二指肠和进行相应的处理有较高难度。另外，容易发生 Roux 潴留综合征。

## 一、手术步骤

**1. 线型切割吻合器离断十二指肠（同 Billroth Ⅰ式吻合）**　在完成远端胃癌 D2 根治术的淋巴结清扫步骤后，用腔内线型切割吻合器从主操作孔置入腹腔，在保证肿瘤切缘阴性的位置离断十二指肠。

**2. 线型切割吻合器离断远端胃（同 Billroth Ⅰ式吻合）**　由术者和助手用无创抓钳抓取胃的上部和下部，然后置入线型切割吻合器离断远端胃。离断胃体后，检查残端有无渗血。

**3. 空肠 - 空肠吻合**　距 Treitz 韧带 20 cm 处切断空肠可腔内完成（图 3-2-23），也可体外完成（图 3-2-24），在距胃 - 空肠吻合口超过 25 cm 处以线型切割吻合器行空肠与空肠侧侧吻合（同 Braun 吻合）。

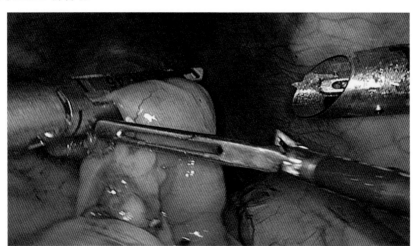

**图 3-2-23**　在腔内离断距 Treitz 韧带 20 cm 处空肠

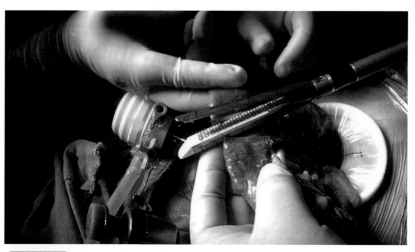

图 3-2-24　在体外离断空肠

4. 残胃 – 空肠吻合　腹腔镜辅助手术多采用端侧吻合方法进行残胃 – 空肠吻合，取上腹部正中切口，在直视下胃大弯胃壁开窗置入圆型吻合器抵钉座，将圆型吻合器置入空肠肠腔内，行残胃 – 空肠端侧吻合。线型切割吻合器闭合空肠残端。

全腹腔镜手术则采用侧侧吻合方法，分别于残胃胃壁和空肠开口，将线型切割吻合器两臂分别插入胃腔及空肠腔并激发，完成残胃 – 空肠侧侧吻合（同 Billroth Ⅱ 式胃肠吻合）。线型切割吻合器或倒刺线关闭共同开口。

## 二、技术要点

残胃 – 空肠吻合要对合良好，黏膜及肌（浆肌）层对合整齐。

残胃 – 空肠行圆形吻合时，需要注意吻合口胃侧的三角区，即残胃 – 空肠吻合口与封闭口之三角区，因为这一区域较易因血供不足发生瘘，术中缝合加强该部位。

因残胃复发癌及残胃癌均好发于吻合口，故远端胃切除 Roux-en-Y 重建建议采取结肠前吻合。若采取结肠后吻合，一旦发生残胃复发癌或残胃癌，将增加手术难度，降低根治性切除的机会。一般认为 Y 袢长度应超过 25 cm，以达到防止反流的作用。

# 第四节　非离断式（Uncut）Roux-en-Y 吻合

Roux-en-Y 吻合的出现被认为能够有效预防胆汁反流，但是在实际的临床工作中发现，部分患者术后容易发生 Roux 潴留综合征（Roux stasis syndrome, RSS）。

RSS 是 1985 年由 Mathias 发现，患者的 Roux 肠袢蠕动波在禁食状态下完全消失或发生紊乱。在 7 个参加测试的病例中，仅有 1 位患者在进食流质后 Roux 肠袢出现正常的进食状态蠕动波。当进食固体食物时，所有 7 位患者均未出现相应的正常蠕动波。因此，Mathias

认为采取 Roux-en-Y 消化道重建患者进食后出现恶心、呕吐及腹痛是由肠道运动功能失调造成的，而肠道运动功能失调是由 Roux 肠祥的功能性梗阻导致的。Mathias 将进食后出现的恶心、呕吐及腹痛综合征命名为 RSS。

为了进一步解决这个问题，2005 年 Uyama 首次报道了腹腔镜辅助非离断式（Uncut）Roux-en-Y 吻合（图 3-2-25）。2008 年 Kim 等报道了全腹腔镜下 Uncut Roux-en-Y 吻合，大大拓宽了远端胃癌的适应证。在远端胃切除吻合方式中，Uncut Roux-en-Y 吻合技术因其适应证广、安全性高、技术上容易掌握和推广，并降低了 RSS 的发生率，受到越来越多的关注。Uncut Roux-en-Y 吻合与传统的 Billroth Ⅰ 式吻合相比，避免了需保留较长十二指肠残端所致的血供问题，避免了高位肿瘤切除胃过多带来的吻合口张力问题，同时也解决了胆汁反流的问题。与传统的 Billroth Ⅱ 式吻合相比，Uncut Roux-en-Y 吻合可减少胆汁反流、吻合口炎和吻合口溃疡的发生，并避免了输入祥梗阻等严重并发症。

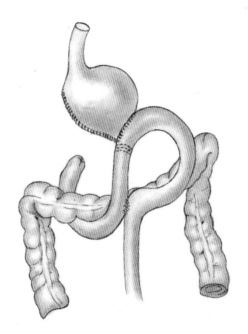

图 3-2-25 Uncut Roux-en-Y 吻合

腹腔镜下 Uncut Roux-en-Y 吻合与传统的 Roux-en-Y 吻合相比，因不需切断空肠及系膜，故手术时间缩短，术中出血明显减少，也降低了手术难度与手术风险，从而更有利于该吻合方式的推广与普及。此外，Uncut Roux-en-Y 吻合保留了小肠电节律的连续性，避免小肠异位电节律的发生，有实验证明小肠的肌肉神经信号能通过吻合钉，理论上可降低 RSS 的发生率。

笔者中心在国内最早开展该吻合方式，并对该术式进行改良，改良的腹腔镜下 Uncut Roux-en-Y 吻合与全腹腔镜下 Uncut Roux-en-Y 相比，在不延长取标本切口的情况下拉出小肠，直视下完成肠肠吻合及输入祥的阻断，使手术更快、更安全，医疗费用更低。

## 一、手术步骤

**1. 线型切割吻合器离断十二指肠（同 Billroth Ⅰ式吻合）** 在完成远端胃癌 D2 根治术的淋巴结清扫步骤后，用腔内线型切割吻合器从主操作孔置入腹腔，在保证肿瘤切缘阴性的位置离断十二指肠，同时做十二指肠残端大荷包缝合。

**2. 线型切割吻合器离断远端胃（同 Billroth Ⅰ式吻合）** 由术者和助手用无创抓钳抓取胃的上部和下部，然后置入线型切割吻合器离断远端胃。

**3. 残胃–空肠侧侧吻合（同 Billroth Ⅱ式吻合）** 在距 Treitz 韧带远端 30~35 cm 行残胃–空肠吻合，置入线型切割吻合器，先自小肠侧孔伸入吻合器的钉砧臂，向胃大弯开口处移动，伸入吻合器的钉仓臂。确保吻合器全部进入胃肠腔以最大限度保证胃肠吻合口直径。小肠向上移动及套入过程中，助手注意将小肠远端尽量拉直，套入前吻合器上涂石蜡油。调整好吻合器、残胃、空肠袢位置后激发吻合器完成残胃–空肠侧侧闭合。

**4. 关闭共同开口（同 Billroth Ⅱ式吻合）** 通过分离钳提住空肠开口下端及胃肠吻合口的上端，置入线型切割吻合器自下而上直接闭合，头端用肠钳向内压迫以尽量保证最大吻合口径和争取一次性切割闭合完成。残端创面渗血可通过电凝止血，若闭合不满意，可考虑连续缝合加强。

**5. 空肠 uncut 闭合** 完成空肠与残胃大弯行侧侧吻合后，距胃肠吻合口 1~2 cm 用 no-cut 吻合器闭合输入袢空肠（图 3-2-26）。

**6. 空肠–空肠侧侧吻合（同 Braun 吻合）** 胃肠吻合口以远 30 cm 远端空肠与近 15~20 cm 近端空肠，用圆型吻合器或线型吻合器行空肠与空肠侧侧吻合。

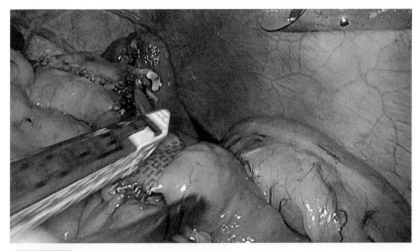

**图 3-2-26** 腔内 no-cut 吻合器闭合空肠

## 二、改良 Uncut Roux-en-Y 吻合

腹腔镜下寻及 Treitz 韧带，提起距 Treitz 韧带远端 30~35 cm 处的空肠，经系膜无血管区带线标记并待提出（图 3-2-27）。利用腹部小切口将标记小肠牵引线拖出，以此为牵引和标记，拖出近端空肠，确认空肠远近端、待吻合处及待闭合处距 Treitz 韧带的距离，距牵引线标记近端 15~20 cm（即距 Treitz 韧带约 10 cm 处）与远端距胃肠吻合口约 30 cm 处空肠行侧侧吻合（同 Braun 吻合）。吻合器或缝线缝合关闭共同开口（图 3-2-26）。

于标记线处用国产 60 吻合器闭合肠管但不予以切断（图 3-2-28）。肠管还纳腹腔，关闭切口，重建气腹。先在残胃大弯侧尖端开口，然后空肠闭合阻断处远端 2 cm 处开口，置入线型切割吻合器自下而上自右向左直接闭合。

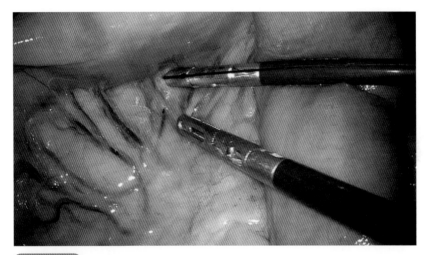

图 3-2-27　带线标记拟闭合的空肠

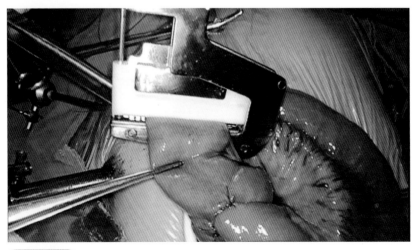

图 3-2-28　吻合器闭合肠管但不切断

## 三、技术要点

建议肠肠吻合采用白色钉仓，吻合后检查吻合口情况，确保吻合口无渗血。

建议输入袢长度为 30 cm 左右，这样能够预防术后输入袢悬吊成角所致的吻合口狭窄和梗阻问题。同样，吻合口不宜过大，否则容易导致倾倒综合征。

建议使用 no-cut 吻合器阻断输入袢，降低再通风险。用国产 60 吻合器闭合肠管但不予以切断时，应注意压榨力量要适中，避免肠管坏死。

（徐泽宽　汪未知）

# 第三章

# 腹腔镜根治性全胃切除消化道重建

随着腹腔镜技术经验的积累及器械设备的发展，腹腔镜全胃切除术得到了广泛开展。然而，腹腔镜全胃切除术后的消化道重建方式仍是困扰腹腔镜外科医生的关键难题之一。目前食管空肠吻合主要分为线型切割吻合器吻合法、圆型吻合器（又称管型吻合器）吻合法和手工吻合法三大类。圆型吻合器吻合法能够获得较高的切缘，适用于各种类型的食管胃结合部肿瘤；线型切割吻合器吻合法的全过程均可在腹腔镜下完成，主要适用于 Siewert Ⅲ型和部分未侵犯到齿状线的食管胃结合部肿瘤。与器械吻合法比较，手工吻合法更符合生理结构，且适用性广，费用低，尤其适用于病灶位置较高的食管胃结合部肿瘤，但其对缝合技术要求较高，对初学者有一定难度。笔者结合多年来全腹腔镜全胃手术实践经验，总结推荐如下：对于齿状线下的食管胃结合部肿瘤，建议行 π 吻合；对于累及齿状线且不超过齿状线上 2 cm 的食管胃结合部肿瘤，建议行 Overlap 吻合；对于累及食管胃结合部肿瘤，建议行 OrVil 吻合。本章针对腹腔镜全胃切除术后各种消化道重建方式进行论述。

## 第一节　线型切割吻合器吻合法

### 一、腹腔镜食管空肠 Overlap 吻合

Overlap 吻合法由 Inaba 等在 2010 年首先提出。该吻合方式属于顺蠕动吻合，与正常人生理结构相似，由于吻合时空肠及系膜不需反向折叠，所需要的腹段食管相对较短，因此在使用时受肿瘤位置的限制较小。然而，由于共同开口的处理对术者要求较高，且完成吻合前就已取下标本，所以吻合过程中不可避免会反复牵拉食管残端，此过程有可能损伤食管肌层，术后吻合口漏的发生率有可能会增加。随着对该术式的临床实践，国内外有众多学者对 Overlap 吻合进行了改进，例如暂不离断食管，在吻合前先牵拉胃，从而减少对食管壁夹持以减少损伤；将食管开口开于食管侧后壁，使得食管空肠吻合及共同开口的关闭更为方便；双倒刺线牵引食管，使空肠与食管平行，预防组织缺血可能。目前针对 Overlap 吻合存在多种改进方式，且均具有各自优势及局限性。临床医生应对自身擅长技术及不同患者的实际情况进行综合考虑，选择最合适的吻合方式，以使患者最大获益为最终目的。

具体操作步骤如下：

1. **游离出足够长度的腹段食管以备吻合**　充分游离食管下段至少8cm，切断食管时勿过高。用线型切割吻合器离断食管，可顺时针旋转45°～90°或不旋转。标本置入标本袋，取上腹部正中辅助小切口5cm，取出标本。对于肿瘤位置较高患者，术中需快速进行冰冻病理检查证实食管切缘阴性或标本在松弛状态下肿瘤上缘距离上切缘应在2cm以上。

2. **制作Y袢**　利用辅助小切口，在直视下，距Treitz韧带25～30cm处裁剪空肠系膜，以线型切割吻合器离断空肠，在距食管空肠吻合口45～60cm处的远端空肠及近端空肠对系膜缘分别开孔，以线型切割吻合器行侧侧吻合，采用3-0倒刺缝线、3-0可吸收缝线或线型切割吻合器关闭共同开口，完成Y袢的制作。该操作在体外小切口完成，需要特别注意小肠系膜，不可太过用力牵拉，容易损伤血管，影响小肠血供，术后易发生吻合口漏。

3. **吻合前空肠的准备**　3-0可吸收缝线连续荷包缝合关闭远端空肠残端，用电刀在距空肠残端6cm对系膜缘开一小孔作为空肠吻合口（图3-3-1），将线型切割吻合器的钉仓臂置入空肠吻合口，测量空肠吻合口的长度及大小是否适宜。将小肠回纳腹腔，重建气腹，冲洗腹腔。

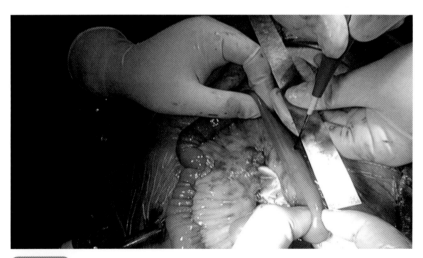

**图3-3-1**　电刀在距空肠残端6cm对系膜缘开一小孔作为空肠吻合口

4. **食管空肠吻合**　术者牵拉食管断端左侧，超声刀或电凝钩开一小孔（图3-3-2），胃管引导确认食管全层打开。腹腔镜直视下上提空肠以备吻合，用力适度避免损伤空肠及系膜血管，保证空肠系膜无扭转、无张力。可使用胃管引导，以协助确认钉砧臂进入食管腔内，避免进入假腔（图3-3-3），注意避免误夹膈肌、胃管等，同时检查食管避免线型切割吻合器进入假腔或用力过大导致线型切割吻合器穿破小肠壁。激发前试行拔动胃管，证实其未被夹入吻合器内。检查无误后行食管空肠侧侧吻合（图3-3-4），检查吻合口是否出血等，将胃管置入食管空肠吻合口附近。以倒刺线双层缝合关闭共同开口（图3-3-5），也可借助器械闭合或是手工缝合食管空肠共同开口，应避免浆肌层包埋过多以致发生吻合口狭窄。术中可通过胃管注气或注射亚甲蓝溶液对吻合口进行验证，以判断食管空肠吻合口的安全性。最后缝合关闭肠系膜裂孔和Petersen间隙。

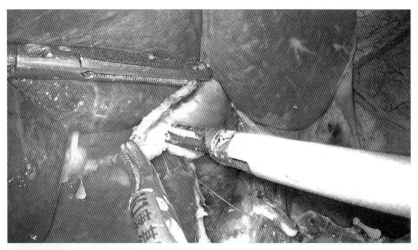

图 3-3-2 术者牵拉食管断端左侧，超声刀开一小孔

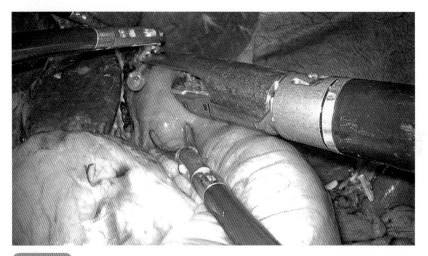

图 3-3-3 胃管引导钉砧臂进入食管

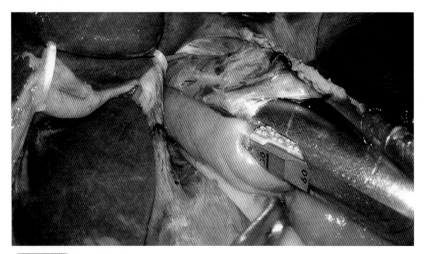

图 3-3-4 食管空肠侧侧吻合

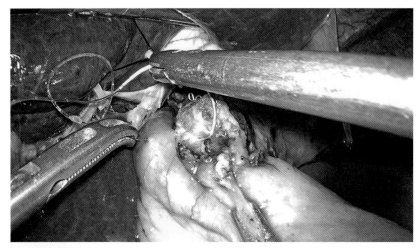

图 3-3-5 倒刺线关闭食管空肠共同开口

## 二、改良 Overlap 吻合（双倒刺线牵引）

双倒刺线牵引下食管空肠改良 Overlap 吻合的主要技术特点：于食管残端闭合线的中间部分用倒刺线缝合 2 针，间距 1.5～2 cm；然后利用缝线牵拉食管残端，并在两线之间以超声刀或电凝钩切开食管后壁；空肠提至膈下行空肠与食管后壁直线形侧侧吻合，确保吻合线与食管残端垂直；最后以两缝线为标记行倒刺线连续缝合关闭共同开口。

具体操作步骤如下：

**1. 游离出足够长度的腹段食管以备吻合** 用线型切割吻合器离断食管，不需要刻意旋转。食管残端两侧用 2 根倒刺线缝合悬吊，相距 1.5～2 cm。切开倒刺线之间食管残端 >1 cm，胃管引导协助确认食管全层打开（图 3-3-6）。标本置入标本袋，取上腹部正中辅助小切口 5 cm，取出标本。

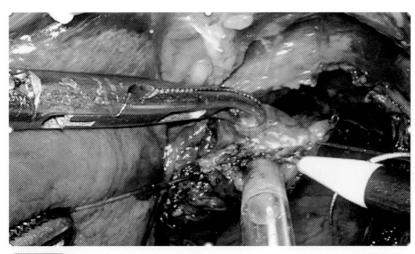

图 3-3-6 双倒刺线牵引

2. **拆剪小肠制作 Y 袢**　同腹腔镜食管空肠 Overlap 吻合。

3. **食管空肠吻合**　腹腔镜直视下上提空肠以备吻合，用力适度避免损伤空肠，保证空肠系膜无扭转、无张力。术者、助手以倒刺线牵拉食管断端，胃管引导下将线型切割吻合器的钉砧臂置入食管腔（同腹腔镜食管空肠 Overlap 吻合），注意避免误夹膈肌、胃管等，同时检查食管避免线型切割吻合器进入假腔。检查无误后行食管空肠侧侧吻合，检查吻合口是否出血等，将胃管置入空肠。以倒刺线双层缝合关闭共同开口（图 3-3-7），注气试验阴性后完成食管空肠改良 Overlap 吻合术。最后缝合关闭肠系膜裂孔和 Petersen 间隙。

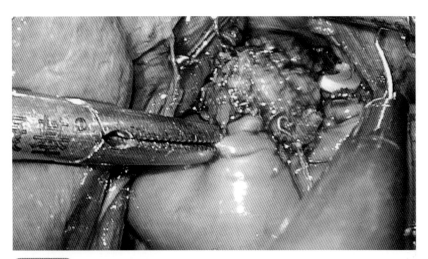

**图 3-3-7**　倒刺线双层缝合关闭共同开口

无论何种 Overlap 吻合术，在手术过程中需注意以下要点：①吻合器夹闭前应及时将胃管后退，夹闭后检查是否夹闭胃管。操作流程中注重手术团队的整体配合，在吻合、闭合等重要操作前需相互提醒。②充分离断系膜血管弓以避免系膜张力过大，吻合器钉仓臂置入空肠，拟吻合前试将空肠上提至食管残端上方预判系膜张力大小，吻合器激发前要确认小肠系膜无扭转。③注意食管开口的位置方向，吻合过程中结合胃管引导，避免吻合时黏膜下假道形成，激发前再次通过胃管引导排除黏膜下假道形成。若线型切割吻合器已激发后形成黏膜下假道，可在腹腔镜下切开此处黏膜，并注意止血，从而避免开放手术重建吻合。④在行食管空肠吻合时，若使用 45 mm 线型切割吻合器，建议满钉仓吻合；若使用 60 mm 线型切割吻合器，建议只闭合到 45 mm，这样可节约食管长度，便于操作。⑤空肠盲端不宜过长，且吻合后应置入食管裂孔内。

## 三、腹腔镜食管空肠 π 吻合

这种吻合方式与 Overlap 吻合比较，最大的优点是食管暂不离断，在食管下段结扎束带，通过束带牵拉作用为食管空肠吻合争取最大可视化操作空间，大大降低手术难度；完成食管离断和空肠离断的同时完成了共同开口的关闭，巧妙地避免了其他全腹腔镜食管空肠吻合中共同开口关闭这一技术难点，有效简化手术过程，节省手术时间，且减少吻合器的使用，降低患者手术费用。

该吻合方式只能在完成吻合之后才能切除标本进而判断切缘。因此，从安全角度 π 吻合更适用于肿瘤上缘位于齿状线以下的患者。π 吻合先在食管下端开口，再完成食管空肠吻合，通过此开口有助于术者判断食管切缘是否有肿瘤累及或浸润，但这仅为粗略判断，因此对于拟行 π 吻合的患者，应强调术前内镜、影像学检查的精确定位，尤其是肿瘤上缘与齿状线距离。

部分学者认为不离断系膜上提空肠与食管直接吻合大多不存在张力问题，但笔者在临床实践中发现对于部分患者，尤其是肥胖患者及系膜较短者，不离断系膜上提空肠与食管直接吻合存在张力过大问题，增加了吻合口漏的风险，因此对于系膜较短者不推荐 π 吻合。对于拟行 π 吻合患者，笔者通常将距 Treitz 韧带远端 20~30 cm 处空肠经横结肠前方上提至食管下端，预判断其系膜张力情况，对于张力较大者于体外离断空肠及系膜后再于腔镜下行 π 形吻合。为了尽量减少此种吻合方式术后吻合口漏的可能，笔者在食管空肠吻合口张力最大处加固缝合。

具体操作步骤如下：

1. 完成全胃游离及淋巴结清扫后，充分分离腹段食管 6 cm 左右，采用束带结扎食管胃结合部（图 3-3-8）。向脚侧牵拉束带防止食管回缩，在食管下端阻断带上方右侧开口（图 3-3-9）。将距 Treitz 韧带远端 20~30 cm 处空肠经横结肠前方上提至食管下端，观察空肠系膜是否过度牵拉并做出调整，在系膜无明显张力情况下于空肠对系膜缘开口，采用 60 mm 线型切割吻合器满钉仓行食管空肠侧侧吻合（图 3-3-10）。

2. 完成吻合后，60 mm 线型切割吻合器离断已吻合的食管空肠并关闭其共同开口（图 3-3-11）。若小肠系膜张力较大，可裁剪小肠系膜，先在体外完成肠肠侧侧吻合后，再行远端空肠和食管吻合。

3. 为了减小肠系膜张力，可在食管空肠吻合口张力最大处 8 字缝合加固（图 3-3-12）。食管空肠残端建议使用倒刺线全程加强缝合或在食管和空肠交界处 8 字缝合加强。缝合关闭肠系膜裂孔和 Petersen 间隙。

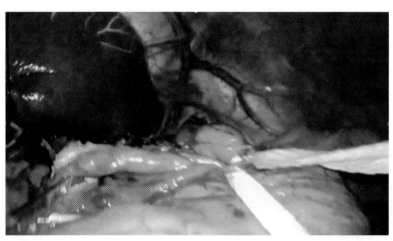

图 3-3-8 束带结扎食管胃结合部

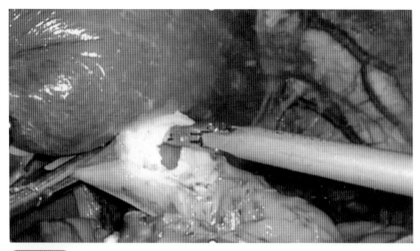

图 3-3-9 食管下端阻断带上方右侧开口

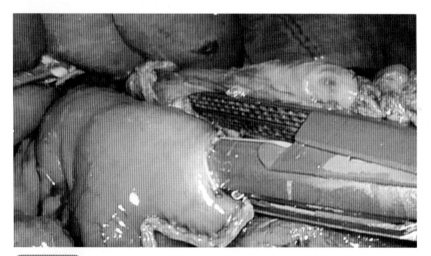

图 3-3-10 线型切割吻合器行食管空肠侧侧吻合

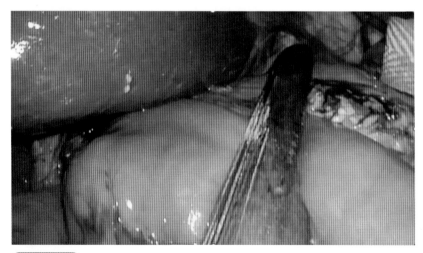

图 3-3-11 关闭共同开口

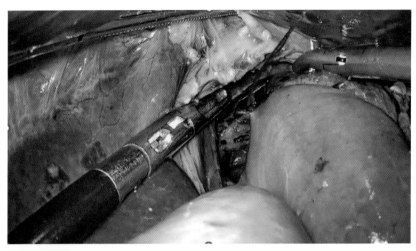

图 3-3-12 食管空肠吻合口张力最大处缝合加固

# 第二节　圆型吻合器吻合法

在全胃切除手术中，因为线形吻合至少需要利用 4.5~6 cm 食管，所以对于病变位置较高、腹段食管较短的患者可采用圆形吻合。全腹腔镜食管空肠圆形吻合的方式有 OrVil 吻合、荷包缝合吻合和反穿刺吻合等，目前临床实践中应用较多的是 OrVil 吻合和反穿刺吻合。

## 一、OrVil 吻合

具体操作步骤如下：

1. 游离出足够长度的腹段食管以备吻合　用线型切割吻合器离断食管，不需要刻意旋转。标本置入标本袋，取上腹部正中辅助小切口 5 cm，取出标本，确认切缘。

2. 制作 Y 袢　利用辅助小切口，在直视下，距 Treitz 韧带 25~30 cm 处裁剪空肠系膜，以线型切割吻合器离断空肠，在距食管空肠吻合口 45~60 cm 处的远端空肠及近端空肠对系膜缘分别开孔，以线型切割吻合器将两者行侧侧吻合，采用 3-0 倒刺缝线或线型切割吻合器关闭共同开口，完成 Y 袢的制作。

3. 食管空肠吻合　腹腔镜下切开空肠远端，圆型吻合器杆经主操作孔放入腹腔，将保护圈包绕吻合器并旋转、向外提拔，避免气腹漏气。远端空肠置入圆型吻合器主体，同时由麻醉医生经口插入含 OrVil 抵钉座的胃管，至食管残端，于残端开孔引出胃管（图 3-3-13）。将胃管经套管提出腹腔，至抵钉座就位，剪断固定线，移除胃管（图 3-3-14）。把吻合器上提与食管下端的抵钉座对接吻合，注意避免吻合器脱出空肠及牵拉所致的副损伤（图 3-3-15）。检查系膜无扭转后可激发，完成食管空肠端侧吻合。空肠盲端用线型切割吻合器闭合（图 3-3-16），关闭小肠系膜裂孔及 Petersen 间隙，完成消化道重建。

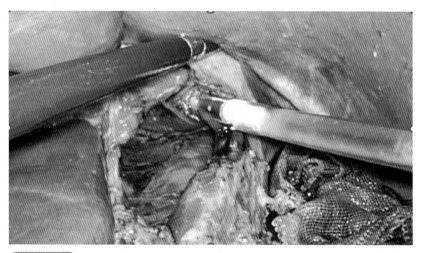

图 3-3-13 插入含 OrVil 抵钉座的胃管

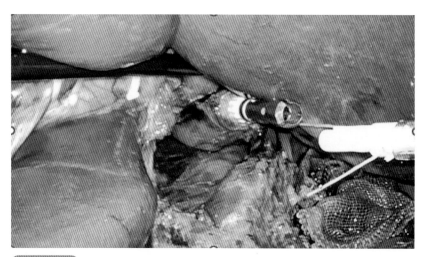

图 3-3-14 分离抵钉座和胃管

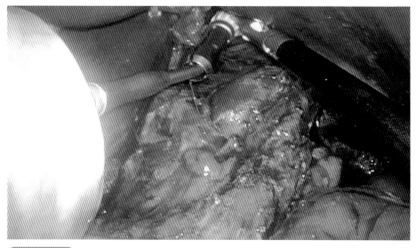

图 3-3-15 对接抵钉座

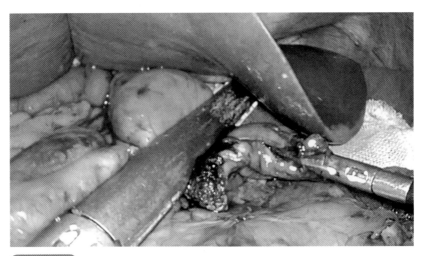

图 3-3-16　线型切割吻合器闭合空肠盲端

## 二、反穿刺吻合

具体操作步骤如下：

**1. 离断食管，置入抵钉座**　将术者主操作的 12 mm 穿刺套管（Trocar）孔扩大至 3 cm，置入切口保护圈，放置吻合器抵钉座进入腹腔。预先在抵钉座后方连接杆尖端小孔内穿入 7# 丝线，并打结固定，作为牵引线。于贲门处前壁向头侧横向切开 2~3 cm 食管（图 3-3-17），注意勿完全切断食管，以利于牵引，并使切开处最高点位于预切断线处。将线系抵钉座完全置入食管（图 3-3-18），丝线于食管切开处最高点牵引出食管。保留抵钉座丝线脱出处 0.3~0.5 cm 食管缺口，使用可旋转线型切割吻合器于预切断线处离断食管（图 3-3-19），同时将抵钉座自预留食管缺口处用丝线拖出，完成全腹腔镜下抵钉座置入（图 3-3-20）。将标本置入标本袋，经扩大的主操作孔切口拖出腹腔。

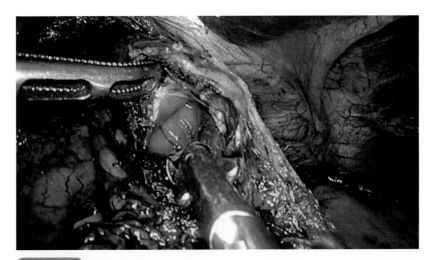

图 3-3-17　贲门处前壁向头侧横向切开 2~3 cm 食管

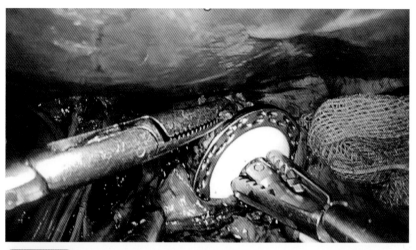

图 3-3-18　将线系抵钉座完全置入食管

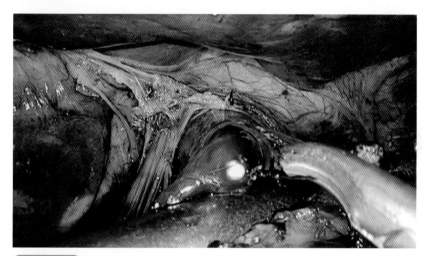

图 3-3-19　使用线型切割吻合器离断食管

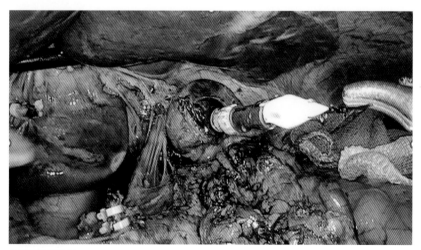

图 3-3-20　完成抵钉座置入

**2. 制作 Y 袢**　腹腔镜下距 Treitz 韧带 25~30 cm 处裁剪空肠系膜，以线型切割吻合器离断空肠，在距食管空肠吻合口 45~60 cm 处的远端空肠及近端空肠对系膜缘分别开孔，以线型切割吻合器将两者行侧侧吻合，采用 3-0 倒刺线或线型切割吻合器关闭共同开口，完成 Y 袢的制作。

**3. 食管空肠吻合**　圆型吻合器杆经主操作孔放入腹腔，将保护圈包绕吻合器并旋转、向外提拔，避免气腹漏气。远端空肠置入圆型吻合器主体，上提与食管下端的抵钉座对接吻合，注意避免吻合器脱出空肠及牵拉所致的副损伤。检查系膜无扭转后可激发，完成食管空肠端侧吻合（图 3-3-21）。空肠盲端用线型切割吻合器闭合（图 3-3-22），关闭小肠系膜裂孔及 Petersen 间隙，完成消化道重建。

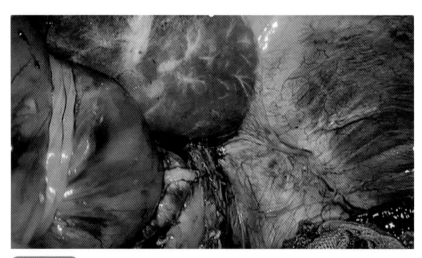

图 3-3-21　完成食管空肠端侧吻合

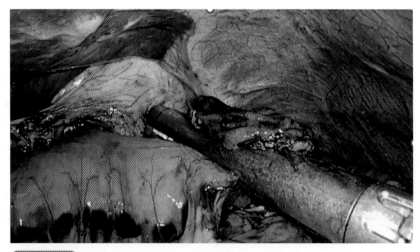

图 3-3-22　线型切割吻合器闭合空肠盲端

全腹腔镜食管空肠吻合主要有线型切割吻合器吻合法、圆型吻合器吻合法和手工吻合法三种，其中手工吻合法需要术者具有极高的腔镜下缝合技术，不便于临床推广应用；圆型吻合器吻合法也存在一定不足，圆型吻合器无法经 Trocar 孔置入，需经辅助切口完成吻合，增加手术步骤，降低流畅性，且难以通过改良技术避免。故临床对全腹腔镜消化道重建方式的改良多集中在线型切割吻合器吻合法。线型切割吻合器吻合法包括 Overlap 吻合、π 吻合、功能性端端吻合等，目前临床对 Overlap 吻合的应用较多，且 Overlap 吻合为顺蠕动吻合，空肠、食管蠕动方向一致，与食管空肠功能性端端吻合相比，操作需要的空间较小，吻合位置较高，吻合口直径不受限制，在术后吻合口狭窄发生率上，Overlap 吻合远远低于传统吻合。但其弊端在于：① 当吻合平面高于食管裂孔时，操作在狭窄的胸腔内进行，视野容易受到限制，尤其会增加关闭共同开口的难度。② 空肠臂的牵拉可能会增加吻合口的张力。因此，肠系膜裁剪时在保证空肠臂血供的同时一定要充分游离，才能最大限度地降低吻合口的张力。

（徐　皓　李沣员）

# 第四章

# 腹腔镜根治性近端胃切除消化道重建

随着肥胖、胃食管反流、食管裂孔疝等疾病发病率上升，全球范围内胃上部癌和食管胃结合部癌的发病率呈现不断升高趋势。基于对肿瘤进行彻底淋巴结清扫和预防近端胃切除术后食管胃吻合所导致的反流性食管炎，根治性全胃切除术是治疗胃上部癌及食管胃结合部癌最主要的手术方式。近年来，随着对胃上部癌和食管胃结合部癌淋巴结转移规律认识的深入、早期胃癌检出率的提高，以及保功能理念的深入人心，越来越多的近端胃切除术应用于胃上部癌和食管胃结合部癌的治疗。

目前，近端胃切除的指征仍然较为严格。根据第 6 版日本胃癌治疗指南，推荐cT1N0M0 期且能够保留 1/2 以上胃的胃上部癌患者行近端胃切除术。另有日本一项多中心回顾性研究的结果显示，对于长径 ≤ 4 cm 的食管胃结合部癌，远端胃周淋巴结转移率极低，可行经腹近端胃切除术。根据《近端胃切除消化道重建中国专家共识（2020 版）》，近端胃切除术的标准适应证：早期胃上部癌，切除后保留远端 1/2 以上残胃；对于长径 ≤ 4 cm 食管胃结合部癌和 T2~T3 期胃上部癌患者，可作为研究性手术开展。近端胃切除术虽然保留部分胃组织，但是破坏了贲门解剖结构，丧失抗反流功能，同时，保留的幽门延缓了胃排空。近端胃切除术后因反流性食管炎和吻合口狭窄，该手术方式的临床应用受到限制。因此，近端胃切除术后需要一种合适的吻合方式，在兼顾残胃功能的同时，尽量降低反流、预防狭窄，最大限度地帮助患者获益。接下来笔者就近端胃切除术后消化道重建的各种术式的优劣及操作要点进行介绍。

## 第一节　近端胃切除双通道消化道重建

1988 年，由日本学者 Aikou 等率先应用并报道双通道吻合（double tract reconstruction, DTR）作为近端胃切除术后消化道重建方式。该方式在离断近端胃后，先行食管空肠 Roux-en-Y 吻合，然后将残胃与食管空肠吻合口以远 10~15cm 处的空肠行侧侧吻合（图 3-4-1），食管空肠吻合后食物可分别通过残胃及空肠两条通路进入远端空肠，故称为 DTR。2014 年，Ahn 等首先报道腹腔镜下近端胃切除双通道吻合。由于双通道吻合对保留残胃的大小要求不高，且抗反流效果确切，近年来受到了极大的关注。笔者对本中心行近端胃切除双通道吻合和管型胃食管吻合患者的临床资料进行对比分析，发现双通道吻合组术后 1 年 Ⅱ 级及以上反流症状发生率显著低于管型胃食管吻合组（10% vs 35%，$P = 0.009$），双通道吻合组患者术后血清总蛋白（$P = 0.006$）、血清白蛋白（$P = 0.024$）和血红蛋白（$P = 0.048$）上升水平显著高于管型胃食管吻合组。

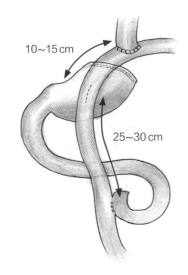

10~15 cm

25~30 cm

**图 3-4-1** 双通道吻合

在《近端胃切除消化道重建中国专家共识（2020 版）》中，双通道吻合是近端胃切除术后消化道重建方式中专家推荐率最高的术式。但选择双通道吻合时还需要考虑以下因素：

1. **病变位置** 对于胃上部及 Siewert Ⅲ 型食管胃结合部早期胃癌患者，病变位于贲门齿状线以下，行腹腔镜近端胃切除时较易获得安全的近端切缘，且食管长度便于进行吻合，因此适用于采用此种手术及重建方式。对于 Siewert Ⅰ、Ⅱ 型食管胃结合部早期胃癌患者，因腹腔镜手术过程中难以确定近端切缘，且切除后留存的食管较短，镜下吻合困难，故选择此术式时应格外谨慎。

2. **病变范围** 近端胃切除不适用于病变范围较广的患者，即使对于术前诊断为早期胃癌的患者也是如此。尤其对于年轻、弥漫型胃癌患者，应通过多学科诊疗（multi-disciplinary treatment, MDT）确定临床分期后再制订手术方案；而对于已确诊为遗传性弥漫型胃癌的患者，应改行全胃切除。

3. **远端胃的生理状态** 此术式保留了幽门及大部分胃窦结构，因术后行内镜检查较为困难，故术前应充分考虑此部位的生理状态。通过胃镜检查了解该部位是否存在炎症、黏膜萎缩、幽门螺杆菌感染、溃疡或其他肿瘤等情况，若存在上述情况，不建议行双通道吻合。

## 一、手术步骤

1. **清扫及游离食管** 首先需常规清扫淋巴结（D1：No.1、No.2、No.3a、No.4sa、No.4sb、No.7 淋巴结；D1⁺：D1+No.8a、No.9、No.11p 淋巴结），充分游离食管（图 3-4-2）。

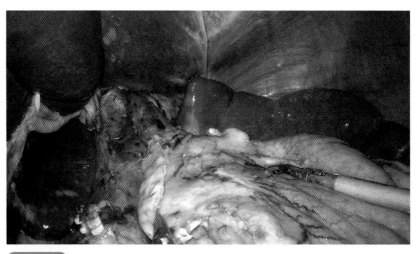

图 3-4-2　游离食管

2.**食管空肠吻合和空肠空肠吻合**　同"第三篇第三章腹腔镜根治性全胃切除消化道重建"中的 π 吻合或 Overlap 吻合。

3.**离断近端胃**　在腔内可以使用线型切割吻合器离断胃上部（图 3-4-3）；体外可将离断的食管残端连同胃提到切口外，以 90 mm 吻合器或 60 mm 线型切割吻合器（蓝钉）离断近端胃（图 3-4-4）。

4.**建立双通道**　距食管空肠吻合口 10~15 cm 处空肠与残胃前壁侧侧吻合，胃空肠吻合口推荐使用 60 mm 线型切割吻合器（蓝钉），以扩大胃肠吻合口，利于食物通过（图 3-4-5）。倒刺线关闭共同开口（图 3-4-6）。

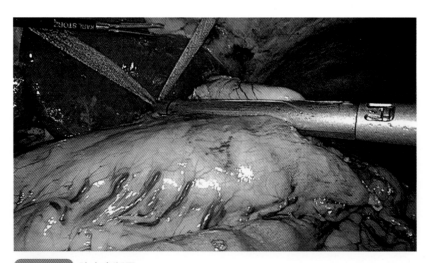

图 3-4-3　腔内离断胃

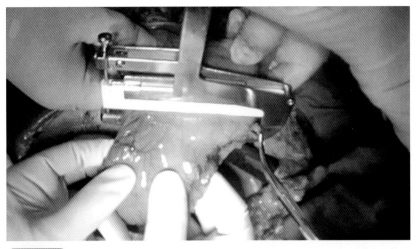

图 3-4-4 体外离断近端胃

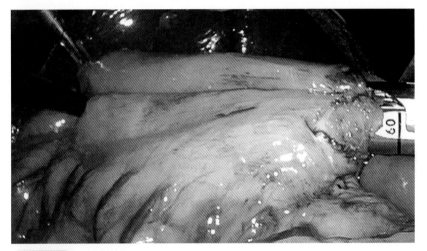

图 3-4-5 空肠胃吻合

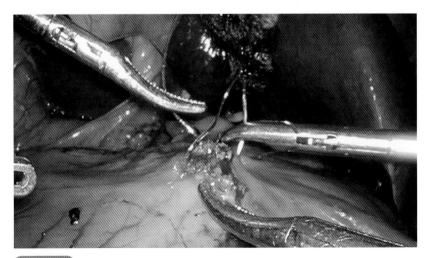

图 3-4-6 关闭胃空肠共同开口

## 二、技术要点

腹腔镜下食管空肠吻合的技术要点可参考腹腔镜全胃切除术后消化道重建。

食管空肠吻合口距胃肠吻合口的距离为 10~15 cm，抗反流作用较好。如果距离太短，术后容易发生反流；如果距离太长，术后不利于食物排空，导致出现空肠潴留、扭转等，也会对术后消化内镜检查造成不便。

目前，该重建方式的重点问题为部分患者术后进食时食物大部分经食管 – 空肠通路直接进入远端空肠，通过残胃流向远端空肠的食物较少，长此以往则存在胃 – 十二指肠生理通道废用的风险，没有达到手术预期。针对此问题，有文献报道的一种解决方法是在空肠袢的后方使用 60 mm 线型切割吻合器将残胃前壁与空肠进行吻合，使得残胃空肠吻合口较大，以便食物更多经残胃流向远端肠管。还有文献报道过一种旨在解决术后胃 – 十二指肠生理通道废用的重建方式，该重建方式的食管空肠吻合与传统方式大致相同，不同的是胃空肠吻合仅使用线型吻合器创造出一个三角形吻合口，结果显示纳入研究的 15 例患者因更多食物经残胃通道流出而在术后拥有更好的营养状况。

# 第二节　近端胃切除双肌瓣消化道重建

日本学者 Kamikawa 于 1998 年设计此近端胃切除后食管胃双肌瓣吻合（double flap technique, DFT），故此方法又称为 Kamikawa 吻合。该术式在残胃切缘下方制作工字形浆肌瓣，然后在此窗口下缘切开黏膜及黏膜下层，将食管切缘与黏膜及黏膜下层进行吻合，最后将两个浆肌瓣覆盖在食管下段及吻合口上层。由于巧妙地采取浆肌瓣包埋，从而形成括约肌结构，增加了食管下段的压力，可以较好地防止术后反流。2016 年，日本 Kuroda 等已将其应用于腹腔镜近端胃切除术，此后的多项研究也证明此方法安全可行。2017 年，笔者在国内率先开展并报道了该术式，证实了该术式的安全性和有效性。

该术式最显著的优点是重建了食管下端括约肌结构，并形成了类似胃底的结构，从而有效地预防反流。完成重建后，相当于将食管下段 3 cm 潜行于残胃前壁的浆肌层与黏膜下隧道中。由于浆肌层的力度大于黏膜层，因此从残胃腔内观察，食管下端将残胃前壁黏膜突向胃腔内。包含在食管下端的浆肌瓣和残胃黏膜层构成了类食管下端括约肌结构。

该术式的主要缺点是操作复杂。如果采取经腹手术，需要游离足够的食管下段，以避免吻合后食管回缩。日本的 rD-FLAP 研究报道腹腔镜下行 Kamikawa 吻合术后 1 年吻合口狭窄率为 16.7%。因此，在吻合过程中尽量采用可吸收缝线，保持适当针距。在保证吻合确切的前提下避免缝合过密，造成术后吻合口出现瘢痕狭窄。

由于该术式操作复杂，极大地影响了它的普及，因此如何在保留抗反流效果的基础上简化手术操作、降低手术难度成为亟待解决的难点。2021 年，日本学者 Omori 首次报道近端胃切除术 + tri-double flap 吻合，该术式是将肌瓣切开以后使用线型切割吻合器将黏膜窗前壁与食管残端吻合，随后运用线型切割吻合器将共同开口关闭，最后再使用双肌瓣关闭吻合口。2021年，胡文庆团队在传统Kamikawa吻合方式的基础上，通过优化手术操作和创新，开发出改良Kamikawa手术。李子禹等于2022年发表了3例近端胃切除术＋食管残胃拱桥式重建的报道，该术式运用隧道原理，在传统肌瓣吻合的基础上进行一定改良，较传统Kamikawa吻合而言手术操作难度有所降低，手术时间亦得到了缩短。研究结果表明，行上述不同改良Kamikawa吻合术式的患者在手术用时、术后并发症率及反流性食管炎发生率等方面均优于传统Kamikawa吻合患者。若能开展进一步的大样本前瞻性随机对照临床研究，相信能为Kamikawa吻合在临床的普及做出推动作用。

## 一、手术步骤

1.**清扫及游离食管** 过程如本章第一节所述，即常规清扫淋巴结，游离食管下段约6 cm，用线型切割吻合器离断食管。

2.**离断近端胃** 于脐部或剑突下取长5 cm正中小切口，将胃拖出，距肿瘤远端3 cm处使用线型吻合器离断近端胃。

3.**制作浆肌瓣** 该步骤为本术式中的关键步骤。首先在残胃前壁（距顶部1.5 cm）靠近大弯处标记工字形（3.0 cm×3.5 cm）浆肌瓣（图3-4-7）；然后在黏膜下层与肌层之间小心解剖分离浆肌瓣（图3-4-8），注意避免损伤黏膜下血管和黏膜；在浆肌瓣下缘打开胃黏膜窗以备吻合（图3-4-9），切开的宽度与食管的宽度相当。

4.**吻合** 首先牵引食管，距食管残端5 cm后壁与浆肌瓣上缘胃残端缝线固定3~4针（图3-4-10）；然后使用倒刺线进行后壁吻合，由食管全层与胃黏膜及黏膜下层连续缝合完成（图3-4-11）；最后进行前壁吻合，食管前壁全层与胃全层间断缝合（图3-4-12）。

5.**缝合浆肌瓣** 将双侧浆肌瓣以Y形间断缝合，并与食管固定（图3-4-13），覆盖吻合口，完成重建（图3-4-14、图3-4-15）。

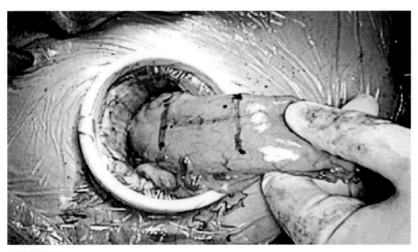

**图3-4-7** 标记拟切开肌瓣

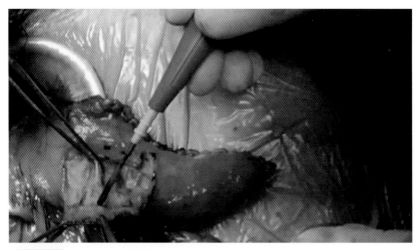

图 3-4-8 在黏膜下层与肌层之间小心解剖分离浆肌瓣

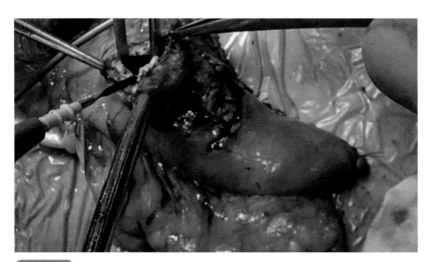

图 3-4-9 打开浆肌瓣下缘胃黏膜窗

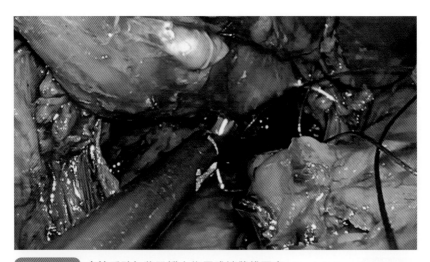

图 3-4-10 食管后壁与浆肌瓣上缘胃残端缝线固定

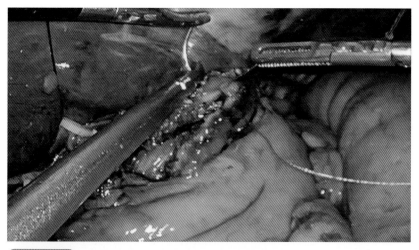

图 3-4-11　食管全层与胃黏膜及黏膜下层连续缝合

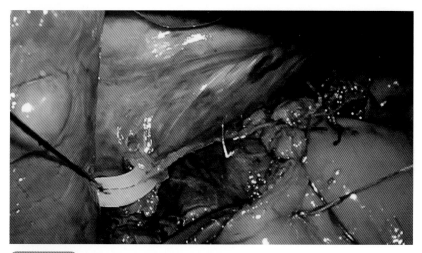

图 3-4-12　食管前壁全层与胃全层间断缝合

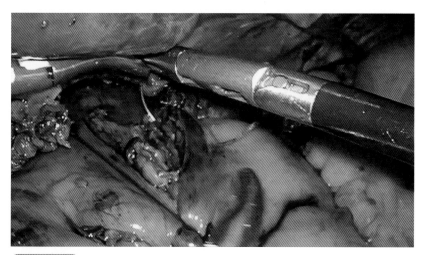

图 3-4-13　浆肌瓣与食管缝合固定

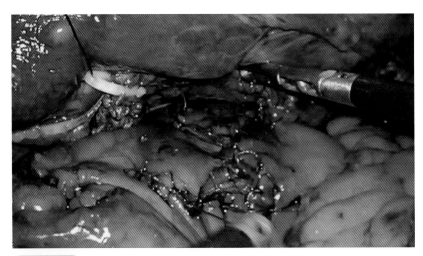

图 3-4-14　完成 Kamikawa 吻合

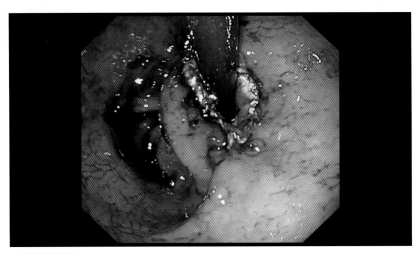

图 3-4-15　吻合后内镜观察

## 二、技术要点

　　Kamikawa 吻合术后最常见的并发症为食管残胃吻合口狭窄，特别是腹腔镜下行 Kamikawa 吻合的吻合口狭窄率更高。2018 年日本的一项多中心研究（rD-FLAP 研究）纳入了 546 例行近端胃切除 + Kamikawa 吻合的患者，手术方式分为开放手术、胸腹腔镜联合手术、腹腔镜辅助手术、全腹腔镜手术 4 种。研究结果显示，吻合口狭窄在所有患者中的发生率为 5.5%，在胃癌患者中的发生率为 6%；行全腹腔镜手术的患者中吻合口狭窄的发生率为 16.7%。多因素分析显示全腹腔镜手术是吻合口狭窄的独立危险因素。笔者认为浆肌瓣大小和吻合口缝合可能决定了术后吻合口狭窄是否发生。笔者团队通过对此吻合方法反复临床实践并同日韩胃肠外科专家反复深入讨论后认为，浆肌瓣应在残胃前壁距顶部 1.5 cm 分离，浆肌瓣大小应为 3.0 cm × 3.5 cm，这样可减少术后吻合口狭窄的发生。

此外，需要格外注意的是分离浆肌瓣时如何保证浆肌瓣的血流供应，使用电刀分离时应使用电切模式，且建议功率为 20~30 W，电切不宜过深，需要术者和助手暴露出黏膜下层和肌层之间的间隙。

吻合口缝合也决定了术后吻合口大小，建议食管后壁和胃后壁使用倒刺线连续缝合，避免狭小空间烦琐、困难的间断缝合，降低手术难度，缩短手术时间；前壁使用间断缝合，减少吻合口狭窄的发生。同时，浆肌瓣包埋时，应将汇合点位于吻合口下方 1 cm 处，缝合浆肌瓣上方几针时，考虑到浆肌瓣的松紧，可将浆肌瓣斜行与食管壁缝合而无须浆肌瓣对缝。

# 第三节　近端胃切除单肌瓣消化道重建

食管胃双肌瓣吻合（DFT）是日本学者 Kamikawa 于 1998 年创立的胃食管吻合术式，具有良好的抗反流效果。一项系统综述显示，除吻合口狭窄外，DFT 术后反流性食管炎、胃潴留和吻合口漏等并发症发生率全面低于间置空肠和双通道吻合（DTR）。但该法难度大，操作复杂，手术时间长，长期得不到广泛应用。随着腹腔镜手术的普遍应用，2016 年 Kuroda 等首先报道了腹腔镜下 DFT 的可行性，但由于需要进行腹腔镜下手工缝合和打结，进一步增加了手术操作难度。

日本 Yamashita 教授于 2016 年报道了 SOFY（side overlap with fundoplication by Yamashita）法，后加以改良，称为 mSOFY（modified SOFY）。该术式将残胃固定于膈肌脚，以线型切割吻合器行食管下段右侧壁与胃前壁侧侧吻合，并将食管左侧壁与胃壁缝合以展平食管下段。通过以上步骤，重建胃底和瓣膜结构，在进食后形成食管下段高压区，从而防止食管反流，并且通过采用线型切割吻合器，简化了吻合步骤，便于腔镜下操作，减少吻合口狭窄的发生率。但该术式抗反流效果个体差异较大，且有一定的吻合口漏发生率。

结合 DFT 与 SOFY 的优点，国内学者吴永友教授创立右开襟单肌瓣吻合（right-sided overlap with single flap valvoplasty, ROSF），在保有 DFT 术后极少发生吻合口漏和优越抗反流特性的同时，采用线型切割吻合器吻合和倒刺线手工连续缝合的方式，显著降低手术难度和术后吻合口狭窄发生率。

## 一、手术步骤

**1. 清扫及游离食管**　过程如本章第一节所述，即常规清扫淋巴结，游离食管下段约 6 cm，以线型切割吻合器在病灶上缘至少 2 cm 处横断食管，近端切缘常规进行术中冰冻病理检查。

**2. 离断近端胃**　取上腹正中切口（长约 5 cm）逐层进腹并置入切口保护器，将胃拖出体外。对于早期病例，在距病灶下缘至少 2 cm 处离断胃；对于进展期病例，在距病灶下缘至少 5 cm 处离断胃。如果无法确定远端切缘安全性，则进行术中冰冻病理检查。术中冰冻病理检查确认切缘阴性后，行右开襟单肌瓣吻合。

**3. 体外制备单肌瓣** 用血管钳蘸取亚甲蓝溶液在残胃前壁闭合线远端 1.5~2.5 cm 处标出宽 3.0 cm、高 3.5 cm 的"匸"字形区域，该"匸"字豁口朝向胃大弯侧。另在该"匸"字形框的近端约 0.5 cm 处等距离标记 3 个点，以便指示腔镜下胃前壁与食管后壁浆肌层缝合（图 3-4-16）。沿"匸"字形标记以头皮针穿刺进入黏膜下层，注射亚甲蓝溶液扩展黏膜下层组织间隙（图 3-4-17）。以电刀沿"匸"字形标记切开胃浆肌层，并在扩展后的黏膜下层组织间隙内潜行分离，注意保护黏膜下层血管（图 3-4-18）。完成"匸"字形单肌瓣游离后，在黏膜窗的右下角距黏膜窗下缘约 0.5 cm 处做一横行小切口，并在其左右两端缝合打结，以便后续侧侧吻合时引导吻合器钉仓（图 3-4-19）。随后，将残胃还纳腹腔并重新建立气腹。

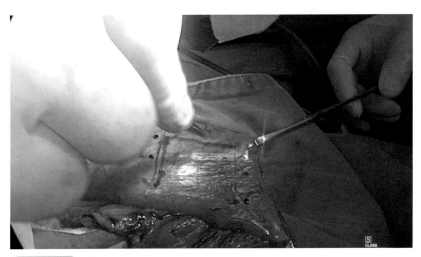

**图 3-4-16** 亚甲蓝溶液标记拟游离的单肌瓣"匸"字形区域和后继上缘缝合位点

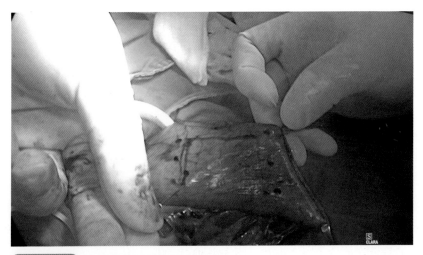

**图 3-4-17** 亚甲蓝溶液黏膜下层注射

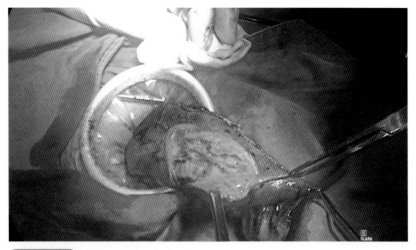

图 3-4-18 游离单肌瓣

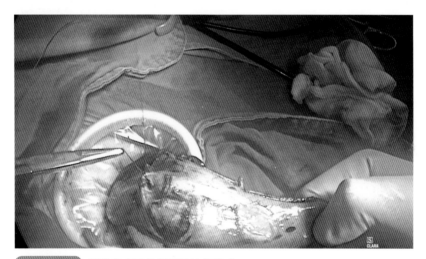

图 3-4-19 黏膜窗右下角切开及边缘缝合

4. **腹腔镜下食管胃侧侧吻合** 利用有长度刻度的输尿管导管进行测量，在距断端 4 cm 处标记食管后壁，同时按上述胃前壁标记点指示，将食管后壁和胃前壁以倒刺线连续缝合固定。收紧倒刺线并放在一边，以备后续缝合单肌瓣之用（图 3-4-20~图 3-4-22）。贴近吻合钉切开食管残端右侧缘（图 3-4-23），将其左右两端缝合打结。以线型切割吻合器将胃前壁黏膜窗与食管右侧壁吻合，吻合长度约 3 cm（图 3-4-24）。另取一根倒刺线关闭吻合口共同开口（图 3-4-25）。将食管残端左下缘与黏膜窗左下角行间断缝合固定（图 3-4-26）。

5. **单肌瓣覆盖吻合口** 另用一根倒刺线缝合黏膜窗下缘和单肌瓣（图 3-4-27），之后间断缝合单肌瓣和黏膜窗右上角以固定单肌瓣（图 3-4-28）。利用第一根倒刺线将单肌瓣和黏膜窗上缘、右缘依次缝合（图 3-4-29，图 3-4-30）。

6. **吻合完成后** 行胃镜检查，确保吻合线完整，无活动性出血、狭窄或气体外漏后，经膈肌裂孔将引流管置入下纵隔，不常规留置鼻胃管。

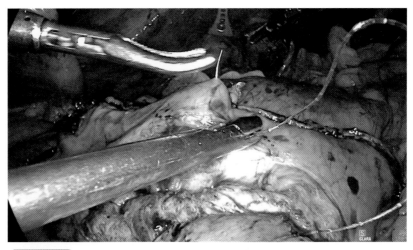

图 3-4-20 缝合黏膜窗上方胃壁浆肌层和食管后壁（胃壁浆肌层第一针）

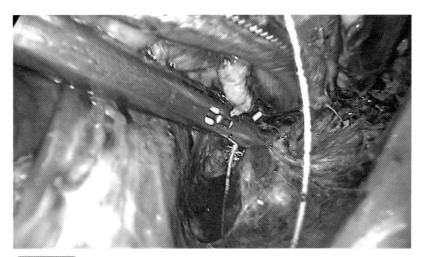

图 3-4-21 缝合黏膜窗上方胃壁浆肌层和食管后壁（食管后壁第一针）

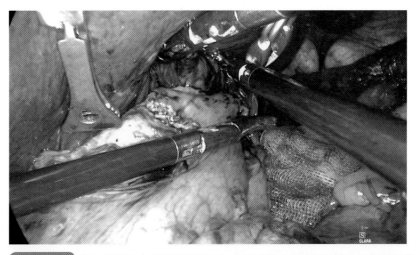

图 3-4-22 缝合黏膜窗上方胃壁浆肌层和食管后壁（完成三针缝合后收紧缝线）

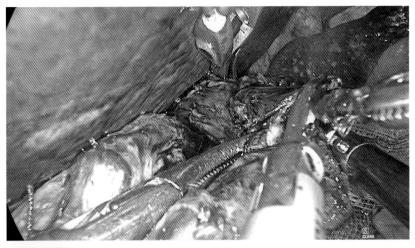

图 3-4-23 贴近吻合钉切开食管残端右侧缘

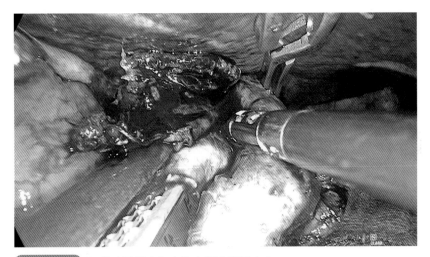

图 3-4-24 胃前壁黏膜窗与食管右侧壁侧侧吻合

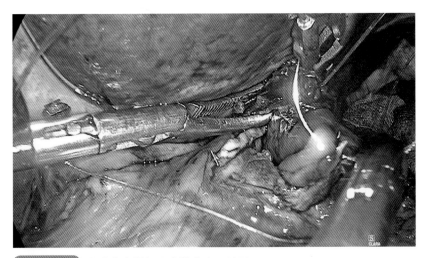

图 3-4-25 连续缝合关闭胃食管吻合口共同开口

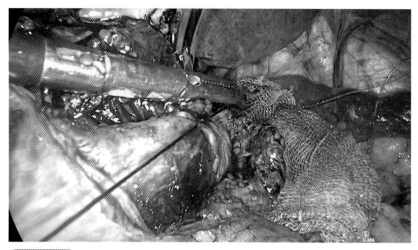

图 3-4-26 间断缝合食管残端左下缘与黏膜窗左下角

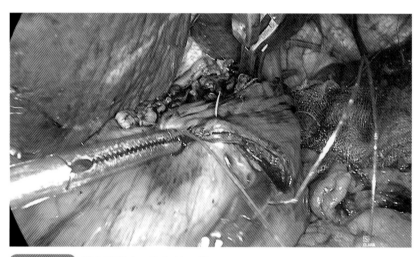

图 3-4-27 缝合黏膜窗下缘和单肌瓣

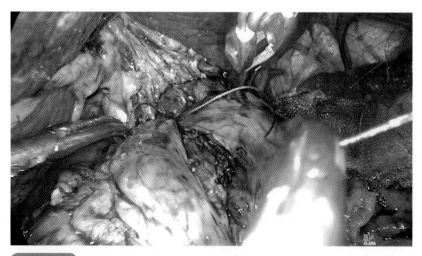

图 3-4-28 间断缝合单肌瓣和黏膜窗右上角

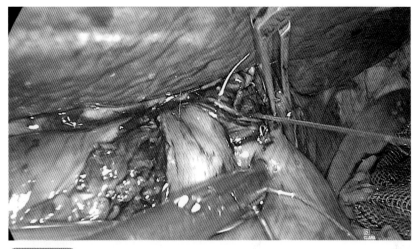

图 3-4-29 连续缝合单肌瓣和黏膜窗上缘

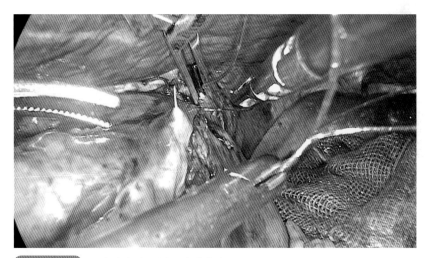

图 3-4-30 连续缝合单肌瓣和黏膜窗右缘

## 二、技术要点

在制备肌瓣前，需仔细测量并定位肌瓣分离部位。测量时助手持血管 Allis 钳夹持胃体断端，轻柔牵拉以自然展平胃体，应避免张力过大而导致胃体过度延展，致使实际制作的肌瓣小于预定数值。肌瓣和黏膜窗在胃体横轴上应居于中心部位，因大弯侧游离度较大，且保留血管弓，考虑到血供及吻合口张力，可适当偏向大弯侧。

传统食管胃双肌瓣吻合中肌瓣和黏膜窗的宽度为 2.5 cm，当初设定该宽度的初衷是由于食管胃黏膜端端吻合口直径受限于食管直径。而食管胃右开襟单肌瓣吻合采用线型切割吻合器行食管和胃黏膜右侧壁侧侧吻合，不受食管直径限制，因此将肌瓣和黏膜窗的宽度设为 3 cm，以降低吻合口狭窄发生率，并可进一步平展食管下段，增强抗反流效果。

在标记肌瓣分离的"匚"字形区域时，同时在该区域上缘约 0.5 cm 处等距离标记 3 个缝合点。另外，于食管下段背侧距断端约 4 cm 处对应等距离标记 3 个缝合点。显露食管后壁时同样应注意牵拉力度，此时食管难免存在张力，因此标记位置可适度大于 4 cm。采用倒刺线全部缝合完上述 3 个缝合点后适度收紧缝线，有助于在狭窄的空间内显露和操作，松紧度以达到食管后壁与胃前壁自然贴合，且避免食管皱缩为宜，以免增加术后吻合口狭窄发生率。

借鉴内镜黏膜下剥离术中黏膜下注射亚甲蓝溶液协助显露剥离层面的经验，采用头皮针经浆膜面穿刺注射亚甲蓝溶液扩展黏膜下层，有利于寻找和保持正确的黏膜下分离层面。由于分离过程中操作难免有偏差，亚甲蓝稀释溶液扩展黏膜下层后可减少分离过程中误伤黏膜层导致的穿孔或出血。相对于不注射亚甲蓝溶液，待亚甲蓝溶液消退后，可见分离面更加光整。黏膜下较为粗大的血管多垂直于胃体纵轴走行，为减少该类血管损伤导致的出血风险，在亚甲蓝溶液注射时，应尽量垂直于胃体纵轴。避免于分离前即在整个预定分离区域内广泛注射，而应首先在肌瓣切开线局部注射，电刀切开寻找到正确层面，分离拓展至亚甲蓝溶液注射区边缘时再行追加注射，即采用边注射边分离的策略，可提高注射层面的正确率，并减少因注射针损伤黏膜下血管所导致的出血。

切开肌瓣预定切开线时，应在两侧保持一定张力，切开浆膜后即可见浆膜下平滑肌纤维，再次切开平滑肌纤维后即到达充满亚甲蓝溶液而呈淡蓝色果冻状的黏膜下层。此时，术者左手可持湿纱布适度按压牵引黏膜层，助手持血管 Allis 钳轻柔牵拉肌瓣边缘，使肌瓣与黏膜层间夹角呈接近 90° 的锐角，角度过大或过小，都可能增加误伤肌瓣或黏膜层的风险。尽量采用较低的电刀功率，在黏膜下血管表面仔细分离，有助于维持正确的分离层面。

以线型切割吻合器行食管胃前壁黏膜侧侧吻合前，预先在胃黏膜窗右下角距黏膜窗下缘约 0.5 cm 处作一横行小切口，以 3-0 可吸收线在两端行间断缝合打结以确保两端组织规整贴合，以便吻合时置入吻合器钉仓，避免假道形成。食管黏膜下层组织非常疏松，线型切割吻合器抵钉座容易误入黏膜下层，导致吻合失败。因此，同样的吻合方法在食管残端右侧缘切口处显得尤为重要，并且通过牵拉较长的预留线头，便于吻合时置入吻合器抵钉座和调节食管吻合长度。在将残胃还纳腹腔并完成食管后壁与胃黏膜窗上方浆肌层缝合后，以超声刀切开食管残端右侧壁约 1/3 管腔组织，食管右侧壁的起始切口应适当远离吻合钉约 0.5 cm，切口左侧则贴近吻合钉，而不完全离断，以便会同上述缝线在吻合时作为牵引之用（缝合共同开口前再完整切除）。若切口起始部位贴近吻合钉或切口过小，由于超声刀具有凝固组织的作用，切缘组织黏合，不利于寻找食管腔。而电刀或剪刀切割食管残端，则容易导致出血，并且组织边缘不规整。倘若经腹腔寻找食管腔实在困难，可经鼻置入胃管加以引导。

线型切割吻合器行食管胃前壁黏膜侧侧吻合时，通过适度旋转吻合器和调整胃及食管角度，确保食管右侧壁与胃黏膜窗右侧缘进行吻合，吻合长度为 3 cm。通过吻合食管右侧壁和胃黏膜窗右侧缘，使得吻合口位于食管侧面，且由胃黏膜和食管后壁构成的单肌瓣面积尽可能大，从而发挥最大抗反流作用。缝合共同开口时，由一侧吻合线开始缝合，避免吻合线相互交错，降低吻合口漏的发生率；同时，使吻合口近似于底边较短的锐角等腰三角形，降低吻合口狭窄的发生率。缝合共同开口后，以可吸收缝线将食管残端左下缘与胃黏膜窗左下角缝合固定，结合前期吻合线和食管后壁与胃前壁吻合线，将食管下段平铺展开，有助于增强上述肌瓣的抗反流作用。

最后以上述缝合食管后壁与胃前壁的倒刺线将肌瓣缝合覆盖于食管下段表面，应采用小边距大针距缝合，每条边缝合 4~5 针即可，缝合不宜过多过紧，以免吻合口狭窄。缝合时先将"匚"字形肌瓣两侧顶角以可吸收缝线分别缝合于对应胃壁切缘，从而确保肌瓣缝合线对合整齐，张力均匀。

# 第四节　近端胃切除 Side-overlap 重建

近端胃切除术后行食管残胃侧壁吻合法，由日本学者 Yamashita 于 2016 年创立，又称 SOFY（side overlap with fundoplication by Yamashita）法。从名称即可看出本方法强调人工胃底的构建，旨在通过此方法减轻近端胃切除术后的反流症状。该方法将残胃固定在左右膈肌脚处，重建人工胃底；然后行食管胃侧侧吻合，插入线型吻合器逆时针旋转后固定并激发，以确保胃壁缝合在食管侧壁，并将食管对侧壁与胃固定，使食管紧贴胃壁（图 3-4-31）。当人工胃底压力增大时，吻合口呈现闭合状态，从而起到抗反流作用。Yamashita 等报道的 14 例行 SOFY 吻合的患者术后均未出现吻合口漏和吻合口狭窄，1 例患者术后出现了轻度的反流症状，但通过药物治疗后症状消失，反流性食管炎发生率为 7.1%。笔者 2018 年在国内率先开展并报道了该术式，笔者认为 SOFY 吻合在腹腔镜下操作简单，线型吻合器可以有效地降低术后吻合口狭窄的发生率，术后反流性食管炎发生率为 7.1%。研究结果显示 SOFY 吻合具有良好的近期抗反流效果。

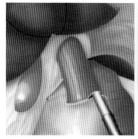 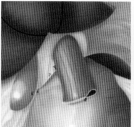 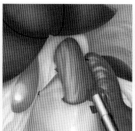 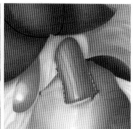

**图 3-4-31**　SOFY 吻合

因为该吻合方式需要术中保留不小于 5 cm 腹段食管及至少 2/3 胃体，所以其手术适应证相对较窄。同时，目前对该术式的研究仅为小样本研究，其抗反流效果尚缺乏充分的循证医学依据。

## 一、手术步骤

**1. 横断食管**　要求游离食管下段长度约 6 cm，腹腔镜下可使用线型切割吻合器对食管进行横断。

2. **离断近端胃** 脐部或剑突下取长 5 cm 正中小切口，将胃拖出体外。对于早期病例，在距病灶下缘至少 2 cm 处离断胃；对于进展期病例，在距病灶下缘至少 5 cm 处离断胃。如果无法确定远端切缘安全性，则进行术中冰冻病理检查。术中冰冻病理检查确认切缘阴性后，行右开襟单肌瓣吻合。

3. **胃的固定** 将残胃最左端及最右端分别缝合固定于左右膈肌脚（图 3-4-32）。

4. **食管的固定** 食管残端平坦地固定于残胃前壁，此处需注意上下端食管与残胃都要固定，防止食管被牵拉入胸腔，同时食管与残胃需重叠 5 cm（图 3-4-33）。

5. **吻合** 在食管残端侧壁和胃前壁中心各自打孔插入线型吻合器，沿轴逆时针旋转 90°，行食管下段侧壁与胃前壁的侧侧吻合（图 3-4-34）。

6. **关闭共同开口** 用倒刺线连续缝合或采用线型吻合器进行关闭（图 3-4-35）。

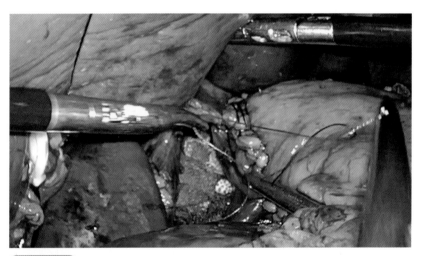

图 3-4-32 残胃固定在左右膈肌脚

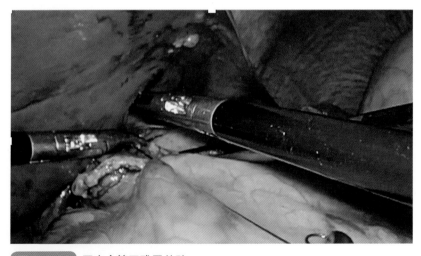

图 3-4-33 固定食管于残胃前壁

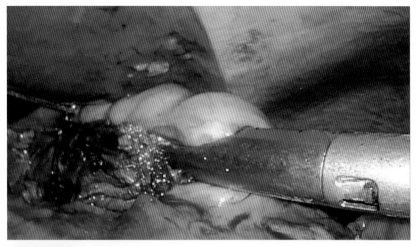

图 3-4-34 食管胃吻合

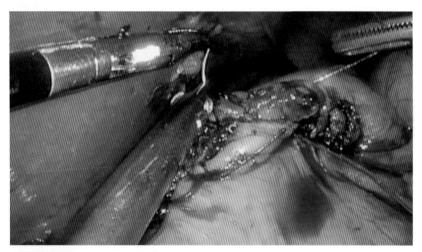

图 3-4-35 连续缝合关闭共同开口

## 二、技术要点

残胃残端的左右两侧需分别固定在左右膈肌脚,同时左侧应高于右侧,模仿正常的胃底生理结构。

建议使用 60 mm 线型吻合器行食管残胃吻合,但在闭合时只闭合食管和胃 45 mm,其可在保证吻合口适中的前提下,避免利用更多的食管,同时也可减少吻合口狭窄的发生。在激发吻合器时需要逆时针旋转 90°,该旋转使食管下段左侧壁与胃体前壁吻合,来自胃内的压力可使食管关闭,从而起到抗反流作用。这个步骤是该术式抗反流的关键。

# 第五节　近端胃切除管型胃食管吻合重建

　　日本学者 Shiraishi 团队于 1998 年首次报道了近端胃切除术后管型胃食管吻合。简要来看，术者于胃右动脉幽门支上缘处使用线型切割吻合器从胃角处至胃底体交界大弯方向，平行于胃大弯剪裁胃小弯，制作管型胃，使管腔长径为 3.0~4.0 cm，随后将食管与该残胃进行吻合（图 3-4-36）。该术式操作简单，手术时间短，患者恢复快，住院费用低，食物仍经原有的食管 – 胃 – 十二指肠生理通道流出，反流性食管炎发生率低。其抗反流机制包括：① 切除了部分胃窦，减少了胃酸分泌；② 裁剪形成的管状胃延长了胃内容物反流至食管下段的距离，减少术后食管反流的发生；③ 该吻合方式将残胃前壁上部与食管背侧残端进行吻合并使之形成锐角，与原有 His 角相似，同时预留了人工胃底，可以充当临时储存胃液的场所；④ 管状残胃减小了胃腔的容积，狭窄管腔有利于加快食物排空，避免食物发生潴留从而改善反流症状。Mochiki 等研究结果显示，41 例行近端胃切除 + 管状残胃食管吻合术的患者术后残胃蠕动恢复快，反流性食管炎使用洛杉矶分级标准评级均为 I 级。Toyomasu 等对比了 102 例行近端胃切除 + 管状残胃食管吻合术的患者与 69 例行腹腔镜全胃切除术的患者的术中及术后指标，结果表明行近端胃切除 + 管状残胃食管吻合术的患者术后食管反流发生率为 16.2%，行腹腔镜全胃切除术的患者食管反流发生率为 10.1%，无统计学差异，而管状残胃食管吻合组患者在术后营养指标如铁蛋白等方面明显优于腹腔镜全胃切除术组患者。

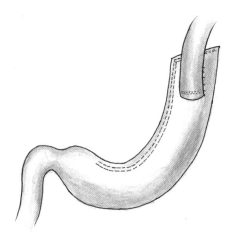

**图 3-4-36　管状胃吻合**

　　该术式管型胃的裁剪需要多次使用线型切割吻合器，费用相对较高，同时也增加了术中及术后出血风险。另外，对于食管切缘较高的患者，管型胃被上提至胸腔时可能扭转，引起术后梗阻，发生严重并发症，术中需特别注意。目前，关于该术式的研究还仅限于小样本研究，该术式的具体安全性与有效性还需进一步考证。

## 一、手术步骤

1. **横断食管** 行淋巴结常规清扫，横断食管，并经腹部小切口提出胃（同本章第四节）。

2. **制作管型胃** 一般使用线型切割吻合器断胃，从胃角处至胃底体交界大弯方向，沿胃小弯侧做一与胃大弯平行的曲线（距胃大弯侧 3.0~4.0 cm），切除贲门、肿瘤及部分胃小弯组织，管型胃的长度一般为 20 cm 左右（图 3-4-37~图 3-4-39）。

3. **食管胃吻合** 距管型胃残端 6 cm 切开残胃前壁，插入 60 mm 线型切割吻合器，闭合时食管和残胃只需闭合 45 mm，行管型胃食管侧侧吻合（图 3-4-40）。

4. **关闭共同开口** 倒刺线缝合管型胃食管的共同开口（图 3-4-41）。

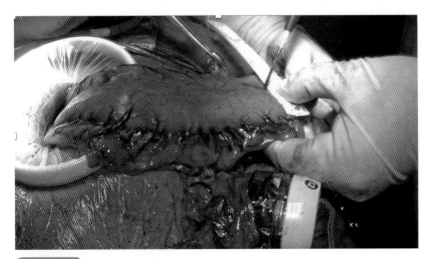

图 3-4-37　标记拟预留的管型胃直径

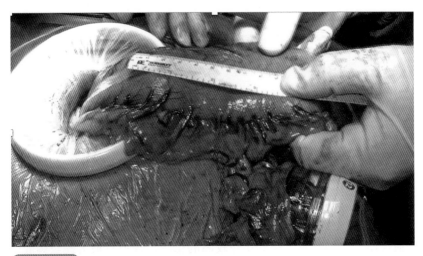

图 3-4-38　沿胃小弯侧做一与胃大弯平行的曲线

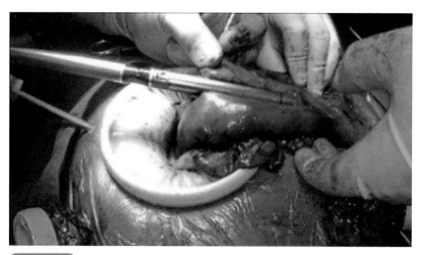

图 3-4-39　线型切割吻合器制作管型胃

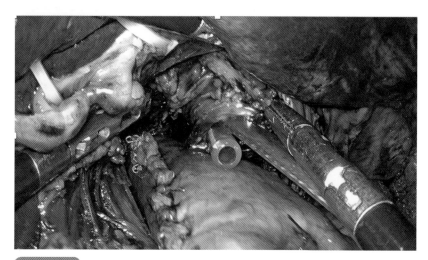

图 3-4-40　胃管引导吻合器插入食管

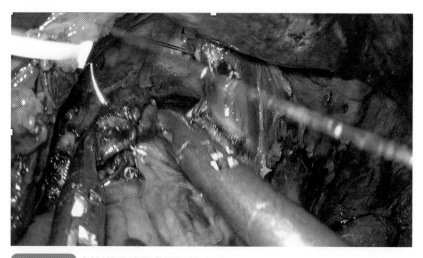

图 3-4-41　倒刺线连续缝合关闭共同开口

## 二、技术要点

近端胃切除术后，残胃的血运主要来自胃右动脉和胃网膜右动脉，术中需特别注意对这两支血管的保护。对于小弯侧的淋巴结清扫，若不明确，不建议盲目离断血管，这会导致胃小弯侧缺血，增加术后吻合口漏的风险，建议离断胃后，经腹部小切口提出胃后在直视下再进行清扫。对于胃网膜右血管不明确的患者，建议在距胃大弯侧 2 cm 外逐层打开胃结肠韧带，明确胃网膜右血管后沿该血管清扫到其与胃网膜左血管交汇处。另外，经腹部小切口提出胃时不要用力挤压和过度牵拉，以免造成血管和胃的损伤，影响残胃的血供。

对于食管切缘较高的患者，需要在食管裂孔上方吻合时，建议切开左右膈肌脚，扩大暴露视野，避免暴露差导致管型胃被上提至胸腔时发生扭转。

管型胃食管吻合不建议使用圆型吻合器，圆型吻合器使食管壁与胃壁呈平行状态钉合，愈合时瘢痕较大，容易出现吻合口瘢痕所致的向心性狭窄。同时，由于受食管直径的影响，选择大号吻合器以增加吻合口大小的效果有限。

（吴永友　王林俊　李　铮）

## 第四篇

# 腹腔镜胃癌其他根治术

# 第一章

# 腹腔镜保留幽门的胃切除术

## 一、历史和发展

随着内镜诊断技术的不断发展和胃癌筛查意识的不断强化，近年来我国早期胃癌检出率逐步提高，2020 年在各大城市的胃癌诊疗中心早期胃癌诊断率已超过 20%。这个数据虽与日本韩国超过 60% 的早期胃癌诊断率有差距，但由于我国胃癌新发病例基数大，整体早期胃癌的绝对数量远超日韩两国。与进展期胃癌相比，早期胃癌的淋巴结转移率较低，预后良好。早期胃癌的治疗手段包括内镜治疗、腹腔镜手术、机器人手术及传统开放手术等不同方式。由于早期胃癌较好的治疗效果和预后，对早期胃癌的外科治疗理念从单纯强调根治，逐渐向强调根治与术后功能保留并重的新理念过渡，在保证治疗效果的前提下，重视患者术后生活质量。这种理念的更新和治疗模式的变化也可以从日本胃癌治疗指南的更新和变化中得到印证。究其原因，就是希望获得长期生存的早期胃癌患者在达到根治目的的同时，最大限度保留胃的正常解剖和生理功能，以期改善治疗后的生活质量。这种在确保手术根治和系统淋巴结清扫的前提下，较标准手术减少胃切除范围以维持一定残胃功能容量，保留幽门和（或）贲门的手术方式被认为是功能保留性胃切除术（function-preserving gastrectomy, FPG），FPG 正成为早期胃癌治疗可探索的模式和发展方向。

保留幽门的胃切除术（pylorus-preserving gastrectomy, PPG）是较为公认的 FPG，其历史要追溯到 20 世纪 60 年代，日本的 Maki 应用 PPG 治疗良性胃溃疡。随着 $H_2$ 受体阻滞剂和质子泵抑制剂的广泛应用，需要手术治疗的胃良性溃疡性疾病越来越少，PPG 也逐渐淡出人们的视野。然而，随着早期胃癌概念的提出，特别是对早期胃癌临床病理特征和淋巴结转移特点的研究逐渐深入和明朗，日本学者提出了缩小淋巴结清扫范围和（或）减少胃切除范围的改良胃切除术（modified gastrectomy, MG）。由于 PPG 被认为是符合 MG 治疗原则的手术方式，因此 PPG 在部分早期胃癌病例中得以开展，并在早期胃癌治疗的安全性及有效性上逐步得到了认可，重新回到了人们的视野。

由于 PPG 需要完整保留胃窦的神经及血供，相应区域的淋巴结清扫（No.5、No.6 淋巴结）会受到影响，尤其由于迷走神经肝支及幽门支与肝固有动脉及胃右动脉伴行，无法对 No.5 淋巴结实施清扫。对于 PPG 淋巴结清扫范围所带来的肿瘤学安全性方面的风险，日韩学者分别对 No.5 和 No.6 淋巴结的转移情况做了细致的分析研究。日本的 Kodama 和 Koyama 首先报道了 PPG 可应用于早期胃癌的治疗，而在此之前，他们就对 154 例胃中部早期胃癌病例的淋巴结转移特点进行了分析，结果显示 No.5 淋巴结未发现转移，No.6 淋巴结在 82 例黏膜内癌中未发现转移，在 72 例黏膜下癌中发现 3 例转移。韩国首尔国立大学医院的 Kong 等通过对 1802 例胃癌根治术标本各组淋巴结转移情况统计后发现，当肿瘤距幽门 ≥ 6 cm 时，No.5 淋巴结的转移率在 T1a 期和 T1b 期胃癌分别为 0%（0/105）和 0.9%（1/113），而 No.6 淋巴结的转移率在 T1a 期和 T1b 期胃癌分别为 0%（0/107）和 1.8%（2/114）。Kim 等采用免疫组化方法检测 130 例胃中部早期胃癌病例的淋巴结微转移情况后发现，No.5 和 No.6 淋巴结微转移发生率分别为 0% 和 0.9%。说明保留幽门下区的血供并未对 No.5 和 No.6 淋巴结的清扫质量产生影响。通过一系列早期胃癌淋巴结转移特征的研究可以看出，PPG 在肿瘤根治性切除和功能保护之间能够很好地达到平衡。

近年来，腹腔镜辅助保留幽门的胃切除术（laparoscopy-assisted pylorus preserving gastrectomy, LAPPG）患者术后长期生存情况的报道逐年增多，Morita 等回顾性分析了 611 例接受 LAPPG 患者的病例资料，5 年总生存率（overall survival, OS）达到 96.3%。Hiki 等报道 305 例 cT1N0M0 胃中部癌患者接受 LAPPG 手术，长期随访（平均随访时间 61 个月）的结果显示 5 年 OS 高达 98%。来自首尔国立大学 Suh 等的回顾性研究显示，LAPPG 和腹腔镜辅助远端胃切除术（laparoscopy-assisted distal gastrectomy, LADG）治疗胃中部早期胃癌的 3 年无复发生存率分别为 98.2% 和 98.8%，无统计学差异。这些回顾性分析均给出了令人信服的结果，表明 LAPPG 在肿瘤学安全性上完全可靠，且令人满意，展现了不亚于传统手术方式的长期疗效。

PPG 完整地保留了幽门的正常解剖结构和生理功能，能够较好地维持食物在胃内贮存及正常的胃排空过程，从而减少术后倾倒综合征及胆汁反流性疾病的发生，改善患者生活质量。Park 等在比较了 PPG 和远端胃切除术（distal gastrectomy, DG）Billroth Ⅰ式吻合的术后症状时发现，PPG 患者术后Ⅱ度以上残胃炎、胆汁反流和新发胆囊结石的发生率均显著低于 DG 患者。另一项来自日本的 PGSAS-45 问卷调查研究显示，PPG 术后倾倒综合征发生率也远低于 DG 联合 Billroth Ⅰ式吻合或 Roux-en-Y 吻合。此外，长期随访的结果显示，PPG 在维持患者术后体重及营养状况方面也具有显著优势。由于保留了迷走神经肝支，维持了胆囊的收缩功能，PPG 术后新发胆囊结石的发生率显著低于 DG 组。

PPG 特别是 LAPPG 在手术安全性、肿瘤学安全性和胃功能保留方面都展现了不亚于传统 DG 的效果，但仍存在一些问题，其中最主要的是术后可能发生胃潴留和胃排空障碍。在 PPG 的早期文献中，Kodama 等报道中重度胃潴留症状的发生率高达 23%。Ikeguchi 等研究发现，PPG 和 DG 术后 2 年胃潴留症状的主观感受并无差异，但内镜检查 PPG 组胃潴留发生率远高于 DG 组（71.4% 比 15.8%，$P = 0.001$）。Park 等采用核素显像检测发现，PPG 和 DG 术后胃内液体排空无差异，但 PPG 组固体食物排空时间明显长于 DG 组。究其原因，大多数学者从神经保护、胃窦保留长度和幽门下血管（特别是幽门下静脉回流）保留等因素进行考虑，并努力尝试从改良手术技术和精细化手术操作等方面来规避术后并发症的发生，如 Kiyokawa 等的研究显示，保留幽门下静脉能够减轻 PPG 术后胃窦幽门部水肿，显著降低胃潴留和胃排空障碍的发生率。

我国胃肠外科专家早在 20 世纪 90 年代就开始进行 PPG 治疗早期胃癌的探索，并取得了不错的疗效,但由于当时早期胃癌检出率低,手术技术尚未成熟,PPG始终未得到推广应用。多年来,随着手术器械的改进、腹腔镜技术的发展和早期胃癌诊断率的不断提高,以及各项临床研究的不断验证,PPG尤其是LAPPG日趋完善;同时,日本、韩国多年LAPPG治疗早期胃中部癌的成功经验,为国内各大胃癌诊治中心推出和应用LAPPG奠定了基础。

## 二、适应证和功能保留相关问题

**1. PPG适应证**　借鉴第6版日本胃癌治疗指南制定的PPG适应证:① PPG适用于病灶位于胃中部1/3的临床早期胃癌(cT1N0M0),且肿瘤远端边缘距幽门距离大于4 cm;② 位于以上部位的良性溃疡性疾病同样也是PPG适应证之一。由于术前肿瘤精确定位及临床分期对于手术安全性及患者预后至关重要,强烈建议术前通过超声内镜及多层螺旋CT(multi-slice spiral CT, MSCT)等影像学手段对肿瘤的位置、水平浸润范围、垂直浸润深度,以及淋巴结和远处转移情况做综合评估,因此推荐PPG需在国内有经验的胃癌诊治中心开展。

**2. PPG禁忌证**　现阶段对PPG的禁忌证仍有不同看法,日本学者认为PPG术后可能出现的幽门功能失调会引起胃食管反流,故术前存在反流性食管炎、贲门松弛及食管裂孔疝等疾病是PPG相对禁忌证。LAPPG禁忌证同其他腹腔镜下胃癌根治术。

**3. PPG相关神经保留**　日本经典的PPG要求保留迷走神经的肝支及腹腔支。迷走神经肝支行走于小网膜近肝的附着部位,常在网膜表面呈白色,腹腔镜下相较于开放手术更易于辨认和保留,因此对于保留迷走神经肝支争议较小。迷走神经腹腔支解剖部位与胃左动脉关系密切,即使在腹腔镜下,有时也很难与血管周围淋巴和结缔组织区分,因此术中很难同时兼顾No.7淋巴结清扫和腹腔支保留。而在胃中部1/3早期胃癌中,No.7淋巴结作为前哨淋巴结的显影率高达5.2%,第14版日本胃癌处理规约也已将No.7淋巴结归为D1清扫范围内。因此,PPG开展迷走神经腹腔支保留不及肝支保留容易普及,包括韩国正在开展的比较腹腔镜辅助PPG和腹腔镜辅助远端胃切除术的多中心前瞻性随机对照(KLASS-04)研究中对迷走神经腹腔支保留未做要求。综上原因,对于施行PPG的早期胃癌患者,可在保证彻底清扫No.7淋巴结的前提下,选择性保留迷走神经腹腔支,若可疑淋巴结转移形成神经浸润,则须将神经纤维与淋巴结从动脉膜外整块清扫,以保证根治性切除,不应勉强保留迷走神经腹腔支。

**4. PPG术后胃排空障碍的原因及防治**　术后胃排空障碍是PPG最常见的术后并发症,其主要原因是手术后幽门功能失调导致幽门狭窄。通常认为,PPG术后幽门功能失调多数是由于手术中对幽门部血供和神经支配的损伤,而完整保留幽门下动静脉,可使术后胃排空障碍发生率显著下降。另外,研究表明,术中延长保留幽门袖的长度可防止胃排空障碍的发生。基于以上研究,为了预防PPG术后胃排空障碍,应确切保留幽门下动静脉,特别是幽门下静脉的保留十分关键,同时幽门袖的保留应尽量大于3 cm。

胃排空障碍发生后需要禁食超过72小时或需要有创性治疗的胃功能障碍定义为胃潴留。胃潴留发生后,治疗方式包括禁食、胃肠减压、营养支持、内镜下幽门扩张,极端病例可能须采取内镜下狭窄段消化道支架置入等措施。

## 三、手术步骤

**1.进腹和探查** 采用常规腹腔镜辅助胃癌手术的五孔法操作。进镜后顺序探查腹腔脏器，进一步确认病灶无浆肌层浸润，胃周淋巴结无明显肿大，腹腔盆腔无转移。

**2.淋巴结清扫** 常规清扫淋巴结（No.1、No.3、No.4sb、No.4d、No.5、No.7、No.8、No.9、No.11p、No.12a 淋巴结），对于 No.6 淋巴结要特别注意。

（1）幽门下区淋巴结清扫：幽门下区 No.6 淋巴结清扫是 LAPPG 的重点和难点。No.6 淋巴结包括胃网膜右动脉根部到胃大弯方向第一分支右侧淋巴结及胃网膜右静脉与胰十二指肠上前静脉汇合部淋巴结（含汇合部淋巴结），最新的第 15 版日本胃癌处理规约根据淋巴结与相应血管的解剖关系，将 No.6 淋巴结分为 No.6a、No.6v 和 No.6i 亚组。

助手首先将胃大弯侧提起，术者沿胃体胃网膜右血管弓下约 3 cm 切开胃结肠韧带，显露胃后壁及胰腺（图 4-1-1），然后向右离断胃结肠韧带，沿胰腺下缘解剖胃结肠系膜融合区至十二指肠降部外侧缘，充分显露胰头十二指肠轮廓（图 4-1-2）。

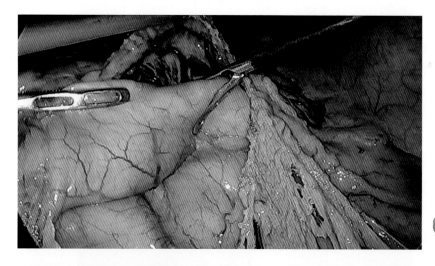

**图 4-1-1** 切开胃结肠韧带，显露胃后壁

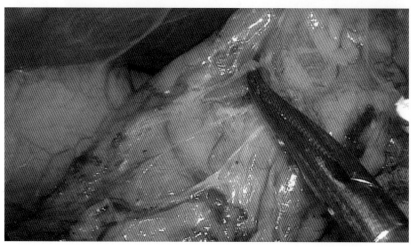

**图 4-1-2** 显露胰头十二指肠轮廓

循 Henle 干找到胃网膜右静脉起始部（图 4-1-3），开始幽门下区清扫。① 幽门下中央区清扫：助手将胃窦部提起，垂直显露胃网膜右静脉走向，术者从胃网膜右静脉根部起，由近端向远端紧贴血管剥离血管周围脂肪结缔组织，同时清扫 No.6v 淋巴结，至幽门下血管汇合处（图 4-1-4）。② 幽门下外侧区清扫：助手向上提起胃窦大弯侧及十二指肠球部，术者从距离幽门约 3 cm 胃窦大弯侧起，由远端向近端仔细解剖裸化幽门下分支血管，同时清扫 No.6i 淋巴结，直至幽门下血管起始部，与中央区清扫区域汇合（图 4-1-5）。③ 幽门下内侧区清扫：助手将胃窦后壁提起，术者切开胃胰襞，显露胃网膜右动脉起始部，紧贴动脉由近端向远端清扫 No.6a 淋巴结，最终与幽门下中央区及外侧区清扫区域汇合（图 4-1-6），完成以上清扫后，在胃网膜右血管发出第一支分支血管远端处钳夹切断并行的胃网膜右动静脉主干（图 4-1-7）。

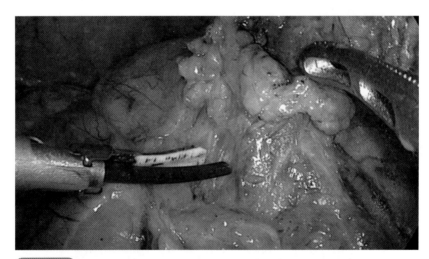

图 4-1-3 胃网膜右静脉起始部

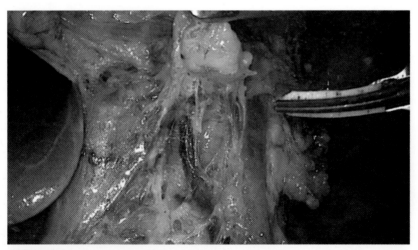

图 4-1-4 幽门下中央区清扫

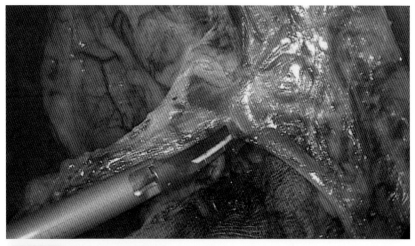

图 4-1-5 幽门下外侧区清扫

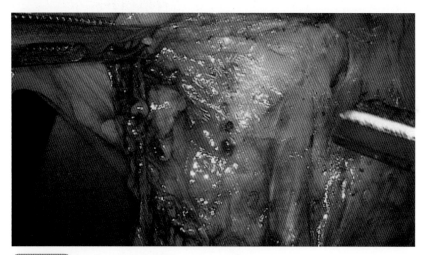

图 4-1-6 幽门下内侧区清扫

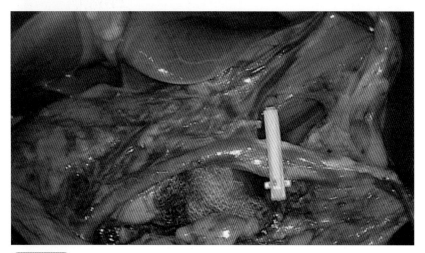

图 4-1-7 钳夹切断并行的胃网膜右动静脉主干

注意：如果在进行幽门下区淋巴结清扫时损伤了幽门下区的血供（胃网膜右动静脉或幽门下动静脉），建议改行远端胃切除术。

（2）胃大弯侧淋巴结清扫：向左离断胃结肠韧带，沿胰腺下缘解剖至脾下极，显露脾血管，并在脾血管分出脾下极支后，于远端离断胃网膜左动静脉，同时清扫 No.4sb 淋巴结（图 4-1-8）。然后沿胃网膜左血管离断胃脾韧带至胃大弯，由左向右裸化胃大弯至胃中下 1/3 交界部，同时清扫 No.4d 淋巴结（图 4-1-9）。

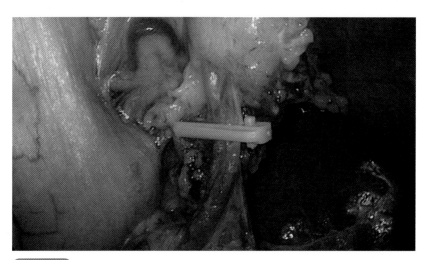

**图 4-1-8** 清扫 No.4sb 淋巴结

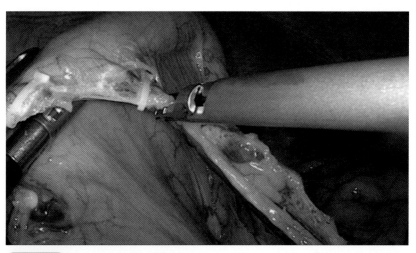

**图 4-1-9** 清扫 No.4d 淋巴结

（3）胰腺上缘淋巴结清扫：No.7、No.8a 和 No.9 淋巴结清扫与常规腹腔镜辅助远端胃癌根治术的淋巴结清扫相同。助手张紧胃胰襞中的胃左血管蒂并将胃体挡向前上方，同时术者将胰腺向下牵拉，显露胰腺上缘。进入胰腺上缘的胰后间隙，使腹腔干的三大分支脉络化，并于根部夹闭离断胃左血管，同时清扫 No.7、No.8a 和 No.9 淋巴结。

在清扫 No.8a 淋巴结时需要注意清扫范围不要超出肝总动脉发出胃十二指肠动脉的远端区域，以免损伤胃窦部小弯侧神经血管丛。此外，在保证彻底清扫 No.7 淋巴结的前提下，可选择性保留迷走神经腹腔支。

（4）胃小弯侧淋巴结清扫：助手挡开肝脏脏面，显露小网膜，术者沿胃右血管、肝十二指肠韧带肝动脉左侧及迷走神经肝支下方离断小网膜囊（图 4-1-10）。迷走神经肝支在腹腔镜下很容易辨识，但须注意部分患者迷走神经肝支呈多支状，术中须注意保护。此外，为避免超声刀的热损伤，建议切开小网膜囊时，超声刀刀头距迷走神经 5 mm 以上。在迷走神经肝支起始部远端离断迷走神经胃前支（图 4-1-11），并沿胃小弯清扫 No.1 及 No.3 淋巴结，而 No.5 及 No.12a 淋巴结不做清扫。距幽门近端约 3 cm 处钳夹并切断胃右动脉主干（图 4-1-12），保留胃窦小弯侧血供及迷走神经幽门支的支配。

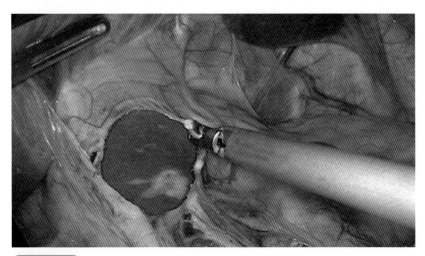

**图 4-1-10** 迷走神经肝支下方离断小网膜囊

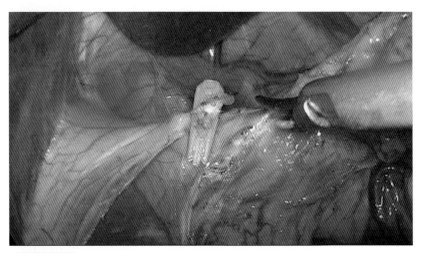

**图 4-1-11** 迷走神经肝支起始部远端离断迷走神经胃前支

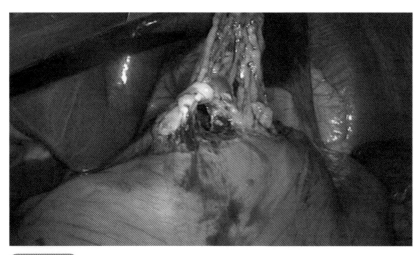

图 4-1-12 幽门近端约 3 cm 处钳夹并切断胃右动脉主干

**3. 标本切除和消化道重建** 可以采用辅助切口或在腹腔镜下进行。

（1）辅助切口下消化道重建：完成腹腔镜下淋巴结清扫后，于剑突下正中做 5 cm 左右的切口，逐层进腹，置入切口保护圈，将游离好的胃拖出，触摸术前定位的钛夹，明确肿瘤位置，若术中难以判断肿瘤位置，建议行术中胃镜确认安全切缘。刻度尺测量肿瘤下缘距幽门的距离（图 4-1-13），距幽门 3 cm 左右处断胃（图 4-1-14）。为减少术后发生胃排空障碍的风险，应尽量保留充足的胃窦长度，若条件允许，以保留 3 cm 以上胃窦为宜，但同时需保证切缘距肿瘤远端边缘 2 cm。注意断胃时避免组织钳直接钳夹胃窦部，以免造成胃窦部水肿。距肿瘤近端边缘 2 cm 以上横断切除标本：Kocher 钳自大弯侧横向钳夹胃体 4~5 cm，横断后以备吻合（图 4-1-15），然后用线型切割吻合器切断并关闭剩余胃体至小弯侧（图 4-1-16）。近端及远端切缘分别送术中冰冻病理检查，若术中冰冻病理检查示切缘阳性，建议改行远端胃切除术。在确认肿瘤已根治性切除后，使用 3-0 可吸收缝线行残胃端端吻合（图 4-1-17），在缝合前建议使用卵圆钳适当扩张幽门（图 4-1-18），可能对降低术后近期胃潴留的发生率有一定作用。

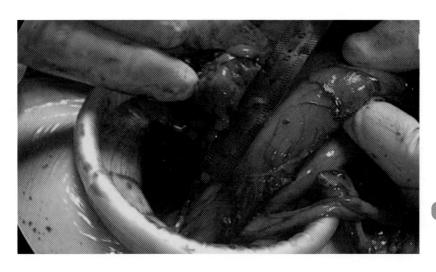

图 4-1-13 刻度尺测量肿瘤下缘距幽门的距离

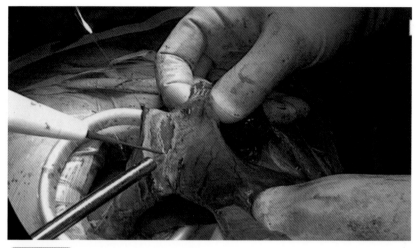

图 4-1-14 距幽门 3~5 cm 处断胃

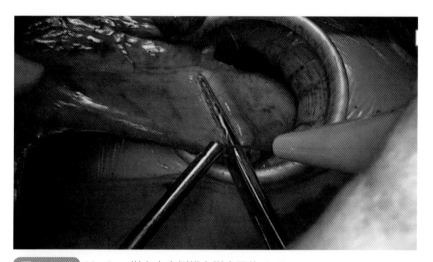

图 4-1-15 Kocher 钳自大弯侧横向钳夹胃体 4~5 cm

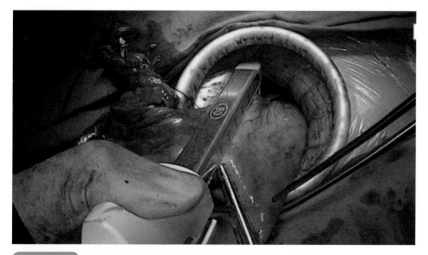

图 4-1-16 线型切割吻合器切断并关闭剩余胃体至小弯侧

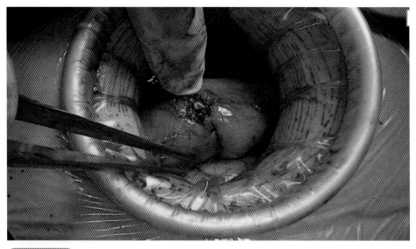

图 4-1-17 残胃端端吻合后

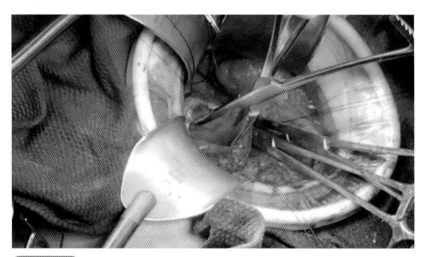

图 4-1-18 卵圆钳扩张幽门

（2）腹腔镜下消化道重建：建议术中胃镜确定标本的上下切缘位置，采用腹腔镜下线型切割吻合器进行标本离断。保留胃窦的长度同样以 3 cm 以上为宜，同时应保证肿瘤边缘距切缘至少 2 cm。在离断标本后，胃体及胃窦残端大弯侧近切割线处开孔，分别插入线型切割吻合器两臂，对合整齐后激发完成胃胃吻合。检查胃腔内吻合线处有无出血、渗血等情况后，共同开口处可予线型切割吻合器闭合，或采用倒刺线缝合关闭共同开口。

（曹　晖　朱纯超）

# 第二章

# 单孔加一孔腹腔镜胃癌根治术

近年来，随着微创理念的延伸、腹腔镜操作技巧的提高，诞生了许多微创的新技术。单孔腹腔镜手术（single incision laparoscopic surgery, SILS）就是其中一个较为典型的代表。传统腹腔镜手术需要 5 个穿刺套管（Trocar）孔和 1 个长 3~5 cm 的辅助切口。而单孔腹腔镜手术通过人体腹壁上一个天然的皱褶（脐部）建立长约 3 cm 的孔道，将腹腔镜照明设备及手术器械均汇集到这一通道进行手术操作和标本取出，手术结束后通过对脐部切口进行美容缝合，最大限度地将手术切口隐藏于脐部，极大地提高了患者术后腹壁美观度并降低疼痛感，满足了人们日益提高的美容需求，因此得到了部分术者及患者的认可。

自 1969 年 Clifford Wheeless 等学者首次报道经脐单孔腹腔镜输卵管结扎术以来，腔镜外科医生对单孔腹腔镜技术探索的脚步从未停止，但前期的单孔腹腔镜技术主要应用于较简单的手术，如单孔腹腔镜阑尾切除术。直至 2007 年，Raman 等才报道为肾透明细胞癌患者施行经脐单孔腹腔镜肾切除术，从而开创了单孔技术治疗恶性肿瘤的先河。在消化道肿瘤方面，2008 年 Remzi 等首次报道单孔腹腔镜右半结肠切除术。胃癌的单孔治疗由于手术难度更大，因此发展相对较晚。2011 年 Omori 等首次报道了单切口远端胃切除术，但其并不是纯单孔手术，而是增加了 2 个 2 mm 的套管针孔，通过这些辅助的针孔置入外径为 2~3 mm 的操作器械来辅助完成手术。2013 年 Ahn 等才开展了没有任何辅助孔道的纯单孔胃癌手术，之后国内外相继有学者报道了各自中心单孔胃癌手术的应用情况，单孔腹腔镜胃癌手术逐渐出现蓬勃之势。

纵观发展历程，单孔腹腔镜胃癌手术的临床推广仍较为局限，这与该技术操作难度大，存在明显同轴效应、丢失操作三角、阻挡视野、显露困难、器械"打架"等诸多问题有关，因此目前国内外尚未有关于单孔腹腔镜胃肠手术的前瞻性、多中心、大样本、随机对照临床研究。单孔加一孔腹腔镜手术（single incision laparoscopic surgery plus one port, SILS+1）的出现有效改善了上述情况。SILS+1 技术是在 SILS 的基础上，将主操作孔独立出来，将单孔操作中的"小三角"重新变回"大三角"，加上合理的镜下悬吊技术，最大限度地改善手术视野的显露，并减少术者与助手及扶镜手之间的相互干扰，在实现微创的基础上尽可能简化手术流程。此外，SILS+1 通过主操作孔放置引流管，在不破坏单孔微创优势的同时保证充分引流，利于早期发现腹腔内出血、吻合口漏等并发症，极大限度地保障手术安全性。SILS+1 找到手术难度与微创理念之间相对合理的平衡点，易于临床推广。

Lan Li 等发表的荟萃分析显示，单孔手术在缩短手术时间、降低术中出血量和提高皮肤美容效果等方面具有优势。Ruoyan Liu 等发现减孔手术具有与常规腹腔镜手术相当的疗效，而且在美容、快速康复方面更优，另外减孔手术相对于单孔手术，操作难度更低。但目前关于单孔手术及减孔手术的研究大多见于散在的回顾性分析，期待更多前瞻性研究。此外，单孔手术和减孔手术对助手要求较低，是其另一优势。国内臧卫东教授团队于 2017 年正式开展单孔加一孔腹腔镜手术，目前已成功将该技术应用于胃癌的外科治疗，并获得不错的疗效。该术式相较传统五孔手术具有以下优点：① 总切口短，较大程度避开交感神经第一级神经元，对躯体感觉神经刺激小，术后疼痛评分较低，且对内脏刺激影响也小，利于快速康复理念的实施；② 在绕 / 经脐 3~5 cm 小切口的基础上，仅增加一个 1.2 cm 辅助主操作孔，可更好地保持腹壁完整性，满足部分患者的美容需求，利于患者后期生活质量的改善及自信心的恢复，从而使患者更好地融入社会；③ 熟练的团队配合可有效缩短手术时长。

　　传统的肿瘤微创外科理念多以追求短期疗效为主，包括缩短手术切口长度、减轻疼痛等。然而，手术真正的目的应更加关注长期肿瘤学效果，只有严格保证了根治度，才能称为真正的微创技术。目前微创外科仍以传统腹腔镜为主，但随着技术的进步及器械的发展，在保证疗效的前提下，优化微创术式必定是将来外科发展的一个重要方向。单孔加一孔腹腔镜手术在传统腹腔镜手术的基础上发展而来，又是纯单孔手术的优化版，具有较好的临床推广性，但对于任何一个开展或即将开展该技术的中心，保证手术的安全性必须优先于微创，而且必须严格遵循无瘤及彻底淋巴结清扫的原则。虽然单孔加一孔腹腔镜手术目前仍存在一定的局限性，但相关学者也在为该技术的成熟不断积累经验，相信随着研究的进一步深入会对该术式有更加客观的评价。

# 第一节　单孔加一孔腹腔镜胃癌手术淋巴结清扫

## 一、适应证

　　单孔加一孔腹腔镜胃癌手术淋巴结清扫的适应证包括：① 体重指数（BMI）≤ 25 kg/m²；② 无中上腹部手术史；③ 结合术前检查，根据第 8 版美国癌症联合委员会（AJCC）癌症分期手册，临床肿瘤分期为 cT1b~3 N0~1 M0。

## 二、禁忌证

　　单孔加一孔腹腔镜胃癌手术淋巴结清扫的禁忌证包括：① 上腹部广泛粘连；② 恶性肿瘤伴有远处转移；③ 身体不能耐受腹腔镜手术；④ BMI > 30 kg/m²；⑤ 食管胃结合部腺癌（Siewert Ⅰ型、Ⅱ型及Ⅲ型）。

## 三、设备器械

单孔装置，12 mm Trocar，加长抓钳（非必要，同轴时可避免手柄干扰镜身）及其他常规腹腔镜操作器械。

## 四、患者体位

患者取仰卧位，右腿外展 45°，似才字形。术者位于患者左侧，助手位于患者右侧，扶镜者位于患者两腿之间，器械护士位于术者右侧（图 4-2-1）。

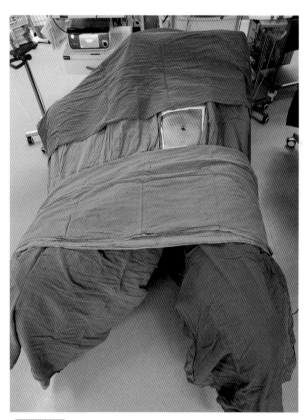

**图 4-2-1** 患者体位

## 五、手术步骤

患者脐上置入 12 mm Trocar 建立气腹，调节气腹压力约 12 mmHg。置入腹腔镜探查可行腹腔镜手术后，于左腋前线肋下 2 cm 置 12 mm Trocar 为主操作孔，置入超声刀，再次探查腹腔。确定适合行单孔加一孔腹腔镜手术后，于脐周戳孔旁自然皱褶处取 3~4 cm 切口，放置单孔装置设备（图 4-2-2），并悬吊肝脏（图 4-2-3）。

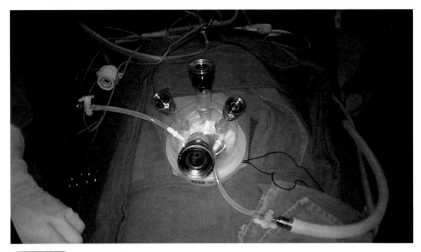

图 4-2-2　置入单孔设备

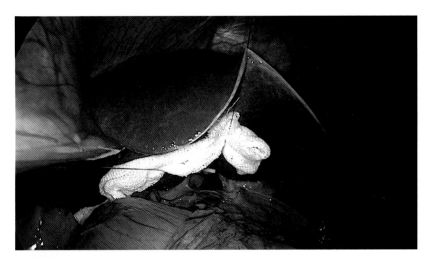

图 4-2-3　悬吊肝脏

悬吊远端胃（图 4-2-4），游离大网膜脾侧，继而清扫 No.4sb 淋巴结并离断胃网膜左血管（图 4-2-5）。助手抓持大网膜中段稍偏脾侧，手柄略向肝侧，可避免与镜身的筷子效应。抓持距横结肠上缘约 3 cm 处大网膜，既可保持良好的视野，又可随着手术的进行通过摆动手柄继续保持张力，减少频繁抓持。

裸化胃大弯至胃窦部后（图 4-2-6），清扫 No.7 淋巴结脾侧，顺势清扫 No.11p 淋巴结（图 4-2-7），并分离胃小弯后壁。可顺势清扫 No.1、No.3 淋巴结的后层，在此期间可用腔镜纱布挡、垫胃后壁或脂肪组织，实现局部微暴露（图 4-2-8）。

裸化胃大弯操作便于标本经单孔小切口取出，同时降低清扫 No.7 淋巴结时助手暴露的难度。在清扫胰腺上缘区域时，术者左手抓持腔镜小纱将胰腺往腹侧及尾侧翻，助手用无创抓钳抓持胃后壁或胃胰襞往上翻，两者之间形成良好张力，避免损伤胰腺。

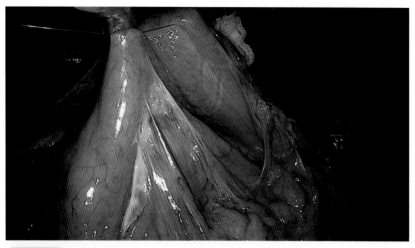

图 4-2-4 悬吊远端胃

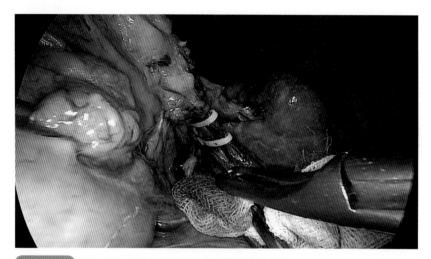

图 4-2-5 清扫 No.4sb 淋巴结并离断胃网膜左血管

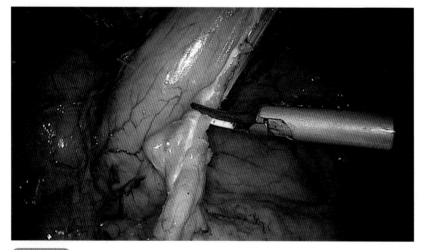

图 4-2-6 裸化胃大弯至胃窦部

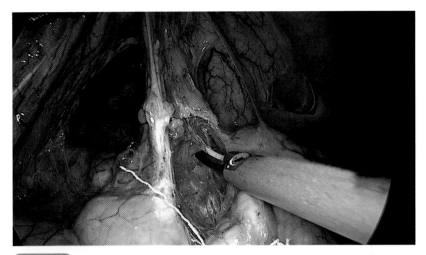

图 4-2-7　清扫 No.11p 淋巴结

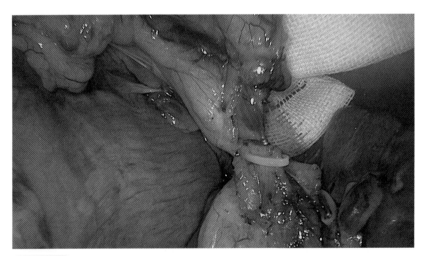

图 4-2-8　腔镜纱布挡、垫胃后壁或脂肪组织，实现局部微暴露

　　游离大网膜肝侧，继而清扫 No.6 淋巴结并离断胃网膜右血管（图 4-2-9），沿着胃十二指肠动脉向胰腺上缘过渡，幽门上无血管区开窗后，清扫 No.5 淋巴结（图 4-2-10）。助手抓住胃网膜右血管蒂的适当位置，尽量减少频繁抓持，可通过摆动手柄保持良好张力，以及交叉方式避免与镜身"打架"。此时尽量使胃网膜右血管垂直于水平线，若使用 2D 镜头，可让镜身底座向右移，光纤左转，看到血管背面，有助于血管的安全显露及淋巴结的充分清扫。

　　裸化并离断十二指肠（图 4-2-11），依次清扫 No.8a、No.12a、No.9 及 No.7 淋巴结（图4-2-12），离断胃左动脉后继续分离至膈肌脚，会师胃小弯前后壁，清扫 No.1、No.3 淋巴结（图4-2-13）。离断十二指肠后，助手可用无创抓钳抓持该处浆膜的适当位置，使腔镜钳杆刚好避开视野。同样在胰腺上区操作时，术者左手可抓持腔镜小纱将胰腺下压，与助手间形成有效张力。此处视野中尽量使胰腺呈水平状，镜头可适度靠近，确保血管显露及淋巴结清扫的安全性。

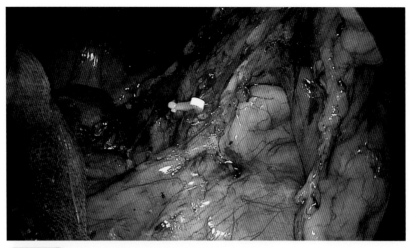

图 4-2-9　清扫 No.6 淋巴结并离断胃网膜右血管

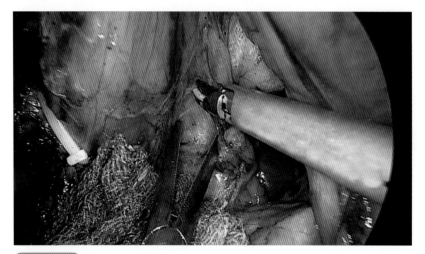

图 4-2-10　清扫 No.5 淋巴结

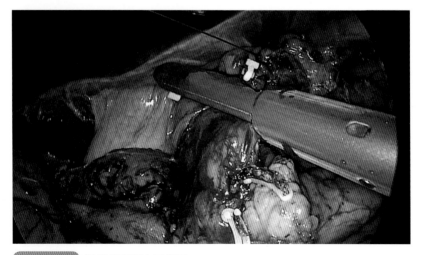

图 4-2-11　裸化并离断十二指肠

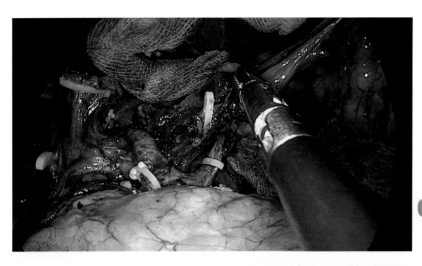

**图 4-2-12** 依次清扫 No.8a、No.12a、No.9 及 No.7 淋巴结

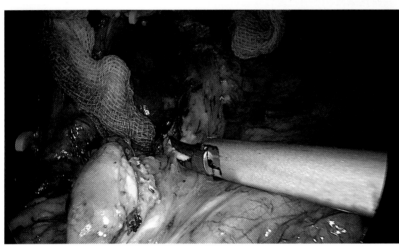

**图 4-2-13** 清扫 No.1、No.3 淋巴结

# 第二节　单孔加一孔腹腔镜胃切除术后消化道重建

## 一、远端胃切除术后消化道重建

离断远端胃（图 4-2-14），行残胃空肠 Billroth Ⅱ式吻合加 Braun 吻合（图 4-2-15、图 4-2-16）或 Roux-en-Y 吻合。离断远端胃之前，可在大弯侧用超声刀先打开约 1 cm 小口，这样操作后绝大多数病例仅需用线型切割吻合器 2 个钉仓就可完全切断远端胃。行残胃空肠吻合时，尽量用有钉仓的那端置入空肠，可有效降低对空肠的损伤。助手可用分离钳抓持残胃大弯开口处，顺着线型切割吻合器纵轴方向协助术者将残胃套入吻合器中，同时往脾侧腹侧翻，使残胃空肠吻合位于残胃近端后壁约 2 cm 处，此时应确保吻合器夹持位置的准确性，视野尽量看到吻合器头端，防止夹闭周边组织。吻合完后，镜头探视消化道内部，观察是否存在吻合口出血情况，必要时给予缝合止血处理。对于空肠与空肠吻合，可通过单孔切口将肠道提拉至体外直视下完成。

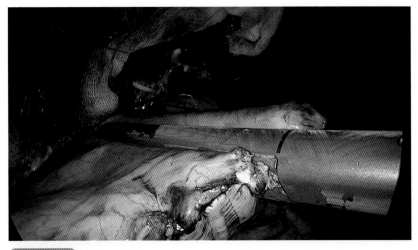

图 4-2-14　离断远端胃

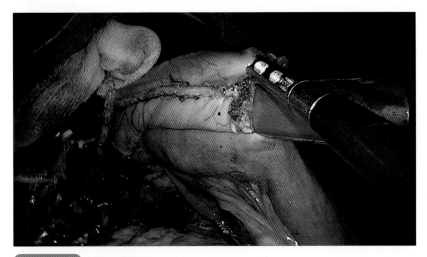

图 4-2-15　残胃空肠吻合

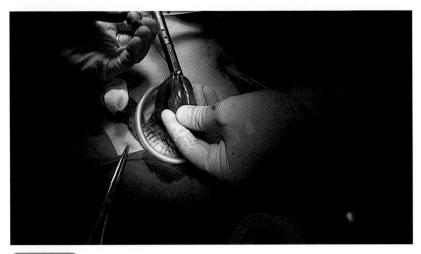

图 4-2-16　体外完成 Braun 吻合

## 二、全胃切除术后消化道重建

经单孔快速放入预置 7# 丝线的吻合器抵钉座，结合术前术中肿瘤情况，食管下段适当切除线处用电凝钩开一小口，完整置入抵钉座，丝线末段位于食管外，用线型切割吻合器闭合切断食管，完成根治性全胃切除，借助丝线拉出抵钉座（图 4-2-17）。

定位距 Treitz 韧带远端约 20 cm 空肠，关闭气腹，取出标本（图 4-2-18），经单孔切口拉出空肠，线型切割吻合器闭合并切断空肠，近断端空肠与远断端空肠以远约 50 cm 处用线型切割吻合器直视下完成空肠侧侧吻合（图 4-2-19）。

剪去手套两指，吻合器机身穿过其中一指后经远断端空肠置入约 8 cm 长度，用橡皮筋套牢（图 4-2-20），腹腔镜穿过另一指后将手套套紧单孔切口保护圈（图 4-2-21），重建气腹，迅速完成食管空肠吻合（图 4-2-22）。剪断橡皮筋（图 4-2-23），退出吻合器机身，重建多通道单孔装置，线型切割吻合器闭合远断端空肠，腹腔镜下缝合加固食管空肠吻合口，包埋远断端空肠。经左右戳孔各留置一细引流管，超声刀经单孔通道解除悬吊，逐层关腹并固定引流管（图 4-2-24、图 4-2-25）。

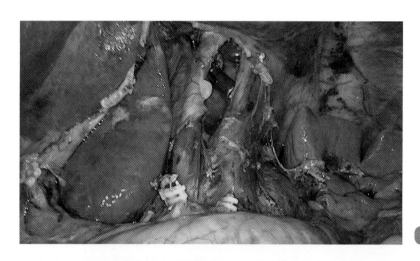

图 4-2-17 置入抵钉座

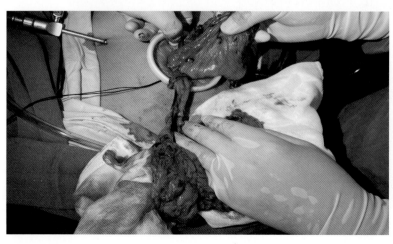

图 4-2-18 取出标本

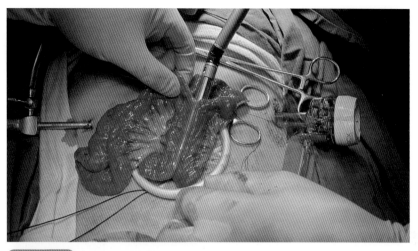

图 4-2-19 直视下完成空肠侧侧吻合

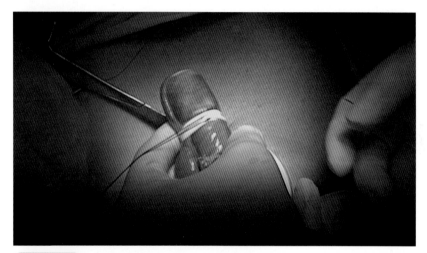

图 4-2-20 吻合器机身置入空肠，并用橡皮筋套牢

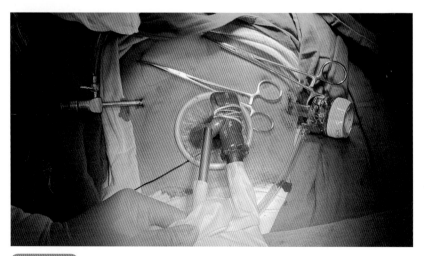

图 4-2-21 腹腔镜穿过另一指后将手套套紧单孔切口保护圈

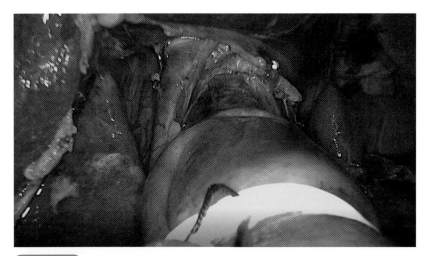

图 4-2-22 完成食管空肠吻合

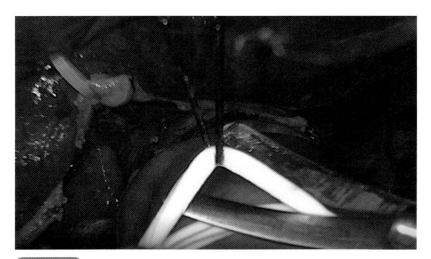

图 4-2-23 剪断橡皮筋

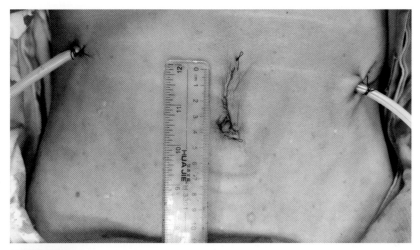

图 4-2-24 SILS＋2 术后切口

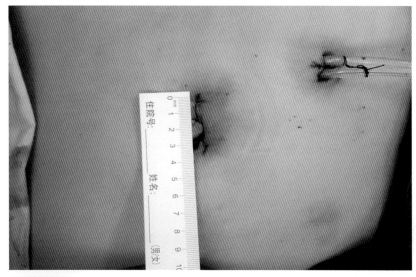

图 4-2-25 SILS＋1 术后切口

# 第三节 单孔加一孔腹腔镜胃癌手术注意事项

适应证的把控：任何新术式都需要经过一定例数的学习曲线，经验不足时勉强手术反而不利于医患双方。因此，特别在术式开展的早期，适应证的把控极其重要，选择早期胃癌、BMI 低的患者进行单孔加一孔腹腔镜手术更容易顺利完成。

一体镜及长柄器械的使用：目前大部分中心腹腔镜的操作钳及镜头均同等长度，故在操作摆动时，尾端容易"打架"，且有的腹腔镜镜头尾端还有光纤，在左右摆动时更容易与其他器械相撞。此时若利用一体镜可有效避免光纤摆动引起的干扰，或者可利用长柄的操作钳，将器械与镜头的活动平面分开，也可有效降低操作难度。

充分利用悬吊技术及体位调整：单孔加一孔腹腔镜手术中，助手仅有一把操作钳辅助暴露，因此容易出现暴露欠佳的局面，此时可充分利用悬吊技术(包括肝悬吊、远端胃悬吊等)或磁性拉钩等设备辅助。另外，通过患者体位变化，利用重力作用达到更佳的暴露效果也是重要的技巧之一。

交叉技术：单孔加一孔腹腔镜手术中，术者左手钳、助手钳、腔镜镜头 3 个器械均通过单孔设备进入，在变换位置时会出现器械干扰等情况。此时笔者建议尽可能将镜头立于其他两个器械头端上方，从上往下看更符合术者操作的视角，而术者左手钳及助手钳钳夹组织后分别向对侧牵拉，使得两个器械在腔内做个交叉从而获得更大的展开平面。

关键点位的选择，尽量减少助手钳的频繁摆动：单孔加一孔腹腔镜手术点位的选择尤其关键，要达到单支钳充分暴露术区的效果。例如，显露胃网膜右血管及胃左血管时，助手钳应一把钳夹血管上方组织，从而使血管根部区域充分暴露便于术者分离；分离胃网膜左血管时，助手钳应夹持胃大弯侧向头端提拉。此外，为了减少单孔设备内器械的干扰，助手钳应尽量减少摆动或变换位置次数，以术者左手钳及镜头摆动为主。

采用")("式清扫淋巴结，先左后右，由下而上，减少重新牵拉暴露次数，保证手术的流畅，同时节省手术时间。

充分利用腔镜纱布的挡、垫等方式实现局部微暴露，如清扫 No.4sb、No.4a 淋巴结时可用腔镜纱布挡起胃后壁，清扫 No.5 淋巴结时于背侧预先垫一纱布，亦可通过调节体位，利用重力作用协助暴露。

术中发现手术难度相对较高时，果断采用 SILS＋2 技术，因助手主操作孔为独立戳孔，与腹腔镜及术者左手器械不会互相干扰，助手操作难度未增加，手术难度相对更低，手术时间不会明显延长，保证手术安全，易于推广。

SILS＋2 手术时，橡皮筋套紧固定空肠与吻合器时，将橡皮筋末圈处置一丝线，可方便吻合后腹腔镜下迅速剪断橡皮筋以退出吻合器机身。

当该单孔手术操作熟练后，可逐渐选择 BMI 较大或肿瘤位置较高的病例，同时采用反穿刺法使用圆型吻合器，既能保证手术的安全性，又能保证足够的安全切缘。

（臧卫东　刘文居　滕文浩　肖　军　王志纬　姜键平）

# 腹腔镜胃癌手术
## 相关并发症

# 第一章

# 术中并发症及处理

随着腹腔镜技术在国内的广泛普及和不断革新，腹腔镜胃癌根治术的应用逐步从早期胃癌向进展期胃癌扩展。据日本内镜外科学会（JSES）第 11 次全国调查（2010—2011 年）结果显示，10 951 例腹腔镜远端胃癌根治术的术中并发症发生率为 1.3%，2278 例腹腔镜全胃根治术的术中并发症发生率为 2.5%，666 例腹腔镜近端胃癌根治术的术中并发症发生率为 1.7%。其中，术中出血、周围脏器损伤最为常见。在保障手术安全性和肿瘤根治性的同时，预防术中并发症，以及术中并发症出现后的处理策略成为临床外科医生关注的焦点之一。

## 第一节　穿刺器并发症

腹腔镜手术建立气腹时穿刺器大部分通过盲穿进入腹腔，腹壁穿刺未能在腹腔镜直视下进行，故在穿刺过程中最容易发生各种并发症，包括腹壁切口出血、腹腔大血管和内脏损伤等，其发生率为 0.04%~0.5%。腹壁切口出血，血肿可发生在皮下组织、肌肉组织、腹膜外组织，可以是单独发生，也可以是两个以上部位同时出血。大血管损伤是严重危及生命的并发症，发生率为 0.01%~0.07%。损伤的血管主要包括：①腹膜后大血管，最危险的是腹主动脉，其次是下腔静脉、髂动脉、髂静脉、肝门静脉等大血管；②腹壁、肠系膜和网膜血管等；③手术分离区血管。内脏损伤的发生率为 0.1%~0.5%，受损器官大多为空腔脏器，少数为实质性脏器。

### 一、原因

穿刺器并发症的原因包括：患者消瘦，腹壁薄弱；既往有腹部手术史导致腹腔内粘连；穿刺失误；有腹主动脉瘤或其他血管畸形。

**1.操作技巧不熟练**　腹腔镜穿刺器需要正确的使用方法和技巧。如果医生没有足够的经验或不熟悉穿刺器的使用方法，例如穿刺器过度旋转或力度过大，就可能会导致组织损伤、出血等并发症。

**2.穿刺部位选择不当**　选择穿刺位置时，医生需要考虑到周围的血管、神经、器官等结构，避免误伤。如果穿刺部位选择不当，就可能会导致组织或器官损伤。

**3. 穿刺器质量问题**　如果腹腔镜穿刺器本身的质量不佳或有制造缺陷，就可能会导致穿刺器损坏或功能失效，从而导致并发症发生。

**4. 患者个体差异**　患者的体质、年龄、病史等因素也可能影响到腹腔镜穿刺器的使用效果和安全性。例如，肥胖患者腹壁较厚，可能会导致穿刺器操作困难，增加并发症发生的风险；腹壁薄弱同样会增加穿刺器操作时的风险。

## 二、处理

**1. 腹壁血管损伤**　腹壁浅静脉和动脉的损伤是最常见的腹壁血管损伤，一般由穿刺器的穿刺方向不当、角度过于陡峭、力度过大等原因导致。多数情况可用纱布压迫、电凝或腹壁缝合等方法进行止血，若以上方法止血效果不佳，必要时需中转开放手术处理，避免术后再出血的可能。

**2. 腹腔血管损伤**

（1）腹膜后大血管损伤：若为大血管损伤［表现为气腹针或穿刺套管（Trocar）内有血液回流，或者患者出现血压突然下降］，应立即行开放手术。自腹中线切开皮肤，探查腹膜后血管，一旦找到损伤血管，即刻压迫损伤处血管。若有严重动脉出血，术者可在相应动脉的近心端压迫动脉予以止血。由气腹针导致的血管损伤可以简单缝合修补，而由直径较大的 Trocar 所致的严重血管损伤则可能需要术中行血管重建。另外，切忌盲目钳夹血管，以避免损伤血管内膜而导致继发性血栓形成。

（2）腹壁、肠系膜和网膜血管损伤：一般采用缝合止血，可以在腹腔镜下行 8 字缝合，或者延长皮肤切口，直视下结扎损伤血管。

**3. 空腔脏器损伤**　对于肠管损伤，酌情行肠壁修补或肠切除吻合。大部分情况下，小肠损伤或结肠损伤可进行一期缝合修补，一般无须中转开放手术。若结肠损伤大，污染重，则考虑肠切除肠造口术为宜。

**4. 肝、脾等实质性脏器损伤**　实质性脏器损伤多导致出血，术中可采用电凝止血。具体处理可见本章第三节组织器官损伤。

## 三、预防

目前临床常用的气腹建立方法包括 Veress 气腹针法、Hasson 法、安全穿刺器置入法和常规穿刺器穿刺法。

经腹腔途径时，采用最多的是 Veress 气腹针法和安全穿刺器置入法。在采用 Veress 气腹针时，需注意脐部皮肤至腹主动脉分叉距离平均为 5 cm，穿刺时将穿刺套管向骨盆方向倾斜 45°，插入气腹针后不应摆动针体，不偏离中线是避免损伤腹主动脉、下腔静脉和髂血管的关键（图 5-1-1）。有研究显示，初始气压 <10 mmHg 是确定 Veress 针进入腹腔的可靠指标。另外，判断气腹针是否进入腹腔还可采用注射器抽吸试验：气腹针连接装有生理盐水的注射器，先回抽，回抽无血、肠液后，再注水 5～10 mL，若注入容易且不能回抽，或

仅能回抽极少量盐水表明针尖位置正确。如果回抽有血、肠液等，提示存在血管、肠管损伤等；如果出血较多或涌血，应立即中转开放手术。研究显示，经腹腔途径时 75%～87.5% 的大血管损伤发生在 Veress 气腹针或第一个穿刺套管置入时。因此，在置入气腹针时，需要格外注意穿刺力度和穿刺角度。

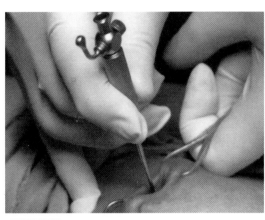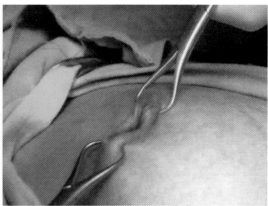

图 5-1-1 Veress 气腹针置入

目前研究表明，直接穿刺器置入相较于 Veress 气腹针置入更加省时，穿刺相关并发症更少，二次穿刺比例更低。因此，目前常规推荐直接穿刺器置入。手术人员抓握布巾钳提吊皮肤，站立患者右侧的术者保持抓握 Trocar 后，手腕不能弯曲，屈肘呈 90°，拧螺丝样置入，此时术者不可俯向患者，以免穿透后落空无法控制，建议术者保证肩膀左高右低。对于既往手术史患者，尽量远离原手术瘢痕至少 3 cm，第一入路 Trocar 未必打在正中线上。对于肥胖患者，可以适当调整角度，避免暴力置入。必要时在建立气腹后，从其他穿刺孔置入镜头，观察第一穿刺孔情况。

可视穿刺器置入为在穿刺器中置入镜头，可以观察穿刺器置入深度和部位，但目前国内应用较少。

# 第二节 术中 $CO_2$ 气腹相关并发症

腹腔镜手术一般是用 $CO_2$ 气体来建立气腹，气腹的建立会对心肺功能产生一定程度的影响，出现膈肌上抬、肺顺应性降低、有效通气减少、心排血量减少、下肢静脉淤血及内脏血流减少等呼吸循环改变。由此可产生一系列并发症，包括皮下气肿、气胸、心包积气、气体栓塞、高碳酸血症与酸中毒、下肢静脉淤血和血栓形成、低体温等。

## 一、皮下气肿

手术过程中 $CO_2$ 进入皮下组织，轻者 Trocar 周围皮肤肿胀，按压时有捻发感或握雪感，重者皮肤肿胀更明显，范围大，沿胸腹壁上下蔓延，上达颈部、头面部，下达会阴及下肢（男性可出现阴囊气肿），可导致高碳酸血症、酸中毒，甚至出现心肺功能障碍。充入少量气体却很快达到高压力或腹部膨胀不均匀、叩诊鼓音不明显均应高度怀疑气腹针位于腹膜外。

### （一）原因

皮下气肿的原因包括：穿刺器位置不当，气体进入腹膜外间隙；腹腔内 $CO_2$ 经套管周边进入皮下组织；反复穿刺腹壁上形成多个创道，$CO_2$ 经创道进入皮下；取标本时扩张戳孔后，腹壁与套管密闭性减退，气体自腹壁与套管间缝隙进入皮下组织；腹内压升高时潜在未闭的腹股沟管再通，气体自腹内进入皮下组织。

### （二）处理

心肺功能正常者，轻度皮下气肿多无须处理。较重的皮下气肿，需要立即判断原因并解除，必要时可进行皮下穿刺排气。重度皮下气肿，需给予过度换气，呼吸机加压给氧，降低气腹压力（10 mmHg 以下），必要时暂时中止手术。

### （三）预防

术中需确保气腹针位置正确，进入腹腔后再充气，避免在腹膜外间隙注入 $CO_2$，最初建立气腹时，压力通常不会超过 8 mmHg。怀疑气腹针位于腹膜外时，需立即停止充气，重新穿刺气腹针。

气腹针在进入腹腔后，固定气腹针，防止外移，并应观察气腹机流量变化。缝合固定套管时，应同时缝合肌层和筋膜。

尽量缩短手术时间，尤其是老年人腹壁松弛，气体容易进入皮下组织间隙。

## 二、高碳酸血症

高碳酸血症主要是由 $CO_2$ 吸收过快、过多引起，常见原因有皮下气肿，若患者合并慢性阻塞性肺气肿等基础疾病时更易出现。因此，在腹腔镜手术中，需要密切关注患者的生命体征，并采取必要的措施，以预防和及时处理可能出现的高碳酸血症。

### （一）原因

气腹压力过高致膈肌活动受限，肺顺应性下降，同时静脉回流受阻，心排血量下降，最终导致通气/血流比例失调。这些气体也会进入患者血液循环系统中，通过呼吸系统被排出体外。如果注入气体量过多或排出不足，就会导致患者体内 $CO_2$ 浓度升高，引起高碳酸血症。

高碳酸血症的发生还可能与患者个体差异、手术时间和手术难度等因素有关。一些患者可能会因为肺功能受损或其他疾病的存在而更容易出现高碳酸血症。手术时间过长或手术过程中出现并发症可能会增加 $CO_2$ 气体的使用量，进一步增加患者出现高碳酸血症的风险。

## （二）处理

**1. 提高呼吸频率** 增加患者呼吸频率可以加速 $CO_2$ 气体排出，减少血液中 $CO_2$ 浓度，从而改善高碳酸血症的症状。

**2. 增加氧气供应** 通过增加患者氧气供应，可以提高血液中氧气含量，减轻呼吸系统负担，并促进 $CO_2$ 排出。

**3. 降低 $CO_2$ 气体注入的速度和浓度** 在手术过程中，医生可以适当降低 $CO_2$ 气体注入速度和浓度，以避免过量气体进入体内，引起高碳酸血症。

**4. 监测血氧和血气分析结果** 在处理高碳酸血症的过程中，需要密切监测患者的血氧和血气分析结果，以评估治疗效果，并及时调整治疗方案，必要时需要中转开放手术。

## （三）预防

预防腹腔镜手术中出现高碳酸血症的关键在于降低手术中 $CO_2$ 吸收和提高 $CO_2$ 排出。

**1. 严格把握腹腔镜手术的适应证** 术前充分了解患者的基础病史和身体状况，如肺功能、心脏状况等，以评估患者是否适合腹腔镜手术，并制订个性化的麻醉方案。

**2. 加强术中管理** 控制患者呼吸频率和气体呼出量，减少 $CO_2$ 吸收量，同时提高呼出量，加速 $CO_2$ 排出。在手术过程中，控制 $CO_2$ 注入速度和浓度，避免过量气体进入体内。监测患者的呼吸频率、心率、血氧和 $CO_2$ 浓度等生命体征，及时发现和处理可能的高碳酸血症。

**3. 手术操作注意事项** 尽量缩短手术时间，术中气腹压力不宜过高，应控制在 10～15 mmHg。

# 三、气胸、纵隔气肿和心包积气

出现不明原因的血氧饱和度下降、气道阻力增加、潮气量下降、无法解释的血流动力学改变时，应考虑气胸或纵隔气肿的发生。当出现心脏压塞征象，应高度怀疑心包积气的可能。

## （一）原因

气胸、纵隔气肿和心包积气的原因包括：膈肌存在先天性薄弱或缺损区，手术时高压气体沿主动脉周边和食管裂孔处，向上进入纵隔和胸腔；术中发生膈肌或胸膜损伤，气体进入胸腔；重度皮下气肿气体沿颈部筋膜间隙蔓延进入纵隔。

## （二）处理

立即中止注气并迅速检查患者，进行肺部听诊时常发现患肺呼吸音减弱或消失，必要时术中行 X 线协助诊断。若症状发生在手术即将结束时，且患者生命体征平稳，可继续尽快完成手术，必要时行胸腔闭式引流。

（三）预防

术中需注意气腹压力不可过高，一般控制在 $10\sim15\ mmHg$。术中操作时应注意保护膈肌，特别是在腹腔镜下游离食管下段时要紧靠食管游离，避免损伤胸膜。

## 四、气体栓塞

气体栓塞时，可表现为终末潮气 $CO_2$ 压力急剧升高，血氧饱和度突然下降，随后终末潮气 $CO_2$ 压力显著下降；血压下降、中心静脉压升高、肺动脉压升高，心脏听诊可以出现磨轮样杂音；应用心前区超声多普勒及经食管超声多普勒检查，可辅助诊断。

（一）原因

气腹针直接穿刺进入腹腔或腹膜后的大血管，大量气体迅速进入血液，形成气体栓塞；术中损伤较大静脉（如肾静脉、下腔静脉等），高压气体经静脉裂口进入血液循环，导致气体栓塞。

（二）处理

一旦发生气体栓塞，应立即中止气腹，患者改头低脚高位左侧卧位并以纯氧进行通气，可以帮助栓子移动到右心室，随后可放置中心静脉管并尝试吸出气体栓子。对于出现神经症状和体征的患者，可给予高压氧治疗，发生呼吸、心搏骤停时立即行心肺脑复苏。

（三）预防

充气前应确认气腹针未穿入血管。

术中若发生静脉破裂，应迅速夹闭裂口，并及时修补或予以结扎。

术中检测中心静脉压、肺动脉压有助于早期诊断。

## 五、循环功能障碍

气腹建立后，腹内压增高，改变了心脏前后负荷及心肌收缩力，影响机体循环功能。患者容易出现心率减慢，后期心率加快，收缩压和舒张压升高等血流动力学改变的情况。

（一）原因

气腹导致的高腹内压机械性压迫作用于腹主动脉及其他脏器血管，使外周血管阻力明显增加。

气腹导致的高腹内压对静脉系统血管壁产生压迫，使静脉阻力上升，静脉回流增大，中心静脉压升高，心脏前负荷增大。

吸收入血的 $CO_2$ 或高碳酸血症引起 pH 值下降，可直接刺激小动脉引起扩张与心脏抑制，可刺激颈动脉化学感受器，反馈使心率加快。高碳酸血症、酸中毒可激活下丘脑－垂体－靶腺轴，交感神经兴奋性增高，儿茶酚胺、垂体后叶素等缩血管物质释放增加，使心率加快，心肌自律性升高。由于心肌异常的变时与变力效应，心肌耗氧量增加，从而影响血流动力学。

### （二）处理

血气分析和心电监护明确患者循环情况，根据患者出现的具体血流动力学情况实施紧急处理，发生呼吸、心搏骤停时立即行心肺脑复苏。术后要对患者进行 24 小时心电监护，同时给患者维持低流量的吸氧，增加血氧饱和度，将 $CO_2$ 对患者的影响降到最低。

### （三）预防

**1.选择合适的麻醉方式** 麻醉方式的选择应根据患者身体状况、手术部位和手术难度等因素进行综合考虑，以减轻手术对循环系统的影响。

**2.减少手术时间** 手术时间过长会导致手术过程中腹腔内压力持续升高，增加心脏前后负荷，应尽可能减少手术时间。

**3.控制腹腔内压力** 手术过程中应尽可能控制腹腔内压力，避免过高压力对循环系统的影响，可通过减少气体注入量、调整手术体位等方式进行。

**4.加强术中监测** 手术过程中应注意监测患者循环系统指标,如中心静脉压、肺动脉压、血压、心率、心电图等，及时发现异常情况并采取相应的处理措施。

## 六、下肢静脉血栓形成

腹腔镜手术尤其是长时间的 $CO_2$ 气腹对下肢深静脉血栓形成有一定影响，具体症状为一侧肢体突然肿胀伴有疼痛感。下肢静脉血栓形成不仅会引起下肢肿胀、疼痛等不适，还可能继发肺栓塞等严重并发症。

### （一）原因

下肢静脉压正常状态为 2~5 mmHg，腹腔镜手术时气腹压力为 10~15 mmHg，持续的相对高压作用于下腔静脉及盆腔髂静脉，导致下肢静脉血液呈淤滞状态，静脉扩张，下肢肌泵作用减弱，回流受阻。

持续的高静脉压力与血管扩张可导致血管内皮发生损伤断裂，胶原纤维暴露，血小板激活，诱发凝血过程。血管内皮细胞损伤还减少了血管内皮产生的舒血管物质、纤溶酶原激活剂等，而使合成纤溶酶原激活剂抑制物增多。

术中器械更换、体位变换造成气腹压力不稳定，可能加重静脉内膜损伤。高碳酸血症或酸中毒时，内膜细胞破坏更明显。

腹腔镜手术中的创伤会导致炎症应激反应，使机体凝血功能发生紊乱，从而促进血栓形成。

一些患者由于本身具有静脉血栓形成的危险因素，如肥胖、高血压、糖尿病、吸烟等，也容易出现下肢静脉血栓。

### （二）处理

患者出现下肢肿胀时，应及时采用下肢静脉 B 超进行检查，诊断明确后，要尽量减少搬动患者，尽早使用抗凝药物。

### （三）预防

手术前采用 Caprini 风险评估模型对患者进行血栓风险评分，了解患者血栓形成的风险，早期预防血栓形成。对于手术时间较长者，术中可预防性使用弹力袜预防下肢静脉血栓。术中操作时，邻近盆腔静脉的操作应轻柔，避免内膜损伤。尽量缩短手术时间，特别减少头高脚低体位的时间。

## 七、低体温

患者中心温度低于 36 ℃时称为低体温。低体温时间过长或较严重会导致内环境紊乱，稳态失衡，围手术期并发症发生率明显增高，对患者的恢复、预后造成严重影响。术中低体温可增加切口感染率、延长住院时间、增加寒战发生率，出血风险增加还会增加患者麻醉苏醒时间。其主要临床表现为皮肤苍白冰冷，口唇耳垂呈紫色，轻度颤抖，心跳呼吸减慢，血压降低，尿量减少，意识障碍，晚期可能出现昏迷等。

### （一）原因

腹腔镜手术使用的膨胀气体 $CO_2$ 是压缩、不加温的干冷气体（标准温度为 20~21 ℃，湿度 0.0002%）。这种干冷气体进入机体后会导致低体温的发生。

$CO_2$ 从储存的钢瓶中通过减压阀到气腹机减压后，按预设定的气腹压力值补充气体，进行调节输出，输出压力一般为 12 mmHg，最大输出流量可达 20 L/min。这样相对高压、高流量和低温的气体进入低压腹腔，会在机体内迅速膨胀扩散吸收机体热量，造成体温下降。随着组织对 $CO_2$ 的吸收，患者体温下降更加明显。

### （二）处理

**1. 保暖措施**　术中可以给患者提供温暖的加热风毯（图 1-4-36）或床单，或者使用加温设备来保持患者体温。如果手术室过于寒冷，可以适当增加室温来帮助患者保持体温。

**2. 给予暖液**　患者静脉注射可加用输液加温器，特别是在术中输注库存血制品时要注意其温度。

**3. 调整麻醉药剂量**　麻醉药剂量过高也可能导致患者体温降低，因此可以适当减少麻醉药的使用量。

## （三）预防

**1. 保持手术室温暖** 手术室温度应保持在适宜的范围内，不要过于寒冷，调节室温为 22~25 ℃。

**2. 保暖措施** 患者进出手术间有足够包裹，使患者感到温暖、舒适，对患者加温能有效控制热量丢失。在手术前可以给患者提供保暖的毯子或床单，手术期间躯干、四肢要覆盖棉被、加热风毯，能有效减少空气对流引起的热量散失。

**3. 术中管理及麻醉管理** 加快手术时间，减少 $CO_2$ 气腹使用时间。麻醉药物可以降低患者体温，因此应尽可能减少麻醉药物的使用量。

**4. 监测体温** 在手术过程中应密切监测患者体温，维持体温在 36 ℃以上，减少身体暴露区域。如果发现体温过低，应及时采取处理措施。

# 第三节 术中组织器官损伤

腹腔镜胃癌根治术过程中器官损伤并不少见。肿瘤侵犯、局部水肿及粘连等引起局部解剖关系改变时，如果术者对异常解剖及解剖变异认识不足，以及手术操作不够谨慎细致，就可能造成临近脏器损伤。实质性脏器损伤如肝、脾损伤易发生出血，在术中易被及时发现和处理，有些损伤在术中若不能及时被发现，往往后果严重，应提高警惕，尽量避免。

## 一、胰腺损伤

胰腺作为主要的解剖标志，在腹腔镜胃癌根治术中，淋巴结清扫紧紧围绕在胰腺周围进行，是该手术的重点和难点。因此，胰腺损伤时有发生，常导致术后胰瘘。日本临床肿瘤研究组的 JCOG0703 研究发现，Ⅰ期胃癌患者腹腔镜辅助远端胃切除术后胰瘘的发生率为 1.1%。日本一项真实世界研究纳入了 169 个中心 5288 例行腹腔镜远端胃切除术的胃癌患者，与开放远端胃切除术的胃癌患者经过倾向性评分匹配（propensity score matching, PSM）后两组对比分析，结果发现即便开放手术组的淋巴结清扫力度更大，腹腔镜手术组的胰瘘发生率也比开放手术组更高（2.2% vs 1.0%，$P = 0.04$）。相对于开放手术直接的触觉感受，腹腔镜器械无法较好地反馈施加于组织器官上的压力或张力，术者过度地压迫或牵拉胰腺组织易导致其损伤。然而，日本一项纳入 58 689 例患者的临床研究发现，腹腔镜手术组的胰瘘发生率小于开放手术组（1.4% vs 1.8%，$P = 0.01$）。这种差异可能是由于开放手术组的淋巴结清扫更为激进，特别是在 No.10 和 No.11d 淋巴结清扫过程中。这两组淋巴结靠近脾门和胰腺尾部，解剖结构较为复杂，对于术者有更高的技巧及经验要求，操作不当容易误伤胰腺组织。术中胰腺损伤往往引起术后胰瘘，处理不及时会进一步发展为腹腔内脓肿、化脓性腹膜炎、重症胰腺炎和腹腔内出血等严重并发症，延长患者住院时间并加重患者痛苦，因此胰腺损伤的预防和早期诊断至关重要。

## （一）原因

**1. 直接损伤** 据统计，在腹腔镜胃癌手术过程中，胰腺直接损伤的发生率约为 1%，损伤原因多种多样。主要原因包括：分离胰腺包膜时，经验不足，解剖认识不够，导致分离层次过深，伤及胰腺实质；胃后壁的肿瘤与胰腺包膜粘连，或胃后壁由于炎症与胰腺组织分界不清，进行解剖或切除时损伤胰腺实质，甚至主胰管；进行胰腺周围淋巴结（如 No.6、No.8、No.10、No.11 淋巴结）清扫时，由于解剖不清将胰腺组织误认为淋巴结切除，特别是对于肥胖患者。有研究表明体重指数（BMI）高是腹腔镜胃癌术后胰瘘发生的独立风险因素，一方面网膜和胰周脂肪组织影响视野，另一方面胰腺脂肪组织浸润导致与淋巴结分辨困难（图 5-1-2）。此外，在处理 No.12、No.11d 和 No.10 淋巴结时，由于胰头过高或胰尾过长，易将胰腺误作脂肪组织进行切除。胚胎时期胰腺发育过程中，腹侧始基未能完全随中肠向左旋转，形成的胰腺组织可包绕十二指肠，术中分离切断十二指肠过程中，可能损伤这部分胰腺组织。

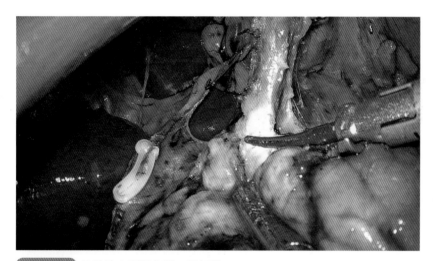

**图 5-1-2** 将胰腺实质误作淋巴结切除

**2. 热损伤** 术中胰腺热损伤也是导致术后胰瘘的常见原因之一。在实验模型中，相对于使用电刀进行胰腺周围淋巴结清扫，使用超声刀后胰腺表面温度下降至 40 ℃所需要的时间更长。因此，腹腔镜下胰腺周围淋巴结清扫过程中超声刀的使用会对胰腺造成更多的热损伤，导致术后引流液淀粉酶升高。另外，超声刀在胰腺周围进行操作时，如果其夹持面更靠近胰腺，则更容易引起热损伤，引起腹腔感染或脓肿。

**3. 钝性损伤** 在腹腔镜胰腺上缘淋巴结解剖过程中，术者需要压迫胰腺从而更好地显露胰腺上缘区域，此过程中的钝性损伤是胰腺损伤的最主要原因（图 5-1-3）。有研究表明在腹腔镜胰腺上缘淋巴结清扫过程中，对胰腺组织的压迫力度越大，术后引流液淀粉酶越高，轻柔的操作可以明显减少术后胰瘘及腹腔感染的发生。

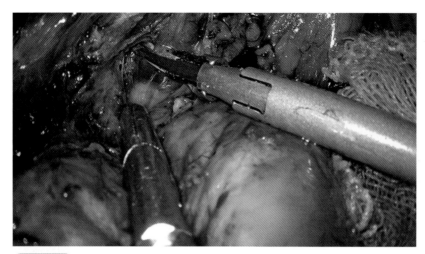

图 5-1-3 胰头过高，解剖幽门下区域时，腹腔镜器械过度压迫胰腺

（二）诊断

手术中注意观察胰腺有无裂伤、出血、血肿等表现。在消化道重建前大量生理盐水冲洗腹腔后，此时术野更为清晰，可以再次对胰腺进行检查。目前，有一些荧光显像技术可以帮助术中胰液渗漏的诊断，包括乳糜蛋白酶探针和术中静脉注射吲哚菁绿（ICG）等，临床尚未广泛应用。一些未处理不明显的损伤术后往往发展为胰瘘，由于临床表现缺乏特异性，因此诊断困难，常见的表现有发热、腹痛、引流液混浊等。根据定义，术后胰瘘的诊断标准是术后第 3 天起腹腔引流液淀粉酶水平是血清淀粉酶的 3 倍及以上。同时，其他一些手段也可以帮助胰瘘的诊断，如术后第 3 天起 C 反应蛋白超过 17 mg/dL，CT 显示胰腺周围脓肿形成等。

（三）预防和处理

由于个体差异，在建立气腹并置入穿刺器后，部分操作孔的水平高度可能会低于胰腺，器械进腹时有可能头端触及胰腺组织而造成损伤，特别是剪刀或分离钳。因此，在手术操作过程中，术者及助手在进出器械时应尽可能地靠近腹壁或在腹腔镜视野下进出。

术中可以将纱布折叠成块置于胰腺表面，腹腔镜器械通过纱布对胰腺施加压力从而进行组织显露。这一方面扩大胰腺的受力面积从而避免局部压强过高，另一方面减少清扫过程中腹腔镜器械在胰腺表面滑动造成的损伤。部分产品的腹腔镜镜头前部可以弯曲，为手术者提供自上而下的视野，可以更好地暴露胰腺上缘，减少对胰腺压迫暴露的需求，是否能够使患者获益仍需要研究证实。另外，术中也可以将患者头侧抬高以便胰腺上方的显露。P-A 长度（pancreas-aorta length）是人平卧时胰腺最高点与主动脉之间的垂直距离，UP-CA 角度（upper pancreas-celiac artery angle）是胰腺上缘到腹腔干根部连线与主动脉的夹角，术前 CT 可以对这两者进行测量。有研究表明 P-A 长度 ≥ 4.5 cm 和 UP-CA 角度 ≥ 97° 时，腹腔镜胃癌手术时需要更大的力压迫胰腺上缘进行组织暴露，术后胰瘘发生的风险明显增高，对于这部分患者更应特别注意术中胰腺的保护。

淋巴结清扫数目是腹腔镜胃癌手术后胰瘘发生的风险因素，D2 淋巴结清扫比 D1 淋巴结清扫的胰瘘发生风险更高。因此，在淋巴结清扫过程中，根据患者个体情况选择合理的范围，而不是按手术者的喜好随意扩大清扫范围，同时尽可能避免腹腔镜下 D3 淋巴结清扫。

肿瘤侵犯胰腺或脾，需要联合胰腺或脾切除，这部分患者术后胰瘘的发生率也相对较高。对于胰腺部分切除患者，使用线型切割吻合器离断胰腺时，最好 5 分钟逐渐加压，缓慢压榨胰腺组织以减少胰瘘的发生。对于需要切除脾的患者，需要仔细解剖脾门，将胰腺尾部完全显露后离断脾动静脉。

处理胰腺损伤的方法不尽相同，对于胰腺表面较小的挫裂伤，可用纱布压迫止血或电凝止血；对于较大裂伤，可用无损伤线缝扎修补。胰腺损伤后可能有胰液外漏，术中使用生物胶，如纤维蛋白胶和聚乙醇酸片覆盖在胰腺损伤面可以减少胰液的漏出，对于预防术后胰瘘具有一定意义。术区引流通畅可以减少术后胰瘘导致的腹腔感染和腹腔出血等严重并发症的发生，如果术中明确有胰腺损伤，可在胰腺损伤处放置引流管或双套管方便术后引流或冲洗。

## 二、肝损伤

胃与肝是毗邻器官，因腹腔镜的方向感、距离感和盲区等因素导致器械进出时误伤肝，特别是在腹腔镜胃癌手术开展早期或手术团队配合之初发生率较高。有研究报道，相对于开放手术，腹腔镜辅助胃切除术后第 1 天的肝酶水平更高，且与患者体重指数、手术时长等有关，而在结肠癌手术中没有观察到类似情况。

### （一）原因

**1. 直接损伤** 穿刺器进入腹腔时，未在镜头视野下操作或疏忽大意，致使穿刺器头端刺入肝。脂肪肝或肝硬化患者，肝组织质地较脆，如果术者认识不足，对肝进行常规力度操作容易引起肝损伤。部分胃癌患者既往发作胆囊炎，存在胆囊慢性炎症或胆囊萎缩等，需并行胆囊切除，术中游离胆囊与周围粘连过程中，过分牵拉胆囊造成胆囊床撕裂，肝损伤出血。分离肝膈面与大网膜粘连时，用力挑起肝或牵拉大网膜时，造成肝包膜撕裂。进行小弯侧淋巴结清扫或消化道重建时，助手需要将肝左叶挑起以达到更好的显露效果，器械进出的过程中容易损伤肝。进行腹腔镜辅助胃癌根治术时，由于肿瘤位置较高，食管游离及食管空肠吻合困难时，需要游离肝左叶，此时可能损伤肝左外叶上段，造成肝损伤出血。食管空肠吻合口加固等过程中，由于操作不慎，手术针刺伤或割伤肝。

**2. 悬吊肝引起的损伤** 腹腔镜胃癌手术中，在切断肝胃韧带及清扫 No.1、No.3、No.5 和 No.12a 淋巴结时，需要将肝左叶推向患者头侧及前腹壁方向。开放手术时助手可以通过 S 型拉钩将肝左叶拨开，肝受力面积相对较大，同时良好的反馈也使助手感受肝的受力程度。而在腹腔镜手术中，可以通过腹腔镜器械挑起肝，也可以通过悬吊肝的方法协助暴露，包括缝合线悬吊（自动肝悬吊法、简易悬吊法、T 字悬吊法和 Penrose 引流管悬吊法等），特殊器械悬吊（肝左外叶医用胶固定法、Nathanson 牵引器悬吊法、改良的 Nathanson 牵引器悬吊法、夹闭缝合肝悬吊技术和硅盘悬吊法等），肝圆韧带自悬等。笔者中心目前采用的方法：将荷包针其中一根自剑突左侧肋下缘皮肤穿入腹腔，使用腹腔镜持针器将该针自剑突右侧肋下缘穿出皮肤，切开肝胃韧带后，使用 1~3 个 HemLock 夹将腹腔内荷包线固定于肝胃韧带的断端或膈肌脚，提起并固定腹外荷包线完成肝悬吊。肝悬吊可以解放助手左手。悬吊线或器械压迫肝（图 5-1-4）也可能会引起肝损伤，一种是牵拉过紧所致肝实质割裂或撕裂，另一种是牵拉时间过长导致的局部缺血甚至坏死。前者在手术过程中可以即刻发现，常只是引起具有一定自限性的出血。在少见情况下，由于损伤程度较小，术中没有及时发现，损伤处缓慢出血形成较大的包膜下血肿，甚至可能威胁患者生命。手术过程中对肝牵拉时间过长一般仅引起短暂的天门冬氨酸氨基转移酶升高，可至正常上限的 6 倍。然而，长时间缺血会引起肝实质坏死，天门冬氨酸氨基转移酶的水平可以达到正常上限的 20 倍之高，甚至有死亡病例的报道。

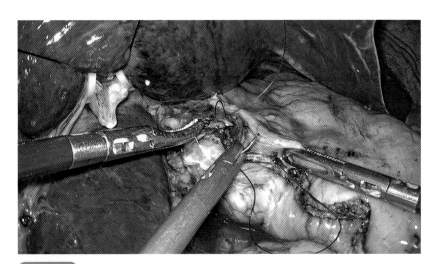

图 5-1-4　压迫导致肝左叶部分区域淤血

（二）诊断

术中应注意观察肝，特别是操作区域有无出血、血肿、裂口等表现。术后常规检查肝功能指标及血红蛋白变化，若有显著异常需引起注意和重视。腹部增强 CT 有助于肝损伤的术后诊断，表现为损伤区域低密度影，表面不连续等。

（三）预防和处理

腹腔镜胃癌手术时动作应轻柔，选用无创器械，不随意改变器械角度及力度。一般肝小裂伤用电凝止血或纱布垫压迫止血，若肝裂口较大可行缝扎止血、生物胶喷洒或止血纱布压迫止血。术中发现肝包膜下血肿，应切开血肿并清除血块，寻找肝损伤位置并进行止血操作。

严重脂肪肝或肝硬化患者的肝悬吊应小心谨慎，对于肝悬吊过程中易发生肝损伤的患者，笔者中心在荷包线与肝之间放置纱布，同时调整合适的悬吊张力。很多学者也在探索各种方法以避免肝悬吊过程中的损伤，如使用橡胶管包裹悬吊线，发现术后 1 周内的肝酶水平有明显改善。Nathanson 牵引器悬吊法是比较常见的一种肝悬吊方法，但也是导致肝损伤和术后肝功能异常的重要原因。无论使用何种方式进行肝悬吊，应注意肝自身色泽的变化，若出现缺血表现应解除悬吊，对于肝功能储备较差的患者，可以考虑间断悬吊使肝休息。

患者术后若出现胆漏、肝包膜下血肿等情况，应根据患者基本情况、相关检查等多方面因素，选择保守治疗或再次手术。

## 三、脾损伤

脾损伤是腹腔镜胃癌手术中常见、较棘手的并发症之一。第 5 版日本胃癌治疗指南推荐：对于肿瘤中心位于大弯侧的胃上部癌，D2 + No.10 淋巴结清扫可以考虑在确保安全的情况下进行。然而，脾门区域位置深、操作空间小，且脾动静脉及其分支的变异大、走行迂曲，脾周围韧带多、粘连重，因此脾门区域淋巴结清扫具有一定风险和难度。据文献报道，胃癌手术中脾损伤的发生率为 4.3%~6.4%，腹腔镜胃癌根治术中医源性脾损伤的发生率为 2.4%~3.42%。脾有丰富的血液循环，纤维组织少质地软脆，一旦发生损伤，创面止血相当困难，会导致手术时间延长、术中失血量增加、患者住院时间延长等一系列问题。脾损伤后，按照损伤部位和程度可分为真性破裂（损伤脾实质和被膜）、中央型破裂（损伤脾深部实质）和被膜下破裂（脾实质周边损伤）。标准化的脾损伤程度分级对于治疗方式选择有很重要的指导价值，主要有 Feliciano 5 级法（1981 年）、美国创伤外科学会（American Association for the Surgery of Trauma, AAST）5 级法（1994 年修订）、夏氏 4 级法（1996 年）、天津第六届全国脾脏外科学术研讨会 4 级法（2000 年）。Feliciano 5 级法改良了之前脾破裂的分类方法，并提出每级对应的处理措施：1 级，包膜撕裂或轻度脾实质裂伤；2 级，被膜撕脱；3 级，严重实质破裂或穿透性弹伤或刺伤；4 级，严重实质星状破裂或脾门损伤；5 级，脾粉碎性或多发性损伤。腹腔镜胃癌术中的脾损伤多为 1 级或 2 级，大多数患者通过局部处理可以达到止血保脾的结果。

### （一）原因

**1. 脾周解剖异常**　解剖学上常规的脾周韧带包括脾结肠韧带、胃脾韧带和脾肾韧带等，在外科手术中，连接脾下极与大网膜之间的条索状网膜束带是造成术中脾损伤的主要原因，被 Morgenstern 定义为罪恶韧带（criminal fold）。手术过程中对罪恶韧带牵拉过度可导致脾包膜或实质撕裂出血。罪恶韧带可表现为丝状、条索状、膜状，可多处、多条出现（图 5-1-5）。部分罪恶韧带中含有血管，可能来源于脾动脉或胃网膜左动脉的分支，并营养脾下极部分区域，离断后脾会表现为局部缺血，但术后一般不出现严重脾梗死或脾周感染，因此腹腔镜胃癌手术中离断带有血管的罪恶韧带也是安全可行的。另外，要注意一些罪恶韧带粘连位于脾背侧，暴露困难，更容易发生脾损伤。

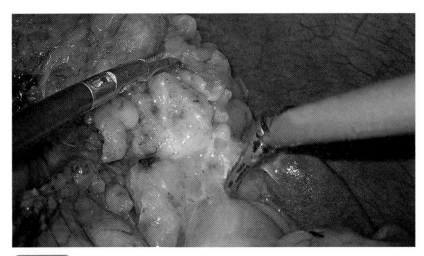

**图 5-1-5** 脾与大网膜粘连

**2. 术者经验不足和团队配合欠佳**　手术经验少，对脾周粘连和韧带认识不足，手术过程中牵拉过度，操作粗暴。不熟悉脾门区域的解剖，不能娴熟地使用能量器械，使用能量器械大块钳夹未裸化区域。腹腔镜胃癌手术难度相对较大，团队配合尤其重要。在进行脾门淋巴结清扫时，由于空间狭小，术者、第一助手、扶镜手的器械在脾门区域互相干扰，导致视野不佳，甚至器械打架引起脾损伤。

**3. 患者自身特点**　肥胖患者腹腔内空间小，脂肪肥厚导致组织提拉困难，手术视野欠清晰，解剖层次不易辨认，多方面因素集中更易导致脾损伤。高龄、营养条件差或脾原发疾病可导致脾包膜紧张或实质质脆，操作过程中稍有不慎，容易引起实质和包膜撕裂。

## （二）预防和处理

脾作为人体重要的免疫器官，切除后可能导致近期及远期感染风险升高，增加患者死亡率。其中，脾切除后凶险性感染是一种致死率极高的感染，年龄越小发生率越高，发生越早死亡率越高。因此，腹腔镜胃癌手术过程中避免脾损伤具有很重要的临床意义。

术者应熟悉脾及其周围的解剖结构，重视罪恶韧带的处理，娴熟地掌握脾门淋巴结清扫的流程。脾是腹膜间位器官，除脾门外完全被腹膜覆盖。腹膜返折部位形成胃脾韧带、脾肾韧带、脾膈韧带、脾结肠韧带及胰脾韧带等，同时，脾门区血管复杂，位置深，空间狭窄，因此在脾门淋巴结清扫时，很容易发生血管等损伤出血。在脾门淋巴结清扫时首先要走对正确的平面，应在 Toldt 筋膜表面进行。

经验丰富且相对固定的手术团队对于脾损伤的预防具有重要作用。手术过程中，术者、麻醉医生和器械护士、巡回护士配合要熟练，操作需要形成相对固定模式。另外，良好的心理素质也不可或缺，发生脾损伤等棘手问题时冷静处理。第一助手要准确轻柔地提拉组织，避免组织损伤出血的同时提供良好的手术视野，暴露正确的解剖平面。扶镜手的任务是创造良好的视野，脾周围空间小，器械集中于此容易彼此冲突，此时可以适当调整镜头角度与位置，为术者和第一助手的操作提供更多的空间和更清晰的视野。

处理脾损伤时，应当遵循"生命第一、保脾第二"的原则。回顾性研究证实，胃癌手术过程中保留脾较脾切除的患者拥有更好的预后。因此，在确切止血，修复损伤后应当尽量保留脾。对不同类型的脾损伤按不同方法处理。腹腔镜胃癌手术中出现的脾损伤中，罪恶韧带所致的脾包膜撕裂伤较为常见，多为1级脾损伤。若撕脱较小，则助手使用吸引器吸尽创面的同时，术者使用电凝喷射模式喷凝止血，手术结束时再次检查无活动性出血后可使用可吸收止血材料覆盖；若撕裂较大或创面较深，则先用干纱布压迫止血，电凝喷射模式喷凝止血，效果不佳时，可在继续压迫止血同时根据脾出血部位使用钛夹夹闭相应的脾血管，起到减少脾血供的作用，待局部缺血后再次使用电凝喷射模式喷凝止血，止血后处理同前；若撕裂面积过大或伤及脾门，则建议立即中转开放止血，必要时行脾切除术。

## 四、胆道损伤

胃癌手术过程中胆道损伤总体发生率较低。国内一项研究回顾了1948例胃癌患者术后30天内再手术的原因，仅有1例是医源性胆道损伤造成的。术中胆道损伤原因主要包括解剖因素、病理因素和操作因素。胆道损伤可以较好地预防，但需要术前详细检查和术中仔细探查。

### （一）原因

**1. 机械性损伤**　肿瘤巨大，导致胆总管移位或末端与幽门部距离缩短，术中易损伤。分离肝十二指肠韧带，清除No.12淋巴结时，有时助手牵拉张力过大易把胆总管拉至肝十二指肠韧带左侧，导致误损伤胆总管。未能识别解剖变异，尤其是异常的右副肝管开口位置较低，将其误认为纤维条索状组织切断结扎。游离十二指肠，做Kocher切口，从侧方强行分离误入十二指肠和胰腺组织间，切断或损伤胆胰管。术者使用超声刀的钝推和热刀锐切沿肝总动脉清扫淋巴组织时需要仔细辨别。

**2. 热损伤**　对于解剖认识不足或手法不稳，能量器械直接或间接作用于胆管导致热损伤，引起迟发性穿孔、狭窄，一般过程为灼伤→坏死→穿孔→胆漏→腹膜炎表现。热损伤的早期病变范围不明确，直接缝合或对端吻合容易发生胆瘘或瘢痕狭窄。

**3. 缺血性损伤**　任何导致胆管血运障碍的操作均可造成胆管缺血性损伤。

### （二）诊断

胆道机械性损伤的术中诊断主要依赖于发现胆汁（图5-1-6）、解剖异常等表现，术中胆道造影对于提高诊断率具有重要价值。

### （三）预防和处理

检查术野有无胆汁渗出，用干纱布放置于术野观察有无胆汁沾染，必要时行术中胆道造影等，可有助于及时发现胆道损伤。熟悉解剖结构，分离肝十二指肠韧带、清扫淋巴结的操作应细致、轻柔，避免分破、切断胆管及热损伤。

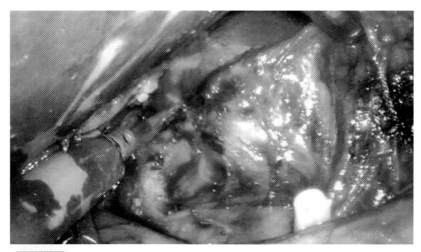

图 5-1-6　术中胆管损伤，可见胆汁流出

胆总管损伤、缺损较小时，可进行单纯一期的修补，并在胆总管内放置 T 管引流。若缺损较大，修补后易发生狭窄，则可选用带蒂胆囊瓣或十二指肠瓣修补，最后胆总管内置 T 管引流。若缺损较长无法修补，则将近端胆总管与十二指肠吻合或与空肠行 Roux-en-Y 吻合，并放置支架引流 3~6 个月，防止狭窄。

## 五、结肠损伤

腹腔镜胃癌手术中结肠损伤较为少见，主要发生于分离大网膜及横结肠系膜前叶的过程中。结肠壁薄，血供较差，愈合能力相对于小肠较弱。另外，术后常因肠胀气，结肠腔内压力升高，结肠损伤后容易发生破裂穿孔。结肠内细菌较多，一旦发生穿孔，会造成严重的腹腔感染，甚至脓毒血症造成患者死亡。部分患者术后出现结肠瘘，迁延不愈增加患者痛苦和经济负担。

### （一）原因

**1. 直接损伤**　分离大网膜及横结肠系膜前叶时没有良好暴露及合适张力，在未辨明组织解剖的情况下大块夹持组织，误伤结肠管壁。分离结肠肝曲和脾曲时，解剖变异或粘连因素导致肠管扭曲，分离过程中损伤肠管。患者肥胖、手术团队配合尚不熟练，也是引起结肠损伤的因素。使用清肠药进行肠道准备等因素引起横结肠积气扩张，在影响手术视野及操作的同时，也易发生肠管损伤。

**2. 缺血性损伤**　在进行大网膜游离、横结肠系膜剥离时损伤边缘血管弓，造成局部缺血坏死。胃后壁肿瘤侵犯横结肠系膜血管，肿瘤切除时需要同时离断血管。

**3. 热损伤**　超声刀、电凝钩操作不当导致肠管热损伤（图 5-1-7）。

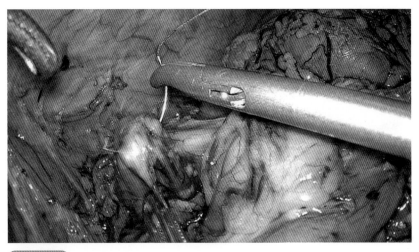

**图 5-1-7** 结肠浆膜损伤，可吸收缝线单纯缝合

### （二）诊断

结肠损伤需要重视的是能量器械导致的热损伤，常会在术后 2~3 天后出现肠穿孔，故术中一定要仔细辨别注意预防。

### （三）预防和处理

在分离大网膜及横结肠系膜前叶时应使组织保持良好张力，在无法辨明组织解剖的情况下可考虑经周边疏松的部位先分离。在分离大网膜过程中遇到大网膜与横结肠肠管、肠脂垂或周围组织粘连时，术者应小心分离，避免在解剖不清的情况下使用超声刀大块夹持并离断大网膜，从而减少结肠损伤的发生。分离横结肠系膜前叶过程中，遇到无法确认的血管应先予以保留，提起横结肠观察后方结肠系膜确定毗邻关系后再做决定。同样，在分离结肠肝曲及脾曲时，也应提起横结肠展开结肠系膜，反复确认解剖层面。

若结肠损伤范围小，无明显腹腔污染，局部肠壁血供良好，水肿不明显，患者一般条件可，无严重基础疾病，则可以选择结肠一期原位修补，腹腔镜下使用可吸收缝线直接缝合。与结肠造口相比，原位修补保持了肠管的完整性，不需要二次手术，对患者全身影响小，大大缩短了住院时间，因此在确保安全的前提下，应尽可能选择一期原位修补。若结肠损伤程度较重或局部肠壁血运不良，而无明显腹腔污染，则可考虑结肠局部切除吻合或近端结肠造口。若损伤严重伴较重腹腔污染，或患者一般情况差，存在严重基础疾病，则可采取损伤肠管双腔造口，等待时机再行肠管回纳手术。术中肠内容物污染腹腔时，应使用生理盐水彻底冲洗腹腔，放置引流管加强术区引流。

## 六、小肠损伤

小肠肠管具有一定的厚度和韧性，相对不易损伤。若肠管有水肿等情况存在，即使轻微触碰也可能会造成损伤。腹腔镜胃癌根治术过程中涉及小肠的操作较多，若抓持力度过大，肠管损伤也时有发生。如果术后出现肠瘘、腹腔感染等情况，不但加大治疗难度，而且可能加重患者病情，甚至威胁患者生命安全，因此要重视预防。

（一）原因

**1. 直接损伤** 腹腔内粘连，穿刺器或气腹针盲穿建立气腹过程中，损伤穿刺部位小肠。解剖层次不清，导致肠管误损伤。手术过程中，术者专注于手术，肠钳、分离钳、吸引器在视野外进出穿刺器时，或在抓持过程中不经意间损伤了肠壁。未选择合适规格的吻合器，在吻合器进入肠管时，肠壁张力过高引起浆膜撕裂、肠管损伤。

**2. 热损伤** 能量器械如超声刀、电凝钩等操作不当，导致热损伤。

（二）诊断

术中及时发现和处理小肠损伤对预防术后肠瘘具有重要意义。气腹建立及所有穿刺器置入后，应观察穿刺部位附近肠管有无损伤。部分视野外损伤，如器械进出穿刺器过程中的损伤不易觉察，手术结束前的检查过程中应重视小肠区域积血、血块和肠管表面血迹。

（三）预防和处理

熟悉解剖结构，操作应细致、轻柔，防止肠管损伤。选用无创器械及合适规格的吻合器。大部分情况下，肠管损伤可进行一期缝合修补。

## 七、肠系膜损伤

腹腔镜胃癌根治术过程中的肠系膜损伤包括小肠系膜损伤和横结肠系膜损伤。小肠系膜血管较为密集，损伤后易出血产生血肿，导致止血更加困难。剥离横结肠系膜前叶时损伤边缘血管弓会造成横结肠局部缺血坏死。

（一）原因

**1. 小肠系膜损伤** 建立气腹置入穿刺器过程中，用力过猛，穿刺器尖端刺入小肠系膜中。手术过程中，过分提拉小肠导致肠系膜张力过高而撕裂。腹腔镜器械进出腹腔时，动作粗暴损伤小肠系膜（图 5-1-8）。关闭 Petersen 间隙及肠肠间隙时，缝针进针过深，损伤肠系膜血管致出血损伤。

**2. 横结肠系膜损伤** 术者对于解剖层次缺乏足够的认知，在分离横结肠系膜前叶时损伤横结肠系膜（图 5-1-9）。横结肠系膜与胃后壁、大网膜等粘连严重，暴露过程中横结肠系膜被提起，被术者误作粘连而离断。胃后壁肿瘤侵犯横结肠系膜甚至系膜内血管，需要离断血管导致损伤。患者体重指数小，体脂含量低，系膜内脂肪较少，在解剖不同层面时损伤横结肠系膜。结肠扩张充气影响术者视野。

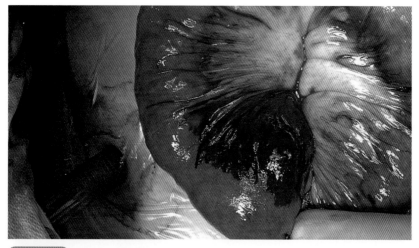

图 5-1-8 系膜关闭过程中导致的损伤

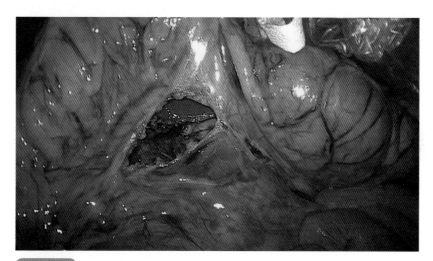

图 5-1-9 横结肠系膜损伤

（二）诊断

术中发现肠系膜表面异常出血、系膜血肿或系膜缺损。

（三）预防和处理

胃癌腹腔镜手术中肠系膜损伤重在预防。分离横结肠系膜前叶时，一般由左向右进行，助手应适当牵拉组织暴露出正确的层面。尽早显露胰头平面和十二指肠夹角，可以此为起点寻找正确的解剖层面。分离过程中存在困惑时，应提起横结肠反复确认横结肠系膜完整性及毗邻关系。若粘连严重，结肠系膜可能被提起，不轻易离断任何不确定来源的血管，有可能是供应结肠的血管，确认好胃结肠静脉干再处理胃网膜右静脉。在预防小肠系膜损伤方面，应注意轻柔操作，关闭系膜间隙时注意进针深度。

横结肠系膜损伤不伴血管损伤时可以使用缝线关闭缺损，伴有血管损伤时应密切关注肠管色泽变化，无法确认肠管活力或存在坏死风险应切除部分横结肠并行一期吻合。对于小肠系膜血管损伤出血的患者，术中妥善止血的同时，需要注意观察肠管活力，若有缺血性改变，则需要行肠切除肠吻合术。

# 第四节　术中出血

腹腔镜胃癌根治术中出血是术中最常见的并发症之一，按照出血部位可分为实质性脏器损伤出血（见本章第二节）、胃周血管损伤出血、吻合口及闭合端出血、淋巴结出血等。腹腔镜胃癌手术 D2 淋巴结清扫的解剖层次复杂及清扫技术要求较高，特别是对于局部进展期胃癌患者，肿瘤及胃周淋巴结较大且固定，甚至部分融合并与血管关系紧密，术中出血较难避免，有时处理较为棘手，导致中转开放手术。此外，胃血液供应丰富，胃周血管存在较多变异，患者高龄、肥胖或合并糖尿病、肝硬化等基础疾病，亦是腹腔镜胃癌手术中出血的高危因素。腹腔镜手术中一旦出血，会影响手术视野和解剖层面的辨认，增加操作难度和术中其他并发症发生风险，严重时甚至危及患者生命。因此，外科医生应重视术中出血并发症的预防及处理，熟练掌握腹腔镜下操作技巧，熟识胃周血管解剖及常见变异，并提高团队配合度，以降低术中出血等并发症的发生。

## 一、胃周血管损伤出血

术中胃周血管损伤出血是指手术操作对胃周主要血管造成的、需要采取止血措施的损伤出血。胃血液供应较为丰富，胃周血管变异度大，且腹腔镜下 D2 根治术需要紧贴腹腔干、肝总动脉及脾动脉等重要血管进行淋巴结清扫，以及在根部结扎、离断胃左动静脉、胃右动脉、胃网膜左血管、胃网膜右血管及胃后动脉等重要血管。因此，对于局部进展期胃癌，特别是胃周淋巴结较大且与血管粘连固定，手术操作过程中胃周血管损伤出血时有发生，较难避免。李国新等报道腹腔镜远端胃癌 D2 根治术中最常见损伤的血管分别是胃网膜右静脉（57/278，20.5%）和胃左静脉（33/278，11.9%）。若血管损伤未导致严重出血，可通过充分的腹腔镜下止血处理很好地控制；若损伤到主要的动脉血管，例如脾动脉、胃右动脉、胃左动脉及胃十二指肠动脉等，出血较快且量往往较大，可导致中转开放手术，处理不当甚至危及患者生命。

### （一）原因

局部进展期胃癌肿瘤或肿大淋巴结侵犯或包绕胃周血管，血管周围炎症较重，组织粘连界限分辨不清。

胃周血管变异：以胃左静脉为例，其可经肝固有动脉、肝总动脉、脾动脉或腹腔干上下走行，汇入肝门静脉、脾静脉或门脾角。有研究显示胃左静脉汇入类型可分为：汇入肝门静脉（45.0%）、汇入脾静脉（37.0%）、汇入门脾角（16.0%）、缺如（2.0%）。另外，Iino

等通过三维血管造影技术，将胃右动脉的起源分为三大类：远端（肝固有动脉、肝左动脉、肝右动脉），近端（胃十二指肠动脉与肝总动脉交叉点、肝总动脉），尾端（胃十二指肠动脉）。

在裸化血管过程中，淋巴结脂肪组织包裹、助手牵拉血管张力不当等都可能使术者在操作过程中损伤血管壁导致出血。

患者高龄、肥胖或合并糖尿病等，血管壁脆性增加，术中抗牵拉能力低，对超声刀的热损伤耐受性差等。

能量器械使用不当，超声刀钳夹较多组织或凝闭不全可导致出血。

### （二）处理

腹腔镜胃癌手术中若发生胃周血管损伤出血，主要处理方式包括：①首先以纱布压迫出血部位以达到暂时止血，并将出血部位附近的血液清理干净。②以吸引器压迫于上述纱布表面并保持吸引器持续性低流量吸引，缓慢移开纱布后，继续保持出血部位原有的负压吸引状态以明确出血点。③术者可使用分离钳等器械控制出血点，同时助手可使用吸引器压迫或上挑的力量，使出血血管及周围组织有一定张力，术者可通过能量器械迅速游离血管周围的淋巴结脂肪组织，将出血血管结扎、离断等（图5-1-10）。④若血管断端回缩，单纯压迫难以完成止血，可通过腹腔镜下缝合技术进行缝扎止血（图5-1-11）。⑤术中操作层面辨识不清导致结肠系膜误伤、血管出血时，首先要判定出血血管的功能，若结肠边缘血

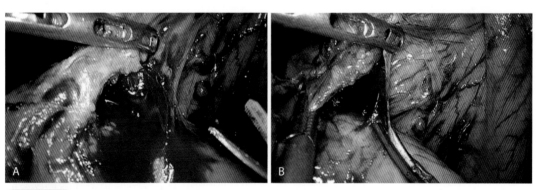

图5-1-10 胃网膜右血管出血止血处理。A. 胃网膜右血管出血；B. 术者控制住出血血管，同时扩张层面，便于处理出血

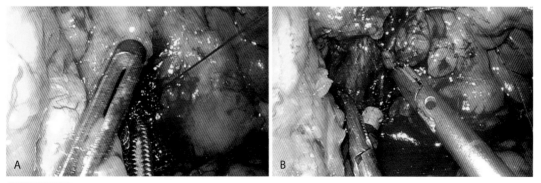

图5-1-11 胃网膜左血管出血止血处理。A. 胃网膜左血管出血；B. 因操作层面不清，可缝扎止血

管弓误伤，则需要明确该区域肠管血运是否受影响。当肠管血运受影响时，需要进行肠段切除，以保证结肠血运通畅，避免术后结肠坏死等并发症的发生。

值得注意的是，一旦发生肝门静脉或腔静脉损伤出血，应根据损伤程度和患者生命体征做出判断，决定是开放修补还是腹腔镜下缝合止血。为防止 $CO_2$ 气体进入静脉血管形成气体栓塞，首先应适当调整气腹压力，尤其是破口较大时，同时迅速将纱布压住破口，做好所有腹腔镜下缝合止血和随时开放止血的准备（建立快速静脉通道、准备充足的血源、备齐缝合血管及开放手术等所需要的器械）。暂时控制出血后，腹腔镜下继续游离解剖明确肝门静脉或腔静脉的损伤情况，若破口较大且腹腔镜下缝合有困难，则应当机立断开放修补。若破口较小，则在腹腔镜下缝合修补，必要时可增加一个穿刺孔通道。用吸引器吸出积血，以分离钳轻柔钳夹破口，用无损伤血管缝线 8 字缝合，收紧提起后确认出血停止后，进行打结操作。

### （三）预防

术前充分评估患者病情，控制及减少可能导致术中出血的高危因素，特别是对于进展期胃癌，应经多学科团队评估是否需先行新辅助治疗，以期肿瘤及阳性淋巴结退缩，减少对周围血管及临近组织的侵犯，以便术中清扫或操作，从而减少术中出血的风险。腹腔镜胃癌手术应始终坚持层面优先的解剖原则，切忌以寻找血管为目标，每当改变操作部位或术毕时应常规进行腹腔内检查，务必注意避免刮碰各血管断端的血管夹，一旦血管夹脱落，术者应迅速以无创抓钳轻轻夹闭出血点、控制出血，并于出血点下方应用血管夹再次将血管夹闭。胃周血管损伤出血的预防还包括：① 淋巴结清扫时，需从正确的筋膜间隙解剖、游离，以便接近血管根部且不易引起出血。② 分别处理动脉、静脉血管，避免动静脉集束结扎后的静脉呈紧张状态，以减少静脉撕裂出血。例如，胃左动静脉的处理宜先根部结扎、切断静脉，方便游离动脉根部和淋巴结清扫，以避免血管损伤。③ 熟悉胃周血管的变异，如 2.5%～7.5% 胃左动脉直接发自腹主动脉，25% 胃左静脉汇入脾静脉，胃后动脉出现率为 60%～70%，副肝左动脉出现率为 5%～15%，脾动静脉异常走行，极少情况下可见肝总动脉发自肠系膜上动脉等。④ 合理使用手术器械，调节电凝功率大小以适应不同解剖部位。掌握能量器械的使用要领，合理评估超声刀的止血能力。⑤ 熟悉相关解剖，血管不明确时，尽量行全程显露，避免损伤。

此外，对于不同部位的术中出血还应有针对性的预防及处理：

**1. 胃网膜右静脉损伤出血** 多为清扫 No.6 淋巴结在根部处理胃网膜右静脉时，损伤胰十二指肠上前静脉造成出血。胰十二指肠上前静脉通常较细小且匍匐于胰头，损伤回缩后止血困难，若止血不当，会造成胰头损伤，甚至损伤右结肠静脉或 Henle 干，导致更严重的出血。由于中结肠动脉在横结肠系膜中的位置相对固定，通常位于横结肠系膜内中线偏右，搏动明显，因此在处理胃网膜右静脉时，可先游离十二指肠降部与横结肠系膜之间的融合平面达到正确的解剖层次，再以中结肠动脉为标志，向上剥离横结肠系膜前叶至胰腺颈部下缘，即可找到 Henle 干。Henle 干多由胃网膜右静脉、胰十二指肠上前静脉和右（副右）结肠静脉汇合而成，因而循 Henle 干追踪至胃网膜右静脉，此时不必过分裸化该静脉，用可吸收夹夹闭后离断。另需特别注意，胃网膜右静脉和动脉并非紧密伴行，胃网膜右静脉根部通常位于胰头下缘，而胃网膜右动脉根部通常接近胰头上缘，需分别处理。

**2. 胃左静脉损伤出血**　胃左静脉存在一定变异，可经肝总动脉（或脾动脉）的前（或后）汇入肝门静脉或脾静脉。在清扫胰腺上缘区域淋巴结时，若不注意该静脉的解剖变异易造成损伤，损伤后为双向出血，出血量较大，影响胰腺上缘区域淋巴结清扫，且该静脉损伤后断端易回缩，处理较困难。因此，助手需熟悉胃左静脉的变异，在牵拉胃胰襞协助暴露手术视野时，注意保持一定张力，避免过分牵拉造成损伤出血。此外，超声刀清扫胰腺上缘区域淋巴结时，由于此处空间相对狭小，往往伴有脂肪组织，以及淋巴结内穿透支少量渗血的雾化，影响术者视野和操作，助手此时可采用小流量间断吸引，保持手术野清晰，可有效避免损伤。

**3. 胃右动脉损伤出血**　多为损伤十二指肠上动脉引起出血。腹腔镜下循胃十二指肠动脉和肝固有动脉寻找胃右动脉根部并清扫 No.5 淋巴结的过程中，将胃窦十二指肠向上提起时较难清晰暴露，可能会损伤十二指肠球部与胃右动脉之间的十二指肠上动脉（通常有 2~3 支）。预防措施：在自后向前游离胃右动脉存在困难时，可采用自前向后的方法，这样可前后呼应，处理更为便捷、安全。另外，在自后向前游离切断胃右动脉的过程中，应先暴露肝固有动脉，避免误将迂曲的肝固有动脉作为胃右动脉切断。

**4. 肝门静脉或腔静脉损伤出血**　肝门静脉或腔静脉损伤出血后果往往较为严重，处理较为棘手，因此重在预防。术中正确清晰的解剖和精准轻柔的操作是防止损伤的关键，特别是清扫 No.8 和 No.12 淋巴结时，要遵循正确的解剖层面，避免过度牵拉导致肝门静脉侧壁移位而被超声刀误伤出血。

**5. 脾门区域血管损伤出血**　脾门区域位置较深，特别是肥胖患者，显露较为困难，其血管走行常错综复杂，且位置不固定，故在清扫脾门区域淋巴结时较易发生脾门血管损伤。在清扫 No.10 淋巴结时，若发生出血，可先进行纱条压迫，助手一手协助暴露，另一手持吸引器小流量间断吸引，清晰显露出血点，术者迅速用无创抓钳轻夹出血点，以控制出血。对于可离断血管，可用血管夹在破口两端夹闭止血；对于需保留的脾动脉分支，则采用腹腔镜下无损伤血管缝线进行修补为妥。值得注意的是，脾门淋巴结清扫难度较高，建议由腹腔镜胃癌 D2 根治术经验丰富的固定团队开展。

**6. 中结肠动脉损伤出血**　中结肠动脉紧靠胃十二指肠动脉分支，即毗邻胰十二指肠动脉或胃网膜右动脉，当胃后壁肿瘤侵犯或肿瘤与横结肠系膜粘连严重时，中结肠动脉易被误认为胃网膜右动脉而被结扎离断，造成横结肠中段缺血性坏死。因此，在分离胃结肠融合筋膜时，术者与助手应保持三角牵拉及适当张力，超声刀解剖分离时应避免大块夹持离断组织。有学者认为"挑拨离间"的分离解剖策略，即术者采用左、右手相互交替进行挑与拨的钝性分离，在两层系膜之间的间隙内推进，可有效避免层面错误而误伤血管的情况。此外，在血管情况不明确时，可行全程显露，避免损伤。

**7. 肝左静脉损伤出血**　第二肝门处肝左静脉左侧后上方尚有小静脉单独开口汇入下腔静脉。在行根治性胃近端切除或全胃切除时，为了开阔术野，常需切断肝左三角韧带，把肝左叶牵拉向右侧。若紧靠肝左静脉切断肝左三角韧带，加上牵拉肝左叶的张力过大，易撕断此小静脉，甚至撕裂肝左静脉引起大出血。预防措施：切断肝左三角韧带，不宜太靠近第二肝门处，应向右上方牵拉肝左叶，使第二肝门处于松弛状态。

## 二、吻合口及闭合端出血

第五篇

腹腔镜胃癌手术相关并发症

腹腔镜胃癌根治术中无论采用全腹腔镜下吻合还是开放下吻合，均可由术中吻合端止血不确切、黏膜回缩、缝合结扎过松及吻合器（或闭合器）操作不当等原因导致术中吻合口及胃小弯残端、十二指肠残端等出血。若术中未能及时发现及妥善处理，可导致术后患者消化道或腹腔内出血，患者甚至出现生命体征不稳、休克等情况，是非计划二次手术的主要原因之一。此外，吻合口出血也是导致术后吻合口漏及腹腔感染的重要原因。

### （一）原因

导致术中吻合口及闭合端出血的主要原因包括：①吻合器操作不当或质量缺陷，导致黏膜下血管钉合不全，或撤出时组织嵌顿牵拉出血；②吻合器口径大小选择不当，特别是消化道过薄或水肿过厚时，吻合钉不能将黏膜血管完全闭合；③吻合缘血管或脂肪组织处理不当，如过多系膜或脂肪组织嵌入吻合口之间，导致吻合器切割系膜血管或血管夹闭不完全；④胃及食管黏膜下血供丰富或存在静脉曲张等，吻合时吻合钉穿透血管，造成部分血管夹闭不全；⑤消化道水肿增厚，组织较脆易出血，吻合器压迫时造成撕裂出血；⑥患者存在凝血障碍，包括合并凝血因子缺乏的疾病和肝疾病、口服抗凝药等使凝血时间延长，以及术前新辅助治疗使用抗血管生成药物等靶向治疗，导致吻合口处小血管不易闭合。

### （二）处理

对于术中吻合口及闭合端出血，早期发现至关重要，术中及时辨识和妥善处理可有效降低术后吻合口及闭合端迟发性出血的风险。吻合口出血时，可通过共同开口将吻合口外翻，寻找确切出血点，进行缝扎止血；闭合端出血时，可通过电设备、超声刀及血管夹等对其进行确切有效的处理。术中吻合口及残端出血较快、量较多时可见消化道饱胀，如胃管引出较多血块或暗红色液体，往往提示有小动脉闭合不全，可使用缝线进行消化道全层缝扎加固止血。

### （三）预防

胃癌患者术中一旦发生吻合口或残端较大出血，其术后吻合口延迟出血、吻合口漏及腹腔感染等并发症发生的风险将显著增加，因此有效预防尤为重要。首先，术前应充分评估患者病情，包括一般情况如凝血功能、营养情况及有无出血的高危因素等，术前进行充分的准备及针对性的干预或治疗可有效减少术中吻合口出血发生。其次，术中应根据消化道直径、管壁厚度及有无水肿等情况选择合适的吻合器，避免使用过大或过小的吻合器而导致黏膜撕裂出血或血管闭合不全；吻合口选择相对无血管区，若吻合区存在较大血管可先缝扎止血；应用吻合器（或闭合器）离断组织时，通常在吻合器（或闭合器）夹闭组织后，需停留 15~20 秒使组织充分压榨，可有效降低吻合线或闭合线出血发生。若使用吻合器吻合不满意，则有必要加固缝合，有研究表明，吻合口加固缝合可降低术后吻合口出血发生风险。此外，还应避免吻合肠管扭转、张力过大导致吻合口撕裂出血。

# 第五节　吻合器使用相关并发症

随着腹腔镜技术的规范和推广，完全腹腔镜胃癌根治术得到越来越多的应用，完成完全腹腔镜胃癌根治术需要使用腹腔镜下切割吻合器，在使用过程中不可避免会出现各种各样的并发症，作为外科医生，应充分了解各类并发症的原因及处理方法，才能安全有效完成腹腔镜胃癌根治术。吻合器使用相关并发症包括以下几种：

1. **闭合不全**　吻合器闭合不全（图 5-1-12）常与局部组织厚、吻合器未旋紧及反复挤压吻合器有关。切割时应一次用力完成，切忌反复挤压。若发生闭合不全，避免将中心杆强行拉出而造成吻合口组织撕脱出血，应在缓慢退出中心杆后，在直视下用尖刀准确切割牵拉部位，并反复检查，确认周边组织有无损伤。

术中在使用切割吻合器之前应初步判断所要闭合的组织，选择合适的吻合钉。若闭合后确实存在闭合不全，需要缝合加强。

2. **胃管钉入吻合口中**　胃管钉入吻合口中（图 5-1-13）多因团队配合不默契，吻合时未将胃管退出而被钉合在吻合口等操作不当。发现胃管残留后可在直视下切割，胃管缝入后经胃残端修剪，该处全层间断缝合几针加强处理。当发生在食管空肠吻合时，可剪切胃管，并局部缝合加强吻合口，若食管空肠吻合口位置较高，必要时要中转开放手术进一步处理。

3. **吻合器置入错误层面**　线型切割吻合器润滑不够，在伸入消化道时会进入黏膜下于激发闭合后形成盲腔（图 5-1-14）。闭合前应仔细观察，使用胃管作为引导再插入吻合器，闭合后应探查吻合口是否通畅。若不慎出现该情况，可使用剪刀剪开食管黏膜。

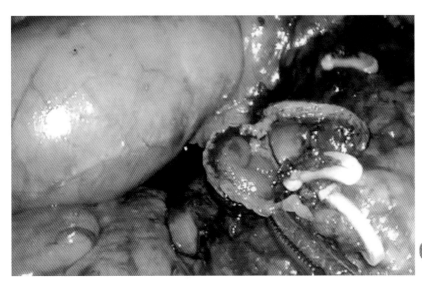

**图 5-1-12**　术中发现吻合器闭合不全

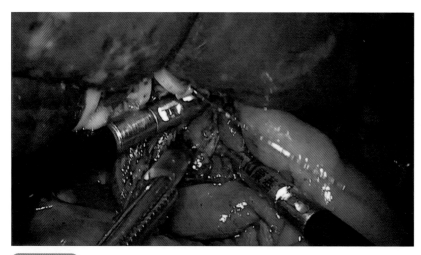

图 5-1-13 胃管钉入吻合口中

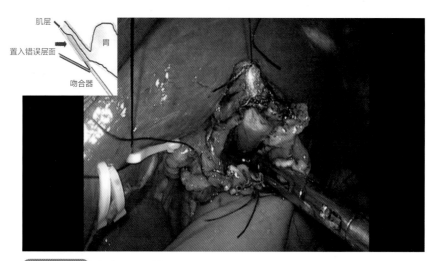

图 5-1-14 吻合器置入错误层面

（徐　皓　何中原　谢　黎　吕嘉伦）

# 第二章

# 术后手术相关并发症及处理

## 第一节 腹腔内出血

腹腔内出血是一种发病率低、死亡率较高的并发症，为胃癌术后最严重的并发症之一，亦为术后二次手术的主要原因。腹腔镜胃癌手术后腹腔内出血的发生率与开放手术基本一致，甚至略低，CLASS-01 研究报道其发生率为 0.4%，而开放手术则为 0.8%。胃癌根治术涉及多个脏器及解剖平面，同时要求术者熟练应用手术外科器械及机械吻合器，任何环节的疏忽都可能造成术后出血。腹腔内出血按出血时间可分为急性出血和迟发性出血，大多数为急性出血，于术后 24~48 小时内发生，迟发性出血则多于术后 1 周以后出现，往往起病急、进展迅速、出血量较大甚至导致严重后果，因此早期识别并积极给予恰当的处理尤为关键。

### 一、原因

急性腹腔内出血多为术中止血或血管离断技术不当导致，常见原因包括：① 术中解剖结构及解剖层面辨认不清，对血管变异没有充分认知，游离过程中血管裸化显露差，盲目大块钳夹或超声刀大束组织离断。② 腹腔镜手术视野显露不佳，存在视觉盲区，有可能造成血管夹闭不全或视野外副损伤，尤其应防止脾、肝、小肠或结肠系膜损伤等。③ 血管夹松动脱落，如血管后方组织游离不充分即用 HemLock 夹夹闭、术中出血时盲目使用 HemLock 夹及钛夹、夹闭后预留血管断端过短都会影响血管夹闭的稳定性。④ 超声刀、LigaSure 等电设备使用不当。常见的有胃大小弯的网膜血管分支、胃脾韧带内的血管支多用超声刀直接凝闭，但牵拉或活动后可能出血。此外，术后患者血压波动可能使血管断端焦痂脱落从而导致出血。⑤ 术中操作不当，导致周围脏器损伤，没有及时处理，也可导致术后腹腔内出血。

迟发性出血，其出血部位多为腹腔干，其中以脾动脉最为常见。脾动脉在胰腺上缘走行距离较长，受胰腺遮挡或存在迂曲而易在术中损伤。其次肝总动脉、胃十二指肠动脉及其分支、横结肠系膜及吻合肠管的系膜也可发生出血。目前认为，胃癌术后局部血管的病理变化及破裂是迟发性出血的主要原因。迟发性出血可能与以下因素有关：① 术中血管壁损伤。超声刀、电凝钩等设备使用过程中的热损伤或直接损伤作用于动脉壁外膜，使其机化变薄，继而出现假性动脉瘤，假性动脉瘤形成后，瘤体壁长期处于比较薄的状态，特别容易受各种原因的影响发生破裂进而导致出血。② 消化液、感染灶等腐蚀血管壁。有研究报道显示约 42% 胃癌术后迟发性出血患者合并腹腔感染，62% 患者被证实存在吻合口漏、胰漏或十二指肠残端漏。淋巴漏虽无直接腐蚀作用，但如果引流不畅可加重腐蚀。③ 术中血管过度骨骼化，血管表面的淋巴结、脂肪甚至部分血管鞘被清扫以后，容易形成假性动脉瘤。

对于腹腔镜胃癌手术而言，一方面腹腔镜的放大效应使精细解剖（如血管骨骼化及淋巴结廓清）成为可能，另一方面在腹腔镜手术学习曲线阶段，能量平台及器械附带的热损伤可能性加大，会增加术后迟发性腹腔内出血的机会。迟发性出血还可能与引流管长时间压迫血管等有关，国内一项病例报道指出腹腔镜胃癌手术患者术后咳嗽时，引流管侧孔牵扯到了血管夹导致腹腔内出血。此外，腹壁穿刺套管（Trocar）孔出血流向腹腔易被误认为腹腔内出血，需加以鉴别。

## 二、临床表现和诊断

目前尚无统一的诊断标准，部分文献认为胃癌术后出血是指术后腹腔内因各种原因出血且出现休克或出血征象，其诊断标准为：① 术后患者出现非心源性血流动力学不稳定或休克表现。② 术后腹腔引流管引流出新鲜血液，且 24 小时内引流量不少于 100 mL。③ Trocar 孔持续渗血，且压迫止血无法控制。④ 床边超声、腹腔穿刺、血管造影等明确存在腹腔内出血。满足以上其中任意一项即可诊断为术后腹腔内出血。

## 三、预防和治疗

术后腹腔内出血的治疗较为复杂，对于急性腹腔内出血，若患者血流动力学稳定，怀疑为腹腔内创面小的渗血，一般经输血、静脉使用止血药物等保守治疗可好转；但对于保守治疗过程中仍出现生命体征不稳者，或短时间内出血量大，甚至出现失血性休克者，再次手术进行确切止血是目前公认的方法。对于迟发性腹腔内动脉出血，经导管动脉栓塞（transcatheter arterial embolization, TAE）治疗应作为首选，治疗成功的关键在于迅速找到出血动脉并进行有效栓塞。因腹腔干系统存在广泛的交通支，除了在近心端进行栓塞，必要时还应进行远心端栓塞。同时，即使经过有效的栓塞治疗，也有部分患者会再次发生出血，并需要再次介入栓塞治疗，因此同期积极的抗感染治疗及支持治疗也必不可少。对于腹腔内出血量大、出血速度过快的患者或 TAE 治疗效果不佳者，可选择直接手术止血。手术应力求简单有效，此时由于局部组织炎性水肿、组织变脆和致密粘连，操作务必谨慎小心，避免损伤腹腔脏器，同时可以考虑留置鼻肠管，用于术后营养支持。此外，血管内覆膜支架是一种应用于介入止血治疗的新技术，可在阻断出血的同时保持血管的连续性，且由于支架的支撑作用血管壁不易受到腐蚀再次出血。有研究表明，血管内覆膜支架置入治疗效果优于动脉栓塞治疗，止血成功率更高，但必须指出的是，介入治疗难度较大，对术者的经验和操作水平要求较高，在基层医院及较小的综合医院推广尚有一定困难。

腹腔镜胃癌根治术后腹腔内出血，手术为主要影响因素，预防的关键在于手术中精细操作，笔者认为预防术后出血的操作要点包括：① 良好的术野暴露，与助手默契配合，在进行牵拉暴露时，注意对牵拉组织保护。② 正确的解剖平面，应在组织间隙中进行分离，避免进入淋巴脂肪组织。③ 外科能量器械的合理使用，应坚持直视下操作，选择适当功率，术中要避免其对周围正常组织的热损伤。④ 淋巴结渗血时防止盲目钳夹止血或电灼止血。⑤ 满足淋巴结清扫规范的前提下防止过分骨骼化动脉，尤其是主要的分支血管。⑥ 关腹前应常规升高血压以观察所有血管断端、裸露血管、吻合口、横结肠系膜表面等手术创面，并对可疑之处彻底止血或双重夹闭血管残端。⑦ 腹腔引流管的放置应尽量避免跨越大血管，侧孔应避开血管残端。

# 第二节 吻合口出血

吻合口出血是胃癌术后最常见的并发症之一，其发生率约为 2.4%，主要发生于术后早期，以术后第 1 天较常见。随着吻合技术和吻合器械的快速进步，吻合口出血的发生率已经明显地降低。Tanizawa 等对 1400 例腹腔镜胃癌手术的分析结果显示，术后早期吻合口出血的发生率为 0.43%。腹腔镜胃癌根治术中吻合过程与传统开放手术有一定差别，如小切口显露困难、线型切割吻合器的使用等。

## 一、原因

通常认为消化道重建步骤是影响腹腔镜胃癌术后早期吻合口出血最重要的因素，主要由于经切割吻合器切缝后吻合口或残胃断端血管未被有效闭合或者术后血管断端再度开放，从而出现术后消化道内出血。吻合口出血的常见原因包括：① 器械止血效果不确切。胃黏膜下有丰富的毛细血管网，血供较为丰富，使用单极电刀或超声刀切开胃壁时，其毛细血管断端并未彻底封闭，术后体位变动或血压升高后，血液可能冲破蛋白变性的凝固断端，导致迟发性出血。② 吻合技术不恰当。在手工缝合中，缝合技术不当，如针距过大、张力不当、进针深度不当、缝及系膜缘血管等，均可能导致吻合口出血。使用吻合器进行吻合时，吻合器使用不当，如吻合器类型选择不当、吻合位置选择不当、成钉高度过低或过高，均易导致出血。

目前针对机械吻合是否比手工吻合拥有更低的吻合口出血率仍存在争议，但机械吻合在减少手术时间上存在明显优势。Kim 等研究显示，机械吻合与手工吻合相比，胃癌术后出血率较低，可能原因是机械吻合器激发时，对组织断端有一定的压榨时间，同时吻合后还可进行加固。而另一项比较不同加固方式预防腹腔镜手术后出血的研究结果则提示无显著差异，并指出不熟练的吻合技术可能是引起术后早期出血最主要的原因。对于食管空肠吻合或食管胃吻合，由于位置较高，强行加固有可能引起吻合口撕裂，反而增加出血风险。此外，胃肠壁水肿患者出现术后吻合口出血的风险也明显增高。

吻合口迟发性出血主要由吻合口应激性溃疡出血导致，但胃癌患者大部分胃酸分泌较低，腹腔镜胃癌手术创伤小、机体应激反应轻，且术后抑酸药物的常规使用使吻合口溃疡的发生率反而较低。导致吻合口溃疡出血的主要原因为输入袢较长，空肠离 Treitz 韧带较远，其耐酸能力降低，易于发生吻合口溃疡。此外，吻合口漏后，消化液腐蚀血管可合并出血，该类型出血多见于十二指肠残端漏患者，其渗漏的消化液腐蚀如胃十二指肠动脉等胃周血管，导致腹腔内大出血，所流出的血液又经过漏口涌入消化道腔内，导致消化道出血的假象。一般出现时间较晚，且通常伴随消化道漏的征象。

## 二、临床表现和诊断

吻合口出血可分为早期出血和迟发性出血，通常表现为管腔内出血，鼻胃管可见明显的新鲜血液引流物，患者常有不同程度的腹胀、黑便、呕血等症状，较少引起血流动力学不稳定，患者可有血红蛋白下降。

## 三、预防和治疗

多数吻合口出血为少量渗血，一般经输血、质子泵抑制剂、生长抑素、静脉止血药物、口服血管活性药物（去甲肾上腺素）或经鼻胃管灌入复合物等保守治疗方法可达到有效止血目的。若保守治疗失败，患者呕血或便血症状仍无明显好转，血红蛋白持续下降，甚至出现血流动力学不稳定，首选内镜治疗，可有助于了解具体出血的部位和程度，并可以取得较好的止血效果，可避免再次手术。

对于吻合口出血的患者，内镜下可以用网篮和圈套器取出消化道内血凝块，避免大量血凝块影响视野，妨碍后续操作。先以 1∶10 000 去甲肾上腺素冰生理盐水反复冲洗，必要时可使用连续冲水泵吸净积血，尽可能使视野清晰，在有活动性出血时明确出血程度。必要时可改变患者体位，可以迅速暴露出血点。找到出血点后，再根据具体情况选择不同的止血方式。①金属夹止血：一种物理机械方法，利用止血夹闭合时产生的机械力，将其周围组织及出血的血管一并结扎，从而闭合出血的血管，以阻断血流达到止血目的，熟练运用可达到极好的止血效果（图 5-2-1）。使用金属夹时切忌在未清楚显露出血灶时就盲目钳夹，否则不但不能止血，还会影响后续操作。可连续冲水使出血部位充分暴露，保持视野清晰，金属夹张开要充分，注意掌握好止血夹释放的部位及与出血灶接触的角度，钳夹要迅速，力度适中，否则易损坏金属夹持放器装置，并易引起夹子脱落导致再出血，可根据需要放置多枚金属夹。金属夹一般在 1~2 周局部肉芽肿形成后自然脱落。②电凝止血：临床上经常使用的止血方法。不同高频电发生器所取的电凝指数不同，应仔细调节参数，一般调至电极和黏膜面之间刚能产生火花，有白色烟雾为佳。电极与黏膜面仅需轻轻接触，通电时间要重复间断，每次数秒，见黏膜面发白，出血停止，再次予生理盐水冲洗，观察数分钟。由于电凝深度较难掌控，且大功率电凝有增加吻合口漏的风险，需根据临床上具体情况选择。③局部注射肾上腺素或硬化剂：比较常用的止血方法，止血效果确切。肾上腺素可使血管收缩，达到止血目的；硬化剂注入黏膜下血管内或其周围，使血管壁增厚、形成血栓，周围组织纤维增生压迫血管而达到止血目的。但硬化剂剂量过大、注射过深，可能会导致组织缺血坏死，发生吻合口漏。④局部喷洒止血药物：如去甲肾上腺素、凝血酶等。此方法简便易行，但仅适用于少量渗血，止血效果不稳定，容易发生再出血，常作为其他止血措施的辅助手段，一般不作为单独的止血措施。内镜下联合多种方法止血成功率高，可达80%以上。

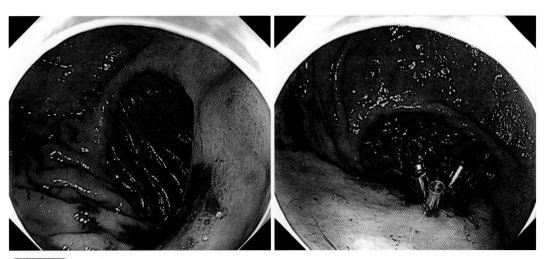

图 5-2-1　吻合口出血钛夹止血法

此外，在急性出血的情况下，可对腹部血管进行选择性造影，包括肝总动脉、脾动脉、胃短血管和胃十二指肠动脉，识别可疑出血的动脉分支。成功识别后，可使用微线圈栓塞和（或）明胶海绵颗粒栓塞的方法进行止血，但注意应精准栓塞出血的分支，若栓塞主干血管，则可能会导致该血管供血组织大面积缺血。由于胃黏膜下丰富血管网的存在，即使对目标血管进行了有效栓塞，也存在止血失败的可能，但可以为手术止血赢得时间。

对保守治疗、内镜治疗或介入治疗失败及出血量较大的患者，应果断选择手术止血。从腔外往往难以明确出血的具体部位及严重程度，建议术中联合内镜进行止血，若为吻合口渗血，可在内镜直视下，从腔外采取贯穿缝合的方法进行止血，通过内镜下冲洗，可直视评价止血效果。对于出血较严重、缝合止血困难且吻合口位置处于相对容易暴露部位的患者，可切除吻合口后重新吻合，并在吻合过程中严格止血，避免再次出血。

吻合口早期出血的预防主要是保证消化道重建的质量，需要由具备熟练腹腔镜下吻合技术的胃肠外科医生施行，建议术中：①切开胃壁或肠壁以备吻合时，对黏膜下血管应妥善凝固止血，切忌为追求手术速度而快速切开。②吻合时，应选择合适的吻合部位，不宜过于靠近系膜或供血血管。若为手工缝合，应注意适当的缝合间距、张力，并在缝合过程中注意黏膜有无渗血，于渗血明显的部位应另加缝合止血。③选择合适的吻合器械，线型吻合器成钉的层数较圆型吻合器多，止血效果相对较优。④线型吻合器激发前，可预先压榨10～15秒。行侧侧吻合时，可经共同开口观察吻合口是否有出血，并将镜头经共同开口伸入胃腔内，直视观察吻合线有无渗血，若腹腔镜下显露困难，且怀疑吻合口出血，可于术中借助胃镜直视下观察。⑤关腹前对残胃断端及吻合口进行仔细检查。此外，对于高危患者术后可考虑短期放置胃肠减压管，以观察吻合口出血情况。关于机械吻合后吻合口加固与否，有研究表明吻合口缝合加固可减少术后吻合口出血的风险，建议常规进行缝合加固。

# 第三节 吻合口漏

吻合口漏是吻合口处组织缺损从而在胃肠腔内外产生异常通道，为腹腔镜胃癌术后常见的吻合口相关并发症，近年来吻合口漏的发生率逐年下降，发生率为1%~6%。胃癌术后患者发生吻合口漏的临床表现可因吻合口部位、漏口大小、发生时间不同而不同。当发生吻合口漏，消化液进入腹腔或胸腔，会造成腹腔及胸腔感染，引发局限性或弥漫性腹膜炎、肺部感染等。临床上吻合口漏多发生于术后5~7天，患者往往表现出体温持续升高、较明显的腹部体征，严重者甚至还可出现呼吸功能受限。因此，及时发现吻合口漏对患者术后康复尤为重要。临床上可通过胃管注入稀释后的亚甲蓝溶液，若腹腔引流液蓝染，则认为出现吻合口漏，是一种较为简便的诊断方式。此外，数字消化道造影下若发现对比剂外溢，在诊断吻合口漏的同时还可确定漏的部位。术后胸腹部B超或增强CT往往能显示吻合口附近的积气积液，对吻合口漏的诊断及治疗具有重要意义。

术后吻合口漏的处理最关键的是早期识别与诊断，患者术后出现不明原因发热、白细胞及中性粒细胞增多、心率加快等其他感染中毒症状，都应警惕，排除术后吻合口漏的可能。吻合口漏的预防应贯穿于整个围手术期：充分的术前准备、合理的手术方案、成熟的腹腔镜技巧、规范的术后处理都非常重要。在术中进行消化道重建时遵循重建的一般原则，尽可能使吻合口无张力，保证其血运良好。

## 一、残胃空肠吻合口漏

残胃空肠吻合口漏是远端胃癌根治术Billroth Ⅱ式吻合及近端胃切除术后双通道吻合常见的并发症。

**1. 常见原因** ①吻合口张力过大。②吻合口血运较差。③患者术前营养不良，存在严重的低蛋白血症。④患者合并糖尿病等影响吻合口愈合的基础疾病。⑤圆型吻合器、线型切割吻合器使用不熟练或缺乏经验（包括吻合器的选择、激发技巧等）。⑥腹腔镜下缝合打结技术未达到要求或缝合缺陷。

**2. 预防措施** ①选取合适位置的空肠进行残胃空肠吻合以减少吻合口张力。常采用结肠前吻合，输入袢距Treitz韧带的长度应保证吻合口无张力。尤其是准备进行Braun吻合的病例，该长度应适当延长。应当注意的是，远端空肠的抗酸能力较差，所以不能选用距Treitz韧带距离过长的空肠进行胃空肠吻合。一般建议距Treitz韧带20~30 cm。②积极改善患者围手术期营养状况，控制血糖并管理相关基础疾病。③优化手术器械使用和缝合技术，在清晰的视野下妥善缝合。④在使用线型切割吻合器关闭共同开口时，应确保胃壁及小肠壁的全层闭合，必要时进行全层或浆肌层加固缝合。

**3. 治疗措施**

（1）保守治疗：对于漏口较小，感染中毒症状相对较轻，无腹膜炎或腹膜炎较为局限的患者，可先行保守治疗，包括充分引流、禁食、胃肠减压、营养支持、应用质子泵抑制剂和生长抑素，以及抗感染治疗等。良好的引流是治疗的关键。如果引流管位于漏口附近，应尽可能保持通畅，必要时予局部冲洗和负压吸引。当引流不畅及发现局限性积液时，可通过超声或 CT 引导下穿刺置管引流。禁食、充分的吻合口腔内减压及质子泵抑制剂和生长抑素的应用，可以减少漏出量，有利于吻合口愈合。

（2）尽早建立肠内营养途径：对于具有吻合口漏高危因素的患者，术中可留置鼻空肠营养管或空肠造瘘营养管。对于术中未建立肠内营养通道且预计漏口愈合病程较长的患者，在病情稳定、漏口远端肠道无梗阻的情况下，应尽早在胃镜或介入下置入鼻空肠营养管，或放置空肠造瘘营养管进行肠内营养联合肠外营养。尽早建立肠内营养支持，可以防止肠道菌群失调，保护肠黏膜屏障，减少细菌易位，有利于控制患者全身炎性反应综合征的症状。

（3）内镜治疗：适用于漏口直径<2 cm 或周径小于吻合口 50% 的吻合口漏。随着内镜技术的进步，治疗术后吻合口漏的手段也逐渐增多，包括：①纤维蛋白胶封堵。这种内镜下封堵漏口的方法早在 1987 年被首次报道，是一种生物性而非机械性封堵，用于封堵漏口的纤维蛋白胶是纤维蛋白原和高浓度凝血酶的混合物，使纤维蛋白原聚合成纤维蛋白网，促进成纤维细胞生长、伤口愈合、瘢痕新生，从而封堵漏口。但是需多次注射到组织内而非瘘腔内，且用于小漏口的封堵疗效较好。由于纤维蛋白胶是由血制品制备的，因此具有传播肝炎、艾滋病等传染病的潜在风险。②支架置入。全覆膜自膨式金属支架可用于吻合口漏的封堵，Feith 等研究表明，对 115 例发生吻合口漏的患者行支架置入治疗，70 例患者得到治愈（图 5-2-2B）。支架置入主要的弊端在于支架移位（53%）及支架取出后的症状性狭窄（12%），因此可用金属夹固定预防移位，但也需要在漏口愈合后尽快取出支架。③内镜下缝合。内镜下闭合漏口有金属夹、OTSC 吻合夹及 OverStitch 缝合系统等方法。普通金属夹因夹闭力量有限，而漏口多为质硬的瘢痕组织，很难愈合漏口。OTSC 吻合夹直径更长，可夹住更多组织，且吻合力量更大，研究表明，OTSC 吻合夹能使体积较大的缺口实现成功闭合（图 5-2-2C、D）。OTSC 吻合夹咬合力较强，一旦释放很难拆除，且价格昂贵，因此对操作者技术要求较高。OverStitch 等内镜下缝合系统由于在很大程度上极力模仿外科手术的缝合，具有广阔的应用前景。近 10 年来，缝合装置虽逐渐发展，但仍需进一步完善技术上的缺陷，以取得更广泛的应用。④营养支持。对于一般情况较差的患者，需要经内镜放置鼻肠管进行肠内营养，改善全身状况，促进漏口愈合，且可以降低肠外营养造成的高额费用。

（4）手术治疗：对于保守治疗效果不佳甚至加重、漏口较大预计难以愈合、伴有全身炎性反应综合征、急性弥漫性腹膜炎或合并出血的患者，应积极考虑手术探查。对于术后早期出现吻合口漏，可能原因是术中缝合或闭合不全者，应尽早手术探查。若术中所见漏

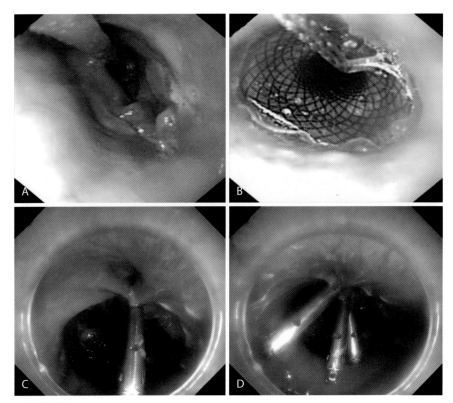

图5-2-2 吻合口漏的内镜下处理方式。A.吻合口漏；B.支架封堵漏口后；C、D.钛夹封闭吻合口漏

口较小，局部炎性水肿不明显，腹腔感染较轻，吻合口无张力，血运好，可考虑直接修补漏口，并使用血供丰富的组织覆盖加强吻合口。若血运差，吻合口周围肠壁或胃壁有缺血坏死，则需切除坏死组织重新吻合，必要时改行全胃切除 Roux-en-Y 吻合。若漏口较大，周围感染严重，肠管条件恶劣，患者情况差，则不宜直接缝合漏口。此时，应考虑在漏口周围建立充分有效的引流，并放置鼻空肠营养管，待漏口情况好转后再择期进行修补。

## 二、食管空肠吻合口漏

食管空肠吻合为根治性近端胃切除术和全胃切除术中常用的消化道重建方式，腹腔镜下全胃切除术后吻合口漏的发生率相对较高。

1. **常见原因** ①吻合口血供欠佳：在进行吻合前，通常需要对食管下段进行游离以备吻合，但食管下段若游离过多，则可能会影响吻合口血供及愈合，导致迟发性吻合口漏。②吻合口张力过大：若吻合位置过高，小肠受系膜或本身牵拉，可致吻合口张力较大。③系膜或周围组织嵌入吻合口：若吻合时暴露不清，将系膜等组织嵌入吻合线中，则会妨碍吻合口愈合。④吻合时操作不当：缝合层次错误，缝合针距过大、漏针等，都可能导致愈合不良。⑤患者全身状况不佳：如术前存在低蛋白血症，行新辅助放化疗，肥胖，合并糖尿病、肝硬化、慢性肾病等基础疾病。⑥圆型吻合器、线型切割吻合器使用不熟练或缺乏经验（包括吻合器的选择、激发技巧等）。

**2. 预防措施**　①术前应改善患者全身情况，纠正低蛋白血症、控制高血糖等。②吻合前应充分游离松解空肠，必要时根部离断1~2支空肠血管以减少系膜和吻合口的张力。③食管游离不宜过长或过于裸化，吻合前注意食管残端血运情况。④吻合层次应确切可靠，保证食管黏膜在内的全层缝合尤其重要。

**3. 治疗措施**

（1）对于微小漏或仅影像学检查发现的漏，患者一般情况好，腹腔感染局限，可在加强抗感染、充分引流冲洗及肠外营养的基础上严密观察。

（2）若患者出现全身感染症状，有弥漫性腹膜炎征象，应及时手术探查，充分清除感染灶，明确辨认漏口所在位置。手术的关键在于建立充分的引流通道，并于漏口远端建立空肠肠内营养通道。术后在通畅引流、冲洗的同时，给予肠外营养联合肠内管饲营养等处理，加强抗感染，同时酌情应用生长抑素等药物，减少漏出量以促进漏口愈合。

（3）行后纵隔重建的患者可能会出现气管支气管瘘。如果临床怀疑气管支气管和开裂的胸内吻合口之间存在瘘管，应立即进行内镜检查、气管镜检查和胸腹部CT扫描。在明确无明显食管缺血及气道坏死的情况下，为封闭吻合口漏，内镜下支架置入是可供选择的方式，能有效减少漏口分泌物及控制吸入性肺炎。置入支架之后，若发现与瘘管相关的呼吸道症状（如咳嗽、误吸和呼吸困难）停止，则说明封堵有效。

（4）放置胃减压管和闭式胸腔引流持续冲洗，达到充分引流的目的，是促进漏口愈合的关键措施。对于高位食管吻合口漏，再次手术的死亡率较高，只有在保守治疗不成功或患者极不稳定时才考虑。如果食管出现缺血或气道部分坏死，则无法避免再次手术探查。

## 三、食管残胃（或管型胃）吻合口漏

**1. 常见原因**　①残胃切除过多导致上拉吻合时张力较大。②食管下段游离过长或胃网膜弓血运受损等导致吻合口血运不良。③黏膜外翻、缝合不全、缝合过松或过紧等缝合不当。④术前梗阻导致食管壁组织水肿，术前营养不良、低蛋白血症、贫血，以及患者合并糖尿病、动脉粥样硬化等疾病所致。

**2. 预防措施**　①术前改善全身情况，做好呼吸道保护，纠正低蛋白血症。②术前充分谨慎设计手术方案，术野无菌操作，避免术后感染，术中做好血流动力学管理、优化术中液体管理。③术中应充分游离胃，注意保证足够的远端胃以完成吻合避免张力过大。术中注意保护食管下段及残胃血供，避免超声刀或电刀等能量器械的热损伤。④改善吻合方式或双层吻合，如术中张力过大或残胃过小，改为双通道吻合或间置空肠，必要时行全胃切除。⑤术后有效排痰，充分镇痛，防止低血压、低氧血症，保证术后合理足够的肠内外营养。及时纠正术后贫血、低蛋白血症。

**3. 治疗措施**

（1）保守治疗：引流、加强抗感染及营养支持三者缺一不可。残胃通常存在排空障碍，充分的胃腔减压是保证漏口愈合的前提。通畅的局部引流至关重要，必要时可在影像介导下穿刺引流。经鼻肠营养管进行肠内营养支持有利于患者恢复。控制全身感染中毒症状，可选广谱抗生素或经细菌培养后用敏感抗生素。纠正水电解质紊乱、贫血及低蛋白血症。通过使用抗胆碱能药物或抗酸药物减少吻合口漏的流量。

（2）内镜治疗：有报道早期应用覆膜支架可以促进漏口愈合。此外，轻微炎性改变的急性吻合口漏和小的穿孔可采用内镜夹治疗，也可采用纤维蛋白胶封闭。

（3）手术治疗：对于术后早期特别是 24 小时内发生漏并出现明显腹膜炎的患者，应积极手术探查，手术治疗也适用于早期吻合口漏（切除后 72 小时内）、保守和（或）内镜治疗失败的渗漏及瘘口经久不愈者。早期吻合口漏如果不存在残胃缺血坏死，则保留胃管并缝合缺损。如果存在局部缺血坏死，则需切除坏死组织后重新吻合。当出现罕见的残胃弥漫性缺血或坏死导致严重的败血症时，需行残胃切除术，并临时造口。待完全恢复后，再行消化道重建。

## 四、残胃十二指肠吻合口漏

残胃十二指肠吻合口漏是行远端胃癌根治术后 Billroth Ⅰ 式吻合所特有的吻合口并发症，常合并腹腔内出血，处理非常棘手。

**1. 常见原因**　吻合口张力大是残胃十二指肠吻合口漏最为常见的原因。由于胃癌原发灶切除要求足够的安全切缘，位于胃小弯侧的远端胃癌行 Billroth Ⅰ 式吻合后可能存在吻合口张力而导致吻合口漏。另一个常见的原因是十二指肠残端缺血。为了行 Billroth Ⅰ 式吻合，往往十二指肠残端预留比较长而导致血运欠佳。也有部分胃癌患者存在胰十二指肠上动脉发自胃网膜右动脉的解剖变异，对该部分患者进行 No.6 淋巴结清扫时，根部结扎离断胃网膜右动脉，而导致十二指肠残端血运不佳，从而导致吻合口漏。

**2. 预防措施**　严格把握远端胃癌根治术后 Billroth Ⅰ 式吻合的适应证。术前行 CT 血管成像（CTA），明确胰十二指肠上动脉的起源。术中对于存在十二指肠残端缺血风险及吻合口存在张力的患者，应及时改行 Billroth Ⅱ 式吻合、Roux-en-Y 吻合或非离断式（Uncut）Roux-en-Y 吻合等重建方式。

**3. 治疗措施**

（1）保守治疗：对于漏口较小，引流良好，无明确腹膜炎或腹膜炎较为局限，且全身情况良好的患者，可行保守治疗，治疗措施包括禁食、胃肠减压、静脉应用有效抗生素、肠外营养支持和生长抑素等治疗。

（2）内镜治疗：主要包括肠内营养管置入及漏口夹闭术。通过胃镜下置入肠内营养管，对发生残胃十二指肠吻合口漏的患者采取肠内营养联合肠外营养，可以避免菌群易位等合并症的发生。若漏口较小，且周围无脓肿形成，可考虑行内镜下漏口夹闭术。

（3）外科治疗：对于漏口较大，出现腹膜炎等明显全身症状的患者，经过积极保守治疗无效时，应尽早手术探查，进行漏口修补或十二指肠造瘘 + 胃空肠吻合改道术等。对于合并腹腔内出血的患者，尤其需要尽早探查，常见出血动脉为胃十二指肠动脉，建议行缝扎止血、十二指肠造瘘、胃空肠吻合改道术及放置鼻空肠营养管。

# 第四节　十二指肠残端瘘

十二指肠残端瘘是胃切除术后严重的并发症，其发生率为 1%~6%。70% 以上的十二指肠残端瘘为医源性，其致死率为 10%~20%。由于漏出液中含大量消化酶，容易腐蚀周围组织和血管引起腹腔内出血、腹腔内脓肿等后续严重并发症，影响胃癌患者术后恢复，甚至导致患者死亡，因此如何减少和预防十二指肠残端瘘的发生非常重要。随着对其认识的加深，腹腔镜下线型吻合器的广泛应用，以及精细处理十二指肠残端，十二指肠残端瘘的发生率逐年降低。

## 一、原因

目前认为，十二指肠残端瘘的主要发生机制：① 术前患者营养不良，或术后营养支持欠佳，导致残端组织营养缺乏，愈合不良；② 术中切除病灶时，大、小弯侧网膜血管分离过多或十二指肠过度裸化，导致十二指肠残端血运较差，影响愈合；③ 十二指肠局部炎性改变、水肿或瘢痕明显，组织脆弱，影响残端的确切缝合；④ 残端缝合欠佳，包括缝合过松、内翻不完全而导致十二指肠残端愈合不良，缝合过紧或过密而影响残端的局部血运，甚至导致残端组织坏死；⑤ 十二指肠运动障碍或输入袢梗阻，导致十二指肠内压力过大。

腹腔镜胃癌手术中，以下因素均可导致术后十二指肠残端瘘的发生率增加：① 利用线型切割吻合器离断十二指肠时，过度牵拉致残端撕裂或缝钉脱落；② 残端未行加固；③ 术中对十二指肠残端的处理粗糙，强行包埋残端造成牵拉；④ 由于游离不够，强行关闭十二指肠，导致十二指肠残端张力过大使残端缝钉脱落，或者所选线型切割吻合器钉高不合适，闭合不紧密；⑤ 裸化十二指肠时，超声刀夹持面灼伤肠壁。此外，有研究报道，随着时间推移腹腔镜胃癌术后十二指肠残端瘘发生率逐渐降低，这可能与术者行腹腔镜手术有一定的学习曲线有关。

## 二、临床表现和诊断

患者多表现为术后 1 周内突发性右上腹或上腹疼痛、腹胀、体温升高，可伴有恶心、呕吐，继而出现腹膜刺激征，腹肌紧张、压痛和反跳痛，或出现胸腔积液和呼吸功能障碍等。其诊断标准：① 术后早期出现腹腔感染表现，如畏寒、发热和腹痛；② 白细胞计数、降钙素原等指标明显增高；③ 腹部超声及腹部增强 CT 提示右上腹积液并排除其他来源；④ 腹腔引流管、右上腹穿刺或切口引流出胆汁或混浊样液体；⑤ 经窦道注入对比剂检查证实；⑥ 内镜直视下发现；⑦ 再次手术探查确认。其中，①② 提示十二指肠残端瘘可能，③ ~ ⑦ 均可确诊十二指肠残端瘘。

## 三、预防

　　术中对于十二指肠残端的正确处理是预防十二指肠残端瘘的关键因素之一。以下措施有助于减少十二指肠残端瘘：术前纠正患者一般情况及营养状态；术中精细操作，避免十二指肠壁损伤，损伤后及时修补，注意保留残端血供，残端不宜过短；对于 Billroth Ⅱ式或 Roux-en-Y 消化道重建者，若不能确认输入袢通畅，应与输出袢行侧侧吻合；对于术中残端处理不满意或出现肠壁水肿、幽门梗阻等情况的患者，应常规置残端旁引流管。

　　多数文献报道，腹腔镜胃癌术中加固十二指肠残端可降低术后残端瘘的风险及严重程度，且并没有增加术中出血或其他并发症的风险。残端加固一般需要腹腔镜下手工缝合，以荷包缝合和连续缝合为主。对于肿瘤未侵及十二指肠球部或十二指肠残端能行单荷包缝合的患者，腹腔镜下可行十二指肠残端单荷包缝合加固，具体操作步骤：① 使用长 15~18 cm 的 3-0 可吸收缝线在距十二指肠残端 0.8~1.0 cm 处做浆肌层荷包缝合，缝合 4~5 针；② 将缝线打一个单结，助手提住线尾；③ 将十二指肠残端塞入荷包；④ 将荷包线的单结收紧，打结。此时针距应控制在 10 mm 左右，这样既可确保十二指肠残端血供，也可避免十二指肠残端脱出。还需注意缝合深度，太深可能缝合到对侧肠管，导致包埋失败。对于合并十二指肠球部慢性溃疡、异位胰腺或肿瘤位置靠近十二指肠降部的患者，离断后的十二指肠残端长度常较短，不适宜行荷包缝合，可采用全层连续加强缝合，建议选择 4-0 Prolene 缝线或 3-0 倒刺线围绕钉线从十二指肠残端由上至下连续缝合。此外，还有浆肌层间断缝合、Barbed 缝合及双半荷包缝合等残端加固方法。笔者中心通常于腹腔镜术中预留 1 cm 长度的十二指肠残端，行残端大荷包包埋（图 5-2-3），该方法可能更具优势，但对于肿瘤侵袭幽门区域的患者不宜采用此方法。近年来，具有生物可吸收聚乙醇酸片的线性吻合装置可用于加强十二指肠残端，亦可降低十二指肠残端瘘的发生。

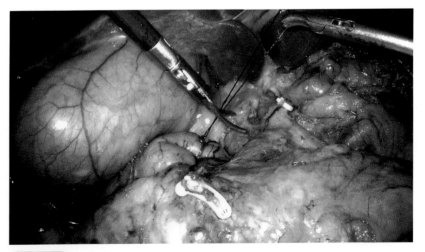

**图 5-2-3** 腹腔镜下残端大荷包缝合

## 四、治疗

十二指肠残端瘘的治疗主要包括保守治疗、介入治疗、内镜治疗及手术治疗等。

**1. 保守治疗**  术后一旦发现十二指肠残端瘘，先予以保守治疗，而对于保守治疗来说，确保十二指肠残端引流通畅是治疗十二指肠残端瘘的关键之一，因此建议在术中常规放置十二指肠残端旁引流管。在保证引流通畅的同时，合理的抗生素治疗，以及术后抑酸药物、生长抑素及肠道分泌物抑制剂的应用，均有助于十二指肠残端的愈合。此外，有效的营养支持治疗尤为重要，十二指肠残端瘘患者往往处于高分解状态，水、电解质和营养物质大量丢失，患者可迅速发展为营养不良状态。足量且合理的肠内、肠外营养支持可纠正患者水、电解质紊乱及酸碱平衡失调，有助于瘘口愈合。若能保持引流通畅、彻底，结合上述保守治疗措施，大部分十二指肠残端瘘可治愈。

**2. 介入治疗**  经皮穿刺引流的主要目的为充分引流残端漏出的消化液及其造成的脓肿，从而降低局部感染症状，减轻瘘口周围组织炎症、水肿程度，更好地促进瘘口愈合。主要方法包括腹腔积液/脓肿穿刺引流、胆道引流、胆道分流及使用纤维蛋白胶封堵瘘口等。近年来，随着介入治疗水平的不断提高，Cozzagli L 等提出经皮经胆道穿刺引流并使用球囊闭塞瘘口来有效治疗十二指肠残端瘘的方法，但此方法仅适用于瘘口相对较小患者。

**3. 内镜治疗**  随着内镜技术的进步，有关内镜治疗十二指肠残端瘘的研究逐渐增加。Lee L J 等报道使用内镜检查十二指肠残端并在内镜直视下夹闭十二指肠残端口的病例，该患者由于十二指肠残端周围积液较少无法经皮穿刺引流。Curcio 等随后报道内镜下钳夹关闭瘘口，并注入纤维蛋白胶治疗胃癌术后十二指肠残端瘘的病例，进一步开拓了内镜治疗十二指肠残端瘘的前景。

**4. 手术治疗**  胃癌术后十二指肠残端瘘的手术治疗有诸多术式，如十二指肠造瘘术、采用腹直肌皮瓣修复残端瘘、空肠十二指肠 Roux-en-Y 吻合术及十二指肠旷置术等。虽然手术处理术后十二指肠残端瘘的报道并不少见，但众多文献均认为只有当非手术治疗手段无效，且合并其他严重并发症（如腹腔内出血等），患者一般情况许可的情况下，才应考虑手术治疗。由于十二指肠残端瘘口严重水肿，盲目进行手术修补不但无益于十二指肠残端愈合，反而可能由缝线牵拉切割导致组织发生更严重的损伤，使瘘口范围进一步加大。因此，十二指肠残端瘘手术治疗的主要目的在于清除腹腔积液，建立确切有效的腹腔引流。

此外，在胃癌根治术清扫淋巴结时，常使胃周血管脉络化或骨骼化，由于电刀或超声刀操作，术后可能形成假性动脉瘤。若术后发生十二指肠残端瘘，消化液、脓液腐蚀这些裸露的血管即可引起腹腔内出血或消化道出血。该并发症处置的关键之处在于及时诊断并采取有效的止血措施，一旦发生上消化道出血，首选治疗方式是数字减影血管造影（DSA）介入手术。对于术后持续低热的患者，应尽早行 CT 检查，排查十二指肠残端瘘。

# 第五节　胰瘘和胰腺炎

腹腔镜胃癌根治术后偶有胰瘘或急性胰腺炎的发生，发生率为 0.5%~7.0%。由于胰液的腐蚀消化作用，常继发腹腔感染和出血，因此胰瘘有导致更为严重并发症的可能，临床上需关注。

## 一、原因

术中胰腺组织损伤是发生胰瘘的直接原因，腹腔镜胃癌根治术中淋巴结清扫过程均围绕胰腺表面或上下缘进行，超声刀或电凝钩等能量器械容易导致胰腺实质损伤。在清扫过程中还易将胰腺实质误认为淋巴组织或脂肪组织而清除，如清扫 No.6 淋巴结时将胰腺舌叶当作淋巴组织切除，胰腺残端没有进行合理的结扎；进行脾门淋巴结清扫时，特别是针对肥胖患者，将胰尾组织当作淋巴结清扫。此外，术者手术经验不足，尤其是在处理术中胃网膜右血管或幽门下血管出血时，盲目止血亦可导致胰腺损伤。在进展期胃癌中，存在胃后壁与胰腺粘连严重的情况，术中操作不当，比如过度牵拉、挤压等均可导致术后胰瘘的发生。

目前对于术后发生急性胰腺炎的病因研究较多，可能的病因有：① 手术操作损伤胰腺组织。剥离胰腺被膜时损伤胰腺实质；清扫 No.6 淋巴结和位于胰腺上缘的 No.7、No.8、No.11 淋巴结的过程中都有可能损伤胰腺组织；脾门淋巴结清扫时误伤胰尾部；胰腺残端或损伤部位未进行结扎等妥善处理等。② 术后输入袢闭袢梗阻引发十二指肠压力持续性升高，十二指肠液逆流入胰管引发胰腺炎。③ 胰腺微循环障碍。手术刺激（如术中出血）、麻醉刺激及术后长期低血压，可使内脏血管收缩、胰腺血流灌注减少或微循环痉挛，导致胰腺水肿及炎症。④ 胰腺血供系统损伤。胰体尾血供主要来自胃网膜左动脉短支、胰大动脉及胰背动脉，术中常在根部将胃网膜左动脉切断，进而影响胰体尾的血供，从而引发胰腺组织缺血坏死。⑤ Oddis 括约肌水肿或痉挛。手术创伤、异丙酚和吗啡的使用，以及术中刺激十二指肠降部、切断迷走神经产生神经内分泌紊乱，可导致胆汁、胰液淤积，甚至胆汁反流诱发胰腺炎。

## 二、临床表现和诊断

胰瘘诊断标准为术后 3 天及以上任意可测量体积的引流液中淀粉酶浓度高于正常血清淀粉酶浓度上限 3 倍，同时须有相应的临床表现。按严重程度不同，胰瘘可分为生化漏、B 级胰瘘及 C 级胰瘘。生化漏无须特殊治疗，而 B、C 级胰瘘则需在胰瘘相关的临床决策改变的同时进行介入或二次手术治疗。

## 三、预防和治疗

与十二指肠残端瘘类似，胰瘘尽管发生率较低，但易伴随腹腔感染、腹腔出血等严重并发症，一旦发生腹腔大出血将威胁患者生命。Martiniuc 等研究表明，较之无胰瘘患者，发生胰瘘患者术后 90 天内死亡率高 4 倍以上，应引起外科医生足够重视。术中应妥善放置腹腔引流管并保持引流通畅，若出现胰瘘，及时使用抑制胰腺分泌的药物，必要时行外科手术引流和灌洗。充分引流对于胰瘘的治疗极其关键，其中最重要的就是保持术后引流管通畅，引流管受阻容易导致腹腔感染及脓肿等。

胰瘘的预防重在术中操作，外科医生需对上腹部脏器解剖及其变异有清楚的认识，手术操作要轻柔，应当沿解剖间隙进行细致操作，切忌粗暴。在行脾门区域、脾动脉旁淋巴结清扫时，要注意保护脾动脉，以保证从脾动脉发出到胰腺的血管分支不受破坏。在靠近胰腺解剖时，避免超声刀夹持面朝向胰腺、仔细辨认胰腺实质等措施有利于减少胰瘘或急性胰腺炎的发生。

# 第六节　淋巴漏

胃癌手术后淋巴管主要分支破损引起的淋巴液溢出称为淋巴漏，亦称为乳糜漏。腹腔镜胃癌手术相较于传统开放胃癌手术，术后淋巴漏的发生率更低，约 0.7%，引流量更少，主要是由于腹腔镜胃癌手术中操作更加精细，对淋巴管的分离、解剖及离断更加准确。

## 一、原因

淋巴漏的主要原因为淋巴结清扫过程中，淋巴管断端未行合理处理。具体有以下几种情况：①淋巴结清扫范围过大可能会造成淋巴管损伤，而未及时结扎或修补。术中只对较为明显可见的淋巴管进行彻底离断，但不易辨别的淋巴管极易被遗漏，尤其是在乳糜池附近清扫 No.16、No.110、No.111 淋巴结时，或在肠干附近区域清扫 No.8、No.9、No.12p、No.14v 淋巴结时，容易发生淋巴漏。②肿瘤部位：相较于胃下部癌，胃中上部癌对胃左动脉右侧、腹主动脉及下腔静脉间淋巴结脂肪组织浸润转移的概率更大，术后淋巴漏发生概率也增大，在上述部位清扫淋巴结时易损伤肠干和乳糜池致术后淋巴漏。③肿瘤分期：进展期肿瘤患者相关的淋巴管被癌细胞所阻塞，相应回流区域的淋巴管回流受阻、压力增高、广泛增粗，损伤后淋巴管漏口不易闭合，促使术后淋巴漏发生。④贫血与低蛋白血症：患者营养状况较差时淋巴管自我修复能力较差，术后淋巴管难以愈合而易发生淋巴漏。⑤手术器械：高频电刀及超声刀处理淋巴管，开放饮食之后淋巴液产生增多，淋巴管压力增加，淋巴管断端易破裂。⑥术后早期肠内营养易引起淋巴管内淋巴液增多而导致压力增加，可能使已经闭合的淋巴管重新开放。

## 二、临床表现和诊断

淋巴漏患者多无腹痛症状，体格检查大多无阳性体征。患者若出现腹腔乳白色引流物增加，无伴随症状（如发热、疼痛等），且引流液乳糜试验阳性，则可确诊；若需定量，可采用腹部CT或B超检查。根据引流液淀粉酶测定结果，可将淋巴漏与胰瘘、吻合口漏相鉴别。

## 三、预防和治疗

对于淋巴漏的预防，最主要的是术中预防。为了避免术中损伤淋巴管，术者应注意以下几点：① 熟悉淋巴系统解剖。② 术中慎用电刀凝切淋巴管。③ 超声刀对5 mm以下淋巴管有很好的凝闭作用，因此其可以在一定程度上降低淋巴漏风险。④ 如果创面较大，可使用生物蛋白胶或医用凝胶。⑤ 若在术中发现淋巴漏，及时给予缝扎或夹闭处理。⑥ 对不确切的危险区域予以缝扎或夹闭，同时注意保护邻近血管。

淋巴漏治疗以非手术方法为主，包括无脂饮食、肠外营养支持、内环境维持稳定和补充白蛋白等。对于手术治疗，目前国内外尚无明确的指南遵循。一旦发生淋巴漏，大多可通过通畅引流等非手术治疗方法好转，是否再次手术需谨慎判断。

# 第七节　胃　瘫

胃瘫（gastroparesis, GP）是手术干预后非机械性梗阻情况下对固体食物的胃排空障碍。需要保留鼻胃管3天以上或术后3天仍持续呕吐需重置鼻胃管，考虑存在胃排空延迟（delayed gastric emptying, DGE）。胃排空延迟常作为胃瘫的定义特征出现，有明确的定义范围及诊断标准。现有研究结果显示胃癌术后胃排空延迟的发生率为0.6%~7%，是胃癌术后的并发症之一。

## 一、原因

胃瘫的发病机制较为复杂，目前尚未明确，研究表明胃瘫的发生与手术存在相关性：① 手术清扫淋巴结时切断迷走神经，缺乏迷走神经支配的残胃动力减弱、排空障碍，因此保留迷走神经的胃大部切除手术可以有效降低胃瘫发生率。② 手术改变了胃的神经肌肉电传导，使胃的自主节律运动紊乱，同时胃完整性的破坏导致胃壁顺应性及胃动力下降。③ 解剖结构改变，胆汁、胰液反流残胃，导致胃内环境改变，胃动力大大降低。④ 胃窦部切除可使胃泌素、胃动素等激素水平降低，导致抑制性肽类激素如胆囊收缩素等失衡，影响残胃的排空功能。⑤ 患者术前一般情况较差，比如低蛋白血症、术前幽门梗阻。⑥ 对于保留幽门的腹腔镜胃癌手术，保留幽门下静脉可减少术后胃排空延迟的发生。此外，胃瘫的发生还与残胃的血供和能量器械对残胃胃壁的热损伤有关。与胃瘫发生有关的其他危险因素包括：高龄、焦虑状态、血糖控制欠佳、吻合口角度、镇痛方式、手术时间过长、术后补液量过大等。国外一项研究亦表明，糖尿病患者发生胃排空延迟的风险较高：1型糖尿病患者术后胃排空延迟发病率为5.2%，2型糖尿病患者为1%，非糖尿病患者为0.2%。

## 二、临床表现和诊断

术后胃排空延迟主要表现为持续性上腹饱胀、嗳气、反酸及呕吐症状，或于术后进流食或由流食改为半流食后出现上腹部胀痛不适，呕吐大量胃内容物，可伴有顽固性呃逆、胃肠减压可抽出大量胃液等症状。

国际胰腺外科学会将胃排空延迟分为3级：A级，需插鼻胃管4天，或术后3天再插管，或至术后第7天仍不能耐受固体饮食；B级，需插鼻胃管8天，或术后7天再插管，或至术后第14天仍不能耐受固体饮食；C级，需插鼻胃管15天，或术后14天再插管，或至术后第21天仍不能耐受固体饮食。在临床上，上消化道造影往往也是诊断胃排空延迟的常用手段，患者经口或胃管注入30%泛影葡胺，X线下动态观察患者胃蠕动及排空情况。胃瘫患者表现为残胃扩张、胃蠕动减弱或消失，对比剂可缓慢通过吻合口，但胃内对比剂残留过多，有明显排空减缓征象。此外，术后胃镜检查也可辅助诊断胃排空延迟。

## 三、预防和治疗

在术中应注意避免能量器械对残胃胃壁、血管、神经的损伤，并对胃瘫高危患者术中常规置入鼻空肠营养管，在胃肠减压的同时行肠内营养支持，可有效地减少肠外营养的各类并发症。这不仅能预防胃瘫发生，而且在胃瘫发生后能缩短治愈时间。

胃排空延迟一般不影响总体预后。治疗方面，首先应进行心理安抚，使其情绪稳定，能够积极配合治疗措施。在患者主动接受治疗的基础上，采用禁食禁饮，胃肠减压，营养支持（建议使用三腔营养管），促进胃动力恢复（包括药物治疗、电针刺激、针灸和嘱其适量下地活动等）和内镜治疗等多种措施进行治疗，最终达到治愈的目的。

近年来，有研究报道用经口内镜下幽门肌切开术（gastric peroral endoscopic pyloromyotomy, G-POEM）治疗近端胃切除术后胃食管反流，效果良好，但相关研究暂较少，难以阐明其优越性及可能的不良反应，需要更多前瞻性随机对照研究阐明其安全性和有效性。

# 第八节　吻合口狭窄

吻合口狭窄是胃癌术后常见的并发症之一，不同部位的吻合口狭窄发生率差异较大，食管胃吻合口狭窄发生率为5.5%~35.0%、食管空肠吻合口狭窄发生率为0.6%~8.0%、胃空肠吻合则为1.2%~4.9%。由于术后短期内吻合口多有不同程度的水肿，因此一般在术后2~3个月可明确是否存在吻合口狭窄。

# 一、原因

吻合口狭窄可以分为瘢痕性狭窄和膜性狭窄，前者多继发于吻合口漏、肉芽组织增生及吻合口部位肿瘤，后者则与吻合的方式及技巧相关。吻合口狭窄主要有以下原因：①继发于吻合口漏，吻合口部位瘢痕增生及纤维化严重导致瘢痕性狭窄。②吻合口血供相对不足致组织缺氧而过度增生。③吻合方式不同，一般认为端端吻合较侧侧吻合、双层吻合较单层吻合、连续缝合较间断缝合更易发生狭窄。④吻合器选择不当。

# 二、临床表现和诊断

吻合口狭窄常表现为餐后饱胀不适、呕吐，呕吐物一般为食物。膜性狭窄所致梗阻出现症状时间较早，一般在术后2~3天内开始，且为持续性，不能自行缓解；缝合处胃肠壁炎性水肿与痉挛所致梗阻，症状往往在术后6~10天才出现，多为暂时性，经有效的胃肠减压1~2周能解除梗阻；脓肿、炎症压迫所致梗阻临床症状也在术后数天出现，很难自行缓解。X线钡餐或消化道造影可见吻合口环状或漏斗狭窄，钡剂或对比剂通过困难，是诊断吻合口狭窄的重要检查方法。

# 三、预防和治疗

## （一）预防措施

为了避免吻合口狭窄，应注意以下几点：①尽量避免吻合口漏。②避免使用丝线，使用可吸收缝线。③选择合适的吻合器，例如根治性远端胃切除术后消化道重建建议选择线型吻合器。④患者术后早期恢复经口饮食，避免长时间流质或半流质饮食，有利于吻合口的机械扩张及定型。⑤缝合共同开口时应注意缝合层次，避免缝合过深。⑥可进行术中胃管置入来判断是否狭窄，可疑情况下可加行术中胃镜。

## （二）治疗措施

### 1. 内镜治疗

（1）内镜下扩张术：包括探条扩张及球囊扩张。探条扩张是指经内镜活检孔道将导丝插至狭窄部位的远端后退出内镜，循导丝置入探条，逐渐扩张狭窄口。这种方法价格便宜、简便易行、症状缓解率高、可重复使用，但缺点在于非直视下扩张，容易造成穿孔、出血、感染等并发症。操作时要注意由细到粗依次增加探条直径，切不可强行扩张，尤其对于有术后放疗史的患者更需谨慎。球囊扩张首先通过内镜找到狭窄部位，选择合适的球囊装置，然后将导丝、球囊经活检孔道插入注水管，注水加压，利用球囊的放射状扩张力作用于狭窄部位，可以在直视下进行，最大可能地避免了穿孔、出血等并发症的出现（图5-2-4）。球囊扩张相比于探条扩张，具有定位准确、创伤小、安全性好、手术并发症少的优点，患

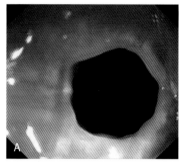
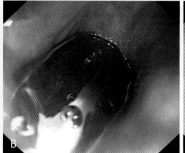
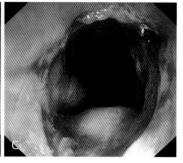

**图 5-2-4** 吻合口狭窄的内镜下治疗。A. 吻合口狭窄；B. 吻合口球囊扩张；C. 吻合口扩张后

者接受程度更高。但球囊扩张后再狭窄率较高，可达 18%~20%，需要重复扩张，临床效果也会随着扩张次数的增加而下降，且扩张时若注气过快过猛，可能会导致穿孔，甚至有大出血的可能。近年来，常在机械扩张后联合局部黏膜肌层药物注射延缓再狭窄，注射药物包括丝裂霉素，糖皮质激素（曲安奈德、倍氯米松等），药物作用的主要机制是抗纤维瘢痕再生。目前已有多项研究证实联合药物注射可有效延缓甚至防止再狭窄的发生。

（2）内镜下支架置入：目前所用支架主要有全覆膜或半覆膜金属支架、聚酯塑料支架、可降解生物支架等，内镜下支架置入是目前日益成熟的治疗吻合口狭窄的技术之一。食管支架能有效而迅速地缓解吞咽困难症状，短期治疗效果明显，但是支架费用昂贵，且对于良性狭窄，放置金属支架后短期内需取出，随着支架置入时间的延长，发生反流性食管炎、支架移位、脱落、降解，支架两端肉芽组织过度生长和纤维化等并发症的风险也有所增加，远期疗效不佳。部分患者在支架置入后无法耐受疼痛也是临床上常见的问题。因此，目前支架置入仅限于肿瘤复发造成的吻合口狭窄的治疗。

（3）内镜下放射状切开术：通过钩刀或 IT 刀（insulated-tip diathermic knife）行狭窄部位放射状切开，可作为胃食管手术后发生吻合口难治性狭窄的一种新型治疗方法，多项研究已证明该方法安全且有效。内镜下切开术的并发症主要是术后疼痛、穿孔、出血等。疼痛多可自行缓解，若疼痛明显，内镜确认无穿孔等严重并发症，可适当应用止痛药物。

（4）内镜下微波凝固治疗：微波凝固治疗主要通过内镜活检孔道导入微波电极，瞄准病灶进行微波辐射，产生的高温使纤维瘢痕坏死，从而扩大狭窄口，缓解患者进食梗阻的症状。有研究证明，微波凝固治疗可作为严重吻合口狭窄（≤0.4 cm）的首选方法，但对于狭窄直径>0.4 cm 以及狭窄范围较广的患者效果欠佳。微波凝固治疗操作简便，能迅速扩大狭窄，缓解患者梗阻症状，微波还具有凝固止血的作用，其缺点是易发生穿孔、再狭窄等，一般选择微波凝固治疗联合内镜下扩张术等其他方式进行治疗。

**2. 介入治疗** 当吻合口狭窄程度较重，内镜无法通过以完成吻合口扩张时，可考虑行介入下导丝引导的球囊扩张术。

**3. 手术治疗** 若内镜治疗无效，可考虑手术治疗。手术方法包括切除狭窄吻合口重新吻合，改行其他术式或旁路手术。

**4. 应注意与吻合口水肿的鉴别** 吻合口水肿一般发生在术后早期，可持续 1 个月左右，部分患者梗阻症状可持续存在，经保守治疗和高渗盐水间歇性洗胃，可达到治疗目的。

# 第九节 腹内疝

胃癌术后腹内疝的发生率为 0.2%~8.0%，多在术后 3 年内出现，与开放手术相比，腹腔镜胃癌术后腹内疝的发生率相对较高（2.0% vs 0.9%），且发生腹内疝的时间也较早。腹内疝是腹腔镜胃癌术后小肠梗阻发生的主要原因，约占 33.8%，这可能与腹腔镜手术腹腔粘连少、术后肠袢活动度高有关。

## 一、原因

目前研究认为，腹内疝的发生与胃癌术后的异常解剖密切相关。根治性胃切除后需进行消化道重建，以恢复消化道的连续性，在此过程中由于正常解剖的改变，会形成异常的隐窝、系膜裂孔或缺损，腹腔内脏器和组织疝入后形成腹内疝，严重者可发生嵌顿或肠绞窄。根据系膜缺损的不同可将腹内疝分为空肠 – 空肠系膜缺损型、上提空肠 – 横结肠系膜缺损型和横结肠系膜缺损型，通过这些系膜缺损形成的腹内疝称为肠系膜性腹内疝。行结肠前 Roux-en-Y 消化道重建时，上提的远端空肠系膜后方与横结肠系膜之间构成系膜缺损，腹腔内小肠、网膜等由此缺损形成的腹内疝称为上提空肠 – 横结肠系膜缺损型肠系膜性腹内疝，即 Petersen 疝。近端、远端空肠行端侧吻合后，近端空肠系膜断端与远端空肠系膜间构成系膜缺损，由此形成的腹内疝称为空肠 – 空肠系膜缺损型肠系膜性腹内疝。结肠后 Roux-en-Y 消化道重建时同结肠前吻合，由于上提空肠穿过横结肠系膜造成横结肠系膜形成缺损，通过此缺损形成的腹内疝，称为横结肠系膜缺损型肠系膜性腹内疝。

研究报道，胃癌术后腹内疝的发生率为 1.7%（111/6474），最常发生于 Roux-en-Y 消化道重建术后（86.5%，96/111），其发生主要与空肠系膜切口间隙未闭或闭合不佳形成系膜缺损有关。文献报道，男性较女性患者 Petersen 疝发生率更高，这可能与男女体脂分布不同有关，术后体脂下降、肠系膜脂肪减少导致内脏脂肪占优势的男性患者肠系膜缺损间隙更加显著，或可增加腹内疝的发生。胃癌术后体重指数的显著下降也是 Petersen 疝发生的主要危险因素之一。此外，全胃切除术后患者 Petersen 疝发生率高于远端胃切除患者，可能与全胃切除术后主要采用 Roux-en-Y 重建方式有关。

## 二、临床表现和诊断

腹内疝临床表现各异，轻者可无症状或表现为间歇性轻度消化不良，重者可出现急性肠梗阻症状，若不及时处理，甚至导致小肠大范围坏死、感染性休克、短肠综合征等严重后果，死亡率高达 25%。腹内疝的诊断依赖于影像学检查或手术探查，全腹部增强 CT，特别是血管重建，是最主要的检查方法，肠管鸟嘴征及肠系膜漩涡征是最具有特征性的 CT 表现。

### 三、预防和治疗

腹内疝一经确诊，建议及早手术。对于未发生肠坏死的患者，以疝复位和关闭系膜缺损为主要手术方式；对于已发生严重肠缺血或肠坏死的患者，需切除相应肠管，重新吻合和关闭系膜裂孔，以免再次发生腹内疝。

此外，除早期诊断外，腹内疝重在预防。预防的关键在于关闭所有异常通道。然而，国内外对消化道重建后是否常规关闭系膜缺损尚无统一意见。多项临床研究证实，胃癌消化道重建术后关闭 Petersen 间隙可以有效降低 Petersen 疝的发生率。且有学者认为，胃癌术后腹内疝发生率虽低但后果严重，建议胃切除术后消化道重建，尤其是 Roux-en-Y 重建应常规关闭 Petersen 间隙。Petersen 间隙的关闭有缝合、血管夹夹闭及生物胶粘贴等多种方法，将横结肠系膜向头侧展平，然后用 3-0 倒刺线从空肠系膜根部开始连续缝合完全关闭 Petersen 间隙，在腹腔镜下比较容易操作。不管使用哪种方法，均须避免闭合导致的小肠扭转和系膜血肿形成。但也有部分研究认为现有技术单纯通过缝合薄弱的系膜脂肪来关闭肠系膜缺损是不可靠的，不能形成牢固的瘢痕且没有黏附力。此外，肠系膜关闭过程中增加了手术并发症风险，如系膜血肿、肠管血供受损及吻合口缺血等，且增加了肠系膜关闭处非系膜性肠梗阻发生的可能。一项有关腹腔镜胃旁路术中是否关闭小肠系膜缺损的多中心随机试验结果显示，关闭系膜缺损可导致术后小肠梗阻或肠麻痹的发生，可能与术中缝合致肠管扭转有关。目前，在胃癌手术中尚没有高级别的临床研究证据明确系膜缺损是否应该常规关闭。回顾笔者中心 2006 年 1 月至 2016 年 9 月的 10 例 Petersen 疝患者资料，笔者建议术中常规关闭 Petersen 间隙，以避免 Petersen 疝的发生。此外，笔者中心已牵头开展一项多中心随机对照研究来评估胃癌根治术后关闭系膜间隙和不关闭系膜间隙的临床疗效，希望能为减少胃癌根治术后腹内疝的发生提供高级别的研究证据。

# 第十节　胃空肠吻合输入袢或输出袢梗阻

## 一、原因

输入袢梗阻通常是由于输入袢过长，输出袢梗阻最常见的原因是术后粘连。胃肠吻合口成角畸形也可导致输入袢或输出袢梗阻。

## 二、预防措施

预防的关键在于选择适当的输入袢长度，一般为 15~20 cm，输入袢空肠避免形成锐角，并应尽可能选择输入袢对大弯的顺蠕动吻合。

## 三、治疗措施

输入袢梗阻诊断明确后，一般需要立即行腹腔镜探查术。若引起梗阻的小肠仍有活力，行输入袢输出袢侧侧吻合或肠造口解除梗阻；若远端十二指肠或空肠出现坏疽，应尽可能切除失活组织，行 Roux-en-Y 吻合术；若十二指肠降部或水平部坏死，则需行胰十二指肠切除术。输出袢不完全性梗阻，可先行保守治疗；若为完全性梗阻，应及时再次手术。

# 第十一节　肠套叠

肠套叠是胃癌根治术后较少见的并发症，发生率为 0.07%~2%。

## 一、原因

胃癌术后肠套叠病因比较复杂，可能与胃大部切除、迷走神经切断导致胃肠蠕动异常相关。目前有 4 种可能的发病机制：①输入端过长、吻合口扭转及术后粘连导致肠蠕动异常。②肠道起搏点离断导致肠蠕动异常。在 Roux-en-Y 重建术后，空肠远端在横断过程中与空肠起搏点分离，吻合远端起搏点电位降低，空肠远端异常起搏点激活，导致肠蠕动异常。③过长的手术时间导致肠道干燥、黏膜分离、局部缺氧等。④术中放置的鼻肠营养管在肠管内形成管芯效应，使近端肠管易套入远端粘连的肠管，营养管置入过深或扭曲可将肠管皱缩与营养管重叠，导致肠道蠕动异常，诱发肠管向远端套叠。此外，肠内营养液温度过低可刺激肠道痉挛，滴速过快可导致肠道蠕动异常，进而导致肠套叠。

## 二、临床表现和诊断

胃癌术后肠套叠的表现通常不伴随典型的腹部症状，大多数患者仅表现为持续性腹痛和恶心，亦缺乏特异性实验室检查指标，因此术后小肠肠套叠的早期诊断较为困难。目前诊断措施主要包括超声、CT 和胃镜。超声诊断肠套叠的敏感度高，但易受肠腔内气体和操作者经验的影响；胃镜虽可确诊肠套叠，但会影响吻合口愈合，在早期诊断中无法推广应用；腹部 CT 则不受气体的影响，CT 影像可见假肾征、靶环征、双管征、彗星尾征等。

## 三、预防和治疗

结合上述发病机制，围手术期可降低肠套叠发生率的手段包括：①消化道重建后营养管的远端需超过吻合口，但保持在距吻合口 25 cm 以内。②避免营养管粘连肠壁导致肠管皱缩重叠于营养管表面。③术后肠内营养支持时，营养液的温度尽量接近体温，滴速不宜过快。

术后肠套叠的手术方法包括复位、肠切除和吻合口重建等。具体方式取决于术中情况，可考虑将部分空肠固定在邻近组织上，如结肠系膜、结肠或胃等，以此减少复发率。值得注意的是，慢性肠套叠在未经治疗的情况下可反复发作且容易转变为急性肠套叠，后者一旦确诊，应尽快采取治疗措施。在急性术后小肠肠套叠中，手术风险和死亡率与能否及时进行手术治疗密切相关。症状出现后 48 小时内接受手术的患者死亡率低于 10%，而超过 48 小时的患者死亡率高达 50%。因此，如果 48 小时内保守治疗效果欠佳，应立即进行手术，以避免延误治疗。对于慢性术后小肠肠套叠或术后早期急性肠套叠的患者，由于肠管尚未缺血或坏死，手术治疗以复位为主，动作应轻柔以免损伤肠道。

# 第十二节　倾倒综合征

倾倒综合征是胃切除术后的一种常见并发症，在胃切除行胃肠吻合术后，幽门括约肌功能丧失，食物从胃迅速进入肠道，引起空肠膨胀，出现肠道和血管运动两个方面的症状，称为倾倒综合征，Billroth Ⅱ式吻合后较为多见，腹腔镜胃癌手术后倾倒综合征的发生较开放手术并无明显不同。

## 一、原因

胃癌术后储存功能减少、胃排空过速是早期倾倒综合征发病的主要原因。大量高渗胃内容物特别是糖含量较高的胃内容物突然排入小肠导致血管外液大量渗入肠腔内，造成肠管膨胀引起胃肠道症状，同时造成低血容量，并引起如 5 - 羟色胺、抑胃肽、血管抑制多肽等肠道激素的释放，而产生血管舒缩症状。造成胃排空过速的手术原因有 4 种：①迷走神经切断导致近端胃适应性弛缓；②胃切除导致胃容量缩小；③幽门切除或被绕行使胃排空失去控制；④胃空肠吻合使食物不经过十二指肠，十二指肠抑制胃排空的反馈机制丧失。

## 二、临床表现和诊断

根据临床症状出现的时间，倾倒综合征分为早期和后期两种。早期倾倒综合征发生于进食后 10~30 分钟，主要有胃肠道症状和血管舒缩症状。胃肠道症状主要表现为腹胀、腹部绞痛、恶心、呕吐及暴发性腹泻；血管舒缩症状则主要表现为出汗、无力、眩晕、面潮红及心悸。后期倾倒综合征发生于进食后 2~4 小时，仅有血管舒缩症状，而常无胃肠道症状。高糖流质饮食及同时大量饮水可加重早期倾倒综合征，但却能缓解后期倾倒综合征。

## 三、预防和治疗

为减少倾倒综合征的发生，手术应尽量避免行单纯 Billroth Ⅱ式吻合，可选择 Billroth Ⅱ

式吻合＋Braun吻合，也可选择Roux-en-Y胃空肠吻合，可以有效地预防倾倒综合征的发生。

大多数患者症状轻微，少数患者症状严重需治疗，多可采用少食多餐、避免高糖食物等措施缓解。此外，生长抑素对倾倒综合征治疗有一定效果。仅对极少数症状持续不缓解且合并营养不良的患者采取手术治疗，需严格掌握手术适应证。

# 第十三节　胆囊结石

胆囊结石形成是胃癌术后主要并发症之一，部分患者需要二次手术治疗，对术后生活质量及预后造成一定影响。据报道，胃癌患者术后胆囊结石发病率为10%~25%，而普通人群胆囊结石发病率则为2.2%~5%。

## 一、原因

目前胃癌术后胆囊结石形成的机制及危险因素尚未达成共识，可能与以下因素有关：① 神经因素。肝胆区域分布的迷走神经对调节胆囊收缩具有明显作用，而淋巴结清扫过程中迷走神经会被切断。② 消化道激素。胆囊收缩功能与消化道激素密切相关，胆囊收缩素水平会因胃切除而降低，从而导致胆囊收缩失衡，增加胆囊结石的发生。③ 胃切除范围不同，胆囊结石发病率存在差异。Kobayashi 等发现，全胃切除者术后 5 年内胆囊结石发病率为27.9%，胃大部切除者为7.8%，这可能与不同切除部位和范围对支配胆囊的神经和血管损伤的范围不同所致。④ 幽门保留与否。Suh 等研究认为保留幽门可有效预防胆囊结石，可能与保留幽门者术中支配胆管的神经损伤较轻有关，然而目前仍存在争议。⑤ 淋巴结清扫范围。在清扫淋巴结时，周围血管和神经会受到不同程度损伤，尤其是胆总管、胆囊、Oddis 括约肌等组织，且其受损程度和清扫程度成正比。例如，实施 D2 淋巴结清扫，需清扫肝动脉及腹腔干周围的淋巴结，会造成该区域神经受损，从而影响胆囊收缩功能。⑥ 不同消化道重建方式下，食糜是否通过十二指肠对胆囊结石形成产生影响目前仍有争议。

## 二、预防和治疗

为避免胃癌术后胆囊结石形成，有学者建议胃癌术中同期切除胆囊，可从根源上彻底消除胆囊结石，避免术后因胆囊结石而再次手术的风险，反对者则认为胃癌术后胆囊结石患者大部分无症状，仅观察即可，若行预防性切除则存在扩大手术之嫌。近年来，胃癌根治术中保留迷走神经功能成为热点，研究认为，迷走神经肝支和腹腔支的切断会造成患者术后肝、胆囊等腹腔器官功能的变化，可明显增加术后胆囊结石发生的风险（6.4%~30%）。Yang 等研究表明保留迷走神经肝支显著降低患者术后胆囊结石的发生率。笔者团队在前期研究发现腹腔镜下保留迷走神经肝支和腹腔支是安全的，此外，保留迷走神经可明显减少患者腹泻、便秘的发生，短期数据也表明保留迷走神经组胆囊结石发生率较低，但无明显差异，可能与随访时间较短有关。

# 第十四节　术后早期炎性肠梗阻

腹部术后早期炎性肠梗阻（early postoperative inflammatory small bowel obstruction, EPISBO）的概念由黎介寿院士于 1995 年首次提出，而国外学者将此类肠梗阻归入术后早期肠梗阻的特殊类型——冰冷腹（frozen abdomen），即在腹部手术后早期（术后 7~30 天）形成的一种机械性与动力性同时存在的粘连性肠梗阻，也可认为是术后胃肠动力障碍，较少发生绞窄。目前认为 EPISBO 是术后早期肠梗阻的一种特殊表现形式。

## 一、原因

导致 EPISBO 的原因：①腹腔镜胃癌手术过程中的创伤、术中肠管分离过程中广泛粘连、肠管暴露时间过长；②腹腔内无菌性炎症介质残留；③有学者研究表明，内脏肥胖是独立危险因素。此外，围手术期输血、非白种人、年龄增长、手术时间 >170 分钟、粘连松解等也可能是 EPISBO 的诱发因素。

## 二、临床表现和诊断

大多在术后 2 周内发病。术后早期可出现短暂性排气、排便，进食后再次出现梗阻，且症状在短期内逐渐加重无好转，并具备肠梗阻 4 个典型临床特征之一（腹痛、呕吐、腹胀、肛门停止排气排便）。腹部 B 超可见肠腔积液、腹腔积液。腹部 X 线可见肠胀气、气液平面。腹部 CT 可见肠壁增厚粘连，肠腔内积气积液，腹腔内可无渗出，肠管不高度扩张，一般无绞窄性肠梗阻特点。

## 三、治疗

随着对 EPISBO 研究的不断深入，目前已基本形成了以保守治疗为主的治疗模式，多数学者及临床研究支持非手术治疗是 EPISBO 首选的治疗方法。包括：

**1. 基础治疗**　①禁食、禁饮；②持续有效的胃肠减压；③解痉镇痛；④纠正水、电解质紊乱及酸碱平衡失调；⑤防治感染和中毒，应用广谱抗生素。

**2. 生长抑素治疗**　可抑制胃肠道消化腺体分泌，减轻肠管扩张，对治疗 EPISBO 作用明显。

**3. 激素治疗**　肾上腺皮质激素可有效地减轻腹腔内炎性反应，减少肠壁炎性渗出。

**4. 营养支持治疗**　主要为肠外营养联合肠内营养。值得注意的是，开始肠内营养前先经鼻胃管或鼻空肠管予 5% 葡萄糖溶液 250~500 mL 静脉滴注，若无腹部不适，即换以肠内营养混悬液，采取从小剂量、低浓度的方式匀速输注，直至接受全量肠内营养治疗。

非手术治疗过程中若出现以下情况，应中转手术治疗：① 非手术治疗 2 周以上，肠梗阻症状无好转，出现进行性加剧，甚至出现肠绞窄征象；② 腹胀、腹痛进行性加重，出现明显腹膜炎体征，体温及白细胞计数持续上升。手术治疗应尽量简单，以解除梗阻为原则。

# 第十五节　营养不良与贫血

胃癌术后患者平均体重较术前下降 10%~20%，且营养不良的状况往往需要长达 1 年才能恢复。营养不良可引起胃癌术后患者抵抗力下降，甚至增加术后肿瘤的复发率。胃癌术后营养不良患者往往伴随贫血，尤其是女性患者。

## 一、原因

**1. 术前营养不良**　术前营养不良是术后营养不良的重要原因，既影响患者术后恢复，也代表肿瘤消耗较大，分期较晚，所需要的淋巴结清扫范围较大，创伤较重。

**2. 术后辅助化疗**　术后辅助化疗期间常伴随恶心、呕吐、腹泻等药物不良反应，也会导致患者食欲下降，摄入量减少，体重下降。

**3. 胃癌术后并发症**　胃癌术后总体并发症发生率约为 20%，并发症的发生会加重患者全身炎症反应，延长住院时间，使机体处于负氮平衡。

**4. 年龄及基础疾病**　年龄越大，术后越容易出现营养不良，而合并糖尿病等基础疾病时，术后并发症发生率也会提高。

**5. 进食减少**　胃切除术后胃容量明显下降，食物摄入不足。

**6. 消化道重建方式**　铁盐需要在胃内经胃酸溶解，然后在十二指肠和空肠上段吸收，胃癌术后胃酸减少，特别是在全胃切除术后，影响了铁的吸收，容易造成缺铁性贫血。

**7. 微量元素缺乏**　胃大部切除后，内因子分泌减少，造成维生素 $B_{12}$ 吸收障碍，容易造成巨幼细胞贫血。

## 二、预防和治疗

对于术前营养不良患者，需进行 1 周及以上的术前营养支持治疗，对于经口进食 + 肠内营养仍无法满足机体需要者，建议联合肠外营养。术后辅助化疗期间，需要积极处理化疗的不良反应并加强饮食指导。对于术后出现并发症的患者，需要加强营养支持，促进术后康复。此外，在保证手术治疗效果的前提下，应尽可能保留残胃功能。对于缺铁性贫血的患者，可予以口服铁剂，严重时应注射铁剂纠正。对于巨幼细胞贫血的患者，可给予维生素 $B_{12}$、叶酸加以纠正。

# 第十六节 残胃癌

根据《中国残胃癌定义的外科共识专家意见（2018 年版）》，建议将胃癌术后 10 年以上，残胃新发的胃癌称为胃癌术后的残胃癌。早期胃癌根治术后残胃癌占所有胃癌的比例为 1%~10%，男女比例约为 3.1∶1.0。近年来由于近端胃切除术作为保留胃功能的手术被广泛开展，近端胃切除术后残胃癌患者的比例逐年增加。

早期诊断是影响残胃癌预后的关键因素。根据文献报道，Ⅰ期和Ⅱ期残胃癌的 5 年总生存率分别为 90%~100% 和 40%~80%，而进展期残胃癌 5 年总生存率仅为 14%。此外，影响残胃癌预后的独立因素还包括肿瘤组织学类型、浸润深度、是否行根治性切除及残胃胃周淋巴结清扫情况等。

## 一、原因

导致残胃癌的原因：① 残胃胃内环境改变，包括十二指肠胃反流，通常 Billroth Ⅱ式吻合比 Billroth Ⅰ式吻合反流程度更严重，而相对来说，Roux-en-Y 吻合方式术后胆汁反流和残胃慢性胃炎的发生率较低。② 幽门螺杆菌感染。③ EB 病毒感染也与残胃癌发生相关，EB 病毒感染率可达 22.2%~41.2%。④ 胃癌病史，胃癌术后残胃癌的平均发生时间相较良性疾病行胃切除术后发生残胃癌较短。

## 二、临床表现和诊断

最常见的症状为上腹部不适及体重减轻，若肿瘤位于胃近端或食管胃结合部，常伴吞咽不适及哽咽感；若位于吻合口处，则会出现恶心、呕吐、梗阻等表现。

残胃癌早期往往没有特异性症状，因此内镜筛查尤为重要，对于胃癌根治术后患者，应每年进行 1 次内镜检查。内镜对残胃癌的确诊率高达 90% 以上，内镜下活检时应多点活检并保证足够深度。此外，超声内镜作为内镜的一种检查手段，对肿瘤浸润深度及淋巴结转移的诊断也有较高的准确率。腹部增强 CT 和磁共振成像（MRI）对于评估肿瘤分期具有非常重要的意义。

## 三、预防和治疗

残胃癌的治疗原则与原发胃癌的治疗原则相似，包括病灶切除及根治性淋巴结清扫，若首次手术行 Billroth Ⅰ式吻合，则手术应清扫 No.17 淋巴结；首次手术行 Billroth Ⅱ式吻合，应切除距吻合口处左右各 10 cm 以上空肠及 Treitz 韧带，同时清扫空肠系膜淋巴结。对于残胃癌累及食管而有望行根治性切除者，还应清扫 No.19、No.20、No.111、No.110 淋巴结。此外，残胃癌可能发生脾门淋巴结转移，应根据情况决定是否联合行脾切除。

内镜下处理如内镜黏膜下剥离术用于早期无淋巴结转移、非吻合口残胃癌的治疗，但对术后病理证实切缘阳性、癌浸润达黏膜下层者，应行根治性切除。

# 第十七节　切口并发症

腹腔镜胃癌手术后的切口并发症包括中上腹部纵行切口及穿刺套管（Trocar）孔相关并发症。

## 一、切口裂开

术后切口裂开分为部分裂开和全部裂开。前者是指切口的部分层面（如皮肤或腹膜等）保持完整，但其余组织的一层或多层裂开；后者是指切口的腹壁全层裂开。切口裂开不仅延长患者术后住院时间，影响日常生活，而且显著增加患者痛苦。

### （一）原因

导致切口裂开的病因可归纳为全身因素和局部因素两大类。前者包括高龄和基础疾病等，后者包括切口缝合欠佳、切口愈合不良、腹内压增高等。

1. **高龄**　切口裂开多见于老年患者，发生率随年龄增加而升高。研究表明，60 岁以上接受腹部大切口手术（如剖腹探查术）的患者，切口裂开的发生率高达 5%，远高于中青年患者。

2. **性别**　相较于女性患者，男性患者更容易发生切口裂开，具体机制尚不明确，但部分原因可能与吸烟者腹壁胶原蛋白降解导致腹壁薄弱相关。

3. **营养状况**　全身营养状况较差、白蛋白水平低的患者，由于组织愈合能力差，术后恢复慢，易发生切口裂开。

4. **基础疾病**　糖尿病及长期服用激素类患者，愈合能力差，易致切口裂开。

5. **切口缝合欠佳**　腹壁筋膜层是腹部切口缝合的最关键层次，若该层分离则导致切口裂开。因此，局部缝合欠佳是切口裂开的最主要原因。

6. **切口愈合不良**　研究表明，50% 以上的切口裂开伴随切口感染和（或）愈合不良，二者的发生也容易导致切口裂开。

7. **腹内压增高**　造成腹内压增高的基础疾病均可导致切口裂开，如肝功能异常伴腹水、慢性支气管炎伴长期咳嗽、便秘等。术后恢复期患者咳嗽、呕吐、呃逆、排便等异常，易造成腹内压突然升高，从而造成切口裂开。

### （二）临床表现和诊断

切口裂开多见于腹部手术后 5~8 天，表现为切口淡红色血性液体渗出，揭开切口敷料可见血清状血性渗液，应注意与腹水相鉴别，避免误诊。若切口裂开是因患者腹内压突然增加，患者常诉切口崩裂感，严重者伴肠道等膨出。

### （三）预防

切口裂开的预防措施应从患者本身和术者两方面入手。

组织愈合不良是导致切口裂开的重要原因，因此术前应仔细评估患者营养状况，给予必要的营养支持，并对可能影响组织愈合的基础疾病进行控制，如稳定血糖水平、降低激素用量、减少腹水等。此外，术后患者咳嗽时最好平卧，腹带加压，以减轻咳嗽时腹内压。

术中应选择合适切口，研究表明腹部纵行切口发生切口裂开的概率高于横切口或斜切口，因此必要时应进行合理选择。切口缝合时应严格按照腹壁层次进行逐层缝合，并选择恰当的缝线，避免缝线对筋膜层的切割。对于愈合能力差的患者，术中应加用减张缝合的方法。缝合过程中应注意缝合间距，进针点与出针点距切缘 0.7~1.0 cm，缝线之间间距 1.0 cm 较为合理。需注意避免缝合死腔，腹腔引流管口应避开切口，必要时切口下方额外放置皮下引流管。此外，缝合过程应避免过度拉扯损伤肌肉，应保持较好的麻醉状态和肌松。

### （四）治疗

切口裂开按照严重程度分为不完全裂开、完全裂开、完全裂开伴严重感染等。

**1. 不完全裂开**　对于切口部分裂开患者，条件允许的情况下应及早缝合关闭切口。若患者情况较差如合并切口感染等，则应暂缓缝合，待切口感染控制后再考虑择期缝合，在此期间应保持腹带加压。

**2. 完全裂开**　切口完全裂开者常可见内脏器官膨出，若无明显感染，应全身麻醉下对膨出的内脏予以抗生素冲洗后进行还纳，并将裂开的切口反复冲洗、去除残留线头后再进行逐层缝合，并加做减张缝合。

**3. 完全裂开伴严重感染**　若患者一般状况较差或伴严重感染，不建议 I 期缝合。应全身麻醉下对膨出的内脏予以抗生素冲洗后进行还纳，肠管予以大网膜覆盖，并在大网膜与腹壁层之间予以凡士林纱布间隔，凡士林纱布从切口下方引出体表，于切口外部用蝶形胶布拉拢切缘。术后定期更换凡士林纱布，直至肉芽组织长出后再考虑缝合。此过程中应注意积极控制感染，保持胃肠减压，维持患者水、电解质稳定并增加营养促进切口愈合。

## 二、切口感染

切口感染是胃外科手术后最常见的并发症之一，本质上胃外科手术切口大部分属于 II 类切口，即清洁 – 污染切口，因此其切口感染的发生率远高于其他部位手术，发生率约为 10%。

### （一）原因

**1. 病原菌感染**　切口感染常由消毒不良、术中切口污染、肠道准备欠佳、电凝止血导致组织坏死等引起，胃外科手术切口感染多为内源性感染，即病原菌多来自消化道溢出物，因此多为革兰氏阴性细菌。

**2. 机体防御能力减弱** 切口感染的发生率与患者免疫力密切相关。营养水平较差、白蛋白低等均可导致全身免疫力下降，组织愈合能力减弱，容易诱发切口感染。由于脂肪层血供较差，因此肥胖患者亦容易发生脂肪液化继发切口感染。此外，化疗患者、长期使用免疫抑制剂或全身应用激素的患者，切口感染发生率也明显升高。

**3. 局部缝合因素** 缝合切口时残留死腔、异物等均可导致切口感染。遗留线头过长、残存血凝块或局部形成血肿为细菌滋生提供了温床，容易诱发切口感染。

### （二）临床表现和诊断

切口感染的临床表现分为局部表现和全身症状。

**1. 局部表现** 患者术后 2 天以上仍诉静息状态下切口疼痛，应警惕切口相关并发症的发生。可表现为伤口局部红肿、压痛明显甚至伴随按压波动感，挤压切口可见脓性分泌物，严重者可伴随切口裂开。

**2. 全身症状** 切口感染患者可表现为典型的全身感染性表现，包括术后 3~4 天后发热及血白细胞计数增高等，在排除其他系统感染后，应关注切口情况。

### （三）预防和治疗

切口感染以预防为主，可采取的措施包括：①纠正高风险因素，如备皮充分且不损伤皮肤、术前皮肤感染者应先行控制感染、长期应用激素者应调整降低激素用量、控制血糖、补充营养、纠正低蛋白血症等；②严格掌握无菌操作，术区仔细消毒，避免医源性感染；③标本袋盛装污染标本后，再从切口取出；④手术结束前，应用大量生理盐水充分冲洗腹腔；⑤切口仔细止血，处理血管断端及活动性出血点，避免血凝块残留和血肿形成；⑥若术中可疑切口污染，应彻底充分清洗切口，必要时可清创后再缝合，缝合时应注意避免残留死腔。

确诊切口感染后，其处理原则为在伤口红肿处拆除缝线，使脓液流出，加强局部换药，必要时局部应用甲硝唑等抗生素冲洗并放置皮下引流管，同时行脓液细菌培养，指导敏感性抗生素使用。对于累及筋膜和肌肉的严重感染，需要急诊切开彻底清创，并静脉应用广谱抗生素。

## 三、切口疝或 Trocar 疝

### （一）原因

切口疝或 Trocar 疝发生的根本原因在于切口或 Trocar 孔部存在未妥善关闭的腹壁缺损，致使腹腔内容物或腹膜外脂肪疝入缺损的间隙。常见原因包括 Trocar 孔直径过大，Trocar 孔位于脐部或中下腹腹肌薄弱处，切口缝合不良，腹内压增高（咳嗽、便秘导致）等。

## （二）临床表现和诊断

多由患者自行发现手术切口或 Trocar 孔处有囊状物突出，站立、咳嗽或加压时明显，早期大多平卧后消失。除嵌顿性疝之外，多无特殊不适。体格检查时可在肿块突出部位触及腹壁缺损，由此可辅助诊断。必要时可行 CT 检查判断疝出物的性质及缺损部位。

## （三）预防和治疗

切口疝的发生以预防为主，主要措施与前述切口裂开的预防措施类似。一旦发生切口疝，应观察疝内容物。若疝内容物为大网膜或脂肪组织，可予以观察。若疝块增大，症状加重，应行剖腹探查术，将疝内容物切除或还纳腹腔，仔细关闭腹壁缺损，必要时放置人工材料进行修补，并逐层缝合腹壁各层。若疝内容物为小肠且有不完全肠梗阻症状，保守治疗无效，则行剖腹探查术。对于不能排除绞窄性肠梗阻者，亦应行急诊剖腹探查，手术原则同一般的绞窄性疝。

## 四、切口或穿刺部位恶性肿瘤种植

切口部位肿瘤种植的来源主要包括：① 腹水内的肿瘤细胞直接种植到伤口部位；② 肿瘤细胞经血液循环种植到创伤组织内；③ 从小切口取标本时，切口保护不当或组织过分挤压，脱落的肿瘤细胞在伤口处种植；④ $CO_2$ 持续灌注引起的抽吸作用可以使肿瘤细胞种植于湿润的腹壁上，尤其是穿刺套管处。切口部位肿瘤细胞容易发生种植的机制为：肿瘤细胞到达创伤组织部位时，和一同渗出的血浆凝聚成胶状物，阻止了机体抗肿瘤系统杀伤肿瘤细胞的作用；此外，切口内新生血管提供的高营养物质可以使到达切口部位的肿瘤细胞极易发生种植、生长。

为避免肿瘤种植，在手术操作中，应严格遵守无瘤原则：① 操作器械不直接接触肿瘤标本；② 标本取出前应先放入标本袋中，并扩大切口至比肿瘤直径稍大后再取出；③ 标本取出时肿瘤与腹壁小切口用切口保护套隔离；④ 标本取出后用碘伏反复擦洗标本取出经行切口；⑤ 手术结束前用生理盐水反复冲洗腹腔，或于腹腔内注入化疗药物；⑥ 关闭腹直肌鞘后应再次冲洗伤口部位。术后若明确切口部位发生肿瘤种植转移，可采用局部切除的方法进行治疗。

（王林俊　徐江浩　钱亚伟）

# 第三章

# 术后系统并发症及处理

## 第一节　术后发热

发热是术后常见的临床表现之一，最主要的原因是炎症因子释放，通常可以自愈。

### 一、体温调节机制

人体体温调节受下丘脑体温调节中枢控制，并通过神经－体液系统维持平衡。下丘脑体温调节中枢受到损伤或产热－散热平衡被打破，均可导致患者发热。发热反应的致热原可分为外源性致热原与内源性致热原，前者主要是指外界因素如细菌、外毒素等。一方面，外源性致热原通过激活免疫系统，诱导内源性致热原（如抗原－抗体复合物等）释放，内源性致热原可通过进一步促进前列腺素 $E_1$、前列腺素 $E_2$ 等释放，刺激下丘脑体温调节中枢，使体温调节点升高；另一方面，神经－体液调节导致周围血管收缩，体表散热减弱，排汗减少，亦导致体温升高。术后当天及术后第一天患者低热属于正常手术创伤后反应，一般不超过 38 ℃。若术后持续低热或出现高热，应引起重视，除降温外，应积极寻找病因进行相应处置。

### 二、病因

**1. 感染性发热**　感染为术后高热的最主要病因，尤其对于体温超过 38.5 ℃的患者，应考虑感染可能。术后当天发热应首先排除输液污染。术后 2~3 天出现的高热应仔细排除腹腔感染、呼吸系统感染、泌尿道感染、切口感染、静脉炎等。

**2. 非感染性发热**　全身麻醉患者手术时间超过 3 小时，可能导致其体温调节中枢受到抑制，引起短期内体温调节功能障碍，诱发术后发热。非感染性发热的其他原因包括术中广泛组织损伤、术中输血、药物过敏等。

### 三、临床表现和诊断

主要临床表现为体温升高，高热可能导致患者烦躁、精神萎靡，严重者甚至出现幻觉、意识不清、昏迷惊厥等。根据术后出现发热的时间不等，可将术后发热分为四类：超急性期发热、急性期发热、亚急性期发热、延迟期发热。超急性期发热于术中或术后1小时内发生，主要原因可能为药物反应、输血反应、术前存在感染导致手术部位暴发性感染等。急性期发热于术后1小时至术后1周内发生，主要原因可能为感染性（肺部感染、腹腔感染、泌尿道感染、切口感染、引流管口感染等）或非感染性疾病（胰腺炎、肺栓塞、血栓性静脉炎、心肌梗死等）。亚急性期发热于术后1~4周内发生，原因可能包括手术部位感染、外周中心静脉导管（PICC）或中心静脉导管（CVC）感染、血栓性静脉炎、肺栓塞等。延迟期发热于术后1个月后发生，常见原因为手术部位感染、继发性肠梗阻等。

发热不仅是很多疾病的临床表现，其对很多疾病往往具有提示作用。根据既往研究，术后48小时内发生的发热往往不是感染引起的，术后发热对感染的敏感度为37%，特异度为80%。除血常规检查外，为进一步明确病因，应及时进行血培养等明确是否存在细菌感染。根据患者术后出现发热的时间及症状体征，需同时进行其他辅助检查协助明确病因，包括胸部CT明确肺部感染及胸腔积液，腹部CT明确腹腔感染、腹腔积液、膈下脓肿等，切口检查明确切口感染，尿培养明确泌尿系统感染等。其他常见发热原因如输血反应等亦需进行排除诊断。具体检查如下：

**1. 病史与体格检查**

（1）回顾手术细节：回顾患者术中是否存在特殊情况及处理措施。

（2）询问病史：术前是否存在感染、药物过敏史等。

（3）体格检查：包括手术切口的检查、引流管口的检查、导尿管的检查、输液部位的检查、肺部湿啰音的检查、腹部压痛与反跳痛的检查、下肢是否存在水肿等。

**2. 实验室检查**

（1）血常规检查：主要关注白细胞计数及中性粒细胞比例等，细菌性感染所致发热常导致白细胞计数及中性粒细胞比例均增高，重度感染可导致白细胞计数降低、血小板计数降低等，超敏反应往往导致嗜酸性粒细胞比例增高等。

（2）生化检查：严重感染可能导致肝肾功能损伤而引起尿素氮、肌酐、肝酶等升高，肺部感染合并呼吸衰竭可能导致酸碱失衡，肺栓塞及心肌梗死可能引起心肌损伤标志物及脑钠肽前体（proBNP）异常升高，胰腺炎常伴随淀粉酶和脂肪酶的升高。

（3）微生物检查：血液、尿液、痰液、脓液、引流液培养及药敏试验有助于进一步明确感染的存在并指导用药。

（4）其他感染指标检查：C反应蛋白、降钙素原常可较白细胞计数更早地提示感染的存在。

**3. 影像学检查** 根据临床表现及辅助检查结果，应进行相应部位的影像学检查，如胸部CT/CT血管成像（CTA）、腹部CT、四肢血管彩超等。

## 四、治疗和预防

**1. 病因治疗** 最重要的是根据发热病因进行针对性治疗。若初步检查提示发热由非感染性因素（如输血反应等）导致，则不建议使用抗生素治疗。若初步检查提示感染性发热，在经验性应用抗生素的同时，应行影像学检查，血液、尿液、痰液等体液标本的细菌培养及药敏试验。对于影像学检查提示腹腔/胸腔感染脓肿者，可行穿刺引流，并根据药敏试验结果更换抗生素；对于切口感染者，需要在伤口红肿处拆除缝线，充分引流出脓液，加强局部换药，必要时局部应用甲硝唑等抗生素冲洗并放置皮下引流管；对于泌尿道感染者，需要及时拔除或更换导尿管，充分补液维持尿量并应用抗生素治疗。

**2. 对症支持治疗** 若体温不超过38℃，可暂不予处理；若体温超过38℃，患者感到不适，可予以物理降温；若体温超过39℃，推荐使用非甾体抗炎药（NSAID）或激素退热。此外发热会导致体液丢失增加，应关注血清钠、钾水平，警惕水、电解质紊乱，适当增加补液，维持水、电解质稳定。

**3. 预防** 除控制手术时间、严格术中无菌操作外，Nakanishi 等研究发现，高龄亦是术后发热的危险因素，对于高龄患者应密切关注体温变化。

# 第二节 呼吸系统并发症

呼吸系统并发症是最常见的术后并发症之一，主要包括肺栓塞、肺不张、肺部感染等。胸腹部手术后的呼吸系统并发症发生率远高于其他部位手术，这可能与胸腹部手术对呼吸功能的影响较大有关。

## 一、肺部感染

术后肺部感染是指住院患者在手术24小时以后至术后2周内由细菌、真菌等病原体引起的各种类型的肺实质性炎症，发生率为1.3%~17.5%。术后肺部感染属院内感染，病原菌以需氧革兰氏阴性菌为主，最常见的是大肠埃希菌、肺炎克雷伯菌等肠杆菌属细菌，假单胞菌属细菌，不动杆菌属细菌及流感嗜血杆菌等。

### （一）危险因素

**1. 年龄** 老年患者机体功能较差，肺部弹性回缩能力差，且多数伴随慢性呼吸系统和心血管系统疾病，术后呼吸系统及其他系统并发症均更为常见。

**2. 吸烟史及慢性肺部疾病史** 研究表明吸烟者发生呼吸道感染的概率远高于非吸烟者，长期吸烟破坏呼吸道上皮屏障功能，诱导呼吸道发生慢性炎症，增加术后肺部感染概率。慢性肺部疾病患者，如慢性阻塞性肺疾病（COPD）、哮喘患者，常存在肺顺应性降低、通气受限、肺组织过度膨胀、呼吸膜增厚、气体弥散量降低等，肺代偿和储备功能明显减退，术后更易发生肺部感染。

**3. 手术相关因素** 手术持续时间为术后肺部感染发生的独立危险因素，手术持续时间长，麻醉药物引起的残留性神经肌肉阻滞风险增加，机械通气相关性肺损伤发生率增加，均会影响患者术后肺功能，使患者无法进行有效的呼吸及咳痰，导致肺不张等肺部疾病的发生。术中失血量过多会导致自身免疫因子及白蛋白大量丢失，机体免疫功能低下，易引起肺部感染。术中低体温可降低麻醉药等药物代谢，使麻醉苏醒延迟，同时术中低体温会影响机体免疫功能，导致术后肺部感染增加。相比开放手术，虽然腹腔镜手术引起的术后肺炎发生率较低，但其差异性并无统计学意义［比值比（OR）＝0.45，95% 置信区间（CI）0.20~1.01，$P = 0.05$］。

**4. 留置鼻胃管**　术后长时间放置鼻胃管会引起患者不适和应激反应，使患者难以进行有效的咳嗽、咳痰及呼吸训练，影响患者早期进食，延缓患者术后康复，会增加术后肺部感染发生的风险。腹腔镜胃癌手术在加速康复外科（ERAS）理念的指导下一些患者可以不放置鼻胃管，由此可能一定程度上降低术后肺部感染的发生率。

**5. 基础条件**　合并糖尿病、高血压、冠心病等慢性疾病且控制较差或基础营养状况差的患者，机体免疫功能低下、抵抗力不足，术后易发生肺部感染。

### （二）临床表现和诊断

肺部感染患者的临床表现包括肺部表现和全身症状。肺部表现包括叩诊浊音或实音区，伴随局限性呼吸音减弱或消失，听诊可听及湿啰音等。严重者血气分析可出现氧分压下降及二氧化碳分压升高。胸部 X 线或胸部 CT 等影像学检查发现肺部阴影等，提示肺部感染的存在。肺部感染的全身症状包括发热、呼吸急促、心率增加等，血液学检查可发现 C 反应蛋白、白细胞计数、中性粒细胞比例等炎症指标升高，痰培养和血液培养有助于明确诊断并指导用药。术后肺部感染诊断标准为胸部 X 线或胸部 CT 显示新出现或进展性的浸润影、实变影或磨玻璃影，加上下列 3 种临床表现中的 2 种或以上，可建立临床诊断：① 发热，体温 >38.0 ℃；② 脓性气道分泌物；③ 外周血白细胞计数 >$10 \times 10^9$/L 或 < $4 \times 10^9$/L。

### （三）预防和治疗

**1. 预防**

（1）术前：应鼓励患者锻炼深呼吸，练习胸式呼吸并进行吹气训练，改善肺功能。一项纳入 1335 例胃癌患者的单中心研究表明，吸烟患者应至少戒烟 2 周，减少肺泡和气道内的分泌物，可以有效降低术后肺部感染的风险。患有肺部炎症的患者，应尽量控制炎症后再行手术治疗。

（2）术中：术中及术后应注意防止呕吐物或口腔分泌物的误吸，拔出气管插管前，应注意将气管及支气管内分泌物吸净。术中小切口可有效减少术后切口疼痛，有助于呼吸功能恢复。

（3）术后：应注意患者腹带的位置与压迫程度，避免过度压迫而影响咳痰。术后早期应利用体位或祛痰药物辅助排痰，减少痰液蓄积。条件允许的情况下，应鼓励患者早期下床活动，并加强翻身，促进排痰。监测患者呼吸功能，若出现肺不张或肺水肿等，应密切关注，警惕继发性肺部感染的发生。充分控制术后疼痛能让患者更早活动并提高患者深呼吸的能力，有助于减少术后肺部感染风险。笔者建议避免手术后常规使用鼻胃管进行减压，只有当因腹部膨胀或恶心而需要时，才使用鼻胃管。

### 2. 治疗

（1）对于诊断肺部感染的患者，尽早雾化吸入支气管扩张剂和化痰药物，促进通气和排痰。

（2）伴有气道阻塞时，可进行吸痰治疗，有条件的可以使用纤维支气管镜联合肺泡灌洗治疗。对于效果欠佳者，必要时考虑气管切开进行痰液引流。

（3）抗生素治疗：在明确病原菌之前，一般首先选用广谱抗生素，主要针对革兰氏阴性杆菌，因其常见而且危害性较大。相关报道发现术后肺部感染患者中，合并厌氧菌感染者占68.38%，因此推荐联合用药，防治厌氧菌感染。对于经抗生素及其他综合治疗措施无明显好转者，应考虑有其他病原菌如真菌感染，以及时更换治疗方案。由于抗生素的广泛应用，肺部感染的菌种在不断变化，耐药菌株不断增多，因此应定期送痰和血标本进行细菌培养和药敏试验，以便及时调整治疗方案和判断效果。

（4）对症支持治疗：包括持续的低流量吸氧，充分的能量供应及维持水、电解质稳定，必要时采取机械通气。

## 二、肺不张

肺不张多指各种原因引起的人体一个肺泡单位、一个肺段、一侧肺叶或一侧肺的萎缩，多发生于中老年患者。

### （一）病因

腹腔镜胃癌手术往往会使患者腹部压力升高，膈肌上移，胸腔压力上升，导致患者正常通气功能受到影响，从而引发肺不张。胃癌术后肺不张多属于阻塞性肺不张，主要是呼吸道部分或完全阻塞导致，外界空气无法通过阻塞的气道进入肺泡，而肺泡内原有的气体被吸收，肺泡塌陷，导致肺不张。肺不张最常发生于术后48小时之内，老年、肥胖、长期吸烟和有呼吸系统疾病的患者最常见。这是因为上述患者肺泡弹性较差，合并术后活动受限，容易导致肺泡回缩困难、分泌物蓄积于气道造成堵塞。

**1. 术前存在肺部病变等危险因素**　患者术前即有呼吸系统相关疾病，如胸廓畸形、慢性支气管炎、肺气肿等，这类患者术后可能出现通气换气功能障碍，诱导肺不张的发生。除此之外，高龄、肥胖和吸烟史也是术后出现肺不张的重要危险因素。

**2. 术后存在呼吸抑制和咳痰受限的因素**　①全身麻醉患者术中吸入性麻醉剂降低咽喉部黏膜感觉，抑制吞咽及咳嗽反射，导致气管内分泌物蓄积，难以咳出；②术后镇痛药物的使用亦可抑制咳嗽，影响排痰，阻塞气道；③切口疼痛、术后膈肌及腹壁肌肉紧张、活动受限导致咳痰困难；④膈下积液、腹胀、腹水、腹带过紧等均可影响膈肌运动，影响正常通气功能；⑤术后长期卧床及不正体位导致呼吸受限及痰不易排出。

## （二）临床表现和诊断

肺不张患者叩诊可能发现浊音或实音区，伴随局限性呼吸音减弱或消失。严重者可能出现气管向患侧偏移。血气分析可出现患者动脉血氧分压下降及动脉血二氧化碳分压升高。胸部 X 线或胸部 CT 等影像学检查可明确诊断，表现为典型的肺不张征象。肺不张是术后发生肺炎的重要危险因素，如果肺不张持续 72 小时以上，几乎均发展成肺炎，此时患者会出现肺炎相关症状及体征。

## （三）预防和治疗

**1. 预防**　术前对患者进行胃癌手术相关知识的宣教，了解患者病史及现阶段肺部基本情况，完善患者肺功能检查。向患者示范肺功能训练方法及术后康复方法，鼓励患者锻炼深呼吸，练习胸式呼吸并进行吹气训练，改善肺功能。吸烟患者应至少戒烟 2 周，减少肺泡和气道内的分泌物蓄积。

术后及时检查患者咽喉部黏膜感觉及咽喉反射是否正常，及时帮助患者清理气道分泌物，保持口腔卫生。若需放置腹带，应注意患者腹带的位置与压迫程度，避免过度压迫。鼓励患者进行运动，患者清醒后即可进行抬臀、翻身等训练，根据恢复情况鼓励患者下床活动。

**2. 治疗**　对于症状较轻的患者，主要通过康复训练促进肺功能恢复，加强体位管理，以半坐卧位或侧卧位为宜，每 2~3 小时进行 1 次体位更换。同时，注重患者口腔护理，加强营养，可用康复新液漱口，指导患者嚼口香糖以提高患者吞咽能力，减少口咽部细菌定植。

此外，帮助患者进行早期活动训练，如叩击患者胸背部，鼓励患者咳嗽、深呼吸。通过吹气球的方式训练患者呼吸功能，每次吹气球时间为 5~10 秒，每 2 小时进行 1 次吹气球训练，持续训练 2~3 天后增加吹气球时间，并对呼吸方法进行指导，以深呼吸或腹式呼吸为主。

还需注意加强疼痛管理，个体化实施镇痛方案，及早拔除胃管及引流管，方便患者早期活动。对于伴有严重 COPD 的患者，可尽早雾化吸入支气管扩张剂和溶黏蛋白药物，促进通气和排痰。伴有气道阻塞时，可行支气管镜吸引。

需要注意的是，肺不张容易引起继发性肺部感染，应密切关注患者症状，必要时尽早使用抗生素治疗。

# 三、肺栓塞

肺栓塞是指由内源性或外源性栓子阻塞肺动脉或其分支而引起的肺循环障碍，按照栓子性质不同可分为血栓栓塞、脂肪栓塞、空气栓塞、肿瘤栓塞等，其中血栓性肺栓塞最为常见。据报道，20% 的肺栓塞发生于术后，占术后死亡总数的 15%，胃癌术后肺栓塞的发生率为 1.08%。

## （一）病因及危险因素

肺栓塞发生的危险因素包括：高龄，长期卧床，心律不齐尤其是心房颤动（简称房颤），肥胖，中心静脉置管，血液高凝状态（妊娠、恶性肿瘤、止血药物应用），感染，呼吸衰竭等。普外科常规手术后肺栓塞发生率为 0.8%～1.7%。下肢深静脉血栓形成是普外科术后常见并发症，也是导致肺栓塞的主要原因之一。

胃癌手术患者术前禁食、禁饮，口服聚乙二醇等进行全肠道灌洗，使得患者在手术前因脱水血液处于高凝状态。同时，恶性肿瘤患者发生静脉血栓的发生率高于非恶性肿瘤患者。其主要机制包括血液高凝状态、肿瘤细胞侵袭破坏血管壁、术后长期卧床，以及化疗药物导致血管损伤及肝功能受损等。

## （二）临床表现和诊断

**1. 临床表现** 肺栓塞患者的典型症状为突发性胸痛、呼吸困难和咯血。胃癌术后患者多使用胃肠减压管或鼻肠营养管，患者疼痛多误诊为咽喉不适或切口疼痛，导致早期诊断困难，漏诊率高。若患者术后出现突发性呼吸困难、胸痛胸闷、口唇发绀、血压下降等症状，且肺部体征相对较轻，与临床表现相差较大，则应及时考虑肺栓塞可能，并进一步行 CTA 等检查明确诊断。

**2. 诊断**

（1）实验室检查：① D - 二聚体。D - 二聚体为特异性的继发性纤溶标志物，血栓纤溶可表现为 D - 二聚体升高。② 血气分析。急性肺栓塞常表现为低氧血症，但是根据《急性肺栓塞诊断与治疗中国专家共识（2020）》，有约 40% 的患者动脉血氧饱和度正常。③ 血浆心肌肌钙蛋白。心肌肌钙蛋白 T（cTNT）和心肌肌钙蛋白 I（cTNI）均为心肌损伤标志物，若急性肺栓塞并发心功能不全可引起心肌肌钙蛋白上升，提示预后不良，其水平与心肌损伤严重程度相关。④脑钠肽前体（proBNP）。心肌细胞在心室扩张或压力负荷增加时，可诱导 proBNP 表达并分泌，其水平与心肌损伤严重程度相关。

（2）影像学检查：术后肺栓塞可以是单一部位的，也可以是多部位的，后者更为常见。肺动脉造影为诊断金标准，敏感度约为 98%，特异度为 95%～98%。典型影像学征象为肺血管内对比剂充盈缺损，伴或不伴轨道征的血流阻断。此外，磁共振肺动脉造影（magnetic resonance pulmonary angiography，MRPA）和 CTA 均可辅助进行肺栓塞诊断。

## （三）预防和治疗

**1. 风险评估与预防** 肺栓塞应以预防为主，在围手术期需要对患者进行风险评估，包括静脉血栓栓塞症（venous thromboembolism，VTE）风险评估和出血风险评估。外科患者常用的 VTE 风险评估模型为 Caprini 风险评估模型，按照不同 Caprini 评分，可将术后 VTE 发生风险分为极低危（0 分）、低危（1～2 分）、中危（3～4 分）、高危（≥5 分），针对不同风险层次可采取相应的预防措施。

（1）低危患者的基本预防措施包括加强健康教育、注意活动、避免脱水等。

（2）对于高危患者，推荐药物预防，如术后第一天即可使用低分子量肝素预防性抗凝治疗，可有效降低乃至避免肺栓塞发生。

（3）对于 VTE 风险高，但是存在活动性出血或同时伴有出血风险的患者，可进行机械预防，如间歇充气加压泵、分级加压弹力袜和足底静脉泵等，应努力提高患者的依从性。对于高危胃癌患者，《肺血栓栓塞症诊治与预防指南》建议行药物或机械预防至术后 7～14 天。

（4）对于术前伴有深静脉血栓形成的患者，可术前行下腔静脉滤器置入。肺栓塞发生后，栓塞局部可能继发血栓形成，加剧发病过程。

（5）若患者因合并其他血栓栓塞性疾病、急性冠状动脉综合征、房颤等而常规抗凝治疗，术前应结合患者血栓和出血风险综合评估是否需要桥接抗凝治疗，术后尽量避免抗凝药物的联合应用，降低出血风险。

**2. 治疗**

（1）一般支持治疗：对怀疑肺栓塞的患者，应及时进行呼吸支持，并密切监测呼吸、心率、血压、心电图及动脉血气，针对患者病情进行对症支持治疗。

（2）抗凝治疗：为肺栓塞的基础治疗手段，不仅能够促进纤溶治疗已有的血栓，还可防止血栓再次形成或复发。《肺血栓栓塞症诊治与预防指南》建议一旦确诊肺栓塞，若无抗凝禁忌，应尽早启动抗凝治疗。

考虑到胃癌术后患者需短期禁食，因此肺栓塞初始治疗用药以胃肠外用药为主，包括肝素类药物、磺达肝癸钠、阿加曲班、比伐芦定等。待初始抗凝治疗有效后，根据患者病情可更换为口服抗凝药物，如华法林、利伐沙班等。需要注意的是，接受抗凝治疗的患者，应仔细评估其出血风险，定期监测凝血功能。《肺血栓栓塞症诊治与预防指南》指出肺栓塞抗凝治疗的标准疗程为至少 3 个月，因此患者出院后应继续口服药物抗凝治疗，定期复查，并监测凝血功能指标。

（3）溶栓治疗：可迅速溶解部分或全部血栓，恢复肺组织再灌注，减小肺动脉阻力，降低肺动脉压，改善右心室功能，减少严重肺栓塞患者的病死率和复发率。溶栓的时间窗一般定为 14 天以内，常用药物包括尿激酶、链激酶和重组组织型纤溶酶原激活剂（rt-PA）。溶栓治疗的主要并发症为出血，因此溶栓治疗结束后，建议每 2～4 小时测定 1 次活化部分凝血酶时间（APTT），当其水平降至正常值的 2 倍时，可暂停溶栓治疗，改为重新抗凝治疗。

（4）手术治疗：急性肺栓塞介入治疗的目的是清除阻塞肺动脉的血栓，以尽早恢复右心功能，改善患者症状，降低死亡率。介入治疗的并发症包括远端栓塞、肺动脉穿孔、肺出血及穿刺相关并发症等。对于有抗凝禁忌的急性肺栓塞患者，为防止静脉血栓再次脱落导致复发，必要时应放置可回收型下腔静脉滤器。

根据《肺血栓栓塞症诊治与预防指南》，围手术期并发急性高危肺栓塞若发生在术后 1 周内，不建议溶栓治疗，严重肺栓塞患者必要时可考虑介入治疗；若肺栓塞发生在手术 1 周后且出血风险较低，建议考虑溶栓治疗。

# 第三节 循环系统并发症

## 一、心肌梗死

近些年来，非心脏手术已逐渐被公认为是一种严重的循环系统挑战，可能诱发高危患者的心血管意外，如手术后心肌损伤/梗死（postoperative myocardial injury/infarction, PMI）等。然而，早期心肌损伤的心电图缺血性改变可能极其细微，且心绞痛通常被术后镇痛药所掩盖，因此难以早期发现。

### （一）病因

既往观念认为 PMI 主要发生于冠状动脉性心脏病（coronary artery disease, CAD）患者中，然而 2015 年一项前瞻性研究表明，发生 PMI 的患者中有高达 24% 的患者术前冠状动脉狭窄程度小于 50%，甚至有 4% 的患者术前冠状动脉 CT 检查未见狭窄。提示 CAD 并非 PMI 的唯一病因。心肌梗死的类型可分为五类（Ⅰ～Ⅴ型），目前认为 PMI 主要为Ⅰ型或Ⅱ型心肌梗死，其中前者是指由易损斑块破裂引起的急性冠状动脉血栓形成所造成的心肌梗死，可由炎症、高凝状态和血压波动等围手术期因素触发，后者是指血压波动、心动过速和贫血等因素导致的冠状动脉氧气供需失衡。Carmine Pizzi 等的荟萃分析表明即使轻度的冠状动脉狭窄也可能诱发Ⅰ型心肌缺血事件。此外，Kaski JC 等报道高血压患者可能存在微血管损伤，慢性高血压病可导致冠状动脉微血管的结构和功能异常，包括心室肥大和内皮功能损伤等，从而诱发Ⅱ型 PMI。

1. **Ⅰ型心肌梗死** Ⅰ型心肌梗死是由不稳定的冠状动脉粥样硬化斑块裂开或破裂引起的，连续的血小板激活和聚集进一步导致血栓形成，阻塞血管，并诱发心肌缺血。由于在心动过速、贫血、术中低血压和术后高血压的情况下，患者处于相对高凝状态，因此发生此类不良事件的概率较高。在围手术期发生心肌梗死而致死的患者中，Ⅰ型心肌梗死的发生率为 45%～55%，该比例与心源性猝死的非手术患者没有显著差异（Ⅰ型心肌梗死占 50%～80%）。

2. **Ⅱ型心肌梗死** Ⅱ型心肌梗死又被称为继发性心肌缺血性心肌梗死，是由心肌供氧减少或需氧增加所引起的缺血性心肌梗死，主要见于冠状动脉痉挛、贫血、心律失常、高血压或低血压等。目前学者认为Ⅱ型心肌梗死的机制为血流动力学平衡紊乱并伴有冠状动脉疾病、严重的冠状动脉痉挛或内皮功能障碍引起。上述诱因引起心肌氧气供需不匹配，导致比Ⅰ型心肌梗死更广泛的心肌缺血。增加心肌需氧的常见围手术期因素包括高血压、心动过速和儿茶酚胺水平升高，而心肌供氧减少可归因于失血、术中低血压、贫血、冠状动脉血管痉挛等。

需要注意的是，上述两类心肌梗死并非单发于 PMI，两种或合并其他类型的心肌梗死可能同时发生。例如，心肌氧供需不匹配（即Ⅱ型心肌梗死）可能导致动脉粥样硬化斑块的剪切应力增加，继而导致斑块裂开或破裂（即诱导Ⅰ型心肌梗死）。

### （二）临床表现和诊断

**1. 临床表现**　PMI的临床表现与非手术患者的心肌梗死表现基本一致，最常见的症状是心绞痛，表现为胸部不适、疼痛、灼烧感等。同时，可能伴随其他症状，如上半身疼痛或不适（包括手臂、左肩、背部等放射痛），呼吸困难或呼吸急促，大汗淋漓，恶心呕吐，头晕，心律失常等。由于胃癌术后患者常表现为中上腹部切口或腹内疼痛不适，且部分患者应用镇痛药物，因此心绞痛症状通常被掩盖，容易被忽视。

**2. 诊断**

（1）心电图检查与心电监护：非心脏手术后患者ST段抬高型心肌梗死（STEMI）的发生率较低，仅为0.06%～1.5%；相比之下，短暂的ST段压低相对常见，发生率为0.6%～50%（发生率差值较大主要是由于检查方式选择连续性心电监护或非连续性心电图检查）。虽然通常认为ST段压低与Ⅱ型心肌梗死相关，但在PMI中，ST段压低仅提示潜在的心肌梗死可能，并不能完全代表Ⅱ型心肌梗死。

（2）超声心动图检查：经食管超声心动图（transesophageal echocardiography, TEE）监测有助于在胃癌手术中指导液体管理和血管活性药物治疗，因为TEE能评估左右心室大小、整体和局部的心室收缩和舒张功能（包括发现提示缺血的新发节段性室壁运动异常）、瓣膜关闭不全，还能估测肺动脉压。二维超声心动图可在缺血损伤数分钟内发现节段性室壁运动障碍，有助于PMI的早期诊断，对疑诊主动脉夹层、心包炎和肺动脉栓塞的鉴别诊断具有特殊价值。PMI患者具有典型的心肌梗死患者超声心动图表型：受累心室壁会出现节段性运动减弱、幅度降低；心室收缩时病变节段背离心肌，收缩期此节段室壁相对薄弱，表现膨出显著、室壁瘤形成；受累节段解剖结构异常，病变心肌回声降低，室壁运动显著异常，梗死区运动减弱或呈矛盾运动，附近正常室壁运动强化，室壁运动表现不协调扭动样；心室梗死区出现扩张、纤维化致左心室重构，心腔扩大进一步加重心肌收缩功能障碍，左心室血液无法有效排空，表现左心室射血分数降低，左心室舒张末期内径增大。

（3）冠状动脉CTA检查与冠状动脉造影：冠状动脉造影通常用于评估Ⅰ型心肌梗死患者；对于Ⅱ型心肌梗死患者，存在更大的变异性（范围为5%～60%）。一项进行了血管造影的研究显示，近50%的围手术期急性冠状动脉综合征（acute coronary syndrome, ACS）患者有斑块破裂的证据。对于血流动力学不稳定或复发缺血的患者，推荐尽早行冠状动脉造影；对于血流动力学稳定、无复发性缺血证据的患者，推荐在术后可行时做危险分层，手段包括无创性检查和（或）冠状动脉造影；如果冠状动脉解剖会影响血运重建的决定或改变药物治疗，则行冠状动脉造影。

（4）实验室检查：PMI的主要实验室检查指标包括脑钠肽前体（proBNP）、心肌损伤标志物、心肌酶谱等。心肌损伤标志物对心肌损伤高度敏感，常规术后监测可提供比非连续性心电图检查更广的诊断窗。其中，术后心肌肌钙蛋白的显著升高可反映缺血性心脏损伤和并发症，而轻微的术后心肌肌钙蛋白升高通常反映非心脏并发症。然而，轻微的心肌肌钙蛋白升高通常与其他严重并发症相关（如肺栓塞），因此仍提示不良预后。

## （三）预防和治疗

**1. 风险评估**　在非心脏手术后，Ⅰ型心肌梗死的发生率为45%~57%，高危患者的发生率可能更高。Berger等报道高达90%的患者存在Ⅰ型心肌梗死证据，63%的患者发现冠状动脉内血栓。尽管该研究的样本量较少（$n=48$），但仍提示高危患者发生PMI的概率显著高于低危患者，强调了围手术期风险评估对心肌梗死的重要意义。《2022年欧洲心脏病学会（European Society of Cardiology, ESC）/欧洲麻醉学会（European Society of Anaesthesiology, ESA）非心脏手术患者心血管评估和管理指南》建议对围手术期患者进行心血管疾病的逐步评估，将临床危险因素、检测结果、计划手术的风险预估和药物中断风险结合起来，其中强调了心电图、超声心动图等影像学检查的重要加权。

术前心脏生物标志物也对PMI和死亡率具有很强的风险评估和预测价值。例如，心肌肌钙蛋白和proBNP均被证实为非心脏手术患者PMI和死亡风险的独立预测因素。炎症标志物亦有助于PMI的风险评估，其主要机理为动脉粥样硬化斑块内的炎症变化在动脉粥样硬化和斑块不稳定的进展中起着重要作用。例如，促炎性脂蛋白相关磷脂酶A2（Lp-PLA2）与心血管事件和斑块稳定性密切相关，因此Lp-PLA2或其他炎症标志物可能有助于评估易损斑块患者。

**2. 预防**

（1）围手术期用药：对于术前合并CAD的围手术期患者，可进行适量药物治疗，主要包括β受体阻滞剂、阿司匹林和他汀类药物。有多项临床研究测试了上述药物在PMI风险方面的作用，结果显示疗效有限。例如，β受体阻滞剂虽可降低房颤风险，但其对围手术期非致命性心肌梗死的保护意义受到卒中、低血压风险增加及死亡率增加[相对危险度（RR）=1.3，95%置信区间（CI）1.0~1.6]的削弱。POISE-2试验评估了高危患者围手术期使用阿司匹林的意义，结果显示阿司匹林和安慰剂治疗在死亡率和非致命性心肌梗死发生率方面没有显著差异[风险比（HR）=0.99，95% CI 0.86~1.15]，此外阿司匹林组的大出血风险增加（HR=1.23，95% CI 1.01~1.49）。相较β受体阻滞剂和阿司匹林，他汀类药物可能更有希望预防PMI发生。在非心脏手术前对非常规接受过他汀类药物治疗的患者进行他汀类药物用药后，其死亡率（RR=0.5，95% CI 0.3~0.9）和心肌梗死的发生率（RR=0.5，95% CI 0.4~0.8）降低。2016年发表的VISION临床试验亦显示了类似的结果，在接受非心脏手术的患者中，术前他汀类药物治疗与术后30天时较低的心血管意外事件独立相关（RR=0.8，95% CI 0.7~0.9），提示了他汀类药物在围手术期用药对预防PMI的潜在价值。

（2）术前血运重建：除ACS患者外，一般不推荐在非心脏手术前进行心肌血运重建来改善非心脏手术的围手术期结局。CARP临床试验首次对术前血运重建进行了研究，结果表明，对接受血管手术的稳定型心绞痛和CAD患者的长期死亡率没有显著影响（RR=1.0，95% CI 0.7~1.4）。是否要在胃癌手术前进行血运重建取决于两者实施的先后顺序所带来的相对获益与风险，应与患者讨论关于实施时间的决定。

（3）输血：术后血红蛋白下降与较高的心血管并发症和死亡率有关。尽管输血可能对某些患者有益，但其获益的同时需要考虑相关风险。因此，建议采用限制性策略，即对有CAD 症状或血红蛋白低于 80 g/L 的患者进行输血。

（4）术中预防措施：胃癌手术中的预防管理同心力衰竭患者非心脏手术中管理的措施，包括以下几个方面。① 监测：监测方式的选择基于患者因素和手术因素，包括大量液体转移的可能性、失血或血流动力学不稳定的其他原因。② 椎管内麻醉：可以调整椎管内麻醉的管理，以免引发低血压或过量补液，如采用小剂量腰硬联合麻醉，联用或不联用鞘内阿片类药物，或者非常缓慢地滴定硬膜外麻醉剂量。③ 全身麻醉：应正确选择全身麻醉药的类型和剂量，既要诱导和维持意识丧失状态，又要避免不良血流动力学效应，如低血压。④ 液体管理：围手术期液体治疗应调整至既能维持足够的前负荷以支持心排血量和组织灌注，又能避免灌注压不当升高。如果低血压不是由于前负荷降低，应注意限制扩容，此时应给予 $\alpha_1$ 受体激动剂（如去氧肾上腺素）或直接/间接拟交感神经药物（如麻黄碱）。⑤ 血流动力学管理：心力衰竭患者的血流动力学管理包括仔细的体液管理，少用或不用有血流动力学不良效应的药物，以及酌情选择性静脉给予血管扩张药、正性肌力扩血管药、正性肌力药和血管加压药。

**3. 治疗** 如前所述，PMI 主要包括 Ⅰ 型和 Ⅱ 型心肌梗死，二者的区别主要在于：Ⅰ 型心肌梗死患者的冠状动脉内膜是不稳定的，血栓形成是心肌梗死发生的主要原因，需要进行溶栓、抗凝和抗血小板积极治疗；Ⅱ 型心肌梗死则没有血栓形成，扩张冠状动脉和改善心肌供氧是治疗的主要措施。因此，鉴别 Ⅰ 型还是 Ⅱ 型心肌梗死对于 PMI 的治疗至关重要。

（1）Ⅰ 型心肌梗死：考虑到近期接受过手术，大多数患者不能选择纤溶治疗。根据美国心脏病学会（American College of Cardiology, ACC）和美国心脏协会（American Heart Association, AHA）发布的《2014 ACC / AHA 非心脏手术患者围手术期心血管评估和管理指南》，推荐对 STEMI 患者使用阿司匹林 + 他汀类药物。一旦决定置入冠状动脉内支架，就应尽快加用 $P_2Y_{12}$ 受体阻滞剂。对于不接受再灌注治疗的患者，推荐给予 1 年的阿司匹林 + $P_2Y_{12}$ 受体阻滞剂（双联抗血小板疗法）。对于非 ST 段抬高型心肌梗死（NSTEMI）患者，部分专家推荐对所有患者使用 $P_2Y_{12}$ 受体阻滞剂，而部分专家推荐仅用于中等或大面积心肌梗死、未治疗的高血压或需控制心率的房颤患者。

（2）Ⅱ 型心肌梗死：扩张冠状动脉和改善心肌供氧是治疗的主要措施。

1）扩张冠状动脉：主要用药包括硝酸酯类药物及钙通道阻滞剂。硝酸酯类药物主要包括硝酸甘油、硝酸异山梨酯、单硝酸异山梨酯等，钙通道阻滞剂主要包括维拉帕米、地尔硫䓬和硝苯地平等。硝酸酯类药物属于内皮依赖性血管扩张剂，通过提供一氧化氮和内皮细胞结合，从而使冠状动脉扩张。钙通道阻滞剂主要通过抑制钙通道，减少细胞外钙离子进入血管平滑肌细胞，从而扩张冠状动脉，解除冠状动脉痉挛。

2）改善心肌缺氧：① 硝酸酯类药物为内皮依赖性血管扩张剂，能改善心肌灌注，减少心肌耗氧量，缓解心绞痛症状。主要包括短效硝酸酯类药物硝酸甘油，长效硝酸酯类药物硝酸异山梨酯、单硝酸异山梨酯等。② β 受体阻滞剂可抑制心脏 β 肾上腺素受体，从而减慢心率，减弱心肌收缩力，降低血压，减少心肌耗氧量，减少患者心绞痛发作，增加运动耐量。③ 钙通道阻滞剂（二氢吡啶类）通过改善冠状动脉血流和减少心肌耗氧量，发挥抗心绞痛的作用。对变异性心绞痛或以冠状动脉痉挛为主的心绞痛，钙通道阻滞剂是一线治疗药物。④改善心肌代谢性药物如曲美他嗪通过调节心肌代谢底物，抑制脂肪酸氧化，优化心肌能量代谢，改善心肌缺血及左心功能，缓解心绞痛。可与β受体阻滞剂等抗心肌缺血药物联用。⑤其他抗心肌缺血药物如尼可地尔，中成药类（丹参滴丸、通心络胶囊、速效救心丸）等具有改善心绞痛症状、抗心肌缺血的功效。

## 二、心力衰竭

### （一）危险因素

#### 1. 患者相关危险因素

（1）无症状左心室功能障碍：部分资料显示对无症状结构性心脏病患者行中危或高危手术容易出现不良结局。

（2）无症状心力衰竭（heart failure, HF, 简称心衰）：既往有 HF 症状的患者即使在术前即刻无症状，术后风险也会增加。

（3）有症状心力衰竭：有症状 HF 患者，特别是急性失代偿患者，其发生术后不良结局的风险高。

（4）新诊断心力衰竭：新诊断 HF 患者，尤其是射血分数降低性心力衰竭（HF with reduced ejection fraction, HFrEF）（LVEF<40%）患者，其风险远高于先已存在 HF 的患者。药物治疗对 HFrEF 患者左心室功能和重构的作用通常只有在治疗 3 个月后才显现。

（5）晚期心力衰竭：一些临床特征是 HFrEF 患者短期生存不佳的强力预测因素，包括持续性心动过速、低血压，低钠血症、不耐受血管紧张素转换酶抑制剂（ACEI）、肾衰竭恶化、埋藏式心脏转复除颤器多次放电史、体重不断减轻及近期多次住院等。

（6）左心室射血分数（left ventricular ejection fraction, LVEF）降低：HF 患者的 LVEF 越低，非心脏手术后不良结局的风险越高。

（7）右心室功能障碍：中度至重度右心室功能障碍很可能会影响术后结局，且不依赖于 LVEF。

#### 2. 手术相关危险因素

（1）虽然心血管风险评估的结果并不能影响手术的进行，但同样需要进行术前心血管风险评估，这是因为对于高风险患者可以尽可能采取创伤小的手术方式及术后早期进行心血管方面的干预以改善预后。急诊手术本身是围手术期心血管并发症的危险因素之一，因为急诊手术常伴有极其严重的循环不稳定、炎症反应、凝血功能紊乱等容易导致心血管并发症的因素。

（2）围手术期心血管风险还与术中循环状态、出血量和手术时间等因素有一定相关性。Kheterpal 等的研究发现手术时间 ≥ 3.8 小时和术中输血 ≥ 1 袋为围手术期心脏不良事件的独立危险因素，并且发生心脏不良事件的患者更多出现术中低血压状态。

### （二）临床表现和诊断

#### 1. 临床表现

（1）急性失代偿性心力衰竭（acute decompensated heart failure, ADHF）：常见症状包括进行性呼吸困难，腹部和外周淤血症状，神经系统症状（如意识模糊、头痛、失眠、焦虑、定向障碍和记忆损害）。体征因心衰液体过剩程度的不同而有所差别，主要包括：① 淤血征象。颈静脉压升高，肝颈静脉回流试验阳性，肝大有触痛。② 双下肢水肿。非卧床患者胫前区域和踝关节水肿，卧床患者可出现骶部和大腿上部水肿。③ 心脏听诊异常。舒张功能障碍所致心衰患者的心脏检查可能完全正常，而许多晚期收缩功能障碍患者有第三心音和心尖搏动外移；左心室明显增大时，常可闻及二尖瓣关闭不全杂音，而右心室容量或压力超负荷时，可闻及三尖瓣关闭不全杂音，X 线胸片可能显示有心脏扩大。

急性失代偿性心力衰竭伴重度肺水肿通常有突发的压倒性窒息感，伴有极度焦虑、咳嗽、咳粉红色泡沫痰和溺水感，表现为端坐呼吸，呼吸频率增加，鼻翼扩张，吸气时肋间隙和锁骨上窝凹陷。体格检查可能发现呼吸音异常（吸气相和呼气相都可能闻及咕噜音）、意识水平改变（提示重度低氧血症），皮肤发冷苍白，脉率增加，血压升高，X 线胸片可能显示有心脏扩大及间质性水肿。

（2）心源性休克：典型特征是左心室功能严重受损，通常表现为乏力、神志改变症状或器官灌注不足征象（如肾前性氮质血症或肝酶异常）。患者可能出现静息时呼吸过速、心动过速，以及肢端发冷和发绀伴毛细血管再充盈不良。外周灌注不足可能很严重，引起下肢皮肤花斑、发冷或出汗。有时可发现交替脉，正常窦性心律期间，强脉搏或正常脉搏与弱脉搏交替出现，一旦出现表明重度左心室功能障碍。部分失代偿终末期心衰患者有隐匿性休克，可能难以与轻度失代偿性慢性心衰和稳定心衰患者相区分。必须迅速确定休克的心脏病因。排除 ACS 后，应尽快行超声心动图检查确定有无心脏压塞，并进一步明确左右心室功能和左心瓣膜的完整性。

（3）高排血量性心力衰竭：通常表现为四肢温暖、肺循环淤血、心动过速和脉压增大。

（4）右心衰竭：常发生于重度孤立性三尖瓣关闭不全、右心室功能不全和慢性肺疾病时，如慢性阻塞性肺疾病、间质性肺疾病或长期肺高压。这些患者表现为右心容量超负荷体征和症状，且常依赖辅助供氧。

#### 2. 诊断

（1）初步评估：寻找具体原因是评估中重要的第一步，具体原因包括 ACS、高血压急症、快速心律失常或重度心动过缓 / 心脏传导障碍、急性机械原因（如急性瓣膜反流或急性肺栓塞）、感染（包括心肌炎）和心脏压塞。初步评估的目标是确定患者心肺状态，包括呼吸困难严重程度，血流动力学状态（灌注不足的表现，包括低血压），以及心率和心律。应评估 ACS 的症状（如胸痛），并评估缺血证据。

（2）心电图：患者发生心衰失代偿后应尽快行心电图检查，评估有无 ACS（心肌缺血或心肌梗死）和心律失常（如房颤）。心衰发作期间可能有其他心电图异常，包括非特异性 ST 段和 T 波异常。

（3）X 线胸片：X 线胸片表现可为轻度肺血流重新分布，也可为明显的心脏扩大和双肺间质广泛纹理改变。双侧肺门周围肺泡水肿时，呈典型的蝴蝶状外观。

（4）实验室检查：脉搏血氧测定可评估通气和酸碱状态；血清电解质、碳酸氢盐、血尿素氮和血清肌酐等常规生化检查有助于指导利尿期间的电解质（如钾和镁）补充，并可帮助评估和监测肾功能；乳酸水平协助判断外周灌注是否充足；心肌肌钙蛋白水平帮助排除 ACS；血常规可帮助识别可能诱发心衰的感染或贫血；对于有呼吸困难和其他提示 ADHF 体征和症状的患者，若心衰诊断不明确，应检测血浆脑钠肽（BNP）或脑钠肽前体（proBNP）浓度。

（5）超声心动图：对新发心衰和有心衰既往史的疑似心功能改变患者，推荐超声心动图检查，有助于快速明确诊断。

## （三）预防和治疗

**1. 风险评估**　胃癌术后心衰是基于存在一系列心衰症状和体征的临床诊断。根据症状、体征及临床检查结果，将疑似心衰患者分为以下三类：

（1）高概率心衰患者：有心衰既往史的患者出现劳力性呼吸困难和液体潴留证据［如颈静脉压升高、肺水肿和（或）外周性水肿证据］时，ADHF 可能性非常大。无心衰既往史的患者出现新发端坐呼吸、颈静脉压升高、肺水肿的典型 X 线胸片表现且无发热时，ADHF 可能性非常大。

（2）中等概率心衰患者：有心脏疾病或心脏危险因素（如已知冠状动脉疾病、瓣膜病、糖尿病或高血压）但无心衰既往史的患者，有心电图异常（房颤、左心室肥大或缺血证据）的患者，以及颈静脉压不明确且无肺水肿证据的患者出现呼吸困难症状时，存在 ADHF 的可能性为中度。此时检测血清利钠肽（BNP 或 proBNP）可能有帮助，部分病例行超声心动图检查也可能有帮助。

（3）低概率心衰患者：无心脏病证据（包括心电图正常）且呼吸困难有其他病因（如慢性肺疾病或肺炎）的患者中，ADHF 的概率小。此时应评估并治疗呼吸困难的其他病因。如果仍怀疑 ADHF，可能需要进一步检查，如检测利钠肽水平。

**2. 预防**

（1）术前管理：包括起搏器植入和药物管理，具体的药物管理如下。

1）ACEI、血管紧张素受体脑啡肽酶抑制剂（ARNI）或血管紧张素受体拮抗剂（ARB）：围手术期通常应继续使用此类治疗。不过，由于其明确的益处源于长期使用，所以当有血压过低的风险时（如血容量不足或使用麻醉药等药物），可以暂时停用上述药物。为降低术中低血压的风险，可在术前一晚给予最后一剂 ACEI 或 ARB（而不是在手术当日早晨给予），或在手术当日停药。

2）β 受体阻滞剂：可改善 HFrEF 患者的远期结局。如果患者（包括 HF 患者）已在接受且耐受 β 受体阻滞剂，则围手术期通常应继续这类治疗。对于未接受 β 受体阻滞剂的慢性 HFrEF 患者，通常应避免术前即刻启用 β 受体阻滞剂。术前快速调整 β 受体阻滞剂的剂量可能无益，而且可能有害。对于术前存在 ADHF 的患者，通常推迟启用 β 受体阻滞剂治疗。

3）醛固酮受体拮抗剂：若肾功能稳定的慢性 HFrEF 或射血分数保留性心力衰竭（HFpEF）患者正接受且耐受醛固酮受体拮抗剂（无高钾血症），则可在术前继续进行该治疗。若肾功能保持稳定且无高钾血症的其他危险因素，可在术后早期恢复该治疗。

4）地高辛：对于已将地高辛作为 HFrEF 长期治疗药物的患者，通常会在围手术期继续使用该药。地高辛负荷剂量可能用于房颤患者的室率控制，但心衰患者不需要负荷剂量。地高辛不用于心衰急性恶化患者的稳定治疗。

5）利尿剂：可按需使用利尿剂治疗围手术期容量超负荷。对于接受利尿剂治疗的患者，可能存在的问题包括持续存在容量超负荷（利尿不充分），低血容量（过度利尿）和电解质疾病（如低钾血症，由袢利尿剂治疗而未充分补钾导致）。

（2）术中管理：详见"第一篇第四章第四节腹腔镜胃癌手术麻醉管理"。

（3）术后管理：术后监测内容应包括容量状态、血流动力学稳定性和呼吸状态，以评估急性心衰的症状和体征。临床医生应核查术中和术后早期的液体输入和排出记录，以密切监测容量状态。补液过多是术后肺水肿的常见原因。

**3. 治疗**  术后急性心衰的治疗与其他临床情况下急性心衰的治疗相同。一般按需紧急给予利尿剂，无低血压的患者还应按需加用血管扩张剂。一旦患者术后血流动力学稳定，通常即可开始或恢复心衰的长期循证治疗。

### 三、深静脉血栓形成

#### （一）病因

深静脉血栓形成（deep venous thrombosis, DVT）是癌症患者接受手术治疗后的一个重要并发症。研究表明，普外科患者深静脉血栓形成的发生率为 15%~40%，致死性肺栓塞的发生率为 0.2%~0.9%。有研究显示诊断胃癌 1 年内若发生深静脉血栓形成或肺栓塞（pulmonary embolism, PE），患者的死亡风险将上升 1.8 倍。指南中指出，恶性肿瘤患者行手术治疗后，比非癌症患者更易发生静脉血栓栓塞症（venous thromboembolism, VTE），特别是发生致死性肺栓塞的风险上升 3 倍。

深静脉血栓形成的高危因素可归纳为三类：患者个体特征、肿瘤本身及肿瘤所接受的治疗。一项肿瘤住院患者的多变量分析研究表明，高龄（年龄 >65 岁）、女性、黑人是深静脉血栓形成的个体特征相关危险因素。一些合并疾病也会增加发生深静脉血栓形成的风险，比如感染、肥胖、贫血、肺部疾病和肾脏疾病。另外，恶性肿瘤本身可使深静脉血栓形成的发生率增加数倍，特别是正在接受化疗或手术治疗的恶性肿瘤住院患者，其发生深静脉血栓形成的风险较未化疗或手术者更高。有研究表明，恶性肿瘤患者中胃癌、胰腺癌、脑癌和卵巢癌患者发生深静脉血栓形成的风险较头颈部肿瘤、膀胱癌及食管癌患者更高。此外，目前的深静脉血栓形成预防指南将准备进行重大腹部手术的恶性肿瘤患者归为高风险，并建议进行积极的抗血栓预防治疗。

胃癌术后血栓形成主要有三大因素：①手术容易损伤血管壁，促进血小板凝聚功能加强，纤维蛋白溶解能力下降，加之恶性肿瘤本身就释放促凝物质，提高血液凝血因子活性，导致血液黏稠。②胃癌手术平均时间 3 小时，手术麻醉时周围静脉扩张，切口疼痛，术后卧床时间较长，使下肢肌肉长期处于松弛状态，重力作用使下肢血液回流受阻，血流缓慢。③静脉注射具有刺激性药物溶液和高渗溶液会刺激静脉内膜，导致静脉炎和形成静脉血栓。

### （二）临床表现和诊断

**1.临床表现**　本病最常见的临床表现是一侧肢体突然肿胀，下肢静脉血栓形成，患者局部感疼痛，行走时加剧，轻者局部仅感站立时沉重，加重者体格检查可监测以下特征：

（1）患肢肿胀的发展程度：须每天用卷带尺精确测量并与健侧下肢对照粗细才可，单纯依靠肉眼观察是不可靠的，这一体征对确诊 DVT 具有较高的价值，小腿肿胀严重时常致组织张力增高。

（2）压痛：静脉血栓部位常有压痛，因此下肢应检查小腿肌肉腘窝内收肌管及腹股沟下方股静脉。

（3）Homans 征：将足向背侧急剧弯曲时，可引起小腿肌肉深部疼痛，小腿深静脉血栓时，Homans 征常为阳性。

**2.诊断**　患者近期有手术、严重外伤、骨折或肢体制动、长期卧床、肿瘤等病史，出现下肢肿胀、疼痛、小腿后方和（或）大腿内侧有压痛时，提示下肢 DVT 的可能性大；但当患者无明显血栓发生的诱因，仅表现为下肢肿胀或症状不典型时，易出现漏诊、误诊。对于下肢 DVT 的诊断，无论临床表现典型与否，均需进一步的实验室检查和影像学检查，明确诊断，以免漏诊和误诊。

（1）辅助检查：

1）血浆 D - 二聚体测定：D - 二聚体是纤维蛋白复合物溶解时产生的降解产物。下肢 DVT 时，血液中 D - 二聚体浓度升高，但临床其他一些情况如手术后、孕妇、危重及恶性肿瘤时，D - 二聚体也会升高，因此 D - 二聚体检查的敏感性较高、特异性低。D - 二聚体检查可用于急性 VTE 的筛查，特殊情况下 DVT 的诊断、疗效评估和 VTE 复发的危险程度评估。

2）彩色多普勒超声检查：敏感性、准确性均较高，临床应用广泛，是 DVT 诊断的首选方法，适用于筛查和监测。该检查对股腘静脉血栓诊断的准确率高（>90%），对周围型小腿静脉丛血栓和中央型髂静脉血栓诊断的准确率较低。若连续两次超声检查均为阴性，对于低度可能性的患者可以排除诊断，而对于高、中度可能性的患者，建议做血管造影等影像学检查。

3）CT 静脉成像（CT venography, CTV）：主要用于下肢主干静脉或下腔静脉血栓的诊断，准确性高，联合应用 CT 肺动脉造影检查，可增加 VTE 的确诊率。

4）磁共振静脉成像：能准确显示髂、股、腘静脉血栓，但不能很好地显示小腿静脉血栓。尤其适用于孕妇，且无须使用对比剂，但对于有固定金属植入物及心脏起搏器植入者，不可实施此项检查。

5）静脉造影：准确率高，不仅可以有效判断有无血栓，血栓部位、范围、形成时间和侧支循环情况，而且常被用来评估其他方法的诊断价值，目前仍是诊断下肢 DVT 的金标准。

缺点是有创、对比剂过敏、肾毒性及对比剂本身对血管壁的损伤等。目前，临床上已逐步用超声检查来部分代替静脉造影。

（2）根据《深静脉血栓形成的诊断和治疗指南》，DVT诊断流程见图5-3-1。

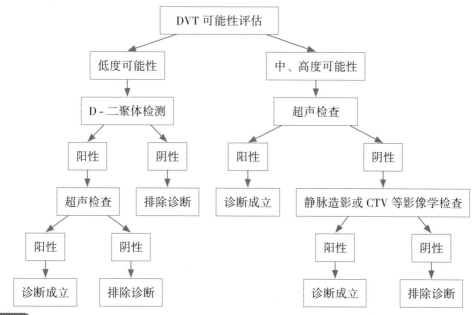

**图 5-3-1** 深静脉血栓形成诊断流程

### （三）预防和治疗

**1. 风险评估** 根据《深静脉血栓形成的诊断和治疗指南》，DVT的临床可能性评估见下肢DVT诊断的临床特征评分（表5-3-1）。根据评分可分为低度风险≤0分，中度风险1~2分，高度风险≥3分。若双侧下肢均有症状，以症状严重的一侧为准。

表 5-3-1 预测下肢深静脉血栓形成的临床模型（Wells评分）

| 病史及临床表现 | 评分 |
| --- | --- |
| 肿瘤 | 1 |
| 瘫痪或近期下肢石膏固定 | 1 |
| 近期卧床 >3 天或近 12 周内大手术 | 1 |
| 沿深静脉走行的局部压痛 | 1 |
| 与健侧相比，小腿肿胀周径长 >3 cm | 1 |
| 全下肢水肿 | 1 |
| 既往有下肢深静脉血栓形成病史 | 1 |
| 凹陷性水肿（症状侧下肢） | 1 |
| 有浅静脉的侧支循环（非静脉曲张） | 1 |
| 类似或与下肢深静脉血栓形成相近的诊断 | −2 |

**2. 预防**　DVT 的预防包括机械预防（如压力装置或弹力袜，静脉滤网）和药物预防（如低剂量普通肝素、低分子量肝素、华法林、磺达肝葵钠及直接口服抗凝药）。选择何种方式预防取决于患者的风险水平、手术类型、预防治疗的计划时间、禁忌证、不良反应、相对成本、易用性及地方经验。

（1）机械预防：手术后抬高腿和避免延长时间制动可有帮助，因为腿置于被动体位时将妨碍静脉回流。除低危手术患者及特定住院患者外，应用弹力袜的获益仍未获确证，但其他预防措施联合弹力袜则可能比单一措施取得更大的保护作用。间歇充气加压装置（intermittent pneumatic compression, IPC）应用一个周期性扩张和萎陷的塑料绑腿，提供对小腿或大腿的外部压迫。外科术后可使用 IPC 替代或联合抗凝治疗。IPC 推荐应用于进行外科手术、出血高危但存在抗凝禁忌的患者。IPC 预防小腿 DVT 比预防下肢近端 DVT 更有效。一些肥胖患者因无法正确地安装，故不适用 IPC。对于 DVT 及出血风险非常高的患者（如严重创伤后），推荐应用 IPC，直至出血风险降低或可以开始应用抗凝药物治疗。除了某些高度怀疑的患者，在未确诊 DVT 前应避免使用下腔静脉滤网。

（2）药物预防：阿司匹林在 DVT 及 PE 的预防中较安慰剂更有效却不如低分子量肝素（low molecular weight heparin, LMWH）及华法林等，故不作为大多数患者的一线推荐。手术前 2 小时给予低剂量普通肝素（unfractionated heparin, UFH）5000 U 皮下注射，此后每 8~12 小时给药 1 次，持续 7~10 天，直到患者能充分步行。长期卧床的非手术患者应予 UFH 5000 U 皮下注射，每 12 小时 1 次，直到危险因素被纠正。LMWH 在预防 DVT 和 PE 时较低剂量 UFH 更有效，但广泛应用受到费用限制。依诺肝素钠 30 mg 皮下注射，每 12 小时 1 次；达肝素钠 5000 U 皮下注射，每天 1 次；亭扎肝素钠 4500 U 皮下注射，每天 1 次有着相同的效果。磺达肝葵钠 2.5 mg 皮下注射，每天 1 次，疗效同 LMWH 相似，但因可替代方案如 LMWH、新型口服抗凝药更易于管理而较少使用。

（3）特殊人群的 DVT 预防：对于伴有严重内科疾病（如心肌梗死、缺血性卒中、心力衰竭）需要卧床休息的患者，推荐行预防性治疗。对于未接受静脉肝素或溶栓治疗的患者，使用低剂量 UFH 或 LMWH 是有效的；当抗凝存在禁忌时，可应用 IPC、弹力袜或两者联用。脑卒中后可应用低剂量 UFH 或 LMWH，IPC、弹力袜或两者联用可能有益。对于特定的正在接受化疗的高危癌症（如晚期胰腺癌）患者，可以考虑使用 LMWH 或某些直接口服抗凝药（阿哌沙班或利伐沙班）进行初级预防。

（4）预防静脉炎后综合征：对于出现静脉炎后综合征（如下肢水肿、疼痛）的症状性 DVT 患者，推荐使用可提供 30~40 mmHg 压力的高压及膝长筒弹力袜。若患者不能耐受，可采用较低压力（20~30 mmHg）的长筒弹力袜替代。

**3. 治疗**　抗凝治疗是急性下肢 DVT 患者的主要治疗方法。初始抗凝是指在诊断 DVT 后立即进行、最长持续 10 日的抗凝治疗，目的是在这段风险最高的时期防止复发血栓形成。长期抗凝至少持续 3 个月，在某些情况下可延长至 6~12 个月。小部分患者需要不限期抗凝治疗。

对于大多数急性症状性近端 DVT 患者，如果其出血风险不高，推荐进行抗凝治疗。对于无症状的近端 DVT 患者，建议采用与症状性近端 DVT 患者相同的抗凝治疗。对于大多数症状性孤立性远端 DVT 患者，建议给予抗凝治疗，而非通过连续加压超声观察。对于某些孤立性远端 DVT 患者，如出血风险高、D-二聚体水平阴性、无症状或症状轻微、无血栓蔓延的危险因素和（或）肌静脉内有小血栓形成，建议通过连续超声检查监测 2 周，而非抗凝治疗。有血栓蔓延征象的患者应接受抗凝治疗。

大多数患者都应立即开始抗凝治疗（初始抗凝），因为延迟抗凝治疗会增加可能危及生命的栓塞发生风险。可选择的抗凝药物包括皮下注射 LMWH、皮下注射磺达肝癸钠、口服凝血因子Ⅹa 抑制剂利伐他班或阿哌沙班、UFH。在初始抗凝过渡到长期抗凝（维持）治疗期间，应确保治疗性抗凝。可用于长期抗凝的药物有口服抗凝药［直接凝血因子Ⅹa 抑制剂（利伐沙班、阿哌沙班、艾多沙班），凝血酶抑制剂（达比加群酯），维生素 K 拮抗剂（华法林）］和皮下注射抗凝药（LMWH 和磺达肝癸钠）。虽然首选药物是凝血因子Ⅹa 抑制剂和凝血酶抑制剂，但具体选择哪种药物通常取决于医生经验、出血风险、患者共存疾病、个人意愿、费用和便捷程度。在抗凝治疗的最初 3 个月应尽量减少中断抗凝，因为这一时期的血栓形成复发风险高。

对于急性 DVT 患者，抗凝的持续时间应视个体情况而定，需考虑有无诱发事件、复发和出血的危险因素及患者个人意愿。尽管对于 DVT 首次发作患者的最短抗凝时间已达成一致（3 个月），但尚不明确最佳抗凝持续时间。

# 第四节　消化系统并发症

腹腔镜胃癌手术后的消化系统并发症主要包括术后肝酶异常升高、胆汁淤积及腹泻。

## 一、术后肝酶异常升高

### （一）病因

手术后氨基转移酶升高常提示术后肝功能异常，其中胃癌术后肝酶异常升高的原因较多，所有引起肝细胞损伤的病因，均可诱发术后肝酶升高。

**1. 存在肝基础疾病**　例如慢性肝炎患者，手术可能诱发病毒损伤肝细胞从而引起肝酶升高，严重者可能出现暴发性感染。值得注意的是，既往自身免疫性肝病患者需严密监测相关免疫学指标，仔细排除是否由免疫相关问题引起术后肝损伤。

**2. 术中肝损伤**　腹腔镜胃癌手术中的肝悬吊及肝误伤均可能导致术后短期的氨基转移酶升高，术中失血较多可能引起肝短期缺血缺氧及输血性肝炎。若患者出现局灶性肝转移，接受胃癌根治术联合部分肝切除者亦容易出现术后氨基转移酶升高。

**3. 胆汁淤积**　术中压迫、术后早期局部水肿、术后晚期肿瘤复发压迫等可能引起肝内胆汁淤积，继发肝功能异常。

**4. 药物反应**　吸入性麻醉药物如恩氟烷等存在肝毒性，部分敏感患者麻醉后出现氨基转移酶轻度升高。

**5. 长期肠外营养（PN）** 肠外营养引起的肝损害（PN-associated liver disease, PNALD）常见于长期肠外营养患者，如肠功能衰竭患者等，其可能表现为肝酶升高甚至肝纤维化。此外，董伟等比较了术后 1~8 天内，肠外营养（PN 组）与肠内肠外营养联合应用（EN＋PN 组）对进展期胃癌患者术后恢复的影响，指出丙氨酸氨基转移酶在 PN 组显著高于 EN＋PN 组，提示短期 PN 亦可能影响氨基转移酶水平。

### （二）临床表现和诊断

肝酶升高顾名思义表现为丙氨酸氨基转移酶、天门冬氨酸氨基转移酶、碱性磷酸酶等肝酶的异常增高，常由生化检查所发现。根据肝酶异常出现的时间不同，进行相应溯源与诊断。

**1. 术后早期肝酶升高** 首先考虑术中肝损伤、药物反应或输血反应，应再次询问病史明确患者是否存在药物过敏史，并仔细回顾是否存在术中肝损伤。输血反应引起的肝酶升高常于输血后 1~2 天出现，与输血有较强相关性。

**2. 术后晚期肝酶升高** 其主要原因包括肝基础疾病、肠外营养及胆汁淤积继发肝细胞损伤。应结合患者既往史及术前检查明确患者肝基础疾病情况，并进行相应检查如乙肝、免疫学指标等。胆汁淤积所继发的肝细胞损伤常伴随胆红素升高，根据生化检查结果可判断。在排除上述可能性后，应考虑是否为肠外营养或药物个体敏感而引起的肝功能损害，常可通过调整营养方式及用药协助诊断。

### （三）预防和治疗

术后早期肝酶轻度升高多可自行恢复或通过保肝药物进行治疗，但仍需根据病因进行病因治疗。例如，患者合并慢性病毒性肝炎，应考虑是否由于病毒损伤肝细胞，必要时进行抗病毒药物治疗；患者由于自身免疫性肝炎而出现肝酶升高，应进行激素类等治疗；患者因药物或输血出现肝损伤，应及时停用药物并进行保肝治疗。术后晚期肝酶升高要多注意原发疾病及肝基础疾病，主要进行病因治疗。若为肿瘤复发所致，首先判断是否能够治疗肿瘤，再治疗其引起的合并症；若为肝疾病所致，则主要行保肝治疗。

## 二、术后胆汁淤积

胃癌术后胆汁淤积可发生在胃癌术后早期、中期或晚期，病因比较复杂。

### （一）病因

良性胆汁淤积可能发生于术后早期或晚期，其中术后早期良性胆汁淤积多为术中胆总管损伤、术后胆管周围脓肿或十二指肠残端过长包埋等压迫而导致胆汁流出道不畅；术后晚期良性胆汁淤积可能由于术中离断迷走神经，损伤胆囊收缩功能，胆囊体积增大，出现胆汁淤积。

恶性胆汁淤积由肿瘤复发所引起，所有引起肝十二指肠韧带或胰头部位肿瘤复发的原因均可能压迫胆总管而导致胆汁淤积：①初发肿瘤侵犯胰腺而难以根治性切除胰头部位肿块，残留癌肿。②初发肿瘤分期较晚，侵犯 No.8、No.12 等淋巴结，术后该位置肿瘤复发。③幽门上区及幽门下区部位的淋巴结转移复发并侵犯胰头。④近端胃切除术后残胃癌亦可侵犯肝十二指肠韧带或胰头部。

### （二）临床表现和诊断

黄疸、尿色加深、粪便颜色变浅气味恶臭及全身瘙痒是胆汁淤积的典型症状。黄疸是指过多的胆红素沉积在皮肤引起皮肤和眼睛黄染。肾排出过量的胆红素引起尿色加深。滞留在皮肤内的胆汁产物可引起瘙痒，搔抓患处可造成皮肤损伤。粪便颜色变浅是因为胆红素进入肠道的通路受阻，妨碍它从体内向粪便中排泄。粪便可能包含过多脂肪，因为胆汁无法进入肠道帮助消化食物中的脂肪，脂肪便会产生难闻的气味。

**1. 术后早期（1～10 天）胆汁淤积**　其原因可能包括术中胆管损伤、药物等引起的急性肝细胞损害、胆管周围脓肿等，常伴随发热、腹痛等症状。肝功能检查可协助诊断是否存在肝细胞损伤，腹部超声、CT 等影像学检查可明确是否存在腹腔脓肿压迫及胆管扩张情况。

**2. 术后中期（10 天至 6 个月）胆汁淤积**　多见于术后胆石症患者，其表现为典型的胆囊结石、胆囊炎症状如腹痛、食欲下降等，既往胆囊结石、胆囊炎患者更容易出现。主要检查手段包括肝胆 B 超，腹部 CT，磁共振胰胆管造影（magnetic resonance cholangiopancreatography, MRCP），内镜逆行胰胆管造影（endoscopic retrograde cholangiopancreatography, ERCP），超声内镜等，可明确胆囊结石或胆管结石的存在。部分姑息性胃癌切除术的晚期肿瘤患者或术中诊断 T4b 期的患者，亦可能在此期间出现肿块复发而导致胆汁淤积。

**3. 术后晚期（6 个月以上）胆汁淤积**　术后较长时间后出现，多由于肿瘤复发压迫而出现胆管梗阻，主要表现为皮肤黏膜黄染，血清胆红素增高，影像学检查显示肝内外胆管扩张，胰头、肝十二指肠韧带周围肿瘤复发，可伴随体重下降等恶病质全身症状。主要诊断方式包括腹部 CT、肿瘤标志物检查、腹腔镜探查等。

### （三）预防和治疗

根据术后胆汁淤积的病因不同，预防和处理方法各异。

**1. 术中损伤**　术中操作不当导致肝损伤是术后早期出现黄疸的重要原因之一，应以预防为主，如避免夹持肝、悬吊肝时选用较粗绑带、分离十二指肠区域时避免损伤胆囊等。若术中出现肝胆系统损伤，术后应尽早使用护肝药物。

**2. 药物性肝损伤**　药物性肝损伤多在肝酶升高 1～2 天后出现黄疸，一般为连续用药多天后出现。怀疑药物性肝损伤者应及时停用有关或可疑药物，多数患者可在停药后逐渐恢复。保肝药物的应用有助于快速修复肝细胞，严重药物中毒者可考虑行血液透析治疗并应用解毒药物。

**3. 胆管周围脓肿**　胆管周围脓肿属于腹腔感染的一种，主要临床表现包括局部压痛、反跳痛、腹肌紧张等腹膜炎症状，易被术后早期患者切口疼痛所掩盖，导致漏诊、误诊。

腹部B超及CT检查有助于明确诊断,可行血液学检查(如血常规、C反应蛋白等感染学指标)进一步评估。预防措施包括术前营养支持保证白蛋白水平,术中吻合口加强缝合,充分腹腔冲洗并清除残留物,术后1~2天内预防性使用广谱抗生素等。对于病情较稳定的胆管周围脓肿患者,可通过腹腔引流的方式迅速降低胆管周围压力,解除胆管梗阻。必要时合并使用抗生素进行抗感染治疗,具体药物的使用应根据引流液药敏试验结果进行选择。对于保守治疗欠佳、出现弥漫性腹膜炎、感染性休克等患者,应尽快剖腹探查并进行手术干预,如清除坏死组织、进行吻合口漏修补等。

**4. 全肠外营养** 对于术后早期出现的胆汁淤积,在排除上述常见原因后,应考虑是否由全肠外营养(TPN)所引起。TPN引起的胆汁淤积多表现为胆红素升高伴随肝酶异常。其主要病理机制为长期禁食致使肠道内分泌细胞缺乏食物中氨基酸、脂肪酸的刺激,导致胆囊收缩素、促胰液素等因子分泌减少,Oddi括约肌处于关闭状态,胆汁蓄积于胆囊中。根据文献报道,术后连续TPN 6天的患者于术后12天复查腹部CT时可发现胆泥淤积及胆囊炎。TPN导致的胆汁淤积早期容易忽略,对于胃癌术后患者建议尽早进入加速康复外科(ERAS)路径,行肠内营养与肠外营养联合营养支持。对于长期应用TPN的患者,尤其合并肝基础疾病者,应注意肝功能的检查,密切关注胆红素和氨基转移酶水平,一旦出现黄疸或肝损伤表现,应及时停用TPN改为肠内营养,并加用护肝药物治疗。

**5. 胆囊结石** 胃癌术后胆囊结石发病率显著升高,目前认为主要机制为迷走神经离断导致胆囊收缩功能损伤,胆囊体积增大,胆汁淤积,继发性形成胆囊结石。主要的预防措施为针对早期胃癌患者,条件允许的情况下建议行保留迷走神经的远端胃癌保功能根治性手术,详见"第五篇第二章第十三节胆囊结石"。

**6. 肿瘤复发** 肿瘤复发为胃癌术后晚期胆汁淤积的主要原因,尤其是胰头和肝十二指肠韧带周围复发。主要预防措施为尽量行根治性胃癌切除及标准D2/D2+淋巴结清扫,对于术中诊断为T4期的胃癌患者,尤其是肿瘤侵犯胰头区域的患者,应尽量行彻底肿物切除。由于肿瘤复发性梗阻性黄疸主要为肿瘤复发压迫胰头和肝十二指肠韧带所致,因此需仔细清扫No.8和No.12淋巴结。此外,陈大伟等指出,胃癌No.13淋巴结转移亦能够导致术后黄疸,因此对于肿瘤分期较晚的患者,必要时可行No.13淋巴结清扫。术后辅助治疗的应用有助于延长患者无复发生存时间,建议根据第6版日本胃癌治疗指南进行规范治疗。

**7. 肿瘤复发性梗阻性黄疸** 主要病因为胆汁淤积,治疗关键为早期诊断,因此建立定期随访制度、加强术后随诊尤为重要,有效的定期复查(胃镜、肿瘤标志物、腹部CT等)可提高复发性胃癌的早期诊断率。根据多篇文献报道,一旦出现肿瘤复发伴随黄疸,虽提示肿瘤晚期复发,但仍建议积极干预治疗。陈大伟等报道有效的胆道引流可在短时间内迅速减退由胃癌No.13淋巴结转移压迫胆总管而引起的梗阻性黄疸,延长患者生存时间。根据该文献,胆总管置T管或ERCP置管成功者,术后2周左右黄疸消退,生存时间超过10个月;未行胆道引流者,生存时间仅为1~2个月。此外,许学杰等团队的报道亦肯定了空肠胆管吻合术及经皮经肝胆管引流术(percutaneous transhepatic cholangial drainage, PTCD)对胃癌术后复发所致梗阻性黄疸的治疗效果。因此,笔者建议对于胃癌术后复发所致梗阻性黄疸的患者,在全身一般状况允许的情况下,应首选手术探查:①若探查复发肿瘤不伴明显远处转移，应行根治性切除手术，包括转移性淋巴结切除、残胃癌切除合并消化道重建。②若仅发现孤立性淋巴结转移，如 No.13 淋巴结转移，亦建议进行残胃切除而非仅行该淋巴结切除。③若复发肿瘤侵犯胰头或肝十二指肠韧带等，可考虑行联合脏器切除术。④若探查发现明显远处转移或散在腹膜转移，可行旁路手术如空肠胆管吻合术等，能够有效缓解黄疸，改善生活质量，延长生存时间。若患者一般情况较差，难以耐受手术或无手术指征，可采取保守治疗方式，建议优先进行减黄保肝等对症治疗，待胆红素及肝功能恢复至接近正常水平，再考虑行化疗等肿瘤辅助治疗。

## 三、腹泻

腹泻的发生以迷走神经干切断术后最为多见，随着高选择性迷走神经切断术的推广，术后腹泻的发生率逐渐降低。据统计，迷走神经切断后腹泻的发生率为 20%~65%，严重腹泻达 5%，而高选择性迷走神经切断术后腹泻的发生率为 10%，严重腹泻约 1%。

### （一）病因

胃癌术中迷走神经干切断术或选择性迷走神经切断加幽门成形术后胃排空加快是造成腹泻的重要原因。消化道丧失副交感神经支配，造成肠道功能紊乱、吸收不良也可导致和加重腹泻。迷走神经干切断术无选择地将肝支和腹腔支均切断，造成胆囊排空紊乱，胆盐分泌增加，胰腺外分泌功能下降。胃排空和肠蠕动增强可促进未结合的胆盐排入结肠从而造成刺激性水样腹泻。

术后功能恢复有一段肠功能恢复活跃期，胃肠道功能容易紊乱，食物在胃肠道通过时间比较短，容易腹泻。

部分胃癌手术方式改变食物走行路径，导致吸收不全却已经排出，也会出现腹泻。

术后腹泻与患者恢复是否顺利、营养状况、是否有感染等造成胃肠道功能紊乱的因素都有关系，疾病相关因素包括吸收障碍、感染和糖尿病等。

术后腹泻与患者使用肠内营养有关，包括肠内营养液的量、输注速度、是否有细菌污染及配方等。

术后腹泻与药物使用有关，包括药物不良反应（如抗生素不良反应）和直接引起腹泻的药物。抗酸药和胃肠动力药会引起腹泻，抗酸药可改变消化道内 pH 值，导致细菌移位，从而引起肠源性感染，出现腹泻。

### （二）临床表现和诊断

腹泻是指由于某种原因，肠蠕动过快，肠黏膜分泌与吸收功能异常，排便次数超过 3 次/天，粪便量大于 200 g/d，其水分超过粪便总量的 85%。可根据临床表现诊断，具体病因可行粪便常规及粪便培养进行辅助诊断。

**1. 迷走神经切断所致腹泻**　腹泻的发生与进食无明显关系，常呈发作性，腹泻的发作频率从每月 1~2 次至每周 2~3 次不等。严重患者甚至可在 24 小时内腹泻 20~25 次，重症患者可出现严重脱水，慢性反复发作者可出现营养不良。

**2.肠内营养所致腹泻**　腹泻是肠内营养过程中最常见的胃肠道并发症，它直接影响肠内营养的效果和应用，是困扰肠内营养的主要问题，其发生率达 20%～40%。有研究显示危重患者使用肠内营养腹泻发生率达 34%～42%。

### （三）预防和治疗

胃癌手术后腹泻是比较常见的情况，与患者胃肠功能减弱明确相关。因此，胃癌术后应避免进食含高碳水化合物的食物，同时可以应用促进肠道动力及调整肠道菌群的药物，如双歧杆菌等药物治疗。

胃癌患者术后若在肠内营养期间发生腹泻，则主要为肠内营养导致，可以调整方式，如应用益生菌，降低脂肪摄入，应用抗生素，注意肠内营养液浓度、营养液量、输注速度和营养液温度，患者床头抬高 30° 或更高，注意纠正低蛋白血症，静脉补充白蛋白等。

迷走神经干切断术、选择性迷走神经切断加幽门成形术的腹泻发生率明显高于壁细胞迷走神经切断术，因此保留正常胃窦幽门功能及保留迷走神经肝支、腹腔支具有重要作用。对于早期胃癌患者行远端胃切除术时，建议条件允许的情况下行保留迷走神经的保功能手术，有助于降低术后腹泻发生率。治疗上对严重腹泻者给予静脉输液，纠正水、电解质紊乱，对长期腹泻造成营养不良患者给予营养支持治疗。

# 第五节　泌尿系统并发症

胃外科术后最常见的泌尿系统并发症为泌尿道感染，多由留置导尿管或尿潴留引起。

## 一、尿潴留

### （一）病因

尿潴留的发生主要与手术麻醉、高龄、患有基础疾病（如前列腺增生等）相关，以上均可导致排尿困难，诱发尿潴留。

### （二）临床表现和诊断

尿潴留表现为 6~8 小时未排尿或尿量少。在明确补液量充足和肾功能完好的前提下，可在耻骨上方行叩诊检查明确诊断。

### （三）预防和治疗

对于合并前列腺增生等基础疾病的患者，可术前口服坦索罗辛。术后应尽量在膀胱过度充盈前设法排尿，物理热敷或口服坦索罗辛对部分患者效果较好。若保守治疗效果欠佳，可无菌导尿，需注意控制导尿量，防止腹内压骤降而引起休克等。

## 二、泌尿道感染

### （一）病因

泌尿道感染多与不洁导尿或尿潴留相关，感染通常为起源于膀胱的上行感染，严重者可诱发肾盂肾炎。此外，导尿管留置时间过长亦容易诱发泌尿道感染，研究表明留置尿管5天以上患者的尿液细菌培养几乎均为阳性。

### （二）临床表现和诊断

急性膀胱炎表现为尿频、尿急、尿痛和排尿困难，可伴低热。尿常规检查可见大量白细胞和脓细胞，偶见血尿，尿液细菌培养可以确诊。急性肾盂肾炎多见于女性患者，表现为高热和腰部疼痛，同样伴随尿液和血液白细胞增多，尿液细菌培养阳性。

### （三）预防和治疗

术后防止和及时处理尿潴留可有效预防泌尿道感染。导尿过程应严格执行无菌操作，避免医源性感染。导尿管不宜留置时间过长，胃癌手术患者通常术后1~2天内拔除导尿管，以减少泌尿道感染的概率。一旦诊断为泌尿道感染，主要治疗措施包括充分补液维持尿量和应用抗生素。泌尿系统感染的病原菌多为厌氧菌，抗生素的使用应根据尿细菌药敏试验结果用药。

# 第六节　内分泌系统并发症

胃癌是最为常见的消化系统恶性肿瘤之一，手术是当前有望根治肿瘤的治疗手段。外科手术在去除病灶的同时，也会导致分解代谢的一系列变化，最常见的表现为应激性高血糖和负氮平衡。应激性高血糖通常是指在严重创伤（包括大面积烧伤等）、重症感染、心脑血管意外等疾病期间重症患者应激状态下的一过性高血糖，通常仅限于既往没有糖尿病的患者。高血糖的严重程度取决于组织损伤的类型、严重程度和范围。

### （一）病因

应激性血糖升高是术后常见的临床表现，其原因可能是手术、麻醉、出血等刺激使机体出现应激反应。

创伤后血去甲肾上腺素和肾上腺素升高刺激胰高血糖素的分泌增加，同时抑制胰岛素的分泌。血肾上腺素升高可促使糖原分解和促进糖异生，增加血糖含量。

在围手术期，短暂的胰岛素抵抗和受损的胰岛素信号似乎都会导致糖尿病患者和非糖尿病患者出现高血糖。这种现象被认为部分是由于循环中过多的促炎细胞因子［肿瘤坏死因子 α、白介素（IL）-1、IL-6］和反调节激素。术后胰岛素抗性增加是因为术后机体在胰岛素的敏感性方面产生下降，使体内分泌胰岛素增加。与糖尿病引起的胰岛素抵抗相比，术后胰岛素抵抗通常是一个急性过程。手术创伤引起应激反应时，机体释放应激因子如皮质醇、儿茶酚胺、胰高血糖素等，它们数分钟至半小时内迅速入血，并且很快地就会引起代谢的变化。

这种对循环胰岛素水平的短暂生理反应在术后第一天最为明显，并可能在手术后持续数天或数周。在一项对接受择期腹部手术患者的研究中，Thorell 等描述了术后 5 天内胰岛素敏感度平均下降 50%，术后 9～21 天恢复正常。手术的解剖位置和侵入性，以及术中液体和麻醉药也与血糖升高的程度和应激性高血糖的持续时间有关。与外周手术相比，涉及胸部和腹部的手术与更长的高血糖持续时间相关。此外，侵入性较小的手术（腹腔镜手术相较于开放手术）与胰岛素抵抗的增加较少相关。

### （二）临床表现和诊断

大部分应激性高血糖患者无症状，少数患者可有头晕、恶心、呕吐、腹痛、腹泻，以及多食、多饮、身体消瘦等，病情严重者还可能表现出晕厥甚至休克等情况。

目前尚无应激性高血糖统一的诊断标准，根据美国糖尿病学会（American Diabetes Association, ADA）的共识定义：①入院测量血糖 2 次以上，至少有 1 次空腹血糖 >6.9 mmol/L 或随机血糖 >11.1 mmol/L 且无糖尿病病史；②糖化血红蛋白（HbA$_1$c）控制良好（<7%）。

### （三）预防和治疗

术后血糖控制很重要，严格控制病理性高血糖能改善外科危重患者的预后。胰岛素强化治疗可降低重症监护室（ICU）患者的病死率，尤其是在 ICU 至少 5 天的患者。恰当的围手术期处理可以减轻术后应激性高血糖的发生，包括术前 2 小时口服或静脉快速滴注葡萄糖溶液 4～5 mg/（kg·min）代替术前禁食，术前给予碳水化合物能促进患者体内内源性胰岛素释放，刺激胰岛素分泌，增加胰岛素敏感性。

不同的麻醉方法对高血糖反应的影响是不同的。与硬膜外麻醉相比，全身麻醉可引起血糖浓度上升更高。尽可能采用硬膜外麻醉镇痛并保持至术后 2 天，硬膜外麻醉可以阻止肾上腺释放应激激素。减轻手术后疼痛并减少全身阿片类镇痛药用量，阿片类镇痛药常抑制胃排空和肠蠕动。延迟术后进食时间。其他措施还包括术前恰当的心理护理，术前镇静药的应用，尽量减少术中出血，避免不必要的扩大手术创伤，选择合适抗生素防治严重感染等。

目前，传统的血糖控制目标为 ≤10.0 mmol/L 或 ≤11.1 mmol/L，而围手术期推行严格血糖控制策略（目标血糖 4.4～6.1 mmol/L）尚无充分的循证医学证据。基于一些临床调查和研究，近年来目标血糖值开始降低，国际上多数专家建议将目标血糖值限制在 8.3 mmol/L 及以下。

目前尚无研究专门调查管理应激性高血糖的最佳方法，因此遵循对住院高血糖患者的一般建议是合理的。实施血糖控制的具体建议通常包括胰岛素治疗，在外科和内科 ICU，胰岛素输注是首选。以胰岛素为主的注射类降糖药物因其剂量控制精确，且根据体内半衰期有长、中、短、超短效制剂，故在临床中对应激反应更具优势。目前其应用方案主要有基础胰岛素注射、多次胰岛素注射和胰岛素泵注射 3 种。

应激性高血糖是术后常见代谢损害，导致的术后高血糖状态与术后许多并发症均有相关性。预防和改善应激性高血糖的方法众多，如何能简便、廉价、有效地减轻或避免术后胰岛素抵抗及其带来的损害，避免相关并发症的发生，还有待于进一步研究。

（张殿彩　刘宏达）

第六篇

# 腹腔镜胃癌手术
# 相关临床研究

# 第一章

# 腹腔镜胃癌远端胃切除术的临床研究

## 一、早期胃癌

自 1994 年 Kitano 等首次报道腹腔镜辅助远端胃切除术（laparoscopy-assisted distal gastrectomy, LADG）以来，腹腔镜手术逐渐成为早期远端胃癌患者的常规手术方式。为确定该手术对早期胃癌患者的安全性，日韩等多个国家的学者在 21 世纪早期陆续开展了前瞻性临床研究，逐步证实了腹腔镜远端胃切除术在早期胃癌中的安全性和有效性。

### （一）小样本前瞻性研究

目前可追溯的最早的前瞻性临床研究为 21 世纪初多个日韩团队分别独立开展的小型单中心研究，如 2002 年日本的 Kitano 率先以中期报告的形式汇报了其单中心 LADG 与开放远端胃切除术（open distal gastrectomy, ODG）的术后评估结果，包括术后疼痛和肺功能。该研究跨度为 1998 年 10 月至 2001 年 3 月，28 例早期胃癌患者被随机分配到 LADG 组（$n=14$）或 ODG 组（$n=14$）进行 Billroth Ⅰ 式重建。该研究结果表明 LADG 组的平均失血量明显少于 ODG 组（$P<0.05$）。切缘病理方面，两组间的 R0 切除率并无明显差异。LADG 组患者的排便和行走能力均较 ODG 组患者恢复更快（$P<0.05$）。术后疼痛方面，术后 3 天内休息时的视觉模拟量表（VAS）疼痛评分及 1 天内咳嗽或活动时的疼痛评分，LADG 组均低于 ODG 组（$P<0.05$）。该研究首次表明，与 ODG 相比，LADG 的 R0 切除率并没有降低，且具有术后恢复快、疼痛减轻等多项优势。然而，这份中期报告只提供了短期结果，尚不清楚 LADG 的益处是否会长期持续，需要更长期的随访来进一步评估。此外，该研究的样本量相对较小，因此需要更多临床研究进一步佐证。

随着腹腔镜胃癌技术的发展，日本胃癌学会于 2004 年修改后的胃癌治疗指南中提出，局限于黏膜的肿瘤且局部淋巴结转移（N1 期）的胃癌，或者黏膜下肿瘤且淋巴结转移为 N0 期或 N1 期的患者，可以接受腹腔镜胃癌根治术。随后，2005 年日本 Hayashi 团队发表文章，通过前瞻性随机对照的方式比较了 LADG 和 ODG 治疗早期胃癌的短期临床结果，28 例早期远端胃癌患者被随机分配到 LADG 组（$n=14$）或 ODG 组（$n=14$）。结果表明，两组均无严重的术后并发症发生且手术切缘阴性率无明显差异。此外，LADG 组术后麻醉恢复时间明显缩短，血清白介素（IL）-6 和 C 反应蛋白水平显著降低。因此，该研究表明治疗早期胃癌 LADG 和胃外淋巴结清扫术是 ODG 的一种可行且安全的替代方法，与 ODG 相比，LADG

和淋巴结清扫术可能具有失血少、术后疼痛轻和住院时间短的优势。然而，该研究样本量较小，限制了研究结果的普适性，且需要长期结果来进一步证实并评估两组患者的长期肿瘤学结果。

同年，韩国梨花女子大学医学院团队发表文章，通过前瞻性随机试验比较了LADG与ODG治疗早期胃癌的疗效。该研究纳入2001年11月至2003年8月的47例早期胃癌患者，并随机将23例患者分配到ODG组，另外24例患者分配到LADG组。术中数据表明两组的失血量和输血量相似，ODG组的平均淋巴结清扫数目为38.1，LADG组为31.8（$P=0.098$）。LADG组的术后平均住院时间和镇痛药持续时间较短，但差异均不显著。ODG组术后肺部并发症发生率更高（$P=0.043$）。在该研究截止时（中位随访时间14个月），两组均未出现胃癌复发。因此，该研究证实LADG可在减少肺部并发症的同时保持早期胃癌的可治愈性，与ODG相比具有明显优势。作为首批比较LADG与ODG治疗早期胃癌结果的前瞻性随机研究之一，该研究为临床医生和研究人员提供了关于LADG作为治疗早期胃癌手术选择的安全性和可行性的重要信息。

韩国COAT0301临床试验进一步于2003年7月至2005年11月期间募集早期远端胃癌患者共计164例，并随机分配到LADG或ODG组。这项研究强调了在评估外科手术疗效时，除了传统的生存获益，还要考虑患者的生活质量。其初步结果证实LADG在术中失血量、镇痛药使用总量、伤口大小（$P<0.0001$）、术后住院时间、术后3个月内生活质量等方面均优于ODG组。该研究随后发布了患者的术后并发症及长期生存方面的数据。两组生存率相近：5年无病生存率LADG组为98.8%，ODG组为97.6%（$P=0.514$）；5年总生存率LADG组为97.6%，ODG组为96.3%（$P=0.721$）。总体并发症发生率LADG组为29.3%，ODG组为42.7%（$P=0.073$）。LADG组的轻度并发症发生率明显低于ODG组（23.2% vs 41.5%，$P=0.012$）。该研究结果简单概括为两组的中度、重度和远期并发症（即术后1个月至5年）的发生率，以及长期生活质量方面均无显著差异。因此，该研究系统性表明，对于早期胃癌患者，LADG是一种可行的替代ODG的方法，并可能为患者带来更好的短期和长期获益，该研究提供了有关LADG治疗早期胃癌优势的关键证据。

（二）KLASS-01研究

**1. 研究背景及目的**　鉴于上述规模较小的临床试验结果，韩国腹腔镜胃肠外科研究组（KLASS）后续开展了KLASS-01试验，对早期胃癌患者行LADG或ODG的Ⅲ期多中心、前瞻性、随机研究，旨在评估LADG在治疗早期胃癌患者的并发症发生率和生存方面是否获益。

**2. 研究方法**　在2006年1月至2007年7月期间，共有342例患者被随机分入LADG组（$n=179$）或ODG组（$n=163$）。随后，该研究继续募集患者，至2010年8月31日，共有1416例临床分期为TNM Ⅰ期的胃癌患者被随机分配到LADG组（$n=705$）或ODG组（$n=711$）（图6-1-1）。

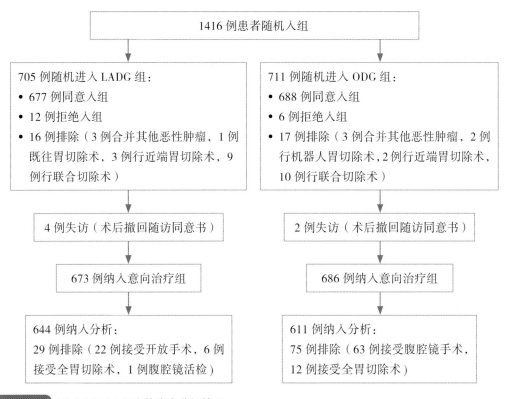

```
┌─────────────────────────────────────────────────────┐
│                1416 例患者随机入组                     │
└─────────────────────────────────────────────────────┘

┌───────────────────────────┐   ┌───────────────────────────┐
│ 705 例随机进入 LADG 组：    │   │ 711 例随机进入 ODG 组：     │
│ • 677 例同意入组            │   │ • 688 例同意入组            │
│ • 12 例拒绝入组             │   │ • 6 例拒绝入组              │
│ • 16 例排除（3 例合并其他恶  │   │ • 17 例排除（3 例合并其他恶  │
│   性肿瘤，1 例既往胃切除术，  │   │   性肿瘤，2 例行机器人胃切除  │
│   3 例行近端胃切除术，9 例    │   │   术，2 例行近端胃切除术，   │
│   行联合切除术）            │   │   10 例行联合切除术）       │
└───────────────────────────┘   └───────────────────────────┘

┌───────────────────────────┐   ┌───────────────────────────┐
│ 4 例失访（术后撤回随访同意书）│   │ 2 例失访（术后撤回随访同意书）│
└───────────────────────────┘   └───────────────────────────┘

┌───────────────────────────┐   ┌───────────────────────────┐
│ 673 例纳入意向治疗组        │   │ 686 例纳入意向治疗组        │
└───────────────────────────┘   └───────────────────────────┘

┌───────────────────────────┐   ┌───────────────────────────┐
│ 644 例纳入分析：           │   │ 611 例纳入分析：           │
│ 29 例排除（22 例接受开放手术，│   │ 75 例排除（63 例接受腹腔镜手 │
│ 6 例接受全胃切除术，1 例腹腔  │   │ 术，12 例接受全胃切除术）    │
│ 镜活检）                  │   │                           │
└───────────────────────────┘   └───────────────────────────┘
```

**图 6-1-1** KLASS-01 研究的患者分组情况

### 3. 研究结果

（1）安全性：该研究首先于 2010 年发表文章证实 LADG 安全性。两组在年龄、性别、合并症等基线数据方面没有显著差异，LADG 和 ODG 组术后并发症发生率分别为 9.5%（17/179）和 14.7%（24/163）（$P = 0.137$），每组均有 3 例患者接受二次手术，LADG 组和 ODG 组的术后死亡率分别为 1.1%（2/179）和 0%（0/163）（$P = 0.497$）。

随后，该研究继续募集患者，至 2010 年 8 月 31 日，共有 1416 例临床分期为 TNM Ⅰ 期的胃癌患者被随机分配到 LADG 组（$n = 705$）或 ODG 组（$n = 711$）。该研究的并发症数据（表 6-1-1）表明，LADG 组的总体并发症发生率（13.0%）显著低于 ODG 组（20.0%，$P = 0.001$），主要表现在 LADG 组的切口并发症发生率低（3.1% vs 7.7%，$P < 0.001$），而两组的腹腔内并发症发生率（7.6% vs 10.3%，$P = 0.095$）和死亡率（0.6% vs 0.3%，$P = 0.687$）相似。

据此，该研究证实了 LADG 治疗临床 Ⅰ 期胃癌患者的安全性，且其与常规 ODG 相比具有切口并发症发生率较低的优势。

值得注意的是，尽管 KLASS-01 研究对象为早期胃癌患者，但最终 14.5% 的患者病理分期为 TNM Ⅱ 期或以上，提示我们术前评估和病理分期之间的差异仍然是外科临床试验中具有挑战性的问题。

（2）长期预后：KLASS-01 研究于 2019 年在 *JAMA Oncology* 期刊发布了患者的长期生存数据，研究纳入的 1416 例患者中，LADG 组的 5 年总生存率为 94.2%，ODG 组则为

表 6-1-1　KLASS-01 研究的安全性数据

| | LADG 组（n＝644） | ODG 组（n＝611） | P 值 |
|---|---|---|---|
| 手术时间 /min | 184.1 ± 53.3 | 139.4 ± 42.7 | <0.001 |
| 术中出血量 /mL | 110.8 ± 135.7 | 190.6 ± 156.3 | <0.001 |
| 淋巴结清扫数 | 40.5 ± 15.3 | 43.7 ± 15.7 | <0.001 |
| 住院天数 /d | 7.1 ± 3.1 | 7.9 ± 4.1 | <0.001 |
| 总体并发症例数（发生率） | 84（13.0%） | 122（20.0%） | 0.001 |
| 吻合口漏例数（发生率） | 5（0.8%） | 4（0.7%） | 1.000 |
| 腹腔感染例数（发生率） | 4（0.6%） | 8（1.3%） | 0.212 |
| 腹腔出血例数（发生率） | 12（1.9%） | 14（2.3%） | 0.598 |
| 肠梗阻例数（发生率） | 12（1.9%） | 18（2.9%） | 0.211 |
| 切口并发症例数（发生率） | 20（3.1%） | 47（7.7%） | <0.001 |
| 内科并发症例数（发生率） | 19（3.0%） | 18（2.9%） | 0.992 |

93.3%（$P = 0.64$）。两组患者 5 年癌症特异性生存率相似，LADG 组 97.1%，ODG 组 97.2%（$P = 0.91$）。KLASS-01 研究显示 LADG 组的总生存率、癌症特异性生存率和复发模式与 ODG 组相似。虽然腹腔镜下需要更长的手术时间，但可以减少患者失血，减少术后并发症，缩短住院时间。因此，与 ODG 相比，LADG 拥有更好的短期临床结果，支持 LADG 作为 I 期胃癌的标准治疗方案。

### （三）JCOG0703 和 JCOG0912 研究

#### 1. JCOG0703 研究

（1）研究背景及目的：日本临床肿瘤研究组（JCOG）于 2007 年发起了 JCOG0703 单臂 II 期多中心前瞻性临床试验，以评估 LADG 治疗临床 I 期胃癌的安全性。

（2）研究方法：研究对象为接受远端胃切除术的临床 I 期胃癌患者，其他入组条件还包括组织学确诊为胃腺癌、不适合内镜下切除、肿瘤位于胃中下部、无十二指肠浸润、患者一般情况较好等。该研究采用的腹腔镜手术方式为 D1⁺ 淋巴结清扫的 LADG。JCOG0703 研究的主要研究终点为术后吻合口漏、胰瘘的发生率，次要研究终点为患者总生存期、无复发生存期、腹腔镜手术完成率、中转开放手术率及不良事件发生率。

（3）研究结果：

1）安全性：该研究在 2007 年 11 月至 2008 年 9 月期间，日本 14 家中心共入组病例 176 例。其中病理分期 I A 期患者 140 例，I B 期 23 例，II 期 9 例，III A 期 4 例。该研究于 2010 年发表安全性及短期预后数据，结果显示中位手术时间为 230 分钟，中位失血量 43.5 mL，术后吻合口漏及胰瘘发生率为 1.7%（3/176），III ~ IV 级并发症发生率为 5.1%。短期预后数据：43.2% 的患者要求在术后第 5~10 天使用镇痛药，术后首次排气的中位时间为 2 天，50.0% 患者术后出现 38 ℃或以上发热。该数据证实了 LADG 在吻合口漏和胰瘘发生率方面的安全性。

2）长期预后：该研究的长期生存数据于 2017 年发表，无患者复发，随访期间死亡 3 例，5 年总生存率和无复发生存率均为 98.2%［95% 置信区间（CI）94.4%~99.4%］。虽然 JCOG0703 研究没有提供有关生活质量或长期并发症的信息，但该研究表明 LADG 联合胰上淋巴结清扫术是治疗临床 I 期胃癌的一种安全可行的选择。作为彼时针对早期胃癌腹腔镜手术最大规模的 II 期临床研究之一，JCOG0703 研究支持 LADG 与 ODG 在临床 I 期胃癌无复发生存率方面的非劣效性，建议经验丰富的外科医生可将 LADG 视为标准治疗选择，这对胃癌腹腔镜手术治疗产生了深远影响。

**2. JCOG0912 研究**

（1）研究背景及目的：考虑到 JCOG0703 是一项 II 期试验，研究设计不允许与开放胃切除术或无胰上淋巴结清扫术的 LADG 进行直接比较。因此，在 JCOG0703 患者随访期间，JCOG 发起了另一项多中心随机 III 期试验（JCOG0912 研究）。

（2）研究方法：JCOG0912 研究的主要研究终点是患者术后总生存期，次要研究终点包括患者无复发生存期、腹腔镜手术完成率、中转开放手术率、不良事件发生率及术后生活质量等。研究同样纳入临床分期 I 期的远端胃癌患者，患者分组情况见图 6-1-2。

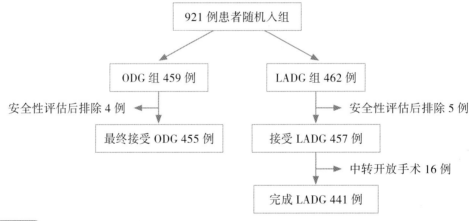

**图 6-1-2** JCOG0912 研究的流程图

（3）研究结果：33 家医学中心共计入组 921 例患者，术前被随机分配到 ODG 组（$n=459$）或 LADG 组（$n=462$）。初步结果表明，所有患者术后 II~IV 级并发症主要包括胰瘘（1.4%）、出血（0.4%）、腹腔脓肿（1.6%）、吻合口漏（0.5%），术后总体并发症发生率为 8.7%，术后 III~IV 级并发症主要包括腹腔脓肿（1.6%）、胰瘘（0.4%）、出血（0.2%）、吻合口漏（0.2%），总体发生率为 3.5%。LADG 的手术时间比 ODG 长（中位时间 278 min vs 194 min，$P<0.001$），而失血量较小（中位失血量 38 mL vs 115 mL，$P<0.001$）。术后 III~IV 级并发症发生率没有差异（LADG 3.3%，ODG 3.7%）。LADG 患者术后氨基转移酶升高的比例高于 ODG 患者（16.4% vs 5.3%，$P<0.001$）。两组均无手术相关死亡。因此，就不良事件和短期预后而言，LADG 与 ODG 无明显差异。JCOG0902 的长期生存数据于 2020 年发表，结果显示 ODG 组和 LADG 组的 5 年无复发生存率分别为 94.0% 和 95.1%，LADG 在无复发

生存率方面不劣于 ODG［风险比（HR）= 0.84，95% CI 0.56~1.27，P = 0.0075］。肠梗阻是最常见的Ⅲ~Ⅳ级并发症，ODG 组 455 例患者中有 11 例出现（2%），LADG 组 457 例患者中有 5 例出现（1%）。

（4）研究意义：作为一项日本地区大规模的随机对照试验，该研究为腹腔镜手术治疗早期胃癌提供了重要证据。LADG 与较短的住院时间和较低的术后并发症发生率相关的发现尤为重要，因为这些结果对患者生活质量和医疗保健成本具有重大影响。该研究还表明，LADG 在淋巴结清扫方面并不逊色于 ODG，而淋巴结清扫是治疗胃癌的关键因素。然而，作为一项非劣效性试验，JCOG0912 研究并未证明 LADG 在总生存期方面优于 ODG。此外，该研究未包括成本效益分析，这对于确定 LADG 与 ODG 相比的经济可行性非常重要。

## 二、局部进展期胃癌

与韩国和日本不同，全球大多数国家超过 80% 的胃癌患者诊断时已处于局部进展期。因此，局部进展期胃癌的治疗是腹腔镜手术进一步推广所面临的不可避免的关键问题。虽然腹腔镜远端胃切除术在早期胃癌中的安全性和有效性得到认可，但在需要进行广泛淋巴结清扫的局部进展期胃癌中，腹腔镜技术的安全性与疗效仍需进一步确认。尽管腹腔镜手术创伤较小，但由于出血风险高、吻合技术困难和视野狭窄，淋巴结清扫术需要高度复杂的技术。目前可追溯的最早应用腹腔镜手术治疗进展期胃癌的报道为日本 Uyama 等于 1999 年报道的腹腔镜下进展期胃癌根治术，包括腹腔镜下全胃切除和 D2 淋巴结清扫术。

### （一）小样本前瞻性研究

意大利 Huscher 团队于 2005 年进行了一项单中心、前瞻性、随机临床对照试验，纳入 59 例患者，其中 29 例（49.2%）患者被随机分配接受开放手术（OG），30 例（50.8%）患者被随机分配至腹腔镜手术组（LG）。研究结果表明，OG 切除淋巴结的平均数为 33.4 ± 17.4，LG 为 30.0 ± 14.9（P>0.05）。OG 死亡率为 6.9%（2 例患者），LG 死亡率为 3.3%（1 例患者）（P>0.05）；并发症发生率分别为 27.6% 和 26.7%（P>0.05）。OG 和 LG 的 5 年总生存率分别为 55.7% 和 54.8%，无病生存率分别为 58.9% 和 57.3%（P>0.05）。结果初步表明，腹腔镜远端胃癌根治术是一种可行且安全的手术，其短期和长期结果与开放手术类似，腹腔镜手术的优势包括失血量少、禁食时间缩短、术后住院时间缩短等。

虽然该研究并未对早期胃癌患者和进展期胃癌患者进行甄别区分，但其仍证实腹腔镜手术是一种安全有效的替代开放手术治疗远端胃癌的方法。该研究的主要局限性在于，作为一个单中心小样本试验，其统计功效与人群普适性需要更大样本量和更长随访期的进一步研究来证实并评估腹腔镜胃癌手术的长期肿瘤学结果。

### （二）JLSSG0901 研究

**1. 研究背景及目的** JCOG 于 2009 年发起 JLSSG0901 多中心Ⅱ期临床研究，以确认 LADG 在技术安全方面的可行性。

**2. 研究方法**

（1）Ⅱ期试验：该研究目标人群为进展期胃癌患者，年龄 20~80 岁，美国东部肿瘤协作组活动状态评分（ECOG-PS 评分）0 或 1 分，无十二指肠侵犯，无远处转移。主要研究终点是吻合口漏和胰瘘的发生率，次要研究终点是 LADG 完成率、中转开放手术率和淋巴结清扫数量等。该研究初期总共募集来自日本 16 家医学中心的 180 例进展期远端胃癌患者，分别被随机分配到开放手术组（89 例患者）和腹腔镜手术组（91 例患者）。

（2）Ⅲ期试验：此后 JCOG 将该试验进一步扩展为Ⅲ期多中心临床试验（日本 37 家机构）。Ⅲ期研究的目的是评估长期安全性，主要研究终点为无复发生存率，次要研究终点为总生存率和复发部位，以确认该手术在长期预后方面与开放胃切除术相比的非劣效性。患者纳入标准为拟接受根治性远端胃切除术的胃癌（T2~4 N0~2 M0）患者。2009 年 11 月至 2016 年 7 月期间，共有 507 例患者被随机分配到腹腔镜手术组（$n = 252$）或开放手术组（$n = 255$）。

**3. 研究结果**

（1）短期结果：Ⅱ期试验中，在腹腔镜手术组的 91 例患者中，86 例根据研究方案接受了 LADG，其中吻合口漏或胰瘘的发生率为 4.7%（4/86），Ⅲ~Ⅳ级并发症发生率为 5.8%。1 例患者（1.2%）中转开放手术。术中并发症发生率为 0%，术后死亡率为 0%，首次出院后 6 个月内没有患者因手术并发症再次入院。因此，该Ⅱ期试验证明了 LADG 联合 D2 淋巴结清扫术治疗局部进展期胃癌的技术安全性。

Ⅲ期试验中，共有 507 例患者被随机分配到腹腔镜手术组（$n = 252$）或开放手术组（$n = 255$）；47 例患者因术中远处转移或肿瘤扩散而被排除，接受方案并最终入组研究的患者为 460 例，其中开放手术组 233 例，腹腔镜手术组 227 例，患者均接受了远端胃切除术和 D2 淋巴结清扫。该Ⅲ期研究的短期数据首先于 2017 年以摘要的形式于美国临床肿瘤学会（ASCO）年会进行汇报。腹腔镜手术组的估计失血量低于开放手术组（30 mL vs 141 mL，$P < 0.001$），腹腔镜手术组的手术时间比开放手术组长（291 min vs 205 min，$P < 0.001$）。腹腔镜手术组术后镇痛药使用率小于开放手术组（38.3% vs 53.6%，$P = 0.001$），腹腔镜手术组的术后首次排气时间短于开放手术组（2 d vs 3 d，$P < 0.001$）。术中并发症发生率无显著差异（腹腔镜手术组 0.9% vs 开放手术组 2.6%，$P = 0.285$），两组的Ⅲ级及以上术后并发症发生率亦无显著差异（腹腔镜手术组 3.1% vs 开放手术组 4.7%，$P = 0.473$）。两组的住院死亡率均为 0.4%。因此，JLSSG0901 研究表明，经验丰富的外科医生可以安全地对局部进展期胃癌进行 LADG 和 D2 淋巴结清扫术。

（2）长期结果：日本大分大学 Tsuyoshi 教授于 2022 年 3 月第 94 届日本胃癌学会年会上公布了 JLSSG0901 Ⅲ期研究的长期结果，引起日本及世界学者的广泛关注。根据 5 年无复发生存率，分析了该研究中 502 例符合条件的患者，腹腔镜手术组与开放手术组的风险比（HR）为 0.9556（95% CI 0.7226~1.2637），非劣效性假设的单侧 $P$ 值为 0.0317。因此，否定了无效假设，证明了腹腔镜手术的非劣效性。与之一致，总生存率的 HR 为 0.83（95% CI 0.57~1.21），腹腔镜手术组亦不劣于开放手术组。此外，在复发部位方面，两组间差异无统计学意义。

JLSSG0901 Ⅲ期试验短期结果中，腹腔镜手术比开放手术失血少、术后疼痛轻和恢复快；结合其长期预后结果，该研究证明了 LADG 在治疗日本进展期胃癌病例中的非劣效性，为支持使用微创手术治疗局部进展期胃癌提供了更多的证据。该结果有望在第 7 版日本胃癌治疗指南的修订中进一步扩大腹腔镜胃切除术的适应证。

### （三）KLASS-02 研究

**1. 研究背景及目的**　在早期胃癌中，腹腔镜手术已成为一种公认的治疗方式，与开放手术相比具有优越的短期疗效及相似的长期生存率，但腹腔镜手术治疗局部进展期胃癌的肿瘤学安全性仍存在争议。2011 年，KLASS 发起 KLASS-02 Ⅲ期临床研究，旨在比较腹腔镜远端胃切除术（laparoscopic distal gastrectomy, LDG）与开放远端胃切除术（ODG）联合 D2 淋巴结清扫在治疗局部进展期胃癌的 3 年无复发生存率，以比较腹腔镜和开放胃癌根治术联合 D2 淋巴结清扫术对局部进展期患者的疗效。

**2. 研究方法**　入组条件为 cT2~4a 且 cN0~1 的远端胃癌患者，该研究纳入 2011 年 11 月至 2015 年 4 月期间，韩国 13 个中心未接受新辅助治疗的局部进展期远端胃癌患者，年龄 20~80 岁，ECOG-PS 评分 0 或 1 分，美国麻醉学医师协会身体状况（ASA-PS）分级 Ⅰ~Ⅲ级。该研究的流程见图 6-1-3。该研究的主要终点为 3 年无复发生存率，预计 HR 非劣性边界值为 1.43，对应 3 年无复发生存率非劣性边界值为 8%。

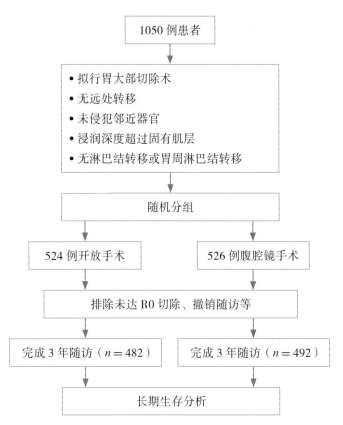

**图 6-1-3** KLASS-02 研究的流程图

### 3. 研究结果

（1）安全性：该研究的短期并发症率与安全性数据于 2019 年发表。1050 例患者被随机分配到腹腔镜手术组（$n=526$）或开放手术组（$n=524$）。排除接受转流手术或探查手术的患者后，共 1011 例患者纳入分析。两组的平均切除淋巴结数相似（腹腔镜手术组 46.6 vs 开放手术组 47.4，$P=0.451$）。腹腔镜手术组（16.6%）术后并发症发生率显著低于开放手术组（24.1%，$P=0.003$）。腹腔镜手术组术后镇痛药使用率和患者疼痛评分显著降低。腹腔镜手术组首次排气时间较早（3.5 d vs 3.7 d，$P=0.025$），且术后住院时间较短（8.1 d vs 9.3 d，$P=0.005$）。两组术后 3 个月内死亡率无明显差异（腹腔镜手术组 0.4% vs 开放手术组 0.6%，$P=0.682$）。

（2）短期预后：KLASS-02 研究于 2020 年进一步公布患者的短期预后数据（3 年无复发生存率和并发症发生率）。与开放手术组相比，腹腔镜手术组的早期并发症（分别为 15.7% 和 23.4%；$P=0.0027$）和晚期并发症（分别为 4.7% 和 9.5%，$P=0.0038$）发生率均较低，尤其是肠梗阻发生率低一半（分别为 2.0% 和 4.4%，$P=0.0447$）。腹腔镜手术组的 3 年无复发生存率为 80.3%（95% CI 76.0%~85.0%），开放手术组为 81.3%（95% CI 77.0%~85.0%，$P=0.726$）。按照术者进行分层后的 Cox 回归分析显示 HR = 1.035（95% CI 0.762~1.406，$P=0.827$，非劣效性 $P=0.039$）。按病理分期分层分析后，HR = 1.020（95% CI 0.751~1.385，$P=0.900$，非劣效性 $P=0.030$）。这提示与开放手术相比，LDG 联合 D2 淋巴结清扫术治疗局部进展期胃癌具有并发症发生率低、恢复快、疼痛轻等优点，而在无复发生存率方面与开放手术相当。

（3）长期预后：KLASS-02 研究的长期随访结果于 2022 年 10 月发表于 *JAMA Surgery* 期刊，包括患者 5 年总生存率、无复发生存率及远期并发症发生率。该研究所纳入的 1050 例患者中，共有 974 例患者接受了 R0 切除术，其中腹腔镜手术组 492 例（50.5%）（平均年龄 59.8 岁，351 例男性），开放手术组 482 例（49.5%）（平均年龄 59.4 岁，335 例男性）。在接受腹腔镜和开放远端胃切除术的患者中，5 年总生存率（88.9% vs 88.7%）和无复发生存率（79.5% vs 81.1%）均无显著差异。截至随访结束（2021 年 6 月），共计 173 例患者发生复发转移，最常见的复发类型为腹膜转移（73/173，42.2%），此外还有血行转移（36/173，20.8%）和局部复发（23/173，13.2%）。各复发转移类型方面，两组间无显著统计学差异。在晚期并发症发生率方面，腹腔镜手术组的晚期并发症发生率（32/492，6.5%）明显低于开放手术组（53/482，11.0%）。两组最常见的并发症均为肠梗阻，其中腹腔镜手术组的肠梗阻发生率为 2.6%（13/492），开放手术组为 5.0%（24/482）。在 KLASS-02 研究中，研究者根据术前 CT 结果所进行临床分期的准确率值得关注：与最终病理结果相比对，术前 cT2、cT3 和 cT4a 分期的准确率分别为 61.6%、58.5% 和 85.1%。因此，研究者认为，以术前临床分期进行分组，进一步生存分析可能更有助于临床实践应用。不论如何，KLASS-02 研究的 5 年预后数据与其此前所公布的 3 年随访结果结论一致：局部进展期胃癌的腹腔镜手术与开放手术相比非劣效性，对于局部进展期胃癌患者，可推荐行腹腔镜手术以获得晚期并发症发生率低的益处。

## （四）COACT 1001 研究

除 KLASS-02 研究外，韩国团队于 2018 年发表文章公布了其另一项随机、Ⅱ期、多中心临床试验（COACT 1001 研究）的数据。该研究旨在根据淋巴结不符合率（第 15 版日本胃癌处理规约划定的 D2 淋巴结清扫范围内的各组淋巴结中，如果有 2 组及以上淋巴结未检出，即认为淋巴结不符合）评估 LADG 联合 D2 淋巴结清扫术与 ODG 相比，治疗局部进展期胃癌的可行性。2010 年 6 月至 2011 年 10 月期间，韩国的 8 家医院共计 204 例患者（cT2~4a N0~2）入组并接受了腹腔镜手术（$n = 105$）或开放手术（$n = 99$）治疗。排除部分患者后，共 196 例患者（腹腔镜手术组 100 例，开放手术组 96 例）被纳入数据分析。腹腔镜手术组和开放手术组的淋巴结不符合率无显著差异（分别为 47.0% 和 43.2%，$P = 0.648$）。在亚组分析中，cTNM Ⅲ期患者腹腔镜手术组的淋巴结不符合率显著高于开放手术组（52.0% vs 25.0%，$P = 0.043$）。两组术后的并发症发生率和 3 年无复发生存率均无显著差异，提示 LADG 联合 D2 淋巴结清扫术可能是局部进展期胃癌的潜在标准治疗术式。

## （五）CLASS-01 研究

**1. 研究背景及目的** 超过 90% 的早期胃癌仅通过外科手术切除即可治愈，其中腹腔镜远端胃切除和有限的淋巴结清扫也被推荐治疗胃中下 1/3 的早期胃癌。与早期胃癌相比，手术治疗局部进展期胃癌（T2~4a N0~3 M0）需要 D2 淋巴结清扫，而在腹腔镜下能否满足 D2 淋巴结清扫条件是不确定的。因此，中国腹腔镜胃肠外科研究组（CLASS）于 2012 年开始，发起 CLASS-01 随机对照试验，旨在评价腹腔镜 D2 远端胃切除术对比传统开放手术治疗进展期胃癌的安全性和 3 年无病生存率。

**2. 研究方法** 2012 年 9 月至 2014 年 12 月期间，1056 例（来自中国 14 家医院）临床分期为 T2~4a N0~3 M0 的胃癌患者符合入组条件，并随机分配到腹腔镜手术组（$n = 528$）或开放手术组（$n = 528$）。最终 1039 例患者（入组率 98.4%）纳入分析，包括腹腔镜手术组 519 例和开放手术组 520 例（图 6-1-4）。

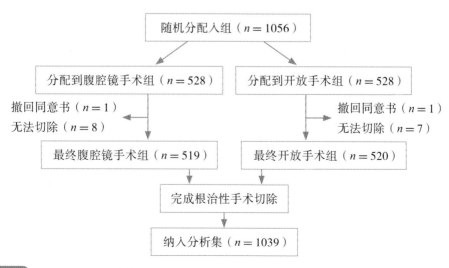

**图 6-1-4** CLASS-01 研究的流程图

### 3. 研究结果

（1）短期结果：2016 年 CLASS-01 研究团队发表文章公布了患者短期预后结果。腹腔镜手术组和开放手术组之间的淋巴结符合率相似（99.4% vs 99.6%，$P = 0.845$）。腹腔镜手术组和开放手术组的术后并发症发生率为 15.2% 和 12.9%，无显著差异。腹腔镜手术组的术后 30 天内死亡率为 0.4%，开放手术组的死亡率为 0%，无显著差异。

CLASS-01 研究的短期生存数据于 2019 年发表。在 1056 例患者中，999 例（94.6%）最终完成了随访。腹腔镜手术组和开放手术组的 3 年无病生存率为 76.5% 和 77.8%，未超过预先指定的非劣效性界限（10%）。腹腔镜手术组与开放手术组的 3 年总生存率分别为 83.1% 和 85.2%（$P = 0.28$），3 年累积复发率分别为 18.8% 和 16.5%（$P = 0.35$），两者均无显著差异。

（2）长期结果：完成末次随访后，CLASS-01 研究团队于 2021 年公布入组患者的长期生存数据。腹腔镜手术组的 5 年总生存率为 72.6%，开放手术组为 76.3%（$P = 0.19$）。两组相比，胃癌相关死亡（$HR=1.14$，$P = 0.34$）和其他原因导致的死亡（$HR=1.23$，$P = 0.42$）无显著差异。不同 TNM 分期进行亚组分析后，两组之间的总生存率也未发现显著差异。据此，经验丰富的外科医生可以安全地为局部进展期胃癌患者行腹腔镜远端胃切除术联合 D2 淋巴结清扫术，其并发症率和术后生存率与开放手术相近。与 KLASS-02 研究相反，尽管 CLASS-01 研究的设计初衷为评估进展期胃癌患者的腹腔镜手术安全性，但最终 29.2% 的患者病理分期为 TNM Ⅰ 期，再次反映了术前评估和病理分期之间的差异，这也是未来临床研究中亟须解决的关键问题。总之，CLASS-01 研究对支持使用腹腔镜手术治疗胃癌的证据做出了重大贡献，该研究提供了有关腹腔镜和开放远端胃切除术的长期肿瘤学结果的关键数据，并表明腹腔镜手术可以成为治疗局部进展期胃癌的开放手术的安全有效替代方法。

除 CLASS-01 研究外，我国还有其他临床研究同步证实了腹腔镜远端胃切除术对局部进展期胃癌患者的安全性，如多家华北地区医院所进行的一项多中心前瞻性研究，数据于 2019 年发表。该研究于 2014 年 3 月至 2017 年 8 月期间，共募集 446 例 cT2~4a N0~3 M0 远端胃癌患者，最终 222 例接受腹腔镜远端胃切除术，220 例接受开放手术。两组 D2 淋巴结清扫的符合率相同（99.5%，$P = 1.000$）。两组总体术后并发症发生率无显著差异（腹腔镜手术组 13.1%，开放手术组 17.7%，$P = 0.174$）。两组均未发生与手术相关的死亡。因此，这也进一步佐证由有资质的外科医生所进行的腹腔镜远端胃癌根治术对于局部进展期胃癌患者是安全可行的。

### （六）LOGICA 研究

值得注意的是，上述几项大型研究所纳入的患者均为东亚地区人群，因此其对西方国家的普适性值得商榷。美国纪念斯隆 - 凯特琳癌症中心 George Z. Li 教授指出，西方胃癌患者的肿瘤位于中上 1/3 的比例更高且弥漫型胃癌居多，对于这部分局部进展期胃癌患者更推荐使用全胃切除术而非远端胃切除术，而 KLASS-02 等研究结果无法证实腹腔镜全胃切除术的优势。同样，日本一项回顾性分析也表明，对于弥漫型胃癌患者，接受开放手术比腹腔镜手术的预后更好。此外，西方国家的局部进展期胃癌患者更倾向于接受新辅助化疗，而非优先行根治性胃癌切除术，荷兰 STOMACH 研究认为接受新辅助治疗后的局部进展期胃癌患者，其腹腔镜手术疗效并不优于开放手术。西方人群与东亚地区患者的另一项差异为体重指数（BMI），如 KLASS-02 所纳入患者的平均 BMI 仅为 23，低于大部分西方国家患者，而高 BMI 患者更倾向于接受转化手术（即为接受新辅助化疗后的患者行 R0 根治性手术），因此上述东亚地区数据与结论可能难以推及西方国家。

2015 年底荷兰发起了一项非盲法、多中心、前瞻性随机对照优势试验（LOGICA 研究），纳入患者为进展期胃癌患者（未区分远端胃癌根治术与全胃切除术），共有 10 家荷兰中心参与本项研究。LOGICA 研究于 2021 年公布了短期并发症和术后 1 年生活质量的数据。2015 年至 2018 年间，共有 227 例患者被随机分配接受腹腔镜手术（$n=115$）或开放胃切除术（$n=112$），其中腹腔镜手术组 77 例（67%）和开放手术组 87 例（78%）进行了术前化疗。两组的术后中位住院时间均为 7 天，腹腔镜手术组的中位失血量较少（150 mL vs 300 mL，$P<0.001$），而平均手术时间较长（216 min vs 182 min，$P<0.001$）。两组在术后并发症（44% vs 42%，$P=0.91$），住院死亡率（4% vs 7%，$P=0.40$），30 天再入院率（9.6% vs 9.1%，$P=1.00$），R0 切除率（95% vs 95%，$P=1.00$），中位淋巴结切除数（29 vs 29，$P=0.49$），1 年总生存率（76% vs 78%，$P=0.74$），以及术后 1 年生活质量方面均无明显差异。因此，在这项以进展期胃癌为主的西方人群多中心随机试验中，虽然腹腔镜胃切除术和开放胃切除术的术后并发症和肿瘤疗效没有差异，但腹腔镜手术并未缩短住院时间。这与上述多个东亚地区所报道的腹腔镜胃切除术的优势有所差异，可能与术后进食等围手术期护理等东西方差异相关。LOGICA 研究的长期生存数据尚未发表。

### （七）局部进展期胃癌新辅助化疗后腹腔镜手术治疗

前述研究启动时间较早，彼时辅助化疗为东亚地区治疗进展期胃癌的主要指南推荐。随着治疗理念的更新，越来越多的证据表明，对于进展期胃癌患者，接受新辅助化疗可能带来一定程度的预后获益，其化疗模式逐渐由辅助化疗转变为新辅助化疗。在前述 KLASS-02 等研究中，由于考虑到新辅助化疗可能影响最终的病理分期，于患者纳排过程中排除了接受新辅助化疗的患者，因此无法评估腹腔镜手术对于接受新辅助治疗后的局部进展期胃癌患者的疗效与安全性。化疗引起的促纤维化反应和细胞毒性导致正常组织层次消失，从而带来了新的技术挑战。对于新辅助治疗后的患者，更少的创伤是否等同于更好的术后安全性、术后化疗依从性及生存获益仍然是临床实践中需要回答的问题。

2019 年北京大学肿瘤医院报道了一项单中心 II 期前瞻性研究，评估了新辅助化疗后局部进展期胃癌腹腔镜远端胃切除术与开放远端胃切除术短期结果的比较。2015 年 4 月至 2017 年 11 月，该中心纳入并随机分配接受新辅助化疗的 18~80 岁局部进展期胃癌（cT2~4a N+ M0）患者（$n=96$）入组。最终有 95 例患者符合入组分析条件，其中腹腔镜手术组 45 例，开放手术组 50 例。腹腔镜手术组的术后并发症发生率显著低于开放手术组（20% vs 46%，$P=0.007$），腹腔镜手术组术后第 2 天疼痛程度显著降低（$P=0.008$），腹腔镜手术组患者的辅助化疗完成率更高（$P=0.003$），并且由于不良反应而终止辅助化疗的可能性较小（$P=0.04$）。因此，该研究证实，与开放手术相比，腹腔镜手术可为接受新辅助化疗的局部进展期胃癌患者提供更好的术后安全性和辅助化疗耐受性。该研究的生存数据尚未发表。此外，KLASS 亦启动了 KLASS-08 研究以期检验新辅助化疗后腹腔镜手术治疗胃癌的可行性，其结果有望回答新辅助化疗后腹腔镜胃切除术是否获益。

# 第二章

# 腹腔镜胃癌全胃切除术的临床研究

自 1994 年首次报道以来，腹腔镜辅助胃癌远端切除术（laparoscopy-assisted distal gastrectomy, LADG）在过去的 30 年里得到了快速发展和普及。与传统开放胃切除术相比，LADG 手术创伤小、住院时间短、术后恢复快、术后生活质量高，因此 LADG 已被广泛接受用于早期胃癌的治疗，已有充分的证据证明 LADG 治疗早期胃癌的可行性和安全性。腹腔镜全胃切除术的技术难度较高，自 1999 年首例以来，腹腔镜全胃切除术以腹腔镜辅助全胃切除术（laparoscopy-assisted total gastrectomy, LATG）为主，随着外科医生经验的增加和腹腔镜技术的改进，全腹腔镜全胃切除术（totally laparoscopic total gastrectomy, TLTG）日趋成熟。

## 一、腹腔镜辅助全胃切除术（LATG）与开放全胃切除术（OTG）的对比

### （一）回顾性研究

21 世纪初，多个亚洲国家分别报道了 LATG 治疗中上 1/3 胃癌的回顾性研究。2008 年日本一项回顾性分析纳入 1999 年 9 月至 2007 年 12 月共 38 例患者，其中 20 例行 LATG，18 例行 OTG（open total gastrectomy）。该研究表明 LATG 和 OTG 在手术时间（254 min vs 248 min）、淋巴结清扫数量（26 vs 35）、并发症发生率（25% vs 17%）和 5 年生存率方面均无显著差异率（95% vs 90.9%），但 LATG 在失血量（299 g vs 758 g）和术后住院时间（19 d vs 29 d）方面显著优于 OTG。

2009 年，日本其他研究团队对比了另外 30 例 LATG 和 44 例 OTG 的安全性和有效性。LATG 组的手术时间明显长于 OTG 组（313 min vs 218 min，$P<0.001$）。LATG 组的失血量（134 g vs 407 g，$P<0.001$）和镇痛药使用次数（6.8 vs 11.8，$P<0.05$）明显低于 OTG 组，术后住院时间 LATG 组亦明显短于 OTG 组（13.5 d vs 18.2 d，$P<0.05$）。此外，LATG 组具有更正常的血常规和血生化指标，包括白细胞、C 反应蛋白、总蛋白和白蛋白水平，以及较低的术后体重减轻率。两组之间淋巴结清扫数量（43.2 vs 51.2，$P=0.098$）和术后并发症发生率（20.0% vs 27.3%，$P=0.287$）相似，但 OTG 组 6 例（13.6%）患者出现吻合口漏、腹腔脓肿、胰瘘等主要并发症，而 LATG 组未出现上述几种并发症。这提示腹腔镜手术在全胃切除术中可能比开放手术更具优势。

2009 年，日本 Kawamura 团队发表的文章回顾了 46 例 LATG 和 30 例 OTG 患者。在术后第 1、4、5 和 7 天时，LATG 组的疼痛评分显著降低。在术后第 7 天时，LATG 组的体温显著降

低。LATG 患者的白细胞计数在术后第 10 天时显著降低，而 C 反应蛋白在术后第 1 天即有显著降低。此外，LATG 组在术后第 1、4 和 7 天时血清总蛋白水平更高，而在术后第 4 天时血糖水平显著降低，且 LATG 组患者经皮血氧饱和度（SpO$_2$）恢复至 95% 及以上所需天数显著减少。日本 Kunisaki 等进一步于 2012 年发表回顾性分析，对比了 27 例 LATG 和 30 例 OTG 患者的短期预后，其主要结论与上述研究一致。

我国西京医院团队于 2010 年回顾性分析了该中心 2005 年 11 月至 2009 年 5 月期间 82 例 LATG 患者和 94 例 OTG 患者的短期预后。LATG 术后并发症发生率为 9.8%（8/82），OTG 为 24.5%（23/94）。所有接受 LATG 的患者均未发生严重并发症，而 OTG 后 3 天内因心肌梗死死亡 2 例。与 OTG 相比，LATG 的手术时间更长［（275±78）min vs（212±51）min，$P<0.001$］，淋巴结清扫数量相似（34.2±13.5 vs 36.4±19.1，$P=0.331$），手术失血更少［（156±112）mL vs（339±162）mL；$P<0.001$］，肠蠕动恢复较早，下床活动较早且术后疼痛减轻（$P<0.001$）。

除日本和中国外，韩国团队也发表多篇回顾性分析探讨 LATG 对比 OTG 的安全性和有效性。例如，韩国首尔峨山医院团队发表于 2011 年的文章对比了该中心 63 例 LATG 和 127 例 OTG 的数据：术后并发症发生率无显著差异（$P=0.291$），但 LATG 可以缩短术后首次排气时间（$P<0.001$）、首次软食时间（$P=0.034$）、减少镇痛药的使用（$P=0.024$）、降低疼痛评分和住院天数等（$P=0.045$）。2012 年，韩国 Eom 等回顾 2003 年 8 月至 2008 年 12 月在韩国国家癌症中心进行的 100 例 LATG 和 348 例 OTG 治疗临床 I 期（cT1N0、cT1N1 和 cT2N0）胃癌的数据。LATG 组的手术时间较长，而 LATG 组和 OTG 组的手术结果和并发症没有显著差异，两组之间的总生存率和无病生存率也无统计学差异。

上述研究表明，对于 cT1~2 期中上 1/3 胃癌，LATG 安全可行，可达到与 OTG 相似的淋巴结清扫效果，具有疼痛轻、术后并发症少、恢复快等优点，有望达到与 OTG 同样的疗效。然而，已发表的研究多为回顾性研究，样本量较小，病例多为早期胃癌，随访时间相对较短，结果存在较大异质性。因此，LATG 的安全性尚缺乏经过严格设计、大样本、多中心、随机对照试验的验证。

### （二）前瞻性研究

2012 年福建医科大学附属协和医院团队首次发表了一项前瞻性研究，探讨了 LATG 联合改良脾门淋巴结清扫术治疗中上 1/3 cT1~2 胃癌的可行性和早期结果。随机分组后，41 例 LATG 患者和 56 例 OTG 患者相比。两组间淋巴结清扫的平均数量无显著差异，LATG 组为 23.1±8.0，OTG 组为 24.2±7.5。与 OTG 组相比，LATG 组的手术失血量更少，下床活动更早，首次排气时间更短，更早恢复软食，且术后住院时间更短。然而，LATG 的手术时间略长于 OTG。LATG 组和 OTG 组的手术并发症发生率没有显著差异（4.9% 和 5.4%）。该团队随后发表文章进一步证实 LATG 在老年患者（≥65 岁）中的安全性，其主要结论基本与上述一致。

在上述研究的基础上，亚洲及西方国家相继设计多个 II / III 期研究以证实腹腔镜全胃切除术（laparoscopic total gastrectomy, LTG）治疗胃癌的安全性，主要以中国 CLASS-02 研究、韩国 KLASS-03 研究、日本 JCOG1401 研究、荷兰 STOMACH 研究及 LOGICA 研究为代表。其中前三项研究评估了 LTG 治疗早期胃癌的临床安全性，后两项研究评估了 LTG 治疗新辅助化疗进展期胃癌的安全性和有效性。

**1. KLASS-03 研究**

（1）研究背景及目的：韩国自 2012 年率先发起 KLASS-03 研究，该单臂、前瞻性、多中心研究旨在评估 LTG 在临床Ⅰ期胃癌中的应用。

（2）研究方法：自 2012 年 10 月至 2014 年 1 月，KLASS-03 研究入组 170 例肿瘤位于胃近端的 cTNM Ⅰ期胃癌患者（图 6-2-1）。来自韩国 19 个机构的 22 名经验丰富的外科医生参加了这项临床试验。该研究主要终点是术后 30 天的并发症发生率和死亡率。根据 Clavien-Dindo 分级对术后并发症的严重程度进行分级，并与之前文献报道的 OTG 数据进行比较。

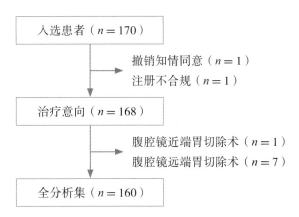

图 6-2-1 KLASS-03 研究的入组情况

（3）研究结果与意义：在纳入的患者中，最终有 160 例符合纳入完整分析集的标准，术后 30 天内并发症发生率和死亡率分别为 20.6%（33/160）和 0.6%（1/160），其中 15 例（9.4%）患者出现Ⅲ级及以上并发症，并有 3 例进行了二次手术（1.9%）。该试验中 LTG 术后 30 天内并发症发生率与之前的 OTG 研究所报道的发生率没有显著差异。该研究的意义在于它提供了证据表明 LTG 是治疗临床Ⅰ期胃癌的一种安全可行的选择，其短期手术结果可与开放手术相媲美。然而，该研究的短期随访可能不足以评估长期肿瘤学结果。此外，该单臂研究不包括接受开放手术的患者对照组，因此很难就 LTG 与开放手术的相对益处和风险得出明确的结论。

综上所述，该研究为 LTG 治疗临床Ⅰ期胃癌的安全性和可行性提供了重要证据，但需要进行更长时间随访的进一步研究和接受开放手术的患者对照组，以全面评估 LTG 的肿瘤学结果和潜在益处。

**2. JCOG1401 研究**　随后，日本也进行了一项Ⅲ期单臂验证试验，即 JCOG1401 研究，以评估 LATG/ 腹腔镜辅助近端胃切除术（laparoscopy-assisted proximal gastrectomy, LAPG）治疗 cTNM Ⅰ期（cT1N0/cT1N1/cT2N0）近端胃癌的安全性。该研究主要终点是Ⅱ～Ⅳ级食管空肠吻合口漏的比例。2015 年 4 月至 2017 年 2 月期间，共有 244 例符合条件的患者入组，其中包括195例LATG和49例LAPG。cT1N0/cT1N1/cT2N0期患者数分别为212/9/23例。中位手术时间为309分钟［四分位数间距（IQR）265~353分钟］，中位失血量为30 mL（IQR 10~86 mL），Ⅱ~Ⅳ级食管空肠吻合口漏发生率为2.5%（6/244），术后Ⅲ~Ⅳ级并发症的总发生率为29%（71/244），腹腔脓肿和胰瘘的发生率分别为3.7%和2.0%，无死亡病例。该单臂试验进一步证实了LATG/LAPG的安全性，表明LATG有望成为cTNMⅠ期胃癌的标准治疗方法之一。

该研究得出结论，LATG/LAPG联合淋巴结清扫术对于临床Ⅰ期胃癌是可行且安全的。然而，该研究有一些局限性：该研究是单臂验证性试验，缺乏对照组，这限制了与开放手术进行直接比较的能力；该研究的样本量相对较小、随访时间相对较短，需要更长的随访期来评估该研究的长期结果。此外，该研究是在日本进行的，可能无法推广到其他人群。

### 3. CLASS-02 研究

（1）研究背景及目的：中国腹腔镜胃肠外科研究组（CLASS）发起的CLASS-02研究是一项前瞻性、多中心、开放标签、非劣效性、随机临床对照试验，比较了LTG与OTG联合淋巴结清扫治疗cTNMⅠ期胃癌患者的安全性。

（2）研究方法：该研究最终有效纳入2017年1月至2018年9月期间的214例患者，随机分配到LTG组（$n=105$）或OTG组（$n=109$）（图6-2-2）。主要研究终点是LTG和OTG手术后30天内并发症发生率和死亡率，非劣效性界值为10%，次要研究终点是术后恢复过程和术后住院时间。最终随访截止时间为2018年10月。

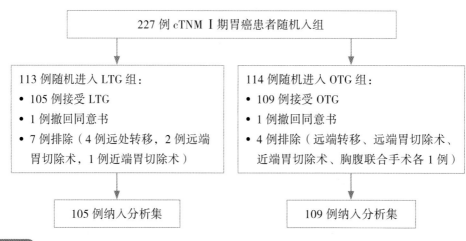

**图6-2-2** CLASS-02 研究的分组情况

（3）研究结果：LTG组的平均（标准差）年龄为59.8（9.4）岁，OTG组为59.4（9.2）岁。LTG组3例患者（2.9%）和OTG组4例患者（3.7%）发生术中并发症；LTG组和OTG组的总体术后并发症发生率分别为18.1%和17.4%，没有显著差异；LTG组中的1例患者死于术后脾动脉出血。LTG组和OTG组之间的死亡率没有显著差异，并且两组间并发症严重程度的分布相似。CLASS-02研究结果表明，由经验丰富的外科医生进行淋巴结清扫术治疗cTNMⅠ期胃癌的LTG的安全性与OTG具有可比性。

**4. STOMACH 研究和 LOGICA 研究** 除亚洲国家所探索的早期胃癌治疗外，考虑到西方人群中胃癌的发病率较低，患者通常处于更晚期的疾病阶段，荷兰于 2015 年发起两项随机对照试验（STOMACH 研究、LOGICA 研究），旨在探索 LTG 在治疗新辅助化疗进展期胃癌的安全性和有效性。STOMACH 研究结果于 2021 年发表。该研究由欧洲 13 家医院完成，纳入患者为接受新辅助化疗的有全胃切除术指征的患者，并随机分配在 OTG 组或 LTG 组。主要结局为肿瘤安全性，以切除的淋巴结数量和 R0 切除率来衡量。次要结局是术后并发症、术后恢复和 1 年生存率。自 2015 年 1 月至 2018 年 6 月期间，共 96 例患者被纳入该试验，其中 49 例患者被随机分配至 OTG 组，另外 47 例患者被随机分配至 LTG 组。OTG 组切除的淋巴结平均数为 $43.4 \pm 17.3$，LTG 组为 $41.7 \pm 16.1$（$P = 0.612$）。OTG 组中的 48 例患者进行了 R0 切除，LTG 组中的 44 例患者完成 R0 切除（$P = 0.617$）。OTG 组的 1 年生存率为 90.4%，LTG 组为 85.5%（$P = 0.701$）。在术后并发症和术后恢复方面，LTG 组与 OTG 组没有发现显著差异。该研究表明，与 OTG 相比，新辅助治疗后的 LTG 在安全性和有效性方面并不逊色。

LOGICA 研究与上述 STOMACH 研究于同年发起，LOGICA 研究于 2021 年公布了其短期并发症和术后 1 年生活质量的数据。2015 年至 2018 年间，共有 227 例患者被随机分配接受腹腔镜手术（$n = 115$）或开放胃切除术（$n = 112$）。腹腔镜手术组 77 例（67%）和开放手术组 87 例（78%）进行了术前化疗。该研究中包含远端胃切除术和全胃切除术（接受全胃切除术的患者为 42%），亚组分析证明了最低限度的非劣效性：与传统开放胃切除术相比，LTG 在术后并发症和肿瘤疗效方面并无显著差异。

由于腹腔镜全胃切除术开展时间晚于远端胃切除术，相关随机对照临床研究亦启动较晚，目前尚未见有关长期生存差异的报道。

## 二、全腹腔镜全胃切除术（TLTG）与开放全胃切除术（OTG）的对比

除 LATG 与 OTG 对比之外，亦有多项病例对照研究和队列研究将 TLTG 与 OTG 进行对比。2005 年法国 J-L Dulucq 等发表了一项为期 10 年的前瞻性研究。在 1995 年 4 月至 2004 年 3 月期间，比较了 8 例接受 TLTG 的患者与 11 例接受 OTG 的患者，以及 16 例接受腹腔镜胃部分切除术的患者和 17 例接受开放部分胃切除术的患者。其主要结果为：腹腔镜手术组患者术中并发症较少，手术时间与开放手术组相近；腹腔镜手术组的下床活动和住院时间均显著短于开放手术组；腹腔镜手术组的短期并发症发生率较低，没有死亡病例，而开放全胃切除术后有 1 例术后死亡；腹腔镜手术组和开放手术组中清扫的淋巴结数量没有显著差异；腹腔镜手术组所有切除的切缘均为阴性，而开放手术组 1 个标本的切缘出现肿瘤受累。虽然该研究部分程度上表明 TLTG 可能优于 OTG，然而其回顾性研究、小样本量、单中心等研究性质决定了其提供的临床证据有限。

2008 年比利时一项队列研究收集了 2003 年至 2006 年连续 38 例因胃腺癌行 TLTG 的患者的临床资料，并对比了同期接受 OTG 的连续 22 例胃癌患者的回顾性数据，共有 24 例患者出现术后并发症，死亡 2 例。住院时间的中位数为 11（6~73）天，TLTG 组与 OTG 组无

明显差异（$P=0.847$）。术后并发症的发生与手术前患者的身体状况［美国麻醉学医师协会身体状况（ASA-PS）分级Ⅲ级］有关（$P=0.004$）。除两例患者外，所有患者均为 R0 切除，清扫的淋巴结中位数量为 17（0~90）个。该回顾性研究认为，全胃切除术后并发症的发生与患者术前身体状况和手术专业水平有关，而与开放手术或腹腔镜手术选择无关。

2013 年韩国学者亦发表回顾性分析，对比了 2011 年 1 月至 2011 年 12 月期间 139 例 TLTG 和 207 例 OTG 患者的数据。根据该文章数据，两组患者术前特征无显著差异，手术时间无显著差异，所有患者的切缘均为阴性，但 TLTG 在首次排气时间、开始软食时间、疼痛评分、镇痛药需求、住院时间和总体术后并发症发生率方面优于 OTG（$P<0.05$）。此外，TLTG 组清扫的淋巴结中位数显著增加（37 vs 34，$P=0.039$）。该研究提供了证据表明 TLTG 是治疗胃癌 OTG 的安全有效替代，TLTG 术中失血较少、住院时间较短和术后并发症发生率较低的发现可能会带来更好的患者预后并降低医疗成本。此外，两组间淋巴结清扫数、近端切缘和总生存率表明，TLTG 在肿瘤学结果方面并不逊色于 OTG。

2015 年来自巴西的 Ramagem 等发表回顾性分析文章，总结了该中心 TLTG 的安全性和技术可行性。该研究纳入 111 例患者，其中 64 例（57.7%）接受 OTG，47 例（42.3%）接受 TLTG。与 OTG 相比，TLTG 手术时间更短，经口禁食和肠内营养的开始时间更早。清扫淋巴结的数量方面，虽 TLTG 与 OTG 有显著差异（29.1 vs 35.1，$P=0.014$），但两组的平均切除淋巴结数均超过日本胃癌学会（Japanese Gastric Cancer Association, JGCA）建议的 25 个淋巴结。在并发症和死亡方面，两组之间没有发现显著差异。

上述多项研究表明，相比于 OTG，TLTG 虽手术时间较长，但可减少失血、缩短术后住院时间。两组在短期临床结果和长期生存结果方面相似。然而，上述研究有几个局限性：首先，其研究本质上是回顾性的，存在选择偏倚，这可能会影响结果；其次，上述研究均为单中心研究，这可能会限制研究结果的普适性；再次，研究的样本量相对较小，可能会影响分析的统计功效；最后，上述研究没有评估无病生存期和生活质量等长期结果，而这些是接受胃癌手术患者的重要考虑因素。

除 TLTG 与 OTG 的对比外，另有一项 2020 年韩国研究聚焦于 TLTG 对于早期胃癌和进展期胃癌的疗效对比。该研究统计了该中心 2012 年 3 月至 2018 年 12 月期间使用 TLTG 改良 Overlap 法的 149 例胃癌病例，其中男性 92 例，女性 57 例，平均年龄 60.7 岁。平均手术时间为 147.7 分钟，清扫淋巴结的平均数量为 39.6。在 149 例患者中，共有 13 例（8.7%）患者出现早期并发症，6 例（4.0%）出现晚期并发症（Clavien-Dindo 分级 ≥ Ⅲ级）。此外，有 8 例（5.4%）患者接受二次手术，8 例（5.4%）因并发症再次入院。早期胃癌和进展期胃癌之间的手术时间、住院时间、手术死亡率、再手术率或再入院率方面没有统计学上的显著差异。

## 三、全腹腔镜全胃切除术（TLTG）与腹腔镜辅助全胃切除术（LATG）的对比

2013 年韩国一篇回顾性分析对比了 LATG/LAPG（Ⅰ组，$n=47$，2004—2008 年）与

TLTG-OrVil（经口插入的圆型吻合器）吻合（Ⅱ组，$n=40$，2009—2012 年）的术后数据。从基线数据看，后者贲门病变占比更高（$P=0.012$）。食管空肠吻合的平均时间无显著差异［Ⅰ组 vs Ⅱ组：（$22.2\pm3.2$）min vs（$18.6\pm3.5$）min，$P=0.623$］。在吻合口并发症方面，食管空肠吻合口漏和狭窄均无显著差异：Ⅰ组 47 例中有 2 例（4.3%）发生食管空肠吻合口漏，Ⅱ组 40 例中亦有 2 例（5%）发生食管空肠吻合口漏（$P=0.628$）；食管空肠吻合口狭窄Ⅰ组 2 例（4.3%），Ⅱ组 1 例（2.5%）（$P=0.561$）。

2014 年日本 Ito 团队发表文章分析了自 2007 年 12 月以来该中心 166 例（50.5%）OTG、117 例 TLTG-OrVil 吻合和 46 例 LATG 患者。在接受 OTG 的 166 例患者中，有 7 例（4.2%）发生食管空肠吻合口漏；LATG 的 46 例患者中，未发生食管空肠吻合口漏；在 117 例 TLTG 的患者中，只有 2 例（1.7%）食管空肠吻合口漏。吻合口狭窄方面，OTG 患者中有 5 例（3.0%），LATG 患者中有 2 例（4.3%），TLTG 患者中有 2 例（1.7%）。该文章表明，TLTG-OrVil 吻合是一种安全的外科手术。

传统的圆型吻合器更适用于 LATG，而线型吻合器更适用于 TLTG。发表于 2016 年的韩国一篇回顾性分析纳入 27 例患者接受线型切割吻合器所行的 TLTG 及 29 例患者接受圆型吻合器所行的 LATG，该研究并未发现 LATG 与 TLTG 之间的显著性差异。次年，韩国另一团队进一步发表文章比较了使用线型吻合器的 TLTG 与使用圆型吻合器的 LATG。该研究纳入 421 例 TLTG 患者和 266 例 LATG 患者。与 LATG 组相比，TLTG 组在手术时的平均年龄更高［（$57.78\pm11.20$）岁 vs（$55.69\pm11.96$）岁，$P=0.020$］。两组的手术结果，如术中和术后输血、联合器官切除、疼痛评分和镇痛药使用率及并发症发生率均相似。然而，与 LATG 组相比，TLTG 组所需的手术时间更短（149 min vs 170 min，$P<0.001$），术后红细胞比容变化更低（3.49% vs 4.04%，$P=0.002$），术中并发症更少（3.1% vs 10.2%，$P<0.001$），术中吻合不良事件更少（2.4% vs 7.1%，$P=0.003$）。此外，TLTG 组术后恢复更快，如术后首次排气的中位时间（3.30 d vs 3.60 d，$P<0.001$），开始软食的中位时间（4.30 d vs 4.60 d，$P<0.001$）和术后住院时间（6.75 d vs 7.02 d，$P=0.005$）更短。上述研究表明，与使用圆型吻合器的体外吻合相比，使用线型吻合器重建食管空肠吻合术的方法是一种可行的全腹腔镜手术方法，且 TLTG 比 LATG 更简单、更直接。

另一项发表于 2021 年的韩国回顾性病例对照研究纳入 2012 年 1 月至 2019 年 6 月接受 LTG 的 202 例患者，其中 LATG 于 2015 年 7 月之前进行（$n=110$），TLTG 于 2015 年 7 月之后进行（$n=92$）。该研究比较了两组术后短期结果，包括术后 1、3 和 5 天的白细胞计数和 C 反应蛋白水平。TLTG 组的病理分期更高（$P=0.010$），TLTG 组的术中失血量显著低于 LATG 组（中位数：100 mL vs 50 mL，$P<0.001$）。TLTG 组的术后住院时间明显长于 LATG 组（中位数：7 d vs 8 d，$P<0.001$）。LATG 组的白细胞计数［（$6.3\pm1.9$）$\times10^9$/L vs（$8.2\pm2.5$）$\times10^9$/L，$P=0.004$］和 C 反应蛋白水平［（$8.3\pm6.1$）mg/L vs（$13.3\pm9.4$）mg/L，$P<0.001$］低于 TLTG 组。虽然该研究发现，TLTG 组的总体并发症发生率高于 LATG 组（32.6% vs 16.3%，$P=0.007$），但多因素分析显示较高的 ASA-PS 分级是术后并发症的唯一独立危险因素。该研究表明，尽管 TLTG 术后并发症的风险高于 LATG，但两种手术方式的其他方面具备可比性，建议进一步改进 TLTG 技术以减少术后并发症并提供更好的术后恢复。

2016年我国浙江大学医学院附属邵逸夫医院团队根据其单中心数据及其荟萃分析表明，LATG和TLTG两组的手术时间和失血量相似，首次排气时间、饮食开始时间和术后住院时间无显著差异。LATG组和TLTG组的手术并发症发生率分别为17.2%（25/145）和13.9%（15/108）。该文章中荟萃分析还显示，各组的手术时间、估计失血量、首次排气时间、住院时间、总体情况和吻合口相关并发症无显著差异。同年，南方医科大学南方医院李国新教授团队比较在TLTG中使用OrVil（$n=25$）与在LATG中使用体外环形Roux-en-Y吻合术（$n=140$）治疗胃癌的短期结果。在使用倾向评分后，25例接受OrVil方法（TLTG组）的患者一对一地与接受体外方法的25例患者（LATG组）相匹配。两组基线数据无明显差异，两组之间的平均手术时间无显著差异［（$216.5 \pm 24.9$）min vs（$224.0 \pm 30.5$）min，$P=0.344$］，而吻合器插入的持续时间［（$9.9 \pm 2.4$）min vs（$12.9 \pm 2.0$）min，$P<0.001$］和体内重建完成所需时间［（$44.4 \pm 9.4$）min vs（$50.1 \pm 5.4$）min，$P=0.012$］TLTG组较短。两组术中并发症发生率、失血量、近端切缘长度，以及术后恢复过程（包括首次排气、饮水、流质和软食的时间）等均无显著差异。两组均没有患者出现吻合口相关并发症。总体并发症发生率方面亦无统计学显著差异，TLTG组28.0%，LATG组32.0%（$P=0.758$）。

除手术并发症外，相比于LATG，TLTG可能具有更好的生活质量。2017年福建医科大学附属协和医院评估了TLTG后采用延迟离断空肠的Overlap吻合法（isoperistaltic jejunum-later-cut overlap method, IJOM）进行消化道重建的胃癌患者的短期预后和生活质量。该研究纳入TLTG后使用IJOM（$n=51$）及LATG后使用Roux-en-Y吻合术（$n=456$）进行消化道重建的患者。在1∶2倾向评分匹配后比较两组，发现TLTG组的失血量和术后住院天数均显著低于LATG组（$P<0.05$）。此外，TLTG组某些方面可能具有更好的生活质量，如在评估疼痛和吞咽困难的项目中，TLTG组倾向于报告更好的生活质量（"您是否感到疼痛"和"您是否难以进食固体食物"）（$P<0.05$）。因此，该研究认为TLTG术后IJOM重建消化道可减少失血，减轻疼痛和吞咽困难，从而改善腹腔镜胃切除术后的生活质量。

与之一致的是，韩国Park S H等于2021年发表回顾性分析文章，旨在评估与LATG相比，TLTG在临床Ⅰ期胃癌患者中的手术结果和生活质量（quality of life, QoL）方面是否获益。该研究纳入从2012年到2018年接受TLTG（$n=223$）的早期胃癌患者，与接受LATG（$n=114$）的患者使用2∶1倾向评分匹配（propensity score matching, PSM）。利用欧洲癌症治疗研究组织（EORTC）QoL问卷QLQ-C30、STO22和OG25在术后1年的患者亚组中进行了前瞻性生活质量调查。PSM后，TLTG组（$n=213$）的Ⅰ级肺部并发症发生率低于LATG组（$n=111$）（0.5% vs 5.4%，$P=0.007$），其他并发症在各组之间没有差异。根据并发症发生率对学习曲线进行分析发现，TLTG组的学习曲线在第26例后趋于平稳，而学习曲线达到平稳后TLTG组的Ⅰ级肺部并发症发生率低于匹配的LATG组（0.5% vs 4.7%，$P=0.024$），且TLTG组（$n=63$）吞咽困难（$P=0.028$）、疼痛（$P=0.028$）、饮食困难（$P=0.006$）、进食（$P=0.004$）、吞咽疼痛（$P=0.023$）等生活质量方面优于LATG组（$n=21$）。每个QoL项目的多变量分析表明，TLTG是改善QoL的唯一共同独立因素。据此，与LATG相比，对于cTNM Ⅰ期胃癌患者，TLTG减少了Ⅰ级肺部并发症，并在饮食困难、疼痛、进食、吞咽疼痛方面提供了更好的生活质量。虽然是回顾性研究，但这项研究利用了前瞻性方式收集了并发症数据和生活质量数据，这两者都是独立于该研究最初目的而统计的。因此，与其他回顾性研究相比，该研究提供了更可信的结果。然而，该项研究样本量较少，且 LATG 和 TLTG 是在不同的时间段进行的，因此 TLTG 组和 LATG 组之间的腹腔镜手术技能或临床病理因素的时间变化可能存在组间差异，仍需要大规模的前瞻性随机对照试验来验证并发症及生活质量差异。

2020 年由笔者中心牵头、全国 30 多家中心参与的胃癌 TLTG 与 LATG 安全性的多中心随机对照研究（CLASS-08 研究）启动。以术前临床分期为 cTNM I 期（T1N0M0、T1N1M0、T2N0M0）的胃或食管胃结合部腺癌患者为研究对象，比较 TLTG 与 LATG（全胃切除、D1$^+$/D2 淋巴结清扫）的近期手术安全性和术后生活质量，评价 TLTG 相比于 LATG 的优越性（图6-2-3）。该研究是全世界范围内首个对比研究 TLTG 和 LATG 疗效的多中心、前瞻性、随机对照研究。CLASS-08 研究的主要入组标准为：胃原发病灶经内镜活检组织病理学诊断为胃腺癌或食管胃结合部腺癌；术前临床分期为 cT1N0M0、cT1N1M0、cT2N0M0；胃原发病灶位于胃体、胃底或食管胃结合部，预计施行全胃切除；D1$^+$/D2 淋巴结清扫可获得 R0 切除手术效果。该研究主要研究终点为术后 30 天并发症发生率，次要研究终点为术后总体并发症发生率及术后 1 年的营养状况。目前 CLASS-08 研究入组已完成 80%，有望为腹腔镜全胃切除的手术方式及消化道重建的选择提供有力证据。

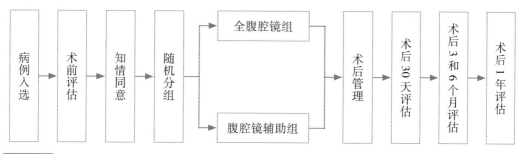

**图 6-2-3** CLASS-08 研究的流程图

除可切除患者外，北京大学肿瘤医院季加孚教授团队 2021 年发表文章探索了新辅助化疗后 LATG 和 TLTG 的差异。该文章回顾了 2011 年 3 月至 2019 年 11 月接受新辅助化疗后行腹腔镜根治性胃切除术患者的临床和病理资料，共计 139 例患者，其中 87 例（62.6%）患者进行了全腹腔镜胃切除术（totally laparoscopic gastrectomy, TLG），52 例（37.4%）患者进行了腹腔镜辅助胃切除术（laparoscopy-assisted gastrectomy, LAG）。所有患者的总体并发症发生率为 28.8%。与 LAG 组相比，TLG 组有较低的总体并发症发生率（21.8% vs 40.4%，$P = 0.019$）和主要并发症发生率（3.4% vs 13.5%，$P = 0.001$）。在亚组分析中，与 LATG 组相比，TLTG 组的总体术后并发症发生率较低（19.0% vs 56.5%，$P = 0.011$），且吻合口并发症发生率优于 LATG（0% vs 21.7%，$P = 0.05$）。此外，TLTG 组的术后住院时间更短（9 d vs 12 d，$P = 0.004$），经口流质饮食恢复更快。因此，对于接受新辅助化疗的局部进展期胃癌患者，包括 TLTG 和全腹腔镜远端胃切除术（TLDG）在内的 TLG 与 LAG 相比，不会增加并发症发生率，且在胃肠功能恢复、切口长度和术后住院时间方面具有优势。

# 第三章

# 腹腔镜胃癌近端胃切除术的临床研究

腹腔镜具有视野放大、视角可变的优势，理论上有利于在食管胃结合部（esophagogastric junction, EGJ）这种狭小空间的操作，但腹腔镜食管胃结合部腺癌（adenocarcinoma of esophagogastric junction, AEG）手术的技术要求也高于腹腔镜远端胃手术。有关腹腔镜近端胃切除术的临床研究较少，其手术安全性、疗效及手术指征尚未明确。

## 一、腹腔镜胃切除术与开放近端胃切除术治疗近端胃癌的对比

目前仅有一些回顾性研究比较了腹腔镜辅助胃切除术和开放胃切除术在治疗 Siewert Ⅱ、Ⅲ 型 AEG 中的价值。日本一项小样本回顾性研究探索了腹腔镜下纵隔淋巴结清扫的短期疗效。研究结果显示，腹腔镜手术组的手术时间有延长（256 min vs 226 min，$P = 0.001$），但出血量较少（11 mL vs 408 mL，$P < 0.001$），而两组患者的住院天数、吻合口漏和胰瘘等术后并发症发生率无统计学差异。其远期数据显示，Siewert Ⅱ 型 AEG 腹腔镜手术组患者的 5 年总生存率显著优于开放手术组（98% vs 74%）。由于考虑到两组患者存在分期偏倚（开放手术组病理 Ⅲ 期的比例更高），故进行了亚组（病理 Ⅲ 期）分析，虽然腹腔镜组患者依旧存在生存优势［风险比（HR）= 0.42］，但并未达到统计学差异。福建医科大学附属协和医院黄昌明教授团队的回顾性研究亦显示，Siewert Ⅱ、Ⅲ 型 AEG 腹腔镜手术较开放手术的 3 年总生存率差异无统计学意义（72.0% vs 61.5%，$P = 0.113$），但亚组分析显示，Siewert Ⅱ 型患者中腹腔镜手术组的 3 年总生存率（81.3% vs 66.4%，$P = 0.011$）和无复发生存率（77.5% vs 63.8%，$P = 0.040$）均优于开放手术组。此外，如前所述，日本的 JCOG1401 研究涵盖了腹腔镜近端胃切除术的病例，其结果与腹腔镜全胃手术相似，围手术期的并发症发生率非劣于开放手术，显示腹腔镜辅助近端胃切除术对于早期近端胃癌是安全的。

在上述回顾性研究等基础上，北京大学肿瘤医院团队牵头启动了 CLASS-10 研究，其为一项探索性、观察性、前瞻性队列研究，旨在验证腹腔镜下纵隔淋巴结清扫术治疗 Siewert Ⅱ / Ⅲ 型食管胃结合部腺癌的可行性和疗效。该研究将招募 1036 例患有局部进展期 AEG（Siewert Ⅱ / Ⅲ 型，临床分期 cT2~4a N0~3 M0）的患者，分别将有 518 例患者被分配到腹腔镜手术组或开放手术组。腹腔镜手术组患者将接受腹腔镜下全胃切除术或近端胃切除术，而开放手术组患者将接受开放全胃切除术或近端胃切除术。两组患者均计划行下纵隔淋巴结清扫术。该研究的主要终点是下纵隔淋巴结清扫数目，次要终点是手术安全性和

预后，包括术中和术后下纵隔淋巴结清扫术相关的并发症发生率和死亡率、再住院率、R0切除率、3 年局部复发率和 3 年总生存率。虽然该研究未指定手术方式为近端胃切除术，但其亚组分析数据有望反映腹腔镜手术相比开放手术行近端胃切除术的优劣，并为指导和制订 AEG 手术治疗策略提供高级别证据。

## 二、腹腔镜近端胃切除术与腹腔镜全胃切除术的对比

随着微创手术的快速发展，腹腔镜胃切除术已被广泛接受为近端胃癌的标准手术。针对近端胃癌（上 1/3 胃癌），腹腔镜手术方式主要有两种类型：腹腔镜全胃切除术（laparoscopic total gastrectomy, LTG）和腹腔镜近端胃切除术（laparoscopic proximal gastrectomy, LPG）。然而，与 LTG 相比，LPG 在术后是否具有优势仍存在争议，尤其是在营养状况方面。

2007 年日本大阪市立综合医院一项回顾性研究统计了该中心 1998—2006 年 110 例累及胃中上部 1/3 的腹腔镜手术患者，其中仅累及上 1/3 者行 LPG（$n=38$），同时累及上 1/3 和中 1/3 的患者行 LTG（$n=72$）。数据分析显示，中位手术时间 LPG 组为 247 分钟，LTG 组为 285 分钟；中位失血量两组分别为 207 mL 和 334 mL。LPG 清扫淋巴结的中位数为 23 个，LTG 为 34 个。术后复发仅有 1 例患者（LTG 组），整体复发率为 0.9%（1/110）。

自此，多篇回顾性分析文章报道了 LPG 与 LTG 相比的优劣，主要集中于反流、营养状况、生活质量。2013 年韩国首尔大学医学院 Sang-Hoon Ahn 团队评估腹腔镜辅助近端胃切除术（laparoscopy-assisted proximal gastrectomy, LAPG）和腹腔镜辅助全胃切除术（laparoscopy-assisted total gastrectomy, LATG）的可行性、安全性，以及手术和功能结果。该研究统计了 2003 年 6 月至 2009 年 12 月期间，在首尔大学盆唐医院接受 LAPG（$n=50$）或 LATG（$n=81$）手术共计 131 例近端胃癌患者。两组在基线数据、T 期、N 期或生存率方面没有显著差异。LAPG 组的手术时间更短，术中失血量低于 LATG 组。LAPG 和 LATG 手术后的早期并发症发生率分别为 24.0% 和 17.3%（$P=0.349$）。LAPG 组的反流症状发生率显著更高（32.0% vs 3.7%，$P<0.001$），而两组营养状况指标相似。

2015 年，日本京都府立医科大学的研究表明，术中失血量及术后第 3 天、第 7 天的 C 反应蛋白水平，LPG 组均显著低于 LTG 组（$P<0.05$）。LPG 组和 LTG 组术后早期或晚期并发症发生率无显著差异。LPG 后 B 级或更严重反流性食管炎的发生率为 9.1%，与 LTG 后（9.3%）相似。LPG 组在术后 6 个月、1 年、2 年的体重变化始终小于 LTG 组（$P$ 值分别为 0.001、0.022 和 0.001）。此外，LPG 组的术后血红蛋白、血清白蛋白水平及总淋巴细胞计数也高于 LTG 组。同样，另一日本中心的 Hosoda K 等对 LTG-OrVil 吻合和 LPG-OrVil 吻合的对比分析表明，cT1N0 患者 LAPG 组的手术时间明显短于 LATG 组（280 min vs 365 min，$P<0.001$）。虽然两组的手术并发症发生率相似，但 LAPG 组的吻合口狭窄率显著高于 LATG 组（28% vs 8.4%，$P=0.012$）。LAPG 组和 LATG 组中，A 级或更高级别反流性食管炎发生率分别为 10% 和 5.1%。相对于基线水平，LAPG 组术后 2 年血红蛋白水平显著高于 LATG 组（相较基线水平下降的患者比例 98.6% vs 92.9%，$P=0.020$）。LAPG 组术后 1 年和 2 年的体重、白蛋白、总蛋白水平及总淋巴细胞计数略高，但差异并不显著。两组之间 5 年总

生存率相似（86% vs 79%，$P = 0.42$）。以上结果提示在治疗 AEG 方面，LAPG 与 LATG 各有优劣。

2017 年日本一项回顾性研究评估和比较了 LPG 和 LTG 术后体重减轻和生活质量。该研究纳入 2006 年 3 月至 2014 年 6 月在京都大学医院接受 LPG 或 LTG 的 I 期上 1/3 胃癌患者。主要结局指标是胃切除术后 1 年 BWL 百分比、吻合口狭窄和反流性食管炎发生率等。此外，研究者使用胃切除术后综合征评估量表（postgastrectomy syndrome assessment scale，PGSAS）-45 对复诊患者报告的结果进行评估。该研究共纳入 62 例患者（LTG $n = 42$，LPG $n = 20$）。LPG 组术后 1 年体重减轻率低于 LTG 组（-10.7% 对 -16.3%）。多因素分析显示，LPG 与较少的体重减轻相关（$P = 0.003$）。LPG 组的吻合口狭窄发生率高于 LTG 组（25% vs 0%）。每组均 1 例患者表现出 B 级反流性食管炎。在 PGSAS-45 中，LPG 组在腹泻症状方面优于 LTG 组。在反流症状方面，与 LTG 组相比，LPG 组患者的胃酸和胆汁反流症状较少。据此，该团队认为尽管吻合口狭窄发生率较高，LPG 手工缝合胃食管吻合术后体重减轻比 LTG 术后更少，生活质量更好。

同年，另一项日本研究者的回顾性分析纳入 90 例胃上 1/3 的早期胃癌患者，对行 LPG - 双肌瓣吻合（double flap technigue，DFT）（$n = 43$）和 LTG（$n = 47$）两组患者的术后情况进行了对比。通过体重指数（BMI）来分析发病率和外科手术之间的关联。结果表明 LPG-DFT 组的平均基线体重、总蛋白和血红蛋白显著高于 LTG 组（$P<0.05$）。LPG-DFT 组的平均手术时间显著高于 LTG 组（386.5 min vs 316.3 min，$P<0.001$）。虽然统计学意义并不显著，但 LPG-DFT 组的整体并发症发生率和吻合口并发症发生率均低于 LTG 组（7.0% vs 21.3%，$P = 0.073$；4.7% vs 17.2%，$P = 0.093$）。LPG-DFT 组的中位术后住院时间明显短于 LTG 组（10 d vs 13 d，$P = 0.002$）。在调整 BMI 混杂因素后，LPG-DFT 术式被确定为低并发症发生率的最重要的独立预测因子［$P = 0.028$，比值比（OR）= 0.232，95% 置信区间（CI）0.047~0.862］。此外，LTG 诱导的反流性食管炎发生率比 LPG-DFT 更高（14.9% vs 2.3%，$P = 0.06$）。因此，该研究认为，就并发症发生率、术后住院时间和术后营养状况等方面而言，LPG-DFT 治疗上 1/3 早期胃癌优于 LTG。

2018 年日本 Masahiko Sugiyama 等将同期在该中心术前诊断为 T1aN0 或 T1bN0 的 I A 期胃癌患者进行评估，其中 20 例行 LTG，10 例行 LPG - 双通道吻合（double tract reconstruction，DTR）。该研究旨在比较 LPG-DTR 组和 LTG 组在术后并发症、手术手法、临床因素，以及体重、骨骼肌指数（SMI）和血清白蛋白水平变化的统计学差异。该数据表明，术后 6 个月（5.7% vs 14.9%，$P = 0.0045$）和 1 年（9.6% vs 17.9%，$P = 0.0042$）时，LPG-DTR 组的体重减轻率均明显低于 LTG 组。LPG-DTR 组术后第 1 年的 SMI 降低率显著低于 LTG 组（9.3% vs 18.3%，$P = 0.0057$），进一步证实 LPG-DTR 可作为临床 I A 期近端胃癌患者的推荐性手术方式。

除日本外，韩国多家中心也分别独立发表文章表明 LPG 相对于 LTG 的非劣效性。2016 年韩国 Dong Jin Kim 等统计了 17 例接受 LAPG-DTR 及 17 例接受 LATG 的患者，并对实验室检查进行了比较。结果表明 LAPG-DTR 组和 LATG 组分别有 2 例和 1 例患者出现反流性食管炎。在实验室检查结果方面，LAPG-DTR 组的血清铁蛋白降低至正常下限以下的患者更少，且 LAPG-DTR 组中维生素 $B_{12}$ 水平降至正常下限以下的患者比例显著降低。据此，LAPG-DTR 与 LATG 相比，在近端早期胃癌中可促进铁和维生素 $B_{12}$ 吸收，且较少发生反流性食管炎。2017 年韩国另一研究团队回顾性分析了 92 例和 156 例接受 LPG-DTR 和 LTG 治疗近端 I 期胃癌患者的短期和长期临床结果。与 LTG 相比，LPG-DTR 肿瘤学安全性和吻合口相关晚期并发症相似，并且在预防术后贫血和维生素 $B_{12}$ 缺乏方面优于 LTG。与之类似，另一项 2018 年的韩国研究表明，相比于 LPG-DTR 组，LTG 组的手术时间显著延长 $[（240.7 \pm 43.9）\text{min vs}（211.7 \pm 32.8）\text{min}，P = 0.007]$，两组 II 级或以上并发症发生率和住院时间相近，术后 1 年采用生物电阻抗法测定的身体成分两组间差异无统计学意义。术后 2 年内，LTG 组中有 75.4% 的患者需要补充维生素 $B_{12}$，而 LPG-DTR 组仅有 46.5% 的患者需要补充（$P = 0.005$）。因此，与 LTG 相比，LPG-DTR 在预防维生素 $B_{12}$ 缺乏方面似乎更有效。

笔者中心比较了 2016 年 2 月至 2017 年 8 月期间本院接受 LPG-DTR 的 12 例 AEG 患者，并匹配在同一时期接受 LTG 的 24 例患者，对两组的短期手术结果进行评估比较。数据表明，LPG-DTR 组淋巴结清扫数少于 LTG 组，术中失血量、手术时间、术后通气时间、恢复饮食时间、术后住院时间无显著差异。此外，LPG-DTR 组的术后反流症状与 LTG 组无显著差异。然而，LPG-DTR 组的血清白蛋白、总蛋白和血红蛋白水平的增加百分比显著高于 LTG 组。因此，LPG 治疗近端早期胃癌在手术和肿瘤学安全方面是一种可行且可接受的方法，且可能有利于患者术后的生活质量。

在上述回顾性研究的基础上，韩国启动了一项前瞻性多中心随机对照研究（KLASS-05 研究），对早期胃上部癌 LPG-DTR 与 LTG 进行比较。该研究的短期结果于 2022 年发表，目前共纳入 138 例符合标准的患者，随机分配到各组，其中 LPG-DTR 组中的 1 例患者撤销知情同意，最终 68 名患者接受 LPG-DTR，69 例患者接受 LTG。手术时间（LPG-DTR 组 219.4 min，LTG 组 201.8 min，$P = 0.085$），术中失血量（LPG-DTR 组 76.0 mL，LTG 组 66.1 mL，$P = 0.413$）和术后并发症发生率（LPG-DTR 组 23.5%，LTG 组 17.4%，$P = 0.373$）方面两组间均无显著差异，两组患者均未发生死亡。术后 2 周餐后症状（包括反流症状）的 Visick 评分在两组之间没有显著差异（$P = 0.749$），术后第 5 天的实验室检查结果在两组之间亦没有显著差异。因此，在对早期胃癌的处理方面，LPG-DTR 短期疗效与 LTG 具有可比性，其长期预后数据值得期待。

目前，近端胃切除术后消化道重建术式繁多，如何恢复贲门抗反流的生理结构和功能是消化道重建需要重点考虑的问题。

（汪未知　刘宏达）

# 参考文献

## 第一篇

[1] HU Y, HUANG C, SUN Y, et al. Morbidity and mortality of laparoscopic versus open D2 distal gastrectomy for advanced gastric cancer: a randomized controlled trial [J]. J Clin Oncol, 2016, 34(12): 1350-1357.

[2] YU J, HUANG C, SUN Y, et al. Effect of laparoscopic vs open distal gastrectomy on 3-year disease-free survival in patients with locally advanced gastric cancer: the CLASS-01 randomized clinical trial [J]. JAMA, 2019, 321(20): 1983-1992.

[3] HALLINAN J T, VENKATESH S K. Gastric carcinoma: imaging diagnosis, staging and assessment of treatment response [J]. Cancer Imaging, 2013, 13(2): 212-227.

[4] YOU M W, PARK S, KANG H J, et al. Radiologic serosal invasion sign as a new criterion of T4a gastric cancer on computed tomography: diagnostic performance and prognostic significance in patients with advanced gastric cancer [J]. Abdom Radiol (NY), 2020, 45(10): 2950-2959.

[5] LEE S L, KU Y M, JEON H M, et al. Impact of the cross-sectional location of multidetector computed tomography scans on prediction of serosal exposure in patients with advanced gastric cancer [J]. Ann Surg Oncol, 2017, 24(4): 1003-1009.

[6] VERGADIS C, SCHIZAS D. Is accurate N-staging for gastric cancer possible? [J]. Front Surg, 2018, 5: 41.

[7] KIM S H, KIM J J, LEE J S, et al. Preoperative N staging of gastric cancer by stomach protocol computed tomography [J]. J Gastric Cancer, 2013, 13(3): 149-156.

[8] LI J, FANG M, WANG R, et al. Diagnostic accuracy of dual-energy CT-based nomograms to predict lymph node metastasis in gastric cancer [J]. Eur Radiol, 2018, 28(12): 5241-5249.

[9] LI J, DONG D, FANG M, et al. Dual-energy CT-based deep learning radiomics can improve lymph node metastasis risk prediction for gastric cancer [J]. Eur Radiol, 2020, 30(4): 2324-2333.

[10] DONG D, TANG L, LI Z Y, et al. Development and validation of an individualized nomogram to identify occult peritoneal metastasis in patients with advanced gastric cancer [J]. Ann Oncol, 2019, 30(3): 431-438.

[11] LEE K G, SHIN C I, KIM S G, et al. Can endoscopic ultrasonography (EUS) improve the accuracy of clinical T staging by computed tomography (CT) for gastric cancer? [J]. Eur J Surg Oncol, 2021, 47(8): 1969-1975.

[12] FUTIER E, CONSTANTIN J M, PAUGAM-BURTZ C, et al. A trial of intraoperative low-tidal-volume ventilation in abdominal surgery [J]. N Engl J Med, 2013, 369(5): 428-437.

[13] SCOTT A V, STONEMETZ J L, WASEY J O, et al. Compliance with Surgical Care Improvement Project for body temperature management (SCIP Inf-10) is associated with improved clinical outcomes [J]. Anesthesiology, 2015, 123(1): 116-125.

[14] 杨力, 徐泽宽. 3D腹腔镜胃癌根治术的临床价值[J]. 中华消化外科杂志, 2016, 15(9): 888-891.

[15] 杨力, 徐皓, 徐泽宽. 3D技术在腹腔镜辅助胃癌根治手术中应用的初步体会[J]. 中华胃肠外科杂志, 2013, 16(10): 1005-1006.

[16] 刘小平, 李国新. 超声刀在胃肠外科手术中的临床应用分析 [J]. 中外医疗, 2012, 31(24): 67, 69.

[17] 吴敏, 汤黎明, 吴巍. 多功能超声外科手术装置的原理及设计 [J]. 医疗设备信息, 2004, 19(10): 13-15, 33.

[18] 胡建昆, 张波, 陈心足, 等. 新型超声刀在胃癌根治术中的应用及技巧 [J]. 中国普外基础与临床杂志, 2008, 15(10): 718-721.

[19] ILHAN E, DEMIR U, ALEMDAR A, et al. Management of high-output chylous ascites after D2-lymphadenectomy in patients with gastric cancer: a multi-center study [J]. J Gastrointest Oncol, 2016, 7(3): 420-425.

[20] 徐皓, 汪未知, 李沣员, 等. 胃癌根治术后特殊外科并发症的预防要点 [J]. 中华胃肠外科杂志, 2017, 20(2): 152-155.

[21] WEYHE D, USLAR V N, TABRIZ N, et al. Experience and dissection device are more relevant than patient-related factors for operation time in laparoscopic sigmoid resection — a retrospective 8-year

observational study [J]. Int J Colorectal Dis, 2017, 32(12): 1703-1710.

[22] MILSOM J W, TRENCHEVA K, SONODA T, et al. A prospective trial evaluating the clinical performance of a novel surgical energy device in laparoscopic colon surgery [J]. Surg Endosc, 2015, 29(5): 1161-1166.

[23] SUHARDJA T S, NORHADI S, EE E, et al. Comparison of the Thunderbeat and other energy devices in laparoscopic colorectal resection: a single-center experience [J]. J Laparoendosc Adv Surg Tech A, 2018, 28(12): 1417-1421.

[24] SEEHOFER D, MOGL M, BOAS-KNOOP S, et al. Safety and efficacy of new integrated bipolar and ultrasonic scissors compared to conventional laparoscopic 5-mm sealing and cutting instruments [J]. Surg Endosc, 2012, 26(9): 2541-2549.

[25] TANAKA R, GITELIS M, MEISELMAN D, et al. Evaluation of vessel sealing performance among ultrasonic devices in a porcine model [J]. Surg Innov, 2015, 22(4): 338-343.

[26] MASSARWEH N N, COSGRIFF N, SLAKEY D P. Electrosurgery: history, principles, and current and future uses [J]. J Am Coll Surg, 2006, 202(3): 520-530.

[27] POGORELIC Z, PERKO Z, DRUZIJANIC N, et al. How to prevent lateral thermal damage to tissue using the harmonic scalpel: experimental study on pig small intestine and abdominal wall [J]. Eur Surg Res, 2009, 43(2): 235-240.

[28] HOSOGI H, OBAMA K, TSUNODA S, et al. Educational application of intraoperative records from an energy device in laparoscopic gastrectomy: a preliminary report [J]. Surg Today, 2021, 51(5): 829-835.

[29] DIAMANTIS T, KONTOS M, ARVELAKIS A, et al. Comparison of monopolar electrocoagulation, bipolar electrocoagulation, Ultracision, and LigaSure [J]. Surg Today, 2006, 36(10): 908-913.

[30] 李瑾, 张雪峰, 王希泽, 等. LigaSure在腹腔镜胃肠道手术中的应用 [J]. 中国微创外科杂志, 2004, 4(6): 493-494.

[31] TAKIGUCHI N, NAGATA M, SODA H, et al. Multicenter randomized comparison of LigaSure versus conventional surgery for gastrointestinal carcinoma [J]. Surg Today, 2010, 40(11): 1050-1054.

[32] 蒋林华, 俞敬, 宋世铎, 等. 单极电凝联合LigaSure与超声刀在腹腔镜远端胃癌根治术中的疗效对比 [J]. 实用医学杂志, 2015, (7): 1157-1159.

[33] HAROLD K L, POLLINGER H, MATTHEWS B D, et al. Comparison of ultrasonic energy, bipolar thermal energy, and vascular clips for the hemostasis of small-, medium-, and large-sized arteries [J]. Surg Endosc, 2003, 17(8): 1228-1230.

[34] TSAMIS D, NATOUDI M, ARAPAKI A, et al. Using LigaSure™ or Harmonic Ace® in laparoscopic sleeve gastrectomies? A prospective randomized study [J]. Obes Surg, 2015, 25(8): 1454-1457.

[35] USHIMARU Y, OMORI T, FUJIWARA Y, et al. The feasibility and safety of preoperative fluorescence marking with indocyanine green (ICG) in laparoscopic gastrectomy for gastric cancer [J]. J Gastrointest Surg, 2019, 23(3): 468-476.

[36] 魏猛, 陈成, 王立梅, 等. 吲哚菁绿标记近红外荧光腹腔镜胃癌根治术的应用价值评估 [J]. 腹腔镜外科杂志, 2019, 24(3): 185-192.

[37] KWON I G, SON T, KIM H I, et al. Fluorescent lymphography-guided lymphadenectomy during robotic radical gastrectomy for gastric cancer [J]. JAMA Surg, 2019, 154(2): 150-158.

[38] 洪希周, 马君俊, 余超然, 等. 4K和3D腹腔镜结直肠癌根治术中主观感受调查研究 [J]. 中国实用外科杂志, 2019, 39(10): 1077-1080.

[39] 程诚, 王毅. MSCT血管成像对胃左动脉起源变异分型的研究[C]//中国中西医结合学会医学影像专业委员会. 中国中西医结合学会医学影像专业委员会第十五次全国学术大会暨上海市中西医结合学会医学影像专业委员会2017年学术年会暨《医学影像新技术的临床应用》国家级继续教育学习班资料汇编. [出版者不详], 2017: 433-434.

[40] MICHELS N A. Newer anatomy of the liver and its variant blood supply and collateral circulation [J]. Am J Surg, 1966, 112(3): 337-347.

[41] HIATT J R, GABBAY J, BUSUTTIL R W. Surgical anatomy of the hepatic arteries in 1000 cases [J]. Ann Surg, 1994, 220(1): 50-52.

[42] 林志东, 文宠佩, 符孔, 等. 胃右动脉起源变异在肝癌介入治疗中的意义 [J]. 介入放射学杂志, 2010, 19(1): 32-34.

[43] 李家开, 张金山. 肝–胃动脉的解剖学基础及其在肝癌经导管动脉内化疗栓塞中的意义 [J]. 中华放射学杂志, 2001, 35(12): 892-897.

[44] 周义成, 李丽雅, 郭俊渊. 胃左与胃右动脉的变异及其在肝胃肿瘤诊断和化疗栓塞中的意义 [J]. 临床放射学杂志, 1990, (5): 265-267, 287.

[45] CAO L L, HUANG C M, LU J, et al. The impact of confluence types of the right gastroepiploic vein on No. 6 lymphadenectomy during laparoscopic radical gastrectomy [J]. Medicine (Baltimore), 2015, 94(33): e1383.

[46] HARUTA S, SHINOHARA H, UENO M, et al. Anatomical considerations of the infrapyloric artery and its associated lymph nodes during laparoscopic gastric cancer surgery [J]. Gastric Cancer, 2015, 18(4): 876-880.

[47] MOOLA S, LOCKWOOD C. Effectiveness of strategies for the management and/or prevention of hypothermia within the adult perioperative environment [J]. Int J Evid Based Healthc, 2011, 9(4): 337-345.

[48] 中国抗癌协会胃癌专业委员会, 中华医学会外科学分会胃肠外科学组. 胃癌围手术期营养治疗中国专家共识 (2019版) [J]. 中国实用外科杂志, 2020, 40(2): 145-151.

[49] 陈丽, 袁慧, 李菊芳, 等. 肠内营养相关并发症预防与管理最佳证据总结 [J]. 肠外与肠内营养, 2021, 28(2): 109-116.

[50] 中华医学会肠外肠内营养学分会, 中国医药教育协会加速康复外科专业委员会. 加速康复外科围术期营养支持中国专家共识(2019版) [J]. 中华消化外科杂志, 2019, 18(10): 897-902.

[51] 国际血管联盟中国分部护理专业委员会. 住院患者静脉血栓栓塞症预防护理与管理专家共识 [J]. 解放军护理杂志, 2021, 38(6): 17-21.

[52] 傅麒宁, 吴洲鹏, 孙文彦, 等. 《输液导管相关静脉血栓形成中国专家共识》临床实践推荐 [J]. 中国普外基础与临床杂志, 2020, 27(4): 412-418.

[53] 中国抗癌协会肿瘤营养专业委员会, 中华医学会肠外肠内营养学分会. 肠外营养安全性管理中国专家共识 [J]. 肿瘤代谢与营养电子杂志, 2021, 8(5): 495-502.

[54] 中国抗癌协会胃癌专业委员会, 中华医学会外科学分会胃肠外科学组, 中国医师协会外科医师分会上消化道专业委员会, 等. 腹腔镜胃癌根治术消化道重建相关并发症防治中国专家共识 (2022版) [J]. 中华胃肠外科杂志, 2022, 25(8): 659-668.

[55] QASEEM A, MIR T P, STARKEY M, et al. Risk assessment and prevention of pressure ulcers: a clinical practice guideline from the American College of Physicians [J]. Ann Intern Med, 2015, 162(5): 359-369.

[56] WEIMANN A, BRAGA M, CARLI F, et al. ESPEN practical guideline: clinical nutrition in surgery [J]. Clin Nutr, 2021, 40(7): 4745-4761.

[57] AJANI J A, D'AMICO T A, BENTREM D J, et al. Gastric cancer, version 2. 2022, NCCN clinical practice guidelines in oncology [J]. J Natl Compr Canc Netw, 2022, 20(2): 167-192.

[58] WRONA S K, QUINLAN-COLWELL A, BROWN L, et al. Procedural pain management: clinical practice recommendations American Society for Pain Management Nursing [J]. Pain Manag Nurs, 2022, 23(3): 254-258.

[59] 中华医学会糖尿病学分会. 中国2型糖尿病防治指南(2017年版) [J]. 中华糖尿病杂志, 2018, 10(1): 64-67.

[60] 中华护理学会糖尿病专业委员会. 高血糖患者围手术期血糖护理工作指引 [J]. 中华护理杂志, 2017, 52(7): 794-798.

[61] 吴远, 田浩明. 中国成人住院患者围手术期的血糖管理 [J]. 中华内科杂志, 2017, 56(3): 213-215.

[62] 中国医师协会内分泌代谢科医师分会, 中国住院患者血糖管理专家组. 中国住院患者血糖管理专家共识 [J]. 中华内分泌代谢杂志, 2017, 33(1): 1-10.

[63] 陈丽, 袁慧. 基于病情观察的胃癌术后腹腔感染早期预警评分表的构建 [J]. 护士进修杂志, 2020, 35(2): 109-113.

[64] RENZULLI M, CLEMENTE A, SPINELLI D, et al. Gastric cancer staging: is it time for magnetic resonance imaging? [J]. Cancers (Basel), 2020, 12(6): 1402.

[65] SUNG H, FERLAY J, SIEGEL R L, et al. Global cancer statistics 2020: GLOBOCAN estimates of incidence and mortality worldwide for 36 cancers in 185 countries [J]. CA Cancer J Clin, 2021, 71(3): 209-249.

[66] ZHENG R S, ZHANG S W, SUN K X, et al. Cancer statistics in China, 2016 [J]. Zhonghua Zhong Liu Za Zhi, 2023, 45(3): 212-220.

[67] CASAL A. 100 years ago 1881-1981 — Billroth and the 1st gastrectomy [J]. Acta Gastroenterol Latinoam, 1981, 11(2): 326-328.

[68] KITANO S, ISO Y, MORIYAMA M, et al. Laparoscopy-assisted Billroth I gastrectomy [J]. Surg Laparosc Endosc, 1994, 4(2): 146-148.

[69] Japanese Gastric Cancer Association. Japanese gastric cancer treatment guidelines 2021 (6th edition) [J]. Gastric Cancer, 2023, 26(1): 1-25.

[70] KIM T H, KIM I H, KANG S J, et al. Korean practice guidelines for gastric cancer 2022: an evidence-based, multidisciplinary approach [J]. J Gastric Cancer, 2023, 23(1): 3-106.

[71] LIU F, HUANG C, XU Z, et al. Morbidity and mortality of laparoscopic vs open total gastrectomy for clinical stage I gastric cancer: the CLASS02 multicenter randomized clinical trial [J]. JAMA oncology, 2020, 6(10): 1590-1597.

[72] KATAI H, ISHIKAWA T, AKAZAWA K, et al. Five-year survival analysis of surgically resected gastric cancer cases in Japan: a retrospective analysis of more than 100 000 patients from the nationwide registry of the Japanese Gastric Cancer Association (2001–2007) [J]. Gastric Cancer, 2018, 21(1): 144-154.

[73] 余佩武, 王自强, 张超, 等. 腹腔镜辅助下根治性胃切除术17例临床初步报告 [J]. 第三军医大学学报, 2004, 26(20): 1869-1871.

[74] 中华医学会外科学分会腹腔镜与内镜外科学组. 腹腔镜胃癌手术操作指南(2007版) [J]. 中华消化外科杂志, 2007, 6(6): 476-480.

[75] 中华医学会外科学分会腹腔镜与内镜外科学组, 中国研究型医院学会机器人与腹腔镜外科专业委员会. 腹腔镜胃癌手术操作指南(2016版) [J]. 中华消化外科杂志, 2016, 15(9): 851-857.

[76] 中国医师协会内镜医师分会腹腔镜外科专业委员会, 中国研究型医院学会机器人与腹腔镜外科专业委员会, 中国腹腔镜胃肠外科研究组. 中国腹腔镜胃癌根治手术质量控制专家共识(2017版) [J]. 中华消化外科杂志, 2017, 16(6): 539-547.

[77] 中华医学会外科学分会胃肠外科学组, 中华医学会外科学分会腹腔镜与内镜外科学组, 中国抗癌协会胃癌专业委员会. 完全腹腔镜胃癌手术消化道重建专家共识及手术操作指南(2018版) [J]. 中国实用外科杂志, 2018, 38(8): 833-839.

## 第二篇

[1] 高橋孝. 胃癌外科におけるリンパ節郭清の始まりとその展開・6 Billroth-1881年-からMikulicz-1898年-まで(2) [J]. 臨床外科, 2006, 61(8): 1101-1111.

[2] 佐藤裕. ビルロート余滴・8—胃癌研究のその後の展開: Mikuliczの貢献 [J]. 臨床外科, 2003, 58(8): 1100-1103.

[3] 日本胃癌学会. 胃癌治療ガイドライン医師用2004年4月改訂: リンパ節郭清 [S]. 東京: 金原出版, 2004.

[4] WU C W, HSIUNG C A, LO S S, et al. Nodal dissection for patients with gastric cancer: a randomised controlled trial [J]. Lancet Oncol, 2006, 7(4): 309-315.

[5] SONGUN I, PUTTER H, KRANENBARG E M, et al. Surgical treatment of gastric cancer: 15-year follow-up results of the randomised nationwide Dutch D1D2 trial [J]. Lancet Oncol, 2010, 11(5): 439-449.

[6] 大橋一, 高木国, 小西敏, 他. 胃癌の大動脈周囲リンパ節転移陽性の5年生存例について [J]. 日本消化器外科学会雑誌, 1976, 9(2): 112-116.

[7] SASAKO M, SANO T, YAMAMOTO S, et al. D2 lymphadenectomy alone or with para-aortic nodal dissection for gastric cancer [J]. N Engl J Med, 2008, 359(5): 453-462.

[8] HUANG X, DU H, AIHEMAITI M, et al. Laparoscopic-assisted versus open D2 gastrectomy for advanced gastric cancer in highly selective patients: short-term surgical and chemotherapy outcomes of a prospective cohort study [J]. Am J Clin Oncol, 2019, 42(5): 459-465.

[9] LEE H J, HYUNG W J, YANG H K, et al. Short-term outcomes of a multicenter randomized controlled trial comparing laparoscopic distal gastrectomy with D2 lymphadenectomy to open distal gastrectomy for locally advanced gastric cancer (KLASS-02-RCT) [J]. Ann Surg, 2019, 270(6): 983-991.

[10] 徐泽宽, 何中原, 徐皓. 3D腹腔镜远端胃癌根治淋巴结清扫优势与否 [J]. 中华普外科手术学杂志 (电子版), 2020, 14(6): 552-554.

[11] YU J, HUANG C, SUN Y, et al. Effect of laparoscopic vs open distal gastrectomy on 3-year disease-free survival in patients with locally advanced gastric cancer: the CLASS-01 randomized clinical trial [J]. JAMA, 2019, 321(20): 1983-1992.

[12] LANDSMAN M L, KWANT G, MOOK G A, et al. Light-absorbing properties, stability, and spectral stabilization of indocyanine green [J]. J Appl Physiol, 1976, 40(4): 575-583.

[13] 徐泽宽, 王林俊, 李铮. 食管胃结合部腺癌淋巴结清扫策略 [J]. 中华消化外科杂志, 2021, 20(6): 631-634.

## 第三篇

[1] AIKOU T, NATSUGOE S, SHIMAZU H, et al. Antrum preserving double tract method for reconstruction following proximal gastrectomy [J]. Jpn J Surg, 1988, 18(1): 114-115.

[2] ABURATANI T, KOJIMA K, OTSUKI S, et al. Double-tract reconstruction after laparoscopic proximal gastrectomy using detachable ENDO-PSD [J]. Surg Endosc, 2017, 31(11): 4848-4856.

[3] AHN S H, JUNG D H, SON S Y, et al. Laparoscopic double-tract proximal gastrectomy for proximal early gastric cancer [J]. Gastric Cancer, 2014, 17(3): 562-570.

[4] NOMURA E, KAYANO H, LEE S W, et al. Functional evaluations comparing the double-tract method and the jejunal interposition method following laparoscopic proximal gastrectomy for gastric cancer: an investigation including laparoscopic total gastrectomy [J]. Surg Today, 2019, 49(1): 38-48.

[5] 李双喜, 李子禹, 陕飞, 等. 完全腹腔镜近端胃切除双通路消化道重建术 [J]. 中华胃肠外科杂志, 2016, 19(1): 84-85.

[6] JI X, JIN C, JI K, et al. Double tract reconstruction reduces reflux esophagitis and improves quality of life after radical proximal gastrectomy for patients with upper gastric or esophagogastric adenocarcinoma [J]. Cancer Res Treat, 2021, 53(3): 784-794.

[7] SATO R, KINOSHITA T, AKIMOTO E, et al. Feasibility and quality of life assessment of laparoscopic proximal gastrectomy using double-tract reconstruction [J]. Langenbecks Arch Surg, 2021, 406(2): 479-489.

[8] 王晓娜, 王宝贵, 刘宁, 等. 胃上部癌行根治性近端胃切除术食管胃吻合与双通道吻合的临床疗效 [J]. 中华消化外科杂志, 2021, 20(6): 689-694.

[9] 《近端胃切除消化道重建中国专家共识》编写委员会. 近端胃切除消化道重建中国专家共识 (2020版) [J]. 中华胃肠外科杂志, 2020, 23(2): 101-108.

[10] 徐泽宽, 王林俊, 徐皓. 腹腔镜食管胃结合部腺癌手术策略 [J]. 中华消化外科杂志, 2018, 17(8): 795-799.

[11] 仇广林, 魏超, 朱梦珂, 等. 早期胃上部癌腹腔镜近端胃切除双通道吻合与腹腔镜全胃切除Roux-en-Y吻合两种消化道重建术式的疗效比较 [J]. 中华胃肠外科杂志, 2022, 25(5): 412-420.

[12] FUJIMOTO D, TANIGUCHI K, KOBAYASHI H. Double-tract reconstruction designed to allow more food flow to the remnant stomach after laparoscopic proximal gastrectomy [J]. World J Surg, 2020, 44(8): 2728-2735.

[13] HOSODA K, WASHIO M, MIENO H, et al. Comparison of double-flap and OrVil techniques of laparoscopy-assisted proximal gastrectomy in preventing gastroesophageal reflux: a retrospective cohort study [J]. Langenbecks Arch Surg, 2019, 404(1): 81-91.

[14] TSUMURA T, KURODA S, NISHIZAKI M, et al. Short-term and long-term comparisons of laparoscopy-assisted proximal gastrectomy with esophagogastrostomy by the double-flap technique and laparoscopy-assisted total gastrectomy for proximal gastric cancer [J]. PLoS One, 2020, 15(11): e0242223.

[15] KURODA S, CHODA Y, OTSUKA S, et al. Multicenter retrospective study to evaluate the efficacy and safety of the double-flap technique as antireflux esophagogastrostomy after proximal gastrectomy (rD-FLAP Study) [J]. Ann Gastroenterol Surg, 2019, 3(1): 96-103.

[16] OMORI T, YAMAMOTO K, YANAGIMOTO Y, et al. A novel valvuloplastic esophagogastrostomy technique for laparoscopic transhiatal lower esophagectomy and proximal gastrectomy for Siewert type Ⅱ esophagogastric junction carcinoma — the tri double-flap hybrid method [J]. J Gastrointest Surg, 2021, 25(1): 16-27.

[17] 李沣员, 徐皓, 汪未知, 等. Side-overlap吻合术应用于腹腔镜近端胃癌切除的初步体会 [J]. 中华外科杂志, 2018, 56(8): 623-625.

[18] 李子禹, 王胤奎, 李百隆, 等. 近端胃切除术后食管残胃"拱桥式"重建3例效果分析 [J]. 中华外科杂志, 2022, 60(3): 261-264.

[19] 杨力, 徐泽宽, 徐皓, 等. 腹腔镜下近端胃切除食管胃吻合肌瓣成形术(Kamikawa吻合)初步体会 [J]. 中华胃肠外科杂志, 2017, 20(2): 227-230.

[20] 宗亮, 崔鹏, 魏伟, 等. 改良 Kamikawa 吻合术在近端胃切除术后消化道重建中的应用 [J]. 中华胃肠外科杂志, 2021, 24(8): 691-697.

[21] YAMASHITA Y, YAMAMOTO A, TAMAMORI Y, et al. Side overlap esophagogastrostomy to prevent reflux after proximal gastrectomy [J]. Gastric Cancer, 2017, 20(4): 728-735.

[22] YAMASHITA Y, TATSUBAYASHI T, OKUMURA K, et al. Modified side overlap esophagogastrostomy after laparoscopic proximal gastrectomy [J]. Ann Gastroenterol Surg, 2022, 6(4): 594-599.

[23] SHIRAISHI N, HIROSE R, MORIMOTO A, et al. Gastric tube reconstruction prevented esophageal reflux after proximal gastrectomy [J]. Gastric Cancer, 1998, 1(1): 78-79.

[24] 李茂然, 朱纯超, 赵刚, 等. 功能性保护腹腔镜辅助根治性近端胃切除术在早期胃癌治疗中的应用 [J]. 中华胃肠外科杂志, 2016, 19(2): 190-194.

[25] 王林俊, 徐皓, 徐泽宽. 全腹腔镜胃癌根治术消化道重建方法选择与评价 [J]. 中华胃肠外科杂志, 2017, 20(10): 1113-1116.

[26] MOCHIKI E, FUKUCHI M, OGATA K, et al. Postoperative functional evaluation of gastric tube after laparoscopic proximal gastrectomy for gastric cancer [J]. Anticancer Res, 2014, 34(8): 4293-4298.

[27] TOYOMASU Y, MOCHIKI E, ISHIGURO T, et al. Clinical outcomes of gastric tube reconstruction following laparoscopic proximal gastrectomy for early gastric cancer in the upper third of the stomach: experience with 100 consecutive cases [J]. Langenbecks Arch Surg, 2021, 406(3): 659-666.

[28] 徐泽宽, 何中原, 王林俊. 近端胃切除术抗反流消化道重建方式的选择 [J]. 中华消化外科杂志, 2020, 19(9): 935-940.

[29] 徐泽宽, 徐皓, 李铮. 全腹腔镜近端胃切除术的适应证及消化道重建方式的选择 [J]. 中国肿瘤临床, 2019, 46(1): 12-15.

[30] 徐泽宽, 徐皓, 王林俊. 全腹腔镜胃癌根治术消化道重建方式的选择及技术要点 [J]. 中华消化外科杂志, 2017, 16(3): 227-230.

[31] HOSOGI H, YOSHIMURA F, YAMAURA T, et al. Esophagogastric tube reconstruction with stapled pseudo-fornix in laparoscopic proximal gastrectomy: a novel technique proposed for Siewert type Ⅱ tumors [J]. Langenbecks Arch Surg, 2014, 399(4): 517-523.

[32] 杨力, 徐泽宽, 徐皓, 等. 食管空肠π吻合在全腹腔镜全胃切除术中的应用价值 [J]. 中华消化外科杂志, 2017, 16(5): 522-526.

[33] TENG W, LIU J, LIU W, et al. Comparison of short-term outcomes between single-incision plus one-port laparoscopic surgery and conventional laparoscopic surgery for distal gastric cancer: a randomized controlled trial [J]. Transl Cancer Res, 2022, 11(2): 358-366.

[34] STEINBERG R L, JOHNSON B A, MESKAWI M, et al. Magnet-assisted robotic prostatectomy using the da Vinci SP robot: an initial case series [J]. J Endourol, 2019, 33(10): 829-834.

[35] WANG L, XIA Y, JIANG T, et al. Short-term surgical outcomes of laparoscopic proximal gastrectomy with double-tract reconstruction versus laparoscopic total gastrectomy for adenocarcinoma of esophagogastric junction: a matched-cohort study [J]. J Surg Res, 2020, 246: 292-299.

[36] 程向东, 徐志远, 杜义安, 等. 食管–胃 "程氏Giraffe重建术" 在食管胃结合部腺癌近端胃切除术后消化道重建患者中应用的初步疗效分析 [J]. 中华胃肠外科杂志, 2020, 23(2): 158-162.

[37] 张延强, 徐志远, 杜义安, 等. 近端胃切除术Cheng's GIRAFFE®重建100例食管胃结合部腺癌患者功能性疗效分析 [J]. 中华胃肠外科杂志, 2022, 25(5): 447-453.

[38] 曹晖, 赵恩昊. 食管胃结合部腺癌手术径路治疗策略的变迁与思考 [J]. 中华消化外科杂志, 2019, 18(6): 518-522.

[39] 王林俊, 李铮, 徐泽宽. 腹腔镜近端胃切除后抗反流消化道重建术式的临床评价 [J]. 中华胃肠外科杂志, 2022, 25(5): 367-372.

[40] HONG J, WANG Y P, WANG J, et al. The safety and feasibility of intra-corporeal gastroduodenostomy using a self-pulling and latter transected method (Delta SPLT) in totally laparoscopic distal gastrectomy [J]. J Surg Oncol, 2021, 123 (Suppl 1): S25-S29.

## 第四篇

[1] PELOSI M A, PELOSI M A, 3rd. Laparoscopic supracervical hysterectomy using a single-umbilical puncture (mini-laparoscopy) [J]. J Reprod Med, 1992, 37(9): 777-784.

[2] RAMAN J D, BENSALAH K, BAGRODIA A, et al. Laboratory and clinical development of single keyhole umbilical nephrectomy [J]. Urology, 2007, 70(6): 1039-1042.

[3] REMZI F H, KIRAT H T, KAOUK J H, et al. Single-port laparoscopy in colorectal surgery [J]. Colorectal Dis, 2008, 10(8): 823-826.

[4] OMORI T, OYAMA T, AKAMATSU H, et al. Transumbilical single-incision laparoscopic distal gastrectomy for early gastric cancer [J]. Surg Endosc, 2011, 25(7): 2400-2404.

[5] AHN S H, SON S Y, LEE C M, et al. Intracorporeal uncut Roux-en-Y gastrojejunostomy reconstruction in pure single-incision laparoscopic distal gastrectomy for early gastric cancer: unaided stapling closure [J]. J Am Coll Surg, 2014, 218(1): e17-21.

[6] LI L, LIU L, LIU X, et al. Comparison of efficacy of single-port laparoscopy and multi-port laparoscopy in colorectal resection: a systematic review and meta-analysis [J]. Asian J Surg, 2021, 44(12): 1611-1612.

[7] LIU R, WANG Y, ZHANG Z, et al. Assessment of treatment options for rectosigmoid cancer: single-incision plus one port laparoscopic surgery, single-incision laparoscopic surgery, and conventional laparoscopic surgery [J]. Surg Endosc, 2017, 31(6): 2437-2450.

[8] 滕文浩, 臧卫东, 魏丞, 等. 单孔加一腹腔镜技术在胃肠手术中的应用现状与展望 [J]. 腹腔镜外科杂志, 2020, 25(1): 4-8.

[9] 滕文浩, 臧卫东, 刘文居, 等. 单孔加一腹腔镜远端胃癌根治术应用于老年患者的初步探索 [J]. 腹腔镜外科杂志, 2022, 27(1): 34-39.

[10] 刘文居, 滕文浩, 姜键平, 等. 单孔加腹腔镜根治性全胃切除术的初步经验 [J]. 腹腔镜外科杂志, 2022, 27(1): 28-33.

## 第五篇

[1] COPPOCK R W, ROSS S, REYNOLDS J D, et al. Observations on PCBs and mercury in common loons (Gavia immer) collected from southwestern Lake Michigan [J]. Vet Hum Toxicol, 1990, 32(3): 257-258.

[2] FUJITA T, OHTA M, OZAKI Y, et al. Collateral thermal damage to the pancreas by ultrasonic instruments during lymph node dissection in laparoscopic gastrectomy [J]. Asian J Endosc Surg, 2015, 8(3): 281-288.

[3] HIKI N, HONDA M, ETOH T, et al. Higher incidence of pancreatic fistula in laparoscopic gastrectomy. Real-world evidence from a nationwide prospective cohort study [J]. Gastric Cancer, 2018, 21(1): 162-170.

[4] JEONG G A, CHO G S, SHIN E J, et al. Liver function alterations after laparoscopy-assisted gastrectomy for gastric cancer and its clinical significance [J]. World J Gastroenterol, 2011, 17(3): 372-378.

[5] KUMAGAI K, HIKI N, NUNOBE S, et al. Impact of anatomical position of the pancreas on postoperative complications and drain amylase concentrations after laparoscopic distal gastrectomy for gastric cancer [J]. Surg Endosc, 2018, 32(9): 3846-3854.

[6] LEE S H, KIM K H, CHOI C W, et al. Atraumatic liver retraction using Nelaton catheters during totally laparoscopic gastrectomy [J]. Surg Laparosc Endosc Percutan Tech, 2017, 27(6): 485-490.

[7] ORR K E, WILLIAMS M P. MDCT of retractor-related hepatic injury following laparoscopic surgery: appearances, incidence, and follow-up [J]. Clin Radiol, 2014, 69(6): 606-610.

[8] SAKAMOTO T, FUJIOGI M, MATSUI H, et al. Short-term outcomes of laparoscopic and open total gastrectomy for gastric cancer: a nationwide retrospective cohort analysis [J]. Ann Surg Oncol, 2020, 27(2): 518-526.

[9] SHINOHARA T, KANAYA S, YOSHIMURA F, et al. A protective technique for retraction of the liver during laparoscopic gastrectomy for gastric adenocarcinoma: using a Penrose drain [J]. J Gastrointest Surg, 2011, 15(6): 1043-1048.

[10] TSUJIURA M, HIKI N, OHASHI M, et al. "pancreas-compressionless gastrectomy": a novel laparoscopic approach for suprapancreatic lymph node dissection [J]. Ann Surg Oncol, 2017, 24(11): 3331-3337.

[11] YAMASHITA S, SAKABE M, ISHIZAWA T, et al. Visualization of the leakage of pancreatic juice using a chymotrypsin-activated fluorescent probe [J]. Br J Surg, 2013, 100(9): 1220-1228.

[12] 苏向前, 周传永, 杨宏. 新技术在胃癌手术应用中的并发症及其防治 [J]. 中华胃肠外科杂志, 2017, 20(2): 148-151.

[13] 赵华洲, 王婷, 张心慧, 等. 影响胃癌术后胰瘘的围手术期危险因素分析 [J]. 中国综合临床, 2016, 32(10): 924-928.

[14] ANDER D S, JAGGI M, RIVERS E, et al. Undetected cardiogenic shock in patients with congestive heart failure presenting to the emergency department [J]. Am J Cardiol, 1998, 82(7): 888-891.

[15] ASSOCIATION A D. 2. Classification and diagnosis of diabetes: standards of medical care in diabetes—2019 [J]. Diabetes care, 2019, 42(Suppl 1): S13-S28.

[16] BAGGISH A L, SIEBERT U, LAINCHBURY J G, et al. A validated clinical and biochemical score for the diagnosis of acute heart failure: the ProBNP Investigation of Dyspnea in the Emergency Department (PRIDE) acute heart failure score [J]. Am Heart J, 2006, 151(1): 48-54.

[17] BECATTINI C, PACE U, RONDELLI F, et al. Rivaroxaban for extended antithrombotic prophylaxis after laparoscopic surgery for colorectal cancer. Design of the PRO-LAPS Ⅱ Study [J]. Eur J Intern Med, 2020, 72: 53-59.

[18] BERWANGER O, LE MANACH Y, SUZUMURA E A, et al. Association between pre-operative statin use and major cardiovascular complications among patients undergoing non-cardiac surgery: the VISION Study [J]. Eur Heart J, 2016, 37(2): 177-185.

[19] BITEKER M, TEKKEŞIN A, CAN M M, et al. Outcome of noncardiac and nonvascular surgery in patients with mechanical heart valves [J]. Am J Cardiol, 2012, 110(4): 562-567.

[20] BÖTTIGER B W, MOTSCH J, TESCHENDORF P, et al. Postoperative 12-lead ECG predicts peri-operative myocardial ischaemia associated with myocardial cell damage [J]. Anaesthesia, 2004, 59(11): 1083-1090.

[21] BOURI S, SHUN-SHIN M J, COLE G D, et al. Meta-analysis of secure randomised controlled trials of β-blockade to prevent perioperative death in non-cardiac surgery [J]. Heart, 2014, 100(6): 456-464.

[22] BUGIARDINI R, BAIREY MERZ C N. Angina with "normal" coronary arteries: a changing philosophy [J]. JAMA, 2005, 293(4): 477-484.

[23] CARDINALE L, VOLPICELLI G, LAMORTE A, et al. Revisiting signs, strengths and weaknesses of standard chest radiography in patients of acute dyspnea in the emergency department [J]. J Thorac Dis, 2012, 4(4): 398-407.

[24] CHEATHAM M L, CHAPMAN W C, KEY S P, et al. A meta-analysis of selective versus routine nasogastric decompression after elective laparotomy [J]. Ann Surg, 1995, 221(5): 469-476; discussion 476-478.

[25] CHOU J, MA M, GYLYS M, et al. Preexisting right ventricular dysfunction is associated with higher postoperative cardiac complications and longer hospital stay in high-risk patients undergoing nonemergent major vascular surgery [J]. J Cardiothorac Vasc Anesth, 2019, 33(5): 1279-1286.

[26] DE SCORDILLI M, PINAMONTI B, ALBANI S, et al. Reliability of noninvasive hemodynamic assessment with Doppler echocardiography: comparison with the invasive evaluation [J]. J Cardiovasc Med (Hagerstown), 2019, 20(10): 682-690.

[27] DE WAAL B A, BUISE M P, VAN ZUNDERT A A. Perioperative statin therapy in patients at high risk for cardiovascular morbidity undergoing surgery: a review [J]. Br J Anaesth, 2015, 114(1): 44-52.

[28] DEFILIPPIS A P, CHAPMAN A R, MILLS N L, et al. Assessment and treatment of patients with type 2 myocardial infarction and acute nonischemic myocardial injury [J]. Circulation, 2019, 140(20): 1661-1678.

[29] DEVEREAUX P J, MRKOBRADA M, SESSLER D I, et al. Aspirin in patients undergoing noncardiac surgery [J]. N Engl J Med, 2014, 370(16): 1494-1503.

[30] DEVEREAUX P J, SESSLER D I, LESLIE K, et al. Clonidine in patients undergoing noncardiac surgery [J]. N Engl J Med, 2014, 370(16): 1504-1513.

[31] DUGGAN M, KAVANAGH B P. Pulmonary atelectasis: a pathogenic perioperative entity [J]. Anesthesiology, 2005, 102(4): 838-854.

[32] EPHGRAVE K S, KLEIMAN-WEXLER R, PFALLER M, et al. Postoperative pneumonia: a prospective study of risk factors and morbidity [J]. Surgery, 1993, 114(4): 815-819; discussion 819-821.

[33] ESTRADA Y M R M, OLDHAM S A. CTPA as the gold standard for the diagnosis of pulmonary embolism [J]. Int J Comput Assist Radiol Surg, 2011, 6(4): 557-563.

参考文献

[34] FLEISHER L A, FLEISCHMANN K E, AUERBACH A D, et al. 2014 ACC/AHA guideline on perioperative cardiovascular evaluation and management of patients undergoing noncardiac surgery: executive summary: a report of the American College of Cardiology/American Heart Association task force on practice guidelines [J]. Circulation, 2014, 130(24): 2215-2145.

[35] FUJITA T, SAKURAI K. Multivariate analysis of risk factors for postoperative pneumonia [J]. Am J Surg, 1995, 169(3): 304-307.

[36] GROBBEN R B, VAN KLEI W A, GROBBEE D E, et al. The aetiology of myocardial injury after non-cardiac surgery [J]. Neth Heart J, 2013, 21(9): 380-388.

[37] GUALANDRO D M, CAMPOS C A, CALDERARO D, et al. Coronary plaque rupture in patients with myocardial infarction after noncardiac surgery: frequent and dangerous [J]. Atherosclerosis, 2012, 222(1): 191-195.

[38] JEONG O, RYU S Y, PARK Y K. The value of preoperative lung spirometry test for predicting the operative risk in patients undergoing gastric cancer surgery [J]. J Korean Surg Soc, 2013, 84(1): 18-26.

[39] JUNG K H, KIM S M, CHOI M G, et al. Preoperative smoking cessation can reduce postoperative complications in gastric cancer surgery [J]. Gastric Cancer, 2015, 18(4): 683-690.

[40] KASKI J C, VITALE C. Microvascular angina and systemic hypertension [J]. E-Journal Cardiol Pract, 2016, 14: 2.

[41] KHETERPAL S, O'REILLY M, ENGLESBE M J, et al. Preoperative and intraoperative predictors of cardiac adverse events after general, vascular, and urological surgery [J]. Anesthesiology, 2009, 110(1): 58-66.

[42] KIM W, KIM H H, HAN S U, et al. Decreased morbidity of laparoscopic distal gastrectomy compared with open distal gastrectomy for stage I gastric cancer: short-term outcomes from a multicenter randomized controlled trial (KLASS-01) [J]. Ann Surg, 2016, 263(1): 28-35.

[43] KONRAD F M, UNERTL K E, SCHROEDER T H. Takotsubo cardiomyopathy after cerebral aneurysm rupture [J]. J Neurosurg Anesthesiol, 2010, 22(2): 181-182.

[44] KOZAK W, KLUGER M J, TESFAIGZI J, et al. Molecular mechanisms of fever and endogenous antipyresis [J]. Ann N Y Acad Sci, 2000, 917: 121-134.

[45] KRISTENSEN S D, KNUUTI J, SARASTE A, et al. 2014 ESC/ESA Guidelines on non-cardiac surgery: cardiovascular assessment and management: the joint task force on non-cardiac surgery: cardiovascular assessment and management of the European Society of Cardiology (ESC) and the European Society of Anaesthesiology (ESA) [J]. Eur Heart J, 2014, 35(35): 2383-2431.

[46] LANDESBERG G, BEATTIE W S, MOSSERI M, et al. Perioperative myocardial infarction [J]. Circulation, 2009, 119(22): 2936-2944.

[47] LANDESBERG G, MOSSERI M, ZAHGER D, et al. Myocardial infarction after vascular surgery: the role of prolonged stress-induced, ST depression-type ischemia [J]. J Am Coll Cardiol, 2001, 37(7): 1839-1845.

[48] LEE K W, BANG S M, KIM S, et al. The incidence, risk factors and prognostic implications of venous thromboembolism in patients with gastric cancer [J]. J Thromb Haemost, 2010, 8(3): 540-547.

[49] LERMAN B J, POPAT R A, ASSIMES T L, et al. Association of left ventricular ejection fraction and symptoms with mortality after elective noncardiac surgery among patients with heart failure [J]. JAMA, 2019, 321(6): 572-579.

[50] LEVINE G N, BATES E R, BITTL J A, et al. 2016 ACC/AHA guideline focused update on duration of dual antiplatelet therapy in patients with coronary artery disease: a report of the American College of Cardiology/American Heart Association task force on clinical practice guidelines: an update of the 2011 ACCF/AHA/SCAI guideline for percutaneous coronary intervention, 2011 ACCF/AHA guideline for coronary artery bypass graft surgery, 2012 ACC/AHA/ACP/AATS/PCNA/SCAI/STS guideline for the diagnosis and management of patients with stable ischemic heart disease, 2013 ACCF/AHA guideline for the management of ST-elevation myocardial infarction, 2014 AHA/ACC guideline for the management of patients with non-ST-elevation acute coronary syndromes, and 2014 ACC/AHA guideline on perioperative cardiovascular evaluation and management of patients undergoing noncardiac surgery [J]. Circulation, 2016, 134(10): e123-155.

[51] LEVY M, HEELS-ANSDELL D, HIRALAL R, et al. Prognostic value of troponin and creatine kinase muscle and brain isoenzyme measurement after noncardiac surgery: a systematic review and meta-analysis[J]. Anesthesiology, 2011, 114(4): 796-806.

胃癌腹腔镜外科学

[52] LIBBY P. Inflammation in atherosclerosis [J]. Nature, 2002, 420(6917): 868-874.

[53] LIEBMAN H A, O'CONNELL C. Incidental venous thromboembolic events in cancer patients: what we know in 2016 [J]. Thromb Res, 2016, 140 (Suppl 1): S18-20.

[54] LIU X, QIU H, HUANG Y, et al. Impact of preoperative anemia on outcomes in patients undergoing curative resection for gastric cancer: a single-institution retrospective analysis of 2163 Chinese patients [J]. Cancer Med, 2018, 7(2): 360-369.

[55] LYMAN G H, KHORANA A A, FALANGA A, et al. American Society of Clinical Oncology guideline: recommendations for venous thromboembolism prophylaxis and treatment in patients with cancer [J]. J Clin Oncol, 2007, 25(34): 5490-5505.

[56] MAILE M D, JEWELL E S, ENGOREN M C. Timing of preoperative troponin elevations and postoperative mortality after noncardiac surgery [J]. Anesth Analg, 2016, 123(1): 135-140.

[57] MAIOLINO G, BISOGNI V, ROSSITTO G, et al. Lipoprotein-associated phospholipase A2 prognostic role in atherosclerotic complications [J]. World J Cardiol, 2015, 7(10): 609-620.

[58] MANGANO D T, BROWNER W S, HOLLENBERG M, et al. Association of perioperative myocardial ischemia with cardiac morbidity and mortality in men undergoing noncardiac surgery. The Study of Perioperative Ischemia Research Group [J]. N Engl J Med, 1990, 323(26): 1781-1788.

[59] MAURER M S, SACKNER-BERNSTEIN J D, EL-KHOURY RUMBARGER L, et al. Mechanisms underlying improvements in ejection fraction with carvedilol in heart failure [J]. Circ Heart Fail, 2009, 2(3): 189-196.

[60] MEYER T E, KIERNAN M S, MCMANUS D D, et al. Decision-making under uncertainty in advanced heart failure [J]. Curr Heart Fail Rep, 2014, 11(2): 188-196.

[61] MONZILLO L U, HAMDY O. Evaluation of insulin sensitivity in clinical practice and in research settings [J]. Nutr Rev, 2003, 61(12): 397-412.

[62] MU Q, WANG L, HANG H, et al. Rosiglitazone pretreatment influences thrombin-induced phagocytosis by rat microglia via activating PPAR γ and CD36 [J]. Neurosci Lett, 2017, 651: 159-164.

[63] NAKANISHI T, ARAKI H, OZAWA N, et al. Risk factors for pyrexia after endoscopic submucosal dissection of gastric lesions [J]. Endosc Int Open, 2014, 2(3): E141-147.

[64] NELSON R, EDWARDS S, TSE B. Prophylactic nasogastric decompression after abdominal surgery [J]. Cochrane Database Syst Rev, 2005, (1): CD004929.

[65] NOMURA E, KAYANO H, LEE S W, et al. Functional evaluations comparing the double-tract method and the jejunal interposition method following laparoscopic proximal gastrectomy for gastric cancer: an investigation including laparoscopic total gastrectomy [J]. Surg Today, 2019, 49(1): 38-48.

[66] OLARIU E, POOLEY N, DANEL A, et al. A systematic scoping review on the consequences of stress-related hyperglycaemia [J]. PLoS One, 2018, 13(4): e0194952.

[67] PIZZI C, XHYHERI B, COSTA G M, et al. Nonobstructive versus obstructive coronary artery disease in acute coronary syndrome: a meta-analysis [J]. J Am Heart Assoc, 2016, 5(12): e004185.

[68] RAO J Y, YERISWAMY M C, SANTHOSH M J, et al. A look into Lee's score: peri-operative cardiovascular risk assessment in non-cardiac surgeries-usefulness of revised cardiac risk index [J]. Indian Heart J, 2012, 64(2): 134-138.

[69] RODSETH R N, BICCARD B M, LE MANACH Y, et al. The prognostic value of pre-operative and post-operative B-type natriuretic peptides in patients undergoing noncardiac surgery: B-type natriuretic peptide and N-terminal fragment of pro-B-type natriuretic peptide: a systematic review and individual patient data meta-analysis [J]. J Am Coll Cardiol, 2014, 63(2): 170-180.

[70] RUAN H, HACOHEN N, GOLUB T R, et al. Tumor necrosis factor-α suppresses adipocyte-specific genes and activates expression of preadipocyte genes in 3T3-L1 adipocytes: nuclear factor-κB activation by TNF-α is obligatory [J]. Diabetes, 2002, 51(5): 1319-1336.

[71] SANDOVAL Y, JAFFE A S. Type 2 myocardial infarction: JACC review topic of the week [J]. J Am Coll Cardiol, 2019, 73(14): 1846-1860.

[72] SHARMA A, KUPPACHI S, SUBRAMANI S, et al. Loop diuretics-analysis of efficacy data for the perioperative clinician [J]. J Cardiothorac Vasc Anesth, 2020, 34(8): 2253-2259.

[73] SHETH T, CHAN M, BUTLER C, et al. Prognostic capabilities of coronary computed tomographic angiography before non-cardiac surgery: prospective cohort study [J]. BMJ, 2015, 350: h1907.

参考文献

[74] STREIFF M B, HOLMSTROM B, ANGELINI D, et al. Cancer-associated venous thromboembolic disease, version 2.2021, NCCN clinical practice guidelines in oncology [J]. J Natl Compr Canc Netw, 2021, 19(10): 1181-1201.

[75] THORELL A, LOFTENIUS A, ANDERSSON B, et al. Postoperative insulin resistance and circulating concentrations of stress hormones and cytokines [J]. Clin Nutr, 1996, 15(2): 75-79.

[76] THYGESEN K, ALPERT J S, JAFFE A S, et al. Third universal definition of myocardial infarction [J]. J Am Coll Cardiol, 2012, 60(16): 1581-1598.

[77] UPSHAW J, KIERNAN M S. Preoperative cardiac risk assessment for noncardiac surgery in patients with heart failure [J]. Curr Heart Fail Rep, 2013, 10(2): 147-156.

[78] VAN WAES J A, NATHOE H M, DE GRAAFF J C, et al. Myocardial injury after noncardiac surgery and its association with short-term mortality [J]. Circulation, 2013, 127(23): 2264-2271.

[79] VERMEULEN H, STORM-VERSLOOT M N, GOOSSENS A, et al. Diagnostic accuracy of routine postoperative body temperature measurements [J]. Clin Infect Dis, 2005, 40(10): 1404-1410.

[80] VONBERG R-P, REICHARDT C, BEHNKE M, et al. Costs of nosocomial Clostridium difficile-associated diarrhoea [J]. J Hosp Infect, 2008, 70(1): 15-20.

[81] YANG Y, KIM T-H, YOON K-H, et al. The stress hyperglycemia ratio, an index of relative hyperglycemia, as a predictor of clinical outcomes after percutaneous coronary intervention [J]. Int J Cardiol, 2017, 241: 57-63.

[82] YASUKAWA D, KADOKAWA Y, KATO S, et al. Safety and feasibility of laparoscopic gastrectomy accompanied by D1$^+$ lymph node dissection for early gastric cancer in elderly patients [J]. Asian J Endosc Surg, 2019, 12(1): 51-7.

[83] YOGESWARAN V, KANADE R, MEJIA C, et al. Role of Doppler echocardiography for assessing right ventricular cardiac output in patients with atrial septal defect [J]. Congenit Heart Dis, 2019, 14(5): 713-719.

[84] ZHANG W H, CHEN X Z, YANG K, et al. Risk factors and survival outcomes for postoperative pulmonary complications in gastric cancer patients [J]. Hepatogastroenterology, 2015, 62(139): 766-772.

[85] 曹江红, 李光辉. 美国感染病学会和美国胸科学会 2016 年成人医院获得性肺炎和呼吸机相关性肺炎的处理临床实践指南 [J]. 中国感染与化疗杂志, 2017, 17(2): 209-214.

[86] 陈大伟, 费哲为, 朱松明, 等. 胃癌 No.13 淋巴结转移致胃癌根治术后黄疸的治疗[J]. 中国普通外科杂志, 2013, 22(10): 1352-1353.

[87] 陈凛, 陈亚进, 董海龙, 等. 加速康复外科中国专家共识及路径管理指南 (2018 版) [J]. 中国实用外科杂志, 2018, 38(1): 1-20.

[88] 董伟. 不同营养方式对进展期胃癌病人术后恢复的影响[D]. 山西医科大学, 2011.

[89] 洪菁, 郭芸, 周桂兰, 等. 胃癌术后肠内营养相关性腹泻的研究进展[J]. 当代护士 (学术版), 2011 (7): 14-16.

[90] 金海龙, 陈海, 徐伟祥, 等. 胃癌根治术后全肠外营养致黄疸1例[C]//浙江省医学会肠外肠内营养学分会. 2014浙江省医学会肠外肠内营养学学术年会论文汇编. [出版者不详], 2014: 104.

[91] 黎介寿. 肠内营养——外科临床营养支持的首选途径[J]. 中国临床营养杂志, 2003, 11(3): 171-172.

[92] 李秀川. 肠内营养腹泻相关因素的调查分析及护理干预[J]. 临床护理杂志, 2008, 7(4): 5-7.

[93] 刘锐, 沈倩云, 刘小孙, 等. 胃癌术后急性肺栓塞早期诊断与治疗[J]. 中华急诊医学杂志, 2014, 23(11): 1279-1281.

[94] 刘伟. 阿卡波糖治疗对急性脑出血继发高血糖患者的预后影响[J]. 中国药师, 2011, 14(5): 713-715.

[95] 王模荣, 薛存宽, 杨荣时. 老年患者肺部厌氧菌感染的临床分析[J]. 实用老年医学, 2003, 17(1): 46-47.

[96] 徐骏军, 宋恒文. 肠外营养相关肝损害机制及其防治研究进展[C]//中华医学会, 中华医学会临床药学分会. 中华医学会临床药学分会2014年全国学术会议论文汇编. [出版者不详], 2014: 156.

[97] 许学杰, 林元美, 刘国泉, 等. 胃癌术后复发所致梗阻性黄疸 26 例分析 [J]. 肿瘤学杂志, 2005, 11(5): 392.

[98] 许学杰, 刘国泉. 胃癌术后梗阻性黄疸[J]. 齐齐哈尔医学院学报, 2005, 26(10): 1153-1154.

[99] 杨纲, 伍晓汀, 张波, 等. 膳食纤维在胃肠道肿瘤术后肠内营养中应用的临床观察[J]. 肠外与肠内营养, 2004, 11(4): 212-215.

[100] 杨韧, 王强, 冯勇, 等. 外科手术后肺栓塞 13 例诊治分析[J]. 中国实用外科杂志, 2011, 31(2): 144-146.

[101] MATSUDA T, SUMI Y, YAMASHITA K, et al. Anatomical and embryological perspectives in laparoscopic complete mesocoloic excision of splenic flexure cancers [J]. Surg Endosc, 2018, 32(3): 1202-1208.

[102] 中华医学会外科学分会脾功能与脾脏外科学组. 脾损伤脾保留手术操作建议指南[J]. 中国实用外科杂志, 2007, 27(6): 421-423.

[103] SHACKFORD S R, SISE M J, VIRGILIO R W, et al. Evaluation of splenorrhaphy: a grading system for splenic trauma. J Trauma, 1981, 21(7): 538-542.

[104] FELICIANO D V, BITONDO C G, MATTOX K L, et al. A four-year experience with splenectomy versus splenorrhaphy [J]. Ann Surg, 1985, 201(5): 568-575.

[105] 钱峻, 朱杰, 汤黎明, 等. 腹腔镜胃癌根治术中医源性损伤的原因分析与防治[J]. 中国微创外科杂志, 2010, 10(10): 925-927.

[106] XIAO H, WANG Y, QUAN H, et al. Incidence, causes and risk factors for 30-day unplanned reoperation after gastrectomy for gastric cancer: experience of a high-volume center [J]. Gastroenterology Res, 2018, 11(3): 213-220.

[107] 章雨晨, 王黔. 4例胃大部切除术后胃结肠瘘的诊治体会[J]. 当代医学, 2020, 26(22): 122-124.

[108] 郭晓军, 胡伟军, 刘宏涛, 等. 胃癌术后横结肠瘘的诊治体会[J]. 陕西肿瘤医学, 2002, 10(1): 40-42.

[109] 庄金福, 叶建新, 黄永建, 等. 腹腔镜胃癌根治术中医源性脏器损伤临床分析[J].医学信息, 2013, (26): 236-236.

[110] MIYAKI A, IMAMURA K, KOBAYASHI R, et al. Preoperative assessment of perigastric vascular anatomy by multidetector computed tomography angiogram for laparoscopy-assisted gastrectomy [J]. Langenbecks Arch Surg, 2012, 397(6): 945-950.

[111] NATSUME T, SHUTO K, YANAGAWA N, et al. The classification of anatomic variations in the perigastric vessels by dual-phase CT to reduce intraoperative bleeding during laparoscopic gastrectomy [J]. Surg Endosc, 2011, 25(5): 1420-1424.

[112] IINO I, SAKAGUCHI T, KIKUCHI H, et al. Usefulness of three-dimensional angiographic analysis of perigastric vessels before laparoscopic gastrectomy [J]. Gastric Cancer, 2013, 16(3): 355-361.

[113] 刘晶晶, 韩莹波, 朱甲明, 等. 腹腔镜胃癌根治术中出血性并发症的预防及处理 [J].中华消化外科杂志, 2019, 5(18): 434-438.

[114] 单毓强, 余盼攀. 腹腔镜胃癌根治术中并发症的预防及处理策略[J]. 中华腔镜外科杂志(电子版), 2020, 4(13): 72-74.

[115] 吴佳明, 赵丽瑛, 陈韬, 等. 腹腔镜远端胃癌D2根治术中血管损伤及其解剖特点. 中华胃肠外科杂志, 2019, 10(22): 955-960.

## 第六篇

[1] AHN S H, LEE J H, PARK D J, et al. Comparative study of clinical outcomes between laparoscopy-assisted proximal gastrectomy (LAPG) and laparoscopy-assisted total gastrectomy (LATG) for proximal gastric cancer [J]. Gastric Cancer, 2013, 16(3): 282-289.

[2] AL-BATRAN S E, HOMANN N, PAULIGK C, et al. Perioperative chemotherapy with fluorouracil plus leucovorin, oxaliplatin, and docetaxel versus fluorouracil or capecitabine plus cisplatin and epirubicin for locally advanced, resectable gastric or gastro-oesophageal junction adenocarcinoma (FLOT4): a randomised, phase 2/3 trial [J]. Lancet, 2019, 393(10184): 1948-1957.

[3] The Japanese Gastric Cancer Society. Guidelines for diagnosis and treatment of carcinoma of the stomach April 2004 edition [EB/OL]. [2023-03-27]. http://www.jgca.jp/pdf/Guidelines2004_eng.pdf.

[4] CHEN K, PAN Y, CAI J Q, et al. Totally laparoscopic versus laparoscopic-assisted total gastrectomy for upper and middle gastric cancer: a single-unit experience of 253 cases with meta-analysis [J]. World J Surg Oncol, 2016, 14: 96.

[5] CHEN K, XU X W, ZHANG R C, et al. Systematic review and meta-analysis of laparoscopy-assisted and open total gastrectomy for gastric cancer [J]. World J Gastroenterol, 2013, 19(32): 5365-5376.

[6] CHEN Q-Y, LIN G-T, ZHONG Q, et al. Laparoscopic total gastrectomy for upper-middle advanced gastric cancer: analysis based on lymph node noncompliance [J]. Gastric Cancer, 2020, 23(1): 184-194.

[7] CHOI M, KO C S, YOOK J H, et al. Comparative outcomes between totally laparoscopic total gastrectomy with the modified overlap method for early gastric cancer and advanced gastric cancer: review of 149 consecutive cases [J]. Wideochir Inne Tech Maloinwazyjne, 2020, 15(3): 437-445.

[8] DU J, ZHENG J, LI Y, et al. Laparoscopy-assisted total gastrectomy with extended lymph node resection for advanced gastric cancer — reports of 82 cases [J]. Hepatogastroenterology, 2010, 57(104): 1589-1594.

[9] DULUCQ J L, WINTRINGER P, STABILINI C, et al. Laparoscopic and open gastric resections for malignant lesions: a prospective comparative study [J]. Surg Endosc, 2005, 19(7): 933-938.

[10] EOM B W, KIM Y W, LEE S E, et al. Survival and surgical outcomes after laparoscopy-assisted total gastrectomy for gastric cancer: case-control study [J]. Surg Endosc, 2012, 26(11): 3273-3281.

[11] GONG C S, KIM B S, KIM H S. Comparison of totally laparoscopic total gastrectomy using an endoscopic linear stapler with laparoscopic-assisted total gastrectomy using a circular stapler in patients with gastric cancer: a single-center experience [J]. World J Gastroenterol, 2017, 23(48): 8553-8561.

[12] GUAN G, JIANG W, CHEN Z, et al. Early results of a modified splenic hilar lymphadenectomy in laparoscopy-assisted total gastrectomy for gastric cancer with stage cT1-2: a case-control study [J]. Surg Endosc, 2013, 27(6): 1923-1931.

[13] HAN W H, OH Y J, EOM B W, et al. A comparative study of the short-term operative outcome between intracorporeal and extracorporeal anastomoses during laparoscopic total gastrectomy [J]. Surg Endosc, 2021, 35(4): 1602-1609.

[14] HAVERKAMP L, BRENKMAN H J, SEESING M F, et al. Laparoscopic versus open gastrectomy for gastric cancer, a multicenter prospectively randomized controlled trial (LOGICA-trial) [J]. BMC cancer, 2015, 15: 556.

[15] HAYAMI M, HIKI N, NUNOBE S, et al. Clinical outcomes and evaluation of laparoscopic proximal gastrectomy with double-flap technique for early gastric cancer in the upper third of the stomach [J]. Ann Surg Oncol, 2017, 24(6): 1635-1642.

[16] HAYASHI H, OCHIAI T, SHIMADA H, et al. Prospective randomized study of open versus laparoscopy-assisted distal gastrectomy with extraperigastric lymph node dissection for early gastric cancer [J]. Surg Endosc, 2005, 19(9): 1172-1176.

[17] HIKI N, KATAI H, MIZUSAWA J, et al. Long-term outcomes of laparoscopy-assisted distal gastrectomy with suprapancreatic nodal dissection for clinical stage I gastric cancer: a multicenter phase II trial (JCOG0703) [J]. Gastric Cancer, 2018, 21(1): 155-161.

[18] HOSODA K, YAMASHITA K, KATADA N, et al. Potential benefits of laparoscopy-assisted proximal gastrectomy with esophagogastrostomy for cT1 upper-third gastric cancer [J]. Surg Endosc, 2016, 30(8): 3426-3436.

[19] HU Y, HUANG C, SUN Y, et al. Morbidity and mortality of laparoscopic versus open D2 distal gastrectomy for advanced gastric cancer: a randomized controlled trial [J]. J Clin Oncol, 2016, 34(12): 1350-1357.

[20] HUANG C, LIU H, HU Y, et al. Laparoscopic vs open distal gastrectomy for locally advanced gastric cancer: five-year outcomes from the CLASS-01 randomized clinical trial [J]. JAMA Surg, 2022, 157(1): 9-17.

[21] HUANG C M, LV C B, LIN J X, et al. Laparoscopic-assisted versus open total gastrectomy for Siewert type II and III esophagogastric junction carcinoma: a propensity score-matched case-control study [J]. Surg Endosc, 2017, 31(9): 3495-3503.

[22] HUANG Z N, HUANG C M, ZHENG C H, et al. Digestive tract reconstruction using isoperistaltic jejunum-later-cut overlap method after totally laparoscopic total gastrectomy for gastric cancer: short-term outcomes and impact on quality of life [J]. World J Gastroenterol, 2017, 23(39): 7129-7138.

[23] HUR H, LEE H Y, LEE H J, et al. Efficacy of laparoscopic subtotal gastrectomy with D2 lymphadenectomy for locally advanced gastric cancer: the protocol of the KLASS-02 multicenter randomized controlled clinical trial [J]. BMC cancer, 2015, 15: 355.

[24] HUSCHER C G, MINGOLI A, SGARZINI G, et al. Laparoscopic versus open subtotal gastrectomy for distal gastric cancer: five-year results of a randomized prospective trial [J]. Ann Surg, 2005, 241(2): 232-237.

[25] HWANG S H, PARK D J. Short-term outcomes of laparoscopic proximal gastrectomy with double-tract reconstruction versus laparoscopic total gastrectomy for upper early gastric cancer: a KLASS 05 randomized clinical trial [J]. J Gastric Cancer, 2022, 22(2): 94-106.

[26] HYUNG W J, YANG H K, HAN S U, et al. A feasibility study of laparoscopic total gastrectomy for clinical stage I gastric cancer: a prospective multi-center phase II clinical trial, KLASS 03 [J]. Gastric Cancer, 2019, 22(1): 214-222.

[27] HYUNG W J, YANG H K, PARK Y K, et al. Long-term outcomes of laparoscopic distal gastrectomy for locally advanced gastric cancer: the KLASS-02-RCT randomized clinical trial [J]. J Clin Oncol, 2020, 38(28): 3304-3313.

[28] INAKI N, ETOH T, OHYAMA T, et al. A multi-institutional, prospective, phase II feasibility study of laparoscopy-assisted distal gastrectomy with D2 lymph node dissection for locally advanced gastric cancer (JLSSG0901) [J]. World J Surg, 2015, 39(11): 2734-2741.

[29] ITO H, INOUE H, ODAKA N, et al. Evaluation of the safety and efficacy of esophagojejunostomy after totally laparoscopic total gastrectomy using a trans-orally inserted anvil: a single-center comparative study [J]. Surg Endosc, 2014, 28(6): 1929-1935.

[30] JUNG D H, LEE Y, KIM D W, et al. Laparoscopic proximal gastrectomy with double tract reconstruction is superior to laparoscopic total gastrectomy for proximal early gastric cancer [J]. Surg Endosc, 2017, 31(10): 3961-3969.

[31] JUNG Y J, KIM D J, LEE J H, et al. Safety of intracorporeal circular stapling esophagojejunostomy using trans-orally inserted anvil (OrVil) following laparoscopic total or proximal gastrectomy — comparison with extracorporeal anastomosis [J]. World J Surg Onco, 2013, 11: 209.

[32] KATAI H, MIZUSAWA J, KATAYAMA H, et al. Single-arm confirmatory trial of laparoscopy-assisted total or proximal gastrectomy with nodal dissection for clinical stage I gastric cancer: Japan Clinical Oncology Group Study JCOG1401 [J]. Gastric Cancer, 2019, 22(5): 999-1008.

[33] KATAI H, MIZUSAWA J, KATAYAMA H, et al. Survival outcomes after laparoscopy-assisted distal gastrectomy versus open distal gastrectomy with nodal dissection for clinical stage IA or IB gastric cancer (JCOG0912): a multicentre, non-inferiority, phase 3 randomised controlled trial [J]. Lancet Gastroenterol Hepatol, 2020, 5(2): 142-151.

[34] KATAI H, MIZUSAWA J, KATAYAMA H, et al. Short-term surgical outcomes from a phase III study of laparoscopy-assisted versus open distal gastrectomy with nodal dissection for clinical stage I A/ I B gastric cancer: Japan Clinical Oncology Group Study JCOG0912 [J]. Gastric Cancer, 2017, 20(4): 699-708.

[35] KATAI H, SASAKO M, FUKUDA H, et al. Safety and feasibility of laparoscopy-assisted distal gastrectomy with suprapancreatic nodal dissection for clinical stage I gastric cancer: a multicenter phase II trial (JCOG 0703) [J]. Gastric Cancer, 2010, 13(4): 238-244.

[36] KAWAMURA H, YOKOTA R, HOMMA S, et al. Comparison of invasiveness between laparoscopy-assisted total gastrectomy and open total gastrectomy [J]. World J Surg, 2009, 33(11): 2389-2395.

[37] KIM D J, KIM W. Laparoscopy-assisted proximal gastrectomy with double tract anastomosis is beneficial for vitamin $B_{12}$ and iron absorption [J]. Anticancer Res, 2016, 36(9): 4753-4758.

[38] KIM E Y, CHOI H J, CHO J B, et al. Totally laparoscopic total gastrectomy versus laparoscopically assisted total gastrectomy for gastric cancer [J]. Anticancer Res, 2016, 36(4): 1999-2003.

[39] KIM H H, HAN S U, KIM M C, et al. Prospective randomized controlled trial (phase III) to comparing laparoscopic distal gastrectomy with open distal gastrectomy for gastric adenocarcinoma (KLASS 01) [J]. J Korean Surg Soc, 2013, 84(2): 123-130.

[40] KIM H H, HAN S U, KIM M C, et al. Effect of laparoscopic distal gastrectomy vs open distal gastrectomy on long-term survival among patients with stage I gastric cancer: the KLASS-01 randomized clinical trial [J]. JAMA oncology, 2019, 5(4): 506-513.

[41] KIM H H, HYUNG W J, CHO G S, et al. Morbidity and mortality of laparoscopic gastrectomy versus open gastrectomy for gastric cancer: an interim report — a phase III multicenter, prospective, randomized trial (KLASS Trial) [J]. Ann Surg, 2010, 251(3): 417-420.

[42] KIM H S, KIM B S, LEE I S, et al. Comparison of totally laparoscopic total gastrectomy and open total gastrectomy for gastric cancer [J]. J Laparoendosc Adv Surg Tech A, 2013, 23(4): 323-331.

[43] KIM M G, KIM B S, KIM T H, et al. The effects of laparoscopic assisted total gastrectomy on surgical outcomes in the treatment of gastric cancer [J]. J Korean Surg Soc, 2011, 80(4): 245-250.

[44] KIM W, KIM H H, HAN S U, et al. Decreased morbidity of laparoscopic distal gastrectomy compared with open distal gastrectomy for stage I gastric cancer: short-term outcomes from a multicenter randomized controlled trial (KLASS-01) [J]. Ann Surg, 2016, 263(1): 28-35.

[45] KIM Y W, BAIK Y H, YUN Y H, et al. Improved quality of life outcomes after laparoscopy-assisted distal gastrectomy for early gastric cancer: results of a prospective randomized clinical trial [J]. Ann Surg, 2008, 248(5): 721-727.

[46] KIM Y W, YOON H M, YUN Y H, et al. Long-term outcomes of laparoscopy-assisted distal gastrectomy for early gastric cancer: result of a randomized controlled trial (COACT 0301) [J]. Surg Endosc, 2013, 27(11):

4267-4276.

[47] KINOSHITA T, UYAMA I, TERASHIMA M, et al. Long-term outcomes of laparoscopic versus open surgery for clinical stage Ⅱ/Ⅲ gastric cancer: a multicenter cohort study in Japan (LOC-A Study) [J]. Ann Surg, 2019, 269(5): 887-894.

[48] KITANO S, ISO Y, MORIYAMA M, et al. Laparoscopy-assisted Billroth Ⅰ gastrectomy [J]. Surg Laparosc Endosc, 1994, 4(2): 146-148.

[49] KITANO S, SHIRAISHI N, FUJII K, et al. A randomized controlled trial comparing open vs laparoscopy-assisted distal gastrectomy for the treatment of early gastric cancer: an interim report [J]. Surgery, 2002, 131(Suppl 1): S306-311.

[50] KOSUGA T, ICHIKAWA D, KOMATSU S, et al. Feasibility and nutritional benefits of laparoscopic proximal gastrectomy for early gastric cancer in the upper stomach [J]. Ann Surg Oncol, 2015, 22(Suppl 3): S929-935.

[51] KUNISAKI C, MAKINO H, KOSAKA T, et al. Surgical outcomes of laparoscopy-assisted gastrectomy versus open gastrectomy for gastric cancer: a case-control study [J]. Surg Endosc, 2012, 26(3): 804-810.

[52] KUROKAWA Y, KATAI H, FUKUDA H, et al. Phase Ⅱ study of laparoscopy-assisted distal gastrectomy with nodal dissection for clinical stage Ⅰ gastric cancer: Japan Clinical Oncology Group Study JCOG0703 [J]. Jpn J Clin Oncol, 2008, 38(7): 501-503.

[53] LEE H J, HYUNG W J, YANG H K, et al. Short-term outcomes of a multicenter randomized controlled trial comparing laparoscopic distal gastrectomy with D2 lymphadenectomy to open distal gastrectomy for locally advanced gastric cancer (KLASS-02-RCT) [J]. Ann Surg, 2019, 270(6): 983-991.

[54] LEE S-W, ETOH T, OHYAMA T, et al. Short-term outcomes from a multi-institutional, phase Ⅲ study of laparoscopic versus open distal gastrectomy with D2 lymph node dissection for locally advanced gastric cancer (JLSSG0901) [J]. J Clin Oncol, 2017, 35(Suppl 15): 4029.

[55] LI G Z, SHIMADA S, STRONG V E. Bigger may not be better — implications of long-term results from KLASS-02 [J]. JAMA Surg, 2022, 157(10): 887.

[56] LI S, YING X, SHAN F, et al. Laparoscopic vs open lower mediastinal lymphadenectomy for Siewert type Ⅱ/Ⅲ adenocarcinoma of esophagogastric junction: an exploratory, observational, prospective, IDEAL stage 2b cohort study (CLASS-10 Study) [J]. Chin J Cancer Res, 2022, 34(4): 406-414.

[57] LI Z, SHAN F, YING X, et al. Assessment of laparoscopic distal gastrectomy after neoadjuvant chemotherapy for locally advanced gastric cancer: a randomized clinical trial [J]. JAMA Surg, 2019, 154(12): 1093-1101.

[58] LIU F, HUANG C, XU Z, et al. Morbidity and mortality of laparoscopic vs open total gastrectomy for clinical stage Ⅰ gastric cancer: the CLASS02 multicenter randomized clinical trial [J]. JAMA oncology, 2020, 6(10): 1590-1597.

[59] LU J, HUANG C M, ZHENG C H, et al. Short- and long-term outcomes after laparoscopic versus open total gastrectomy for elderly gastric cancer patients: a propensity score-matched analysis [J]. J Gastrointest Surg, 2015, 19(11): 1949-1957.

[60] LU X, HU Y, LIU H, et al. Short-term outcomes of intracorporeal esophagojejunostomy using the transorally inserted anvil versus extracorporeal circular anastomosis during laparoscopic total gastrectomy for gastric cancer: a propensity score matching analysis [J]. J Surg Res, 2016, 200(2): 435-443.

[61] MOCHIKI E, TOYOMASU Y, OGATA K, et al. Laparoscopically assisted total gastrectomy with lymph node dissection for upper and middle gastric cancer [J]. Surg Endosc, 2008, 22(9): 1997-2002.

[62] NISHIGORI T, OKABE H, TSUNODA S, et al. Superiority of laparoscopic proximal gastrectomy with hand-sewn esophagogastrostomy over total gastrectomy in improving postoperative body weight loss and quality of life [J]. Surg Endosc, 2017, 31(9): 3664-3672.

[63] PARK J Y, PARK K B, KWON O K, et al. Comparison of laparoscopic proximal gastrectomy with double-tract reconstruction and laparoscopic total gastrectomy in terms of nutritional status or quality of life in early gastric cancer patients [J]. Eur J Surg Oncol, 2018, 44(12): 1963-1970.

[64] PARK S H, SUH Y S, KIM T H, et al. Postoperative morbidity and quality of life between totally laparoscopic total gastrectomy and laparoscopy-assisted total gastrectomy: a propensity-score matched analysis [J]. BMC cancer, 2021, 21(1): 1016.

[65] PARK Y K, YOON H M, KIM Y W, et al. Laparoscopy-assisted versus open D2 distal gastrectomy for advanced gastric cancer: results from a randomized phase II multicenter clinical trial (COACT 1001) [J]. Ann Surg, 2018, 267(4): 638-645.

[66] RAMAGEM C A, LINHARES M, LACERDA C F, et al. Comparison of laparoscopic total gastrectomy and laparotomic total gastrectomy for gastric cancer [J]. Arq Bras Cir Dig, 2015, 28(1): 65-69.

[67] SAKURAMOTO S, KIKUCHI S, FUTAWATARI N, et al. Laparoscopy-assisted pancreas- and spleen-preserving total gastrectomy for gastric cancer as compared with open total gastrectomy [J]. Surg Endosc, 2009, 23(11): 2416-2423.

[68] SON S Y, HUR H, HAN S U. Critical analysis of the KLASS-02 randomized clinical trial-reply [J]. JAMA Surg, 2023, 158(5): 561-562.

[69] SON S Y, HUR H, HYUNG W J, et al. Laparoscopic vs open distal gastrectomy for locally advanced gastric cancer: 5-year outcomes of the KLASS-02 randomized clinical trial [J]. JAMA Surg, 2022, 157(10): 879-886.

[70] STRAATMAN J, VAN DER WIELEN N, CUESTA M A, et al. Surgical techniques, open versus minimally invasive gastrectomy after chemotherapy (STOMACH trial): study protocol for a randomized controlled trial [J]. Trials, 2015, 16: 123.

[71] SUGITA S, KINOSHITA T. Short-term outcomes after laparoscopic versus open transhiatal resection of Siewert type II adenocarcinoma of the esophagogastric junction [J]. Surg Endosc, 2018, 32(1): 383-390.

[72] SUGITA S, KINOSHITA T. Long-term oncological outcomes of laparoscopic versus open transhiatal resection for patients with Siewert type II adenocarcinoma of the esophagogastric junction [J]. Surg Endosc, 2021, 35(1): 340-348.

[73] SUGIYAMA M, OKI E, ANDO K, et al. Laparoscopic proximal gastrectomy maintains body weight and skeletal muscle better than total gastrectomy [J]. World J Surg, 2018, 42(10): 3270-3276.

[74] TANIMURA S, HIGASHINO M, FUKUNAGA Y, et al. Laparoscopic gastrectomy with regional lymph node dissection for upper gastric cancer [J]. Br J Surg, 2007, 94(2): 204-207.

[75] TOPAL B, LEYS E, ECTORS N, et al. Determinants of complications and adequacy of surgical resection in laparoscopic versus open total gastrectomy for adenocarcinoma [J]. Surg Endosc, 2008, 22(4): 980-984.

[76] UYAMA I, SUGIOKA A, FUJITA J, et al. Laparoscopic total gastrectomy with distal pancreatosplenectomy and D2 lymphadenectomy for advanced gastric cancer [J]. Gastric cancer, 1999, 2: 230-234.

[77] VAN DER VEEN A, BRENKMAN H J F. Laparoscopic versus open gastrectomy for gastric cancer (LOGICA): a multicenter randomized clinical trial [J]. J Clin Oncol, 2021, 39(9): 978-989.

[78] VAN DER WIELEN N, STRAATMAN J, DAAMS F, et al. Open versus minimally invasive total gastrectomy after neoadjuvant chemotherapy: results of a European randomized trial [J]. Gastric Cancer, 2021, 24(1): 258-271.

[79] WANG L, XIA Y, JIANG T, et al. Short-term surgical outcomes of laparoscopic proximal gastrectomy with double-tract reconstruction versus laparoscopic total gastrectomy for adenocarcinoma of esophagogastric junction: a matched-cohort study [J]. J Surg Res, 2020, 246: 292-299.

[80] WANG Z, XING J, CAI J, et al. Short-term surgical outcomes of laparoscopy-assisted versus open D2 distal gastrectomy for locally advanced gastric cancer in North China: a multicenter randomized controlled trial [J]. Surg Endosc, 2019, 33(1): 33-45.

[81] XING J, WANG Y, SHAN F, et al. Comparison of totally laparoscopic and laparoscopic assisted gastrectomy after neoadjuvant chemotherapy in locally advanced gastric cancer [J]. Eur J Surg Oncol, 2021, 47(8): 2023-2030.

[82] YU J, HUANG C, SUN Y, et al. Effect of laparoscopic vs open distal gastrectomy on 3-year disease-free survival in patients with locally advanced gastric cancer: the CLASS-01 randomized clinical trial [J]. JAMA, 2019, 321(20): 1983-1992.

[83] 所为然. JLSSG0901研究结果简介 [J]. 中国实用外科杂志, 2022, 42(8): 885-886, 889.

[84] 徐泽宽, 王林俊, 徐皓. 食管胃结合部癌的外科治疗进展[J]. 中华消化外科杂志, 2019, 18(6): 523-527.

# 中文索引

3D 成像 77

## A

Albert-Lembert 法 144, 145

## B

Billroth Ⅰ 式吻合 144, 147
Billroth Ⅱ 式吻合 144, 154, 155
Borrmann 分型 32
Braun 吻合 154, 155, 157, 158
保留幽门的胃切除术 204

## C

Cajal 间质细胞 20
Caprini 风险评估模型 29, 94, 294
残胃癌 160, 283
残胃炎 205
肠麻痹 84, 277
肠内营养 30, 59
肠扭转 158
肠嗜铬样细胞 24
肠套叠 278
肠外营养 30, 59
肠系膜裂孔 166
肠系膜上动脉 6
肠系膜上静脉 6, 113
肠系膜漩涡征 276
重叠法三角吻合术 152

## D

大网膜 6, 125

## 单孔腹腔镜手术 215
单孔加一孔腹腔镜手术 215, 216
胆囊结石 280
胆汁反流性胃炎 155
多模式镇痛 82

## E

ECL 细胞 24
ECOG-PS 评分 103

## F

反流性食管炎 158, 206
反流性胃炎 146
肺栓塞 293
分层吻合法 144
副右结肠静脉 6
腹内疝 154, 276
腹腔干 11, 119
腹腔镜下纵隔淋巴结清扫 340
腹腔脓肿 309
腹主动脉周围淋巴结清扫 109

## G

改良 Overlap 吻合 168
肝固有动脉 9, 115, 120, 204
肝门静脉 11, 120
肝十二指肠韧带 6, 120
肝胃韧带 131
肝总动脉 9, 13, 119, 120
肝左静脉 123
膈肌脚 119

梗阻性黄疸 310

功能保留性胃切除术 204

功能性端端吻合 177

国际抗癌联盟 39

国际胃癌协会 主编简介

**H**

Henle 干 6, 11, 112

韩国腹腔镜胃肠外科研究组 2, 319

横结肠系膜 6

横结肠系膜前叶 6, 112

**J**

急性冠状动脉综合征 297

加速康复外科 79, 291

假性动脉瘤 124

进展期胃癌 32

经皮经肝胆管引流术 310

静脉血栓栓塞症 29, 303

**K**

Kamikawa 吻合 182

Krukenberg 瘤 42

口服营养补充 30, 59

口头评分法 82

**L**

淋巴漏 271

**M**

美国癌症联合委员会 39

美国东部肿瘤协作组活动状态评分 103

美国国立综合癌症网络 106

美国麻醉学医师协会身体状况分级系统 27

美国外科医师协会 主编简介

美国胃肠内镜外科医师协会 主编简介

迷走神经腹腔支 206

迷走神经肝支 204, 205, 206, 211, 280

迷走神经后干 16

迷走神经前干 16

迷走神经胃前支 211

迷走神经幽门支 211

泌尿道感染 313

面部表情疼痛评估法 82

**N**

内镜黏膜下剥离术 32

内镜下黏膜切除术 32

内因子 23

黏液 – 碳酸氢盐屏障 25

尿潴留 312

**O**

OrVil 吻合 165, 172

Overlap 吻合 165

欧洲肿瘤内科学会 106

**P**

Paris 分型 31

Petersen 间隙 166, 170, 248

Petersen 疝 276

皮革胃 32

脾动脉 9, 13, 125

脾梗死 243

脾静脉 11, 124, 125, 128

脾门淋巴结 125

脾上极 132

脾周感染 243

**Q**

前哨淋巴结导航手术 135

前哨淋巴结活检 135

倾倒综合征 158, 205, 279

去脂体重指数 30

缺铁性贫血 282

## R

Roux 潴留综合征 159, 160

日本临床肿瘤研究组 2, 135

乳糜池 124

乳糜漏 124, 271

## S

Siewert 分型 48

SPLT 三角吻合术 153

三维成像 77

深静脉血栓形成 303

神经内分泌肿瘤 24

十二指肠上动脉 9

食管空肠 π 吻合 169

食管空肠吻合 180

食管裂孔疝 206

食管胃结合部 8

食管胃结合部腺癌 130

食管胃双肌瓣吻合 182, 187

视觉模拟量表 82, 318

手术后心肌损伤 / 梗死 296

输出袢梗阻 277

输入袢梗阻 161, 277

输入袢综合征 155

术后出血 95

术后肺部并发症 97

术后心理护理 97

术中出血 250

数字评定量表 82

双通道吻合 178

## T

疼痛评分 85, 318

体重指数 30

## U

Uncut Roux-en-Y 吻合 161

## W

网膜囊 6, 112

胃癌术后腹腔感染早期预警评分量表 96

胃短动脉 9

胃短血管 125

胃膈韧带 119, 132

胃后动脉 9

胃后血管 151

胃结肠静脉干 6

胃结肠韧带 207

胃排空障碍 205, 206, 212

胃脾韧带 125, 128, 132, 210

胃十二指肠动脉 9, 112, 113, 115

胃食管反流 206

胃瘫 21, 272

胃网膜右动脉 9, 112, 113, 201, 208

胃网膜右静脉 6, 11, 14, 112, 113, 114, 208

胃网膜左动脉 9

胃网膜左血管 125, 210

胃胰襞 115, 117

胃右动脉 9, 14, 201, 204

胃右血管 211

胃潴留 205, 212

胃左动脉 9, 12, 119

胃左静脉 11, 12, 124

胃左血管 210

吻合口出血 144, 154, 259

吻合口溃疡 154

吻合口漏 95, 144, 262

吻合口狭窄 144, 273

吻合口炎 161

**X**

下肺静脉　133

下肺韧带　133

下纵隔淋巴结清扫　130, 133

线型吻合器　62, 337

小网膜囊　115，120

心下囊　133


**Y**

胰后间隙　117

胰瘘　238, 270

胰十二指肠上前静脉　11, 112, 113, 114

胰十二指肠下动脉　10

胰头前筋膜　113

胰腺被膜　124

胰腺固有筋膜　114

吲哚菁绿　35, 77, 135

营养风险筛查量表 2002　30, 81

幽门下动静脉　112

幽门下动脉　9, 14, 112, 113

幽门下静脉　11

右开襟单肌瓣吻合　187

圆型吻合器　63, 172, 337


**Z**

早期胃癌　31

粘连性肠梗阻　281

质子泵　23

中国腹腔镜胃肠外科研究组　3, 327

中结肠静脉　11, 112, 113

主观整体评估量表　30, 81

罪恶韧带　243

左膈下动脉　10, 132, 134

中文索引

# 英文索引

## A

ACS 主编简介, 297
acute coronary syndrome 297
AJCC 39
American College of Surgeons 主编简介
American Joint Committee on Cancer 39
American Society of Anesthesiologists physical status 27
anterior superior pancreaticoduodenal vein 11
ASA-PS 27
ASPDV 11

## B

BMI 30
body mass index 30

## C

CHA 9
Chinese Laparoscopic Gastrointestinal Surgery Study Group 3
CLASS 3
common hepatic artery 9
criminal fold 243

## D

deep venous thrombosis 303
DFT 182
double flap technique 182
double tract reconstruction 178
DTR 178
DVT 303

## E

EGJ 8
EMR 32
EN 30, 59
endoscopic mucosal resection 32
endoscopic submucosal dissection 32
enhanced recovery after surgery 79
enteral nutrition 30, 59
enterochromaffin-like cell 24
ERAS 79
ESD 32
ESMO 106
esophagogastric junction 8
European Society for Medical Oncology 106

## F

faces pain scale revision 82
fat free mass index 30
FFMI 30
FPG 204
FPS-R 82
function-preserving gastrectomy 204

## G

gastroduodenal artery 9
gastroparesis 21
GDA 9

## H

hepatic portal vein 11
HPV 11

**I**

IAI-EWS 96
ICC 20
ICG 77, 135
IGCA 主编简介
indocyanine green 77, 135
inferior pancreaticoduodenal artery 10
inferior pyloric vein 11
infrapyloric artery 9
International Gastric Cancer Association
　主编简介
interstitial cells of Cajal 20
intra-abdominal infection-early warning score
　96
intrinsic factor 23
IPA 9
IPDA 10
IPV 11

**J**

Japan Clinical Oncology Group 2, 135
JCOG 2, 135

**K**

KLASS 2
Korean Laparoscopic Gastrointestinal
　Surgery Study Group 2

**L**

left gastric artery 9
left gastric vein 11
left gastroepiploic artery 9
LGA 9
LGEA 9
LGV 11
linear-shaped gastroduodenostomy 152
LSGD 152

**M**

MCV 11
middle colic vein 11

**MMA** 82
multimodal analgesia 82

**N**

National Comprehensive Cancer Network
　106
NCCN 106
NET 24
neuroendocrine tumour 24
NRS 82
NRS 2002 30, 81
numerical rating scale 82
nutritional risk screening 2002 30, 81

**O**

ONS 30, 59
omental bursa 6
oral nutritional supplement 30, 59

**P**

PAND 109
para-aortic nodal dissection 109
parenteral nutrition 30, 59
patient-generated subjective global
　assessment 30, 81
percutaneous transhepatic cholangial drainage
　310
PGA 9
PG-SGA 30, 81
PHA 9
PMI 296
PN 30, 59
posterior gastric artery 9
postoperative myocardial injury/infarction
　296
PPG 204
proper hepatic artery 9
proton pump 23
PTCD 310
pylorus-preserving gastrectomy 204

英文索引

**R**

RGA 9

RGEA 9

RGEV 6, 11

right gastric artery 9

right gastroepiploic artery 9

right gastroepiploic vein 6, 11

right-sided overlap with single flap
valvoplasty 187

ROSF 187

**S**

SAGES 主编简介

SDA 9

SILS 215

SILS + 1 215

single incision laparoscopic surgery 215

single incision laparoscopic surgery plus one
port 215

SMA 6

SMV 6

Society of American Gastrointestinal and
Endoscopic Surgeons 主编简介

SPA 9

splenic artery 9

superior mesenteric artery 6

superior mesenteric vein 6

supraduodenal artery 9

**T**

three-dimensional imaging 77

**U**

UICC 39

Union for International Cancer Control 39

**V**

VAS 82

venous thromboembolism 29, 303

verbal rating scale 82

visual analogue scale 82

VRS 82

VTE 29, 303

胃癌腹腔镜外科学